환자와 가족들, 의료인을 위한

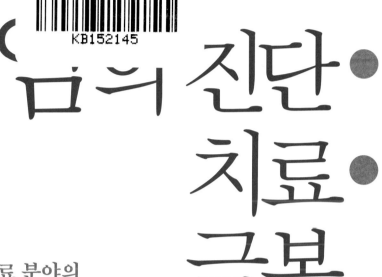

암의 진단·치료·극복

암의 치료와 비치료 분야의
종합적 지식과 정보 제공

박성대 지음

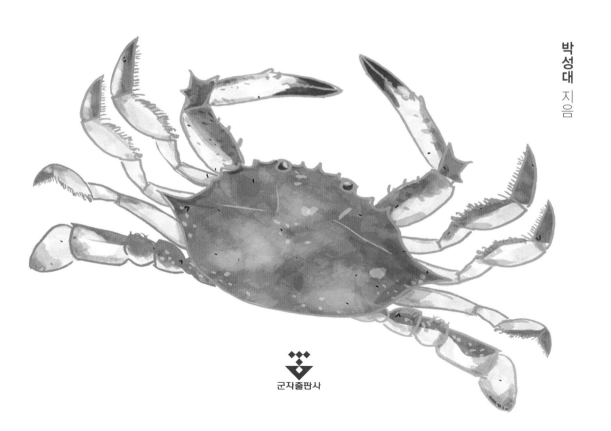

군자출판사

암의 진단·치료·극복

첫 째 판 1쇄 인쇄 | 2021년 01월 02일
첫 째 판 1쇄 발행 | 2021년 01월 10일

지 은 이 박성대
발 행 인 장주연
출 판 기 획 장희성
책 임 편 집 이경은
표지디자인 양란희
편집디자인 양란희
일 러 스 트 김경열
발 행 처 군자출판사
　　　　　등록 제4-139호(1991.6.24)
　　　　　(10881) 파주출판단지 경기도 파주시 회동길 338(서패동 474-1)
　　　　　전화 (031)943-1888　　팩스 (031)955-9545
　　　　　www.koonja.co.kr

ISBN 979-11-5955-634-0

정가 35,000원

환자와 가족들, 의료인을 위한

암의 진단·치료·극복

목차

SECTION 01 암의 이해 11
ch 01 암의 발생 12
ch 02 암의 위험도 23
ch 03 암과 유전 28
ch 04 암의 예방 40

SECTION 02 진단 49
ch 05 암 선별 검사 50
ch 06 진단검사 58
ch 07 암 진단의 감정 76

SECTION 03 치료 85
ch 08 치료의 단계 86
ch 09 의사 선택 94
ch 10 병원 선택 114
ch 11 2차 의견 121
ch 12 치료 방법과 선택 127
ch 13 수술치료 139
ch 14 항암제치료 156
ch 15 표적치료 · 면역치료 · 호르몬치료 174
ch 16 방사선치료 184
ch 17 임상시험 197
ch 18 보완대체 요법 204
ch 19 치료비 213
ch 20 치료 부작용 222

SECTION 04 치료 후 조정과 유지 257
ch 21 추적 258
ch 22 전환기와 조정 270
ch 23 재발 278
ch 24 예후 285
ch 25 고식완화치료 292
ch 26 호스피스치료 300
ch 27 치료 후 건강 유지 309
ch 28 음식과 영양 314
ch 29 신체활동과 운동 324

01

02

03

04

05

SECTION 05 극복   335

ch 30	가족과 진단의 공유	336
ch 31	배우자와 간병인의 역할	350
ch 32	극복	374
ch 33	새로운 정상화	388
ch 34	암 후의 삶	392
ch 35	직장, 일	398
ch 36	암 치료 후 감정	410
ch 37	생존	427
ch 38	지원	438
ch 39	친교, 성교	448
ch 40	임신	453
ch 41	독신자의 암	460
ch 42	영성과 기도문	464

06

SECTION 06 암의 의미와 환자와 가족들의 암 표현의 인용   473

ch 43	암의 의미	474
ch 44	의사	479
ch 45	치료	482
ch 46	가족, 친구	487
ch 47	간병인	491
ch 48	일	493
ch 49	극복	497
ch 50	생존	502
ch 51	감정	507
ch 52	부작용	509
ch 53	지원	511
ch 54	독신자 암	513
ch 55	영성	514
ch 56	기타	516

우리나라에서도 여러 암의 발병이 전체적으로 증가하고 있습니다. 아울러 일반인들의 사망원인도 통계상 암이 전체의 1/3을 차지하면서 가장 많습니다. 이는 인구 고령화와 생활습관 및 환경변화가 주원인으로 추정됩니다.

암은 하나의 병이 아니고 100가지 이상의 다른 병으로서 연령에 상관없이, 신체 어느 부위에서나 발생하므로 암 발병에 대해 누구도 안심할 수 없습니다.

사람들은 암의 진단과 치료에 의한 신체적, 감정적 충격과 후유증은 엄청나고 재발율이나 사망률이 높다는 것을 알고 있으면서 암은 두렵고, 위험하고, 이겨내기 어려운 병으로 인식하고 있습니다.

일부 암은 예방이 가능하고 예후가 양호하기도 합니다. 하지만 실제로 암의 진단에서 받는 충격적이고 혼란된 감정, 예측불가하고 치명적일 수 있는 암을 반신반의로 다루는 것, 치료선택을 이해하고 결정하는 것, 그리고 건강관리를 위한 효율적인 방법을 찾아내는 것 등은 모두 암에 대한 부담의 요인이 됩니다. 따라서 사람들은 어떻게 암을 잘 예방하나, 잘 치료받는가, 그리고 잘 극복하는가에 대해 많이 배워 암에 대해 잘 알게 되기를 바랍니다.

최근 암 분야의 많은 발전적 변화로서 암 발생, 암 예방, 암 진단 검사, 암 치료에 대한 새로운 지식과 정보를 얻을 수 있었고 이를 실행함에 따라 지난 10여 년간 일부 암의 발생이 감소하였습니다. 뿐만 아니라 암 전체의 5년 생존율이 50%에서 70%로 상승되었던 바, 환자와 가족들은 더욱 암의 정보와 교육의 가치와 중요성을 인식하기 시작하였습니다. 이렇듯 인지가 증가하며 환자에게 지원과 자원의 넓은 망을 이끌고 암을 더 잘 이해하고 극복할 수 있게 되었습니다. 이 중요한 전진의 요소들은 의사가 암 여정의 매 단계에 환자에게 부여하는 매일의 가료에도 직접적으로 영향을 줍니다.

암 환자와 가족들이 암을 잘 극복하기 위해 실질적으로 진단에서 "환자의 세계"로, 그리고 "정상의 세계"의 암 여정의 굴곡과 상승하강을 처리하는데 도움을 주는 기본적 도로지도(road map)가 필요합니다. 이 지도는 암 과정의 큰 국면을 그리는 길을 따라 지침과 통찰을 제공하고, 단순하고, 쉽게 볼 수 있고, 유용하고 직접적인 정보를 내놓을 수 있습니다. 따라서 암 환자와 가족들은 믿을 수 있으며 진실되고 이해할 수 있는 정보를 암에 대해 광범위한 지식을 가진 숙련가들로부터 듣고 배우기를 원하는 자세가 필요합니다.

이에 저자는 암 진단을 받은 환자와 가족들, 암에 대해 배워 알기를 원하는 일반인이나, 또는 암에 대해 더 전문적으로 체계적인 지식을 인지하여 환자에게 암시할 책략을 얻고자 하는 일부 의료인을 위하여 이 책을 저술하였습니다. 저자는 오랫동안 여러 종류의 많은 암 환자를 치료한 경험과 연구결과에 더하여 새로운 관련 문헌과 도서를 수집하고 정리하여, 각각의 암이 아닌 전체적 암에 대한 포괄적 지식을 제공할 수 있도록 "암의 진단·치료·극복" 책을 저술하였습니다.

"암의 진단·치료·극복"을 출판해 주신 군자출판사와 그 관계 여러분의 노고와 마지막까지 세밀하게 교정을 해주신 이경은 씨의 수고에 대해 진심으로 감사드립니다.

그리고 긴 기간의 집필을 격려해 준 처와 가족들에게 감사를 드립니다.

무엇보다도 암에 대한 경험적 지식의 자원이 되신 많은 암 환자들에게, 저자가 분야별 암 전문지식을 습득하고 정리하여 발표하는데 도움이 되도록 해주신 분야별 전문가에게 감사를 드립니다.

"암의 진단·치료·극복"은 환자에게 암 진단에 대한 검사부터 미래의 생각까지 암 여정의 신체적, 감정적 방면에 단계적으로 맞설 것 같은 경험과 도전을 찾도록 합니다. 교육, 위안, 지원의 중요한 정보와 실질적 충고를 부여하고 감정적 지원을 제공하여 자신의 독특한 상황을 위한 가능한 가장 좋은 치료를 결정하도록 도움을 줄 수 있습니다.

이 책의 내용은 많은 종류의 암의 각각에 대한 상세한 내용이 아니고 중요한 암들의 공통적 사항과 문제를 종합적으로 취급하였습니다. 내용은 비교적 쉬운 기본적 의학용어와 개념을 이용하여 평범한 말로 분명하고 알기 쉽게 설명하였습니다.

책 내용의 구성은 암 여정 동안 각 다른 시기에 겪을 수 있는 모든 방면에 중요한 항목과 문제를 통해 실제적 접근을 하였으며 6부와 42장으로 편성하였습니다.

1부. 암의 이해; 암의 발생. 암 발병의 위험도. 암과 유전. 암의 예방

2부. 진단; 선별검사. 진단검사. 진단에 대한 감정

3부. 치료; 치료결정 단계. 의사선택. 병원선택. 이차의견. 치료방법과 선택. 수술치료. 항암약물치료. 방사선치료. 임상시험, 보완대체요법. 치료비. 치료부작용

4부. 치료와 조정과 유지; 추적. 전환기와 경과조정. 재발. 예후. 완화치료와 호스피스. 치료후 건강유지. 음식과 영양. 운동

5부. 극복; 가족과 진단공유. 배우자와 간병인. 극복. 새로운 정상화. 직장과 일. 암치료 후의 감정. 생존. 지원. 친교와 성교. 임신. 독신자암. 영성과 기도문

6부. 암의 의미와 환자와 가족들의 암표현의 인용

"아는 것이 힘이다"라는 말은 교육 수준이 높아진 우리 환자와 가족들이 심한 의학적 질병을 치료할 때 더욱 값진 말로서, 암과 치료에 대해 기본 사실과 개념을 더 알수록 병치료에 대해 더 많은 힘과 능력을 가질 수 있고 더 똑똑하게 선택할 수 있다는 의미입니다. 환자가 이 책에서 얻은 암의 진단·치료·극복에 대한 지식과 정보는 환자에게 앞으로 "더 오래, 더 크게" 삶을 살기 위한 훌륭한 자원이 될 수 있습니다. 이 책이 주는 지식과 정보는 환자가 치료팀의 일원이 된 듯이, 환자가 믿는, 좋은 임상태도를 가진 의

사와의 도움 되는 대화로나, 또 암 여정 중 필요할 때 나아갈 길을 보고 알 수 있는 지도로 생각하시기 바랍니다. 저자들은 이 책의 내용이 가능하면 희망과 확신을 부여하면서 낙관으로 도울 수 있는 지혜와 희망의 주입이 되기를 희망합니다.

이 책은 6부 42장으로 폭넓게 구성되어 있으므로 암 전체에 대한 여정과 각 방면의 처음부터 끝까지 연속적이며 순서대로 읽을 수 있습니다. 또한 자신의 현재 상태에 맞는 관심분야에 관해 적용되는 부나 장 만을 볼 수도 있습니다.

이 책의 특징들은 다음과 같습니다.

. 암 극복의 비치료적 문제인 가족 간의 진단 공유, 배우자와 간병인의 역할, 일과 보험, 치료비용 등에 대한 환자를 내용을 특별히 구성하였습니다.

. 환자가 치료와 추적에 대해 의료팀에 궁금해할 수 있는 질문 사항들을 나열하여 서로 이해를 돕도록 하였습니다.

. 내용의 이해를 돕기 위해 20개 정도의 사진과 그림을 삽입하였습니다. 주로 대장암과 유방암을 인용하였습니다.

. 암 환자와 가족들의 통찰력으로 환자들의 암에 대한 인식과 암 여정의 경험의 표시를 서로 공유하도록 하였습니다.

본 책에서 제시하는 치료에 대한 지식은 암 치료의 표준적 또는 공식적 지침은 아닙니다. 환자를 담당하는 치료팀의 의견과 판단을 대체하기 위한 의학적 권고도 아닙니다. 환자와 가족들에게 의사와 치료를 결정하는 데 도움이 되도록 정보를 제공하기 위한 것입니다. 일부 치료 과정은 같은 암이라도 모든 환자에게 동일하게 적용될 수 없으므로 각자 담당의사와 의논해야 합니다. 이 책 내용의 일부에 오류나 누락이 있다면 이는 저자의 책임이고, 현재의 지식은 앞으로 어느 시기에 또 새로운 지식으로 대체될 수 있습니다. 책 내용의 일부 장들은 저자의 전문분야가 아니었으므로 실질적 경험지식보다 수집된 전문가들의 지식에 의존했음을 알려드립니다.

_ 박성대 _

- 계명대학교의과대학 명예교수

- 1969년 경북대학교의과대학을 졸업

- 1977년 연세대학교의과대학원 석사학위 취득

- 1980년 경북대학교의과대학 박사학위 취득

- 1974년 계명대학교동산의료원에서 외과수련과정을 마침

- 1977년부터 2009년 정년퇴임까지 계명대학교동산의료원 외과학교실에서 재직

- 외과 과장과 주임교수, 대장항문병 분과장, 대구경북 대장항문병학회 회장 등을 역임

- 수많은 암 환자의 진료와 수술을 시행

- 저서

『암이라고요』(1995. 공저), 『대장암 진단·치료·극복』(2011), 『대장암 진단·치료·극복 개정
증보판』(2013), 『유방암 진단·치료·극복』(2016)

SECTION

01

암의 이해

1 암의 발생

2 암의 위험도

3 암과 유전

4 암의 예방

01 암의 발생

1. 암 발생

암(cancer, carcinoma)은 복잡한 병이다. 암을 이해하기 위해서는 먼저 체내 세포(cell)가 정상적으로 어떻게 행동하는가를 알아야 한다. 암은 정상세포가 어떤 원인으로 인해 통제되지 않으면서 비정상적으로 계속 성장하고 행동하는 병이기 때문이다.

2. 정상세포의 행동

세포는 생물이 만들어지는 기본구성 단위이다.

인체에서는 하나의 세포가 2개의 세포로 되는 것, 또 하나의 세포가 10번 분열하면 1,024개의 세포가 되는 것과 같이 세포는 분열과 성장을 계속한다. 또 오래된 세포나 손상세포는 자멸에 의해 주기적으로 또는 필요에 따라 평행적, 한정적으로 대체된다. 즉, 세포는 정상적으로 신체의 성장과 발육 동안이나 신체내 조직손상을 수리할 필요가 있을 때 등과 같이 여러 시기에 여러 이유로 분열한다. 단, 뇌세포나 신경세포는 성장이 완성되면 분열이 중지된다.

체내의 모든 세포의 행동은 세포의 핵내의 염색체에 있으면서 세포의 "뇌"역할을 하는 DNA (deoxyribonucleic acid)라는 고도복합분자에 의해서 통제된다. DNA는 유전자들로 세분되고 각 세포의 기능과 역할의 청사진이고 지시지침이다. 내가 누구이고 무엇인지를 규명하는 유전자는 단백질의 구조를 결정하는 DNA의 하나의 한정된 분절로서 각자 염색체의 특수부위에 위치한다. 체내에서 남녀 성염색체 이외에 23쌍의 염색체는 30,000-40,000개의 유전자를 가지고 이 유전자는 키, 머리 색깔, 눈 색깔 등 각각 특수한 역할을 한다.

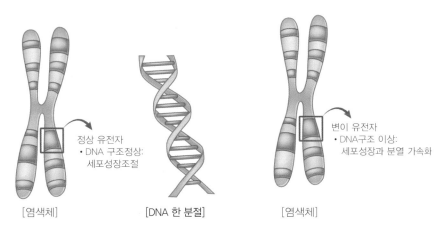

[염색체]   [DNA 한 분절]   [염색체]

정상 유전자
• DNA 구조정상:
 세포성장조절

변이 유전자
• DNA구조 이상:
 세포성장과 분열 가속화

정상 유전자와 변이 유전자의 비교

3. 비정상세포의 행동

대개의 비정상세포들은 피폐해지면 자살세포가 되어 주위세포나 청소세포에 의해 제거된다. 인체는 잘못된 메시지를 가진 세포를 발견하고 제어할 수 있는 건강한 면역계 인자인 자연살해세포(natural killer cell)를 가지고 있어 방어할 능력이 있다. 만약 세포에 변이가 생기면 세포의 비정상적 지시로 세포의 분열, 성장, 사망이 통제되지 않을 수 있으나 DNA나 세포구조를 점검하는 일부 분자들은 자살세포의 과정을 활성화하여 암이 되기 전에 비정상세포를 제거한다. 그러나 때로는 체의 수색-파괴기전이 실패하여 비정상세포가 계속 분열하여 더욱 더 복제를 만들고 또 엉켜서 종양을 형성한다.

4. 암 세포의 행동

암 세포는 통제가 안 되게 빠르게 성장하는 세포이다. 성장신호도 더 필요 없고 제 스스로 성장한다. 세포가 악성화되는 기본상황은 세포분열을 점검하는 복합과정이 손상되고 세포가 통제 안 되는 분열을 시작하는 것이다. 그러나 이것은 자주 일어나지 않아서 세포가 악성화되기는 쉽지 않다. 하나의 세포가 암이 되기 위해서는 세포분열, 세포주기, 조직침투할 능력, 신체 타부위 전이능력, 그리고 새로운 혈관을 만드는 능력을 통제하는 것들을 포함하여 몇 개의 과정이 잘못되어야 한다. 세포주기는 세포손상을 찾거나 그것을 수리하거나 세포자살 과정을 개시할 많은 점검점을 가진다. 만약 세포분열 과정을 통제하는 많은 점검점의 하나가 결함이면 비정상세포가 분열되도록 한다.

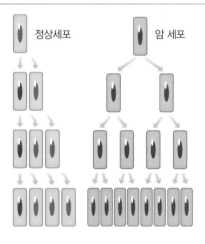

정상세포의 분열은 특수화된 세포를 계속 낳아 조직을 채워나가고 오래되거나 손상된 세포는 수리되지 않아 사멸된다.

정상   암성

정상세포   암 세포

암 세포의 분열은 동종세포를 통제 없이 급속히 생산하고 증식하여 종양을 형성한다.

정상세포와 암 세포의 분열양상의 비교

비정상세포의 첫 송이가 눈에 띌 정도로 진행되는 데는 수년이 걸린다. 암 세포는 정
상세포와 같이 점차로 매끄럽게 성장하지 않고 쉬었다가 성장하기를 반복한다. 어떤
암은 성장기에 있을 때 매우 빠르게, 매우 크게 된다. 급히 성장하고 퍼지기 때문에 너
무 커서 생명에 위협을 주는 증상이 나타날 때까지 발견되지 않을 수도 있다. 예를 들
면 어떤 사람에게는 전립선암이 전립선 내에서 너무 천천히 성장하여 다른 병으로 사
망할 때까지 안 나타날 수 있고, 어떤 사람에게는 정상 선별검사 후 1년 이내 진행성 암
으로 나타나 암으로 사망할 수도 있다. 암이 빠르게 성장하든지 느리게 성장하든지 모
든 종양을 다 만질 수는 없다. 종양이 주 장기기능을 방해하거나 증상이 나타날 때까지
종양이 있다는 증거를 못 가질 수도 있다. 다행히 연구자들은 이런 숨겨진 암이 진행
기에 이르기 전에 발견하기 위한 또는 촉수를 가진 암이 되기 전에 비정상을 찾기 위한
선별검사를 발전시켰다. 이 선별검사는 증상이 없는 건강한 사람에게 시행하여 암을
찾거나 암이 될 수 있는 조건을 찾는 것으로 암 예방의 중요한 부분이다.

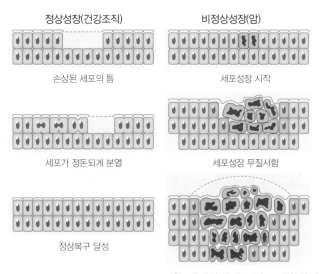

정상세포와 암 세포의 성장의 비교

5. 암을 인식

암은 암 세포의 종류와 소속 장기에 따라 100-150 정도의 종류가 있다.
본래의 다양성 이외에 모든 암은 5가지 기본 특징이 있다.

(1) 암은 인체의 자기 자신의 세포에서 시작한다. 세포 내 유전적 메시지를 변경시키는 원인은 체외로부터 올 수 있으나 종양은 세포의 덩어리이다.

(2) 암 세포는 통제할 수 없이 성장하고 죽지 않는다. 만약 암 세포가 발견되지 않고 제거가 안 된다면, 또는 항암제치료나 방사선치료로 성장이 멈추지 않는다면 계속 분열할 것이다.

(3) 암 세포는 주위조직이나 장기로 퍼지는 과정에서 그들을 파괴한다. 이런 일이 있더라도 암이 치명적이지는 않다. 열쇠는 침범된 조직의 부분이나 전체를 절제하여 모든 암 세포의 흔적을 제거하는 것이다. 수술에 항암제치료나 방사선치료를 겸한다면 발견되지 않은 세포를 죽일 수 있다. 의사는 암 치료 후 약을 사용하여 재발방지를 도울 수 있다.

(4) 암 세포는 원위치에서 훨씬 멀리 갈 수도 있다. 마지막에 암 세포는 순환계와 림프계를 들어가서 거기에서 체내 다른 부분으로 퍼지고 원격부위에 성장하기 시작한다.

(5) 암은 어느 부위에나 생길 수 있고, 어떤 세포나 장기도 암 발생에 면역되는 것은 아니다. 암은 성장을 도울 수 있는 자원을 가진 환경을 발견하는데 필요한 곳으로 퍼진다. 예로 일부 식물이 어떤 일정한 토지에 잘 자라듯이 일부 암은 더 잘 성장하는 부위가 있다. 유방암-액와, 폐암-흉부나 뇌와 같이 암 세포가 다른 장기에 신호를 보내면서 연락하기 때문이다.

6. 유전자 변이

암 세포는 몇 가지 유전자가 변이하여 세포가 결함된다.

유전자 변이(gene mutation)의 3가지 형태

1) 암유전자(Oncogene)

세포종양화를 유도하는 작용의 유전자이다. 정상적으로는 원암유전자(proto-oncogene)로서 세포의 증식, 분열의 제어와 분화 발생 등의 기능에 주요 역할을 하나, 여러 가지 돌연변이로 암유전자로 변이되어 활성화되면서 세포가 발생과 성장을 촉진하여 끝없이 생산되도록 한다.

"기능 획득의 변이"-세포분열을 자극 또는 가속화하는 종양유전자의 활성화

2) 암억제 유전자(Tumor suppress gene)

정상세포의 무분별 세포분열과 성장의 억제기능을 가진 유전자이다. 어떤 변이로 이 유전자의 기능을 상실하면 비정상세포의 사멸장애로 인한 상대적 세포의 과잉생산으로 암을 발생한다.

"기능 손실의 변이"-세포성장을 억제 또는 지연시키는 종양억제 유전자의 불활성화

● **정상세포 유전자**

* 원암유전자(세포증진자극, 성장과 퍼짐 통제) → 변이 → 암유전자 → 기능증가 → 암
* 암억제유전자(세포증진점검, 분열과사망조정) → 변이 → 불활성암억제유전자 → 기능 감소 → 암

이와 같이 비정상세포분열, 또는 통제 안 되는 세포성장은 활동적 암유전자의 과발현이나 암억제유전자의 소실로서 발생한다. 나아가 암은 세포분열 또는 성장과 세포사망 간의 평행, 즉 암유전자와 암억제유전자 간의 활동의 균형에서의 변화이다. 세포분열이 너무 많이 일어나게 되면 세포수의 증가를 가져오고, 너무 적은 세포사망도 세포증가를 가져오는 데 어느 것이든 암으로 이끈다.

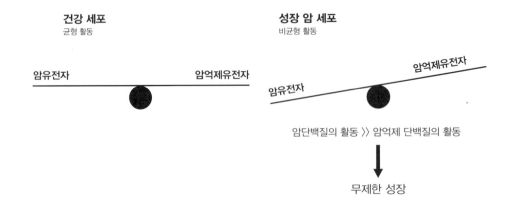

암유전자와 암억제유전자의 암 발생과의 관계

3) DNA 수리 유전자(DNA repair gene)

DNA 수리 유전자는 손상된 DNA가 수리되도록 하는 일종의 관리형 유전자이다. 변이에 의한 이 유전자의 비활성화는 세포자신에 의해 손상된 DNA의 비효과적 수리로 이끌고, DNA 복제 동안 지속되는 이 유전자의 실수나 부정확한 수리가 시간이 지나면서 축적되어 점차 종양 발생, 암 발생과 진행으로 이끈다. 획득이든 유전이든 이 유전자의 손상이나 결핍의 축적은 암을 일으키는 변이로 이어진다.

정상 유전자는 여러 가지 방법으로 손상된다.

(1) 세포는 유전자 일부가 소실되거나 염색체의 일부가 재배열되면서 틀린 위치로 이동될 때, 또는 DNA에 아주 작은 결함이 생길 경우 옳게 교정이 되지 않아 비정상 DNA 청사진과 결손적 단백질 생산을 만들 때 등으로 비정상이 된다. 하나의 암 세포가 정상기능에 다수의 유전자변이의 결과로 결손을 가져와 세포가 계속 분열하여 종양을 만들면서 그 자리에 머물거나 또는 암 세포가 혈류에 들어가서 체내 원격부위에 전이를 만드는 행동을 한다. 암은 진행될수록 정지하기가 어렵다. 모든 암은 유전적으로 유전자변이가 암으로 이끄는 기초 과정이 된다.

(2) 다음은 세포성장을 촉진하는 어떤 것에 노출이 있어야 한다. 유전자변이는 흔히 생길 수 있고 저절로 수리되거나 별 손상 없이 지나지만 때로는 특정부위에 수년

에 걸쳐 몇 번 생기면서 암이 될 수 있다. 보통 한두 번의 변이로는 암까지 진행되지 않지만, 일부 이미 손상된 변이가 유전되었다면 손상된 유전자의 복구가 방해되기 때문에 한두 번의 변이로도 암이 될 수 있다. 변이를 이끄는 위험요소로는 나이, 화학물질의 환경노출, 담배, 술, 비만, 바이러스 감염, 유전, 이해 안 되는 다른 요소 등이 있다. 그 중 나이는 암 발병의 가장 큰 위험요소 중 하나로서 나이가 들면 세포가 노쇠하여 세포분열의 DNA 복제 과정에서 실수를 자주 하고 정상적 교정도 적게 된다. 따라서 변이기회가 더 증가하게 된다.

암이 위협적인 이유

- 암은 45–60세의 사람에게 다른 질병보다 더 높은 사망률을 보인다.
- 암은 경고없이 온다. 수많은 해에 걸쳐 발생하지만 증상이 나타나야 발견된다.
- 암은 조기에 발견되더라도 우리를 놀라게 한다. 치료가 가혹하고 재발의 위협이 미래에 불확실한 구름같이 걸려있다.
- 암 발생 위협요소는 어디에나 있다. 음식, 공기, 체내 유전되는 유전자 속 암은 무서운 적이다. 그러나 이길 수 없는 것은 아니다. 우리는 암을 단순히 피하기를 희망하는 것보다 위험을 낮추기 위해 행동해야 한다.

7. 암의 발생 과정

암은 하나의 세포에서 시작하는데 여기에는 3가지의 중요단계로 구성된 과정이 따른다. 즉 1) 개시 2) 증진 3) 진행이다. 특히 암 위험 통제, 조기발견은 첫 2단계 동안 가장 효과적이므로 암 예방에 결정적 역할을 한다. 만약 암이 먼저 어떻게 발전되었는가를 이해한다면 위험도를 감소시키기 위한 행동을 더 잘 취할 수 있다.

1) 개시(Initiation)

모든 암은 세포의 유전물질 또는 DNA의 용기로서 역할을 하는 세포의 염색체 내의 실수로 시작한다. DNA는 염색체내 강하게 엮인 화학물질의 강한 연결고리이다. 염색체 23쌍의 각자 DNA타래는 30,000-40,000개의 유전자를 포함한다. 실수는 염색체 자체 또는 염색체내 DNA의 한 부분인 유전자 내에 나타난다. 유전자 내 실수 또는 변이는 양친으로부터 유전될 수도 있고, 세포분열과정에서 저절로 일어날 수도 있다.세포분열과정에서 일어나는 경우가 더 많다. 또 방사선, 바이러스감염 또는 만성세균염증, 담배연기 등 어떤 외부 요소의 결과일 수도 있다. 결국 암으로 돌리는 유전자변이를 촉발하는데 책임있는 어떤 것이 개시자 또는 발암원으로 알려졌다. 좋게는 DNA에 영향을 주는 모든 변이는 유전적 통제 하에 있는 체의 타고난 수리기전에 의해 교정된다. 손상된 유전자는 건강한 부분으로 대치된다. 불행히 변이는 수리기전을 관할하는 유전자에서와 마찬가지로 세포의 성장과 사망을 통제하는 유전자에서 일어날 수 있다. 세포성장에 책임있는 종양유전자의 과활동이나 종양이 형성되거나 성장하는 것을 정지시키는 "종영억제유전자"의 실수로 끝없는 세포생산을 종양 토대로 놓는다. 1-2일에 발암물질에 의한 DNA 손상에 의한다.

2) 증진(Promotion)

암이 발생하고 성장하기 위해서는 세포성장에 영향을 주는 유전자 변화와, 세포성장을 조정하는 어떤 것에 노출되는 2가지 사건이 일어나야 한다. '왜 유방암유전자를 받은 모든 여자가 유방암에 걸리지 않는가', '왜 모든 흡연자가 폐암에 걸리지 않는가'를 설명할 수 있다. 이 이론이 몇 가지 유전자변이가 암을 촉발하는 데 필요하다. 조장하는 것은 세포분열의 속도를 빠르게 하는 어떤 것이다. 따라서 유전적 변이를 더 창조하고 암으로 이끄는 것이다. 조장자는 예로 에스트로겐 같은 호르몬이나 담배연기 내 화학물질과 같은 독한 물질일 수 있다. 또는 비만이나 식이불량 등일 수도 있다. 방사선 같은 요소는 개시자와 조장자의 이중역할을 할 수 있다. 다행히 식이섬유나 비타민계, 항산화제는 암조장을 방해할 수 있어 항발암원으로 역할을 한다. 암 과정을 유전자손상의 양에 따라 조장기에 방향을 바꿀 수 있으므로 조장자를 피하는 것이 암 예방의 중요한 관점으로 남아 있다. 10-20년에 세포의 추가 손상에서 발생한다.

3) 진행(Progression)

진행은 모든 암의 기본인 비정상세포의 통제가 안 되는 성장을 의미한다. 세포는 종양을 형성하기 위해 축적한다. 종양은 계속 성장하여 주위조직으로 퍼진다. 이 시기는 암전환 단계이다. 또 세포는 다른 부위에 퍼져서 거기서 덩어리를 형성한다. 얼마나 빨리 진행하는가는 부분적으로 유전적 설계에 의해 결정된다. 또는 일정 호르몬의 출현 같은 체내 상태에 따라 영향을 받는다. 진행이 시작되면 경계하는 면역계과 암 세포를 파괴하여 암진행을 완전히 정지시키지는 않더라도 크게 방해하고, 천천히 된다면 악성세포는 크게 문제를 일으키지 않는다. 다른 원인으로 사망한 사람의 10-15%에서 암이 발견된다고 평가된다. 1년 이상에 악성전환에서 침습전이된다.

1. 개시 → 2. 촉진 →

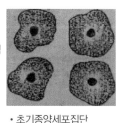
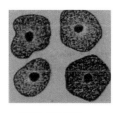

변이
→

세포증식
→

변이
→

- 정상세포
- 변형세포
- 초기종양세포집단
  – 빠른 분열의
  세포증식시작
- 초기암 세포집단
  – 증가된 성장
  가능성 암 세포

- 변이 : DNA 유전자 실수, 종양유전자활성화, 종양억제유전자비활성화
- 변이 원인 : 발암물질, 유전적 비정상, 방사선, 바이러스
- 촉진 요소 : 염증, 내분비 요소, 영양

3. 진행 →

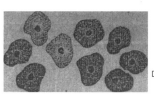
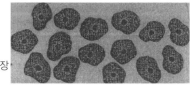

빠른 성장
→

변이
→
더 빠른 성장

- 변형암세포집단
  – 통제 안되는 빠른 성장
- 변형암종양형성과
  – 암세포의 주위조직침투

암 발생의 3 단계

암의 발생과 예방

암단계를 이루는 과정에 대해 더 많이 배울수록 암 과정을 변화시킬 수 있는 방법을 더 많이 배우게 된다. 이 과정은 많은 해에 걸쳐 생기므로 그 과정을 차단할 많은 기회를 가진다. 암문제에 대한 해결은 전암변화가 아주 성숙한 암으로 변하기 전에 찾아내거나 암 과정을 처음부터 중단시키는데 있다. 이 2가지 자연적 접근으로 암 위험을 감소시킬 수 있다.

최근 의학은 전적으로 예방에 중점을 둔다. 예방이 암연구의 새로운 개척자이다. 암 치료의 새로운 발전이 진행 중인 우선권이지만 가장 흥분되고 약속되는 발전은 조기발견과 예방이다. 이 발전의 지속으로 미래에 암 발생을 줄이는 것이 모두에게 최선의 방법이고 또 최고의 희망이다.

02 암의 위험도

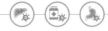

1. 암 위험도

암 위험도는 암을 일으킬 기회를 증가시키는 것을 말한다. 암은 생의 어떤 국면이나 상황과 관계가 있다. 이것을 위험요소라고 한다. 그러나 위험도가 있다고 반드시 암이 발병하는 것은 아니고 위험도가 없다고 암 발병이 안 되는 것은 아니다. 대부분 암의 80% 정도에서 위험요소가 없지만 일부 개인병력과 가족력으로 그 외 암 발생 환경과 개인적 행동이 요소 평가에 관여된다. 위험도를 안다면 조절할 수 있는 위험요소를 변화시키거나 줄이는 방어적 방법을 취하고 선별검사를 진행시켜 암 발생을 통제할 수 있다. 암의 일부 요소가 다른 위험요소보다 더 무게 있고 다발성 위험요소가 더 중요하다. 위험요소의 예는 유방암의 경우, 수녀같이 은둔생활을 하거나 불임일 때 암 위험이 많고, 조기임신을 하거나 수유를 하면 암 위험이 적다는 것이다.

2. 암 발병 위험요소

두 그룹으로 분류한다.

1) 변화시킬 수 없는 것: 유전적이고 통제할 수 없다.

위험요소의 25-45%를 차지하고 그 중 연령, 성별, 가족력이 중요하다.

• 연령: 가장 중요한 요소이다. 일부 암을 제외하고 대부분의 암은 나이가 들수록 발

병률이 증가한다.

- 성별: 여자의 유방암과 갑상선암, 남자의 전립선암과 같이 내분비계통의 암은 남녀 발생비율의 차이가 분명하다.
- 가족력: 일부분의 암은 가족력이 10-20%에서 보고된다.
- 유전성 위험요소: 일부 암의 5-10%에서 유전자변이가 유전된 유전성 암이 발생한다.
- 개인적 병력: BRCA 양성에 유방암 발생, 대장가족성용종증에 대장암 발생, 암 환자의 쌍둥이의 암 발생이 증가한다.

일차 암 치료 후 타 부위의 다른 암이나 같은 부위의 같은 암(유방)의 발생이 증가하고 용종 또는 만성염증 일부에 암 발생이 증가한다.

2) 변화시킬 수 있는 것: 비유전적이고 통제할 수 있다.

위험요소의 60%를 차지하고 비만, 운동생활, 호르몬 등 환경적 요인이 큰 역할을 한다. 여기에는 음식물과 생활습관, 사는 장소, 일하는 장소, 발암물질 노출도 포함된다. 예시로 담배흡연, 알코올, 태양광선에 각각 폐암, 간암, 피부암이 원인이 될 수 있다. 또 미국으로 이민 온 아시아인들이 본토인보다 유방암, 대장암의 발병빈도가 더 높다.

3. 암의 예방

암은 예방이 중요하다.

암 과정에 관여하는 것에 대해 기본이해를 하게 되면 왜 예방이 암에 대한 가장 좋은 방어인지 알 수 있다. 암이 발판, 거점을 갖기 전에 암을 정지시킬 수 있는 선택이 있다. 예로는 1) 암을 개시하거나 조장하는 물질과의 접촉을 제한한다. 2) 체내 면역방어와 세포수정계를 증가시킨다. 3) 선암을 찾아서 치료하는 것은 공격의 또 다른 수단을 제공한다. 4) 세포성장을 유도하는 여러 가지 기전을 켜거나 끄는 것으로 암진행 과정을 처음부터 중단시키는 등 장기 접근방식으로 암 위험을 낮춘다.

많은 암은 예방될 수 있다. 암의 예방은 방어할 수 있는 위험요소를 제거하고 방어할 수 없는 위험요소를 암으로 전환하기 전에 차단하는 것이다.

1) 일차방어: 식이조절, 환경위험 회피, 화학방어가 해당된다.

위험요소를 줄인다: 암을 일으키는 요소를 회피한다.

방어요소를 늘린다: 운동과 건강한 음식 등 생활습관이나 식이습관을 변화시킨다.

2) 이차방어: 일차방어보다 더 중요하다.

조기암을 발견한다: 선별검사 등을 시행한다. 조기발견이 가장 좋은 예방법이고, 가장 좋은 방법은 선별검사이다.

고위험군에는 사전에 방어적 치료를 시행한다.
- 약물 투여: 전암 상태를 치료하기 위해, 또는 암을 시작하지 못하게 하기 위해 진행한다.
- 수술: 유방, 난소, 대장 등 표적장기에 대해 적출술을 시행한다.

위험요소를 줄이기 위한 방법
- 행동과 생활습관의 조절을 통해 암 위험을 감소시키는 것: 음주, 흡연 같은 비건강습관을 버리고, 규칙적 운동과 건강하고 많은 야채와 과일을 중심으로 한 균형적 음식물 섭취에 의한 건강 체중 유지와 비만 방지 등이다.
- 유전적 암 위험을 인지하는 것: 진실로 태생기에 가진 유전적 카드를 개조할 수는 없다. 그러나 가족력을 알면 암 위험에 영향을 주는 생활습관 요소를 관리하고 정기적 선별검사를 더 부지런하게 될 것이다. 또 특정암에 대해 강한 가족력이 없는 사람은 본인에게 도움이 될 수 있는 여분의 검사에 대해 의사와 의논 할 수 있다.

4. 암 발병의 개인적 위험윤곽

'모두에게 10년 안에 암이 걸릴 확률은 얼마인가', '2-3년 안에는 얼마인가' 등의 질문에서 모든 암의 위험요소가 같은 경향을 가지는 것은 아니다. 어떤 위험요소-생활습관 선택에 관한 것들은 변화시킬 수 있으나 일정하여 변화시킬 수 없는 것들이 있다. 이 "일정한 것"은 나이, 성별, 인종 등이다.

1) 연령

연령은 모든 암의 위험 요소 중 가장 영향력이 있다.

아무도 왜 그런지 확실히 알지 못하지만 과학자들은 믿을만한 몇 가지 이론을 제공한다. 하나는 젊을 때는 건강하고 활동적인 면역세포를 가져서 비정상세포가 암을 일으키기 전에 찾아내서 파괴시키지만, 면역계가 시간이 지나면서 약해지면 그 역할을 행사하지 못하게 된다는 것이다. 유전자 실수를 교정하는 수리기전이 쇠약하게 되므로 면역계가 약해지는 질병이나 면역억제 약제를 복용하는 환자에게 나이와 상관없이 건강한 사람보다 더 빨리 암이 발생한다. 또 다른 하나는 나이가 들면서 어떤 특정물로부터 손상이 지속적 노출로 축적되어 암 위험을 높인다는 것이다.

2) 성별

전립선암이나 유방암 같은 생식장기를 제외하고는 암 발생 위험은 남녀에 거의 비슷하다. 폐암이나 대장암은 다 같이 상위의 발생빈도를 보인다. 호르몬 간만는 나이에 따라 변하고 여성에게는 여러 생식단계에 따라 변한다. 호르몬이 특별한 암의 위험에 영향을 준다. 암에 자유로울 수 있는 확률을 증가시키기 위해 호르몬 수준을 조정할 수 있다(예: 피임약).

3) 인종과 종족

암 위험에 대해 인종과 종족의 영향 조사에서 사회경제 요소를 분리하기는 어려우나 일부에서는 교육배경과 수입수준이 건강관리 접근에 역할을 하는 점이 있다.

미국에서는 백인이 다른 인종보다 암이 더 많이 발생하고 일부 암에서는 아프리카

미국인이 더 많이 발생하고 히스페닉계통이 백인보다 더 적게 발생한다.유태인계는 변이유전인자가 더 많아 유방암과 대장암 발병이 높다. 아시아계 미국인은 암 위험이 적은 편이나 간암, 위암, 자궁경부암 등은 다른 종족보다 몇 배 더높다.

5. 재발의 확률

한번 암을 가지면 다시 암을 가질 확률이 증가한다. 원암의 암 세포는 다른 부위에 2차 암을 발생시키려고 퍼질 수 있고, 전혀 다른 새로운 암이 같은 위험요소로 발생할 수 있다. 예로는 폐암 환자에게 후두암이 생길 수 있고 또 전연 관계없이 새로운 암이 생길 수도 있다. 예방이 무엇보다도 암생존자에게 중요하다. 재발의 기회를 줄이기 위해 단계를 취하는 것이 치료의 아주 중요한 구성요소이다. 암생존자는 조기에 비정상을 잡기 위해 선별검사를 지속해야 한다. 또 2차 암에 의해 가장 영향받을 만한 장기에 대해 조정하기 위해 주기적으로 검사받아야 한다.

암에 대해 어떻게 관심이 있는가는 암 위험에 대해 얼마나 많이 통제를 가졌는가와 관계가 있다. 통제감이 있으면 두려움이 줄어들게 된다. 암 가족력은 우리가 선택할 수 없는 것 중의 하나이다. 그래서 고위험에 있는 사람들은 극단적으로, 그리고 반대 길로 반응한다. 어떤 사람들은 그들의 운명에 자신을 맡기며 어떻게 해도 암에 걸릴 것이라며 그들의 기회를 낮추기 위해서 어떤 것도 하지 않는다. 암변화를 조기에 발견할 수 있는 선별검사조차 피한다. 어떤 사람은 매 고통을 암의 증후로 해석하면서 범위의 반대 끝에 있게 된다. 이 양극사이에서 암 가족력이 있는 사람은 암의 종류에 따라 자기가 암 위험을 낮출 수 있는 어떤 것이라도 하기 위해, 암 위험을 증가 시킬 수 있는 유전자변이를 가지고 있는지 알 수 있는 검사를 생각하기를 원한다. 암 위험의 실절적 인지는 암 예방에 중요하다. 이 인지는 어떤 선별검사를 해야 하는지 어떤 생활습관을 바꾸어야 하는지의 매 결정에 영향을 주기 때문이다. 만약 고위험에 있으면 선택은 화학 예방치료를 해보던지 치료평가를 위한 임상시험에 등록 한다는 것이 포함된다. 매우 고위험에 있으면 유전자 검사, 예방적 수술 또는 특수진단검사의 선택을 찾아보기를 원할 것이다.

03 암과 유전

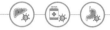

1. 암의 유전

암은 유전될 수 없다. 그러나 암 발생 위험은 유전될 수 있고 암 민감도를 결정한다. 모든 암은 유전적이라고 말한다. 유전적 비정상의 출현이 반드시 암자체의 유전성이라고 의미하지는 않는다. 그러나 비정상 특수유전자의 발견에 의한 암 발생 위험 또는 암 민감도는 일부에서 양친으로부터 자식에게 전달 될 수 있다. 특히 암 발생 경향이 가족 내 흐를 수 있다.

유전적(genetic)과 유전(inherited)의 차이

- 유전적―모든 세포의 유전과 DNA를 의미한다.
- 유전―어떤 인자가 한 사람에서 다음 세대로 전달되는 것을 의미한다.
  유방암의 경우 5-10%의 변이유전자가 유전된다.

모든 암은 유전자 실수로부터 발생하나, 이 실수가 반드시 한 세대에서 다음 세대로 전해지지는 않는다. 유전성분을 가진 일부 암에서는 비정상 유전자가 전달될 수 있지만 대부분의 암은 소질에 연계된 유전적 종류보다 자연적 변이 또는 환경 내 발암원같이 DNA에 추가적 변화 때문에 저절로 되는 종류이다.

2. 암 발병과 유전과의 관계

◎ 발생적 종류

1. 획득성, 산발성(sporadic)—80% 차지

가족력이 없다, 유전적 양상을 따른다.

2. 유전성(inherited)—10% 차지

우성암유전자(유방암 BRCA)가 다음 세대에 전달되어 한 명 이상의 개인 또는 가족력이 보인다.

3. 가족성(familial]—20% 차지

우연히 가족이 동시에 발병하는 것으로 멘델유전법칙을 따르지 않고 다음 세대에 반드시 전달되지 않으며 BRCA와 같은 암유전자 존재 유무를 알 수 없다.

가족력이 있는 이유는 발견 안 되는 유전자변이를 가졌거나 암이 잘 생기도록 하는 어떤 것에 대한 유전자를 가졌거나, 같은 가족이 비슷한 외부 환경적 위험에 노출되었기 때문이다.

암 환자의 80-90%가 암이 산발적으로 생겨 유전연계가 없는 것 같이 보이나, 10-15% 정도는 유전성으로 암이 가족력으로 가족 내 다발로 생긴다. 산발적 암은 환경 내 어떤 것에 의해 또는 정상보다 빠른 세포증식에 의해 시작된다. 이것을 체성변이(somatic mutations)라고 하고 체내 세포 어느 것에나 영향을 준다. 단지 난자난소에서와 같이 성세포의 유전자에서의 실수는 양친에서 자식에게로 전달되는 생식세포변이(germline mutations)로서 유전성 암을 일으킨다. 예를 들면 대장암의 1%는 가족성용종중의 유전자를 가지는데 이 유전자변이를 유전할 95% 이상에서 암이 되고 유전적 비용종성 대장암은 유전자변이를 가진 70-82%에서 70세에 암이 발생한다. 또 유방암, 난소암에서의 BRCA1-2는 암억제유전자로서 한 복제가 유전된 사람은 50세에 60%가 암이 발병한다. 기억해야 할 중요한 점은 유전적 암유전자나 자연적으로 변이된 유전자를 가진 많은 사람은 암이 발생되지 않는다. 비정상유전자가 암 발생 영향을 뜻하나 종양이 발생하기 전에 여분의 변이가 몇 번 연속적으로 일어나야 한다. 대게 암 세포는 DNA에 많은 다른 결손을 가지므로 하나의 비정상유전자가 암을 일으키는 일은 드물다.

유전암은 사람의 일차친척-양친, 형제자매, 아이들을 포함한 직계가족 또는 2차 친척-할아버지, 이모, 삼촌에서 발생한다. 어떤 사람이 어머니나 외삼촌 또는 아버지와 고모가 어떤 암에 걸렸다면 암에 안 걸린 근접가족의 사람보다 암에 걸릴 위험도가 더 높다. 흑색종(melanoma)의 가족력은 악성피부암에 걸릴 위험이 8배 높고 전립선암을 가진 일차친척이 있으면 암 위험이 2배된다.

다른 위험요소와 마찬가지로 어떤 암에 대한 유전적 청시진을 가지는 것이 암을 피할 수 없다는 것은 아니다. 한 번 이상의 변이(담배흡연 또는 고지질음식과 같은 생활습관 요소에 의한)가 암 과정에 시작하는 데 필요하다.

비록 가족력이 중요한 역할을 하고 다른 것보다 암에 더 큰 역할을 하지만 유일한 요소는 아니다. 이것은 가족에 암이 생겼을 때 암을 방지하기 위해 단계를 취할 수 있다는 것을 의미한다.

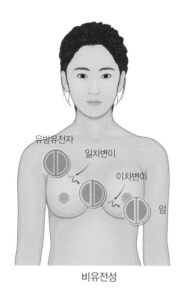
비유전성

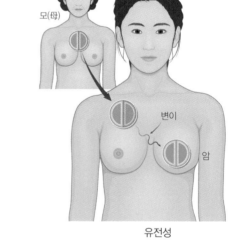
유전성

유방암 발생 이론; 유전성과 비유전성

3. 유전자 증명

특별한 암의 위험을 증가시키는 유전적 변이를 가지고 있다는 것을 발견하는 것은 매우 혼돈스러울 수 있다. 그러나 그것은 필요한 예비적 단계(생활습관의 변화, 약물, 수술)를 취하는 것에 더 사전 활동하도록 한다. 아는 것이 행동에 영향을 주는 좋은 예는 누가 대장내시경을 받는가를 결정하기 위한 최근 연구에 있다. 사람들은 자신이 대장암과 관련된 유전성대장암증후군 유전자변이를 지닌다는 것을 알면 변이가 없는 사람보다 더 선별검사를 시행 받으려고 한다. 조사결과 43-76%가 유전자 검사를 받는다. 만약 그들이 암에 매우 민감하다는 것을 알아 생기는 근심을 완화시킨다면, 어떤 예방방법도 너무 과감하지 않다. 예로는 여자가 BRCA 유전자 변이를 가졌다면 그것은 변이가 없는 사람보다 3-7배 더 유방암을 가질 수 있기 때문에 양측 유방을 제거함으로 암을 피할 수 있는 확률을 증가시키도록 결심할 것이다. 방어적 또는 예방적 유방절제술은 암 위험을 100%줄이고 예방적 난소절제술은 유방암 위험을 2/3 정도 줄인다. 난소암 위험은 폐경 전 시행으로 암 발병이 없도록 한다. 유전암에 민감한 사람은 유전상담이 중요하고 의사나 상담자는 가족력과 가능한 유전검사를 통해 개인적 위험을 정확하게 시정하는 것을 도울 수 있다.

1) 유전 상담(genetic counselling)

유전상담은 병이 자식들에게 전해지는 것에 대해 관심 있는 양친들에게 중요한, 새롭고 빨리 진화하는 분야이다. 유전상담은 어떤 병이 친척들에게 생겼는가 결정하기 위해 부부에게 가족력에 대한 문답을 한다. 때로는 유방암과 난소암 같은 것은 함께 생기므로 친척들 중 젊은 층에 어느 것이나 발생하면 이런 암에 걸릴 위험이 높다. 상황에 따라 유전상담자는 실험실에서 유전자를 검사할 것을 추천할 수 있다. 만약 유전적 비정상이 증명되면 상담자는 그들이나 자식들의 잠재적 위험, 규칙적 선별검사 필요, 방어방법에 대하여 토론할 수 있다. 때에 따라 장기제거도 관여할 수 있다. 예를 들면 유방암이나 난소암이 발생할 위험이 높을 경우 예방적 장기절제술을 시행한다. 의사와 가족구성원들 간에 충분한 토론이 요구된다.

유전상담은 도움 되지만 어려운 질문을 내어놓는다.

– 암을 방지하기 위해 어떤 것을 할 수 있나

　만약 아무것도 할 수 없다면 더 자주 검사를 하거나, 조기 발견이 적어도 치료와 회복 면에 차이가 있는가

– 정보가 생을 더 좋게 또는 더 나쁘게 만드는가

　즉 암 발생 가능성에 대한 걱정이 사람의 마음을 지배하여 삶의 질이 감소되는 것인가

– 정보를 비밀로 한다면 보험회사와 고용주가 접근할 수 없는가

　이런 질문이 때로는 불만족스런 답변을 가져오므로 많은 사람들은 유전자 검사를 피한다. 유전자 검사를 시행한다는 결정은 어렵고 개인적인 일이기 때문에, 종양학전문가나 유전자 상담전문가와의 상담 후에 결정되어야 한다. 유전상담은 유전암에 민감한 사람에게 중요하고 의사나 상담자는 가족력과 유전검사를 통해 개인적 위험도를 정확하게 평가하는 데 도움을 준다.

■ **유전검사가 가능한 병들**

– 유방암　　　　　　　– 대장 가족성용종증　　　　　– 난소암

– 유전성비용종성대장암　– 가족성 수질성갑상선암　　　– 배아선 선육종(wilms tumor)

---

4. 유전자 검사

　다양한 유형을 가진 암의 근본원인은 주로 환경적 요인이지만 적어도 5-10%는 유전적으로 연계되어 있다. 이런 유전적 변이는 유방, 난소, 대장과 다른 형의 여러 암과도 연계되어 있다. 이 유전적 이상은 관계없는 부위에 암이 발병하도록 한다. 예로는 유방암이 난소암 발병을 촉발하는 것이다. 유전적 윤곽의 이해와 그에 따른 암 발생의 알려진 위험은 의사로 하여금 예방방법과 특수유전결손의 이해를 통해 암의 통제를 찾는 치료의 새로운 자료를 추천하도록 한다.

유전상담과 위험평가는 암 발생의 증가된 위험에 있는 사람을 확인하고 상담하고 위험의 고, 중, 저를 구별하는 과정이다. 가장 기본적 유전선별형은 3-4세대에 거슬러 가족의 암병력을 검사한다. 이 정보는 알려진 가까운 친척의 암의 사례를 증명하는 암가계도를 창조하게 한다. 유전상담자는 암 발생의 양식을 찾는다. 다른 부위라도 같은 유전자결손을 가져 동시에 발생할 수도 있다(유방암과 난소암). 실제 암을 찾는 것이 아니고 위험도를 증가시킬 수 있는 변이를 증명한다.

증가된 암 위험을 가리키고 위험사정을 이끄는 가족력 요소가 있다.

- 유사하거나 관계된 암을 가진 여러 가까운 친척
- 조기연령의 암 진단
- 하나 이상의 일차암, 쌍 장기 양측 암
- 드문 암 또는 종양의 출현
- 과도한 양성질환: 용종, 사마귀, 반점, 드문 부신종양, 민족

미국 암협회의 유전자 검사의 적응증

- 여러 명의 일차친척의 암(부모, 자매, 손자), 특히 같은 종류의 암
- 단일 유전자변이와 연계된 가족 내 암(유방, 난소, 췌장)
- 조기연령암
- 유전암 증후와 연계된 드문 암을 가진 가까운 친척
- 유전암과 연계된 신체소견: 대장 다발성용종
- 이미 유전자 검사를 받은 가족 내 알려진 유전자 변이

유전자 검사 시행에 긍정적 전망 3가지가 있다.

- 생명을 구한다.
- 가족 내 진단되지 않은 암을 발견한다.
- 진단을 정확하게 하는데 도움을 준다.

유전자 검사 시행 전의 변이를 이해해야 한다.

- 무슨 특수검사인가, 왜 시행하는가
- 환자와 가족에게 검사가 미치는 영향은 무엇인가
- 유전적판별 가능성에 법적 제한에도 불구하고 정보가 잘못 사용될 수 있나
- 유전자 검사에 대체는 없는가
- 검사의 이익, 제한, 위험은 어떤 것인가

5. 유방암 BRCA 유전자

BRCA (BReast CAncer) 유전자는 유방암 관련 종양억제유전자이다. 이 유전자의 변이로 DNA 손상이 복구되지 않으면 비정상세포의 성장과 분열을 방지하지 못하여 암이 발병한다. 이 유전자변이에 의한 유방암은 정상보다 10년 이상 일찍 암이 발병하고, 가족력이 있고, 난소암 동반 경우가 많다. 이 유전자변이에 의한 유방암은 유전성 유방암의 45%, 전체 유방암의 1.5-3%를 차지한다. 이 유전자변이의 양성은 일반인보다 3-7배의 유방암 발병률과 10배의 난소암 발병률이 있고 5-10년 후 반대측 유방암 발병률도 증가한다.

1) 유전자 검사, 유방암

암 발생 위험을 증가시킬 수 있는 돌연변이 유전자를 유전 받았는지 여부를 알 수 있는 검사이다. 검사는 혈액이나 타액으로 하고, 분석실험실로 보낸다. 피는 암의 위험요소를 나타내는 유전이상의 명부을 검사한다. BRCA1, BRCA2 유전자의 결손이상을 안다. 암에 대한 개인적 위험도를 결정하고 조기발견과 방어를 위한 좋은 결정을 위해 혈액검사로써 유전을 사정하는 것이다. 비정상 또는 양성만 의미가 있다.

BRCA 양성(+)의 위험도: BRCA 유전자의 변이는 유방암과 난소암의 위험이 크다.
- 유방암: (+) 64-85% 발병, (-) 12% 발병
- 난소암: (+) 15-40% 발병, (-) 1.4% 발병

일반 유방암 환자의 변이 양성률은 3% 이하로 극히 낮다. 40세 이전인 젊은 층의 유방암 발병 가족을 가진 유방암 환자의 양성률은 20% 정도로써 가장 검사대상이 될 수 있다. BRCA 유전자 검사는 항상 양성이 아니고 일반 유방암 환자의 양성률은 극히 적으므로, 모든 유방암 환자에게 유전자 검사를 시행할 필요는 없다.

2) 누가 BRCA 유전자 검사를 받아야 하는가

10% 이상 유전성이 의심되는 경우 변이유전자 보유 여부를 알고자 한다.
- 현재 유방암이 없더라도 유전자변이 보유를 암시하는 가족력이 있는 사람
- 1, 2차 친척 2명 이상에서
  - 50세 이전의 유방암 진단: 50세 이전의 유방암 진단 1명 이상, 난소암 진단 1명 이상
  - 1명 이상 유방암과 난소암 진단: 남성 유방암과 50세 이전 여성 유방암과 난소암 진단
- 40세 이전 유방암과 난소암 진단
- 양측 유방암
- 젊은 유방암 환자의 가족력이 확인할 수 없는 경우
- 젊은 층 삼중음성(triple negative) 유방암

만약 유방암의 "모"가 이 검사에서 음성이면 딸은 검사를 받을 필요가 없다. "모"가 양성이고 "딸"은 음성이면 이 유전자를 받지 않았다는 것이다. 음성이라도 유방암이 발병 안 된다는 보장은 없고 단지 발병률이 일반여자와 비슷한 정도이다. 검사가 음성이라도 유방암 가족력이 있으면서 유방암이 발병되었다면, 발견되지 않는 유전성유방암의 또 다른 인자가 있을 수 있다.

3) 유방암의 유전위험군은 어떻게 결정하나

- 모 또는 자매가 조기연령에 유방암이 진단되었거나 양측성 암인 경우
- 암을 가진 가까운 친척이 2명 이상인 경우, 보통 유방암 환자의 9명 중 8명은 일차 친척에 유방암이 없다. 일차가족 중 1명이 유방암이면 5.5% 평생 발병률, 2명이 유

방암이면 13.5% 평생 발병률을 가진다.

- BRCA 유전자변이 검사에서 양성 가능성이 있거나 강한 유방암 가족력이 있는 경우

4) 유방암 환자의 유전자 검사: 언제 알기를 원하나

◎ 몇 가지 문제점

- 취해야 할 행동: 예방적 조치 시행 여부　　　　• 가족 충격　　　• 재정충격
- 감정적 충격: 그대로 지나는가 또는 알기를 원하나
- 시간: 언제 시행-치료 후 즉시, 5년 후, 아이를 가졌을 때

5) BRCA 양성의 모친이 검사받기 전의 딸에게 해야 하는 말

- 50% BRCA(+) 가능성 있다.
- 딸이 어떻게 하길 원하고, 검사를 시행할 것인지에 대한 여부
- 나중에 유방사진으로 검사하겠다. 30대 후반
- BRCA(+)이라도 생명에는 영향이 없다.

6) BRCA 유전자 검사의 양성결과에 대한 가능성, 위험도와 반응의 정도는 무엇인가

- 가능성 예측
  - 가족 내 다른 사람이 이 유전자를 가질 가능성
  - 자식들에게 이 유전자가 전달될 가능성
  - 다른 유방에 암이 생길 가능성
  - 난소암이나 대장암 발병 가능성
- 위험도
  - 조기연령에 유방암 진단을 받는다.
  - 폐경 전 유방암과 난소암의 가족력을 가진다.
  - 양측 유방암이나 이차 유방암 발병위험이 많다.
  - 유방암 발병 위험률이 보통 사람의 12%보다 3-7배 많다.
- 반응

- 유방암 고위험 상태에 대해 의미를 이해하고 치료대책을 결정한다.
- 유방암 발병에 대한 고민과 긴장을 한다.
- 유방암 발병 후 미관변형, 상해, 통증 및 죽음에 대한 두려움을 느낀다.
- 가족 내 BRCA 유전자 검사의 양성 결과를 알기를 원하지 않는 긴장감이 있다.
- BRCA 유전자의 양성을 자식들에게 전달하는 것에 대한 죄책감을 느낀다.
- 유방암 발병에 대한 예방과 치료를 결정한다.

◎ 예방적 수술시행 전 승낙에 환자가 알아야 할 것: 양측 유방절제술, 양측 난소절제술
• 수술의 예상되는 이익: 암 발병 예방
• 수술 후 부작용과 위험: 체영상 변화, 성욕감퇴, 폐경
• 부수적 관심: 제정적 문제
• 수술 전 관계된 위험의 정확한 시점

6. 유전성 암의 종류

1) 유전성 유방암
◎ 정의

모계 유전은 2대에 걸쳐 3명 이상이 유방암 발병이 되고, 이 중 한 명은 적어도 1명의 다른 환자와 형제, 부모, 자매간이다. 부계 유전은 3대에 3명 이내이다. 서양은 유전성 유방암이 전체의 5-10%, 한국은 9.2%(2010한국유방암학회)를 차지한다.

◎ 유전성 의심의 하나 이상의 개인 또는 가족력 증명
• 40세 이전의 폐경 전 유방암
• 50세 이후는 유전성이 적다.
• 유방암 이외의 난소암 발생
• 양측성 유방암
• 다발성, 폐경 전 가족성 유방암이나 난소암
• 가족 중 2명 이상 난소암
• 남성 유방암
• 각 세대에 걸쳐 다른 친척에게 알려진 유전자변이 양상

2) 유전성 대장암증후군

유전성 대장암증후군은 암을 일으킬 수 있는 유전자변이가 유전되어 용종과 대장암이 부모와 자식에게 발병하는 것을 말한다. 대장암 원인의 5% 정도를 차지하며, 이 증후군은 80-100%에서 대장암을 일으키고 산발적 대장암보다 젊은 층에서 발병한다. 용종수도 많고 대장암이나 다른 암도 발생시킬 수 있는 아주 고위험의 질환이다. 이 증후군이 가족 내에 의심된다면 이 질환에 대한 유전적 표식자를 혈액검사로 확인하고 미리 암 발병에 대비해야 한다.

◎ 가족성 용종증(familial adenomatous polyposis, FAP)

사춘기 후반이나 20대 초반에 대장 내 수백 개 내지 천 개의 선종이 발생하였다가 30대에 100% 암으로 진행되는 병으로 대장암 원인의 1%를 차지한다. 부모 중 한 명이 이 질환이 있으면 자식에게 50%로 유전될 수 있으므로, 유전표식자검사와 정기적 대장내시경검사로 확인하여야 하고 용종이 발견되면 미리 전결장직장절제술을 시행한 뒤, 남은 직장이 있다면 정기적 S자결장경으로 감시해야 한다.

3) 유전성 비용종성대장암(hereditary non-polyposis colorectal cancer, HNPCC)

부모와 자식 간에 3명 이상에게 대장암이 발생할 때 의심되는 질환으로 대장암 원인의 3-4%를 차지한다. 용종은 몇 개 정도로 적고 암진행 가능성은 80% 정도이다. 40대에 주로 우측결장암이 생기는 형도 있고 여자에게 자궁난소암이나 위암 등이 동반되는 형도 있다. 유전표식자를 혈액검사로 확인하고 정기적 대장내시경검사로 감시해야 하며 암이 발견되면 동시에 여러 곳 또는 다른 부위에 발생할 수 있어 전결장절제술을 시행한다.

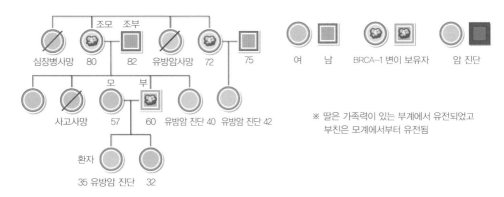

유전성 유방암 가계도의 예(숫자는 암 진단 연령)

04 암의 예방

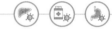

암의 예방에는 일차예방과 이차예방이 있다. 일차예방은 사람들이 암에 대한 민감도에 영향을 주기 위해, 또 암 발생 인자로부터 방어하기 위해 시행하는 모든 일을 포함한다. 이차예방은 암으로 이끄는 상태를 발견하고 치료하기 위한 단계를 취하는 것을 말한다. 이차예방을 하기 위한 검사나 관찰이 때로는 암발견에 근접한다. 전암 상태를 선별검사 하던 중 침투암을 동시에 발견할 수 있다. 예로는 자궁경부 세포도말검사로 비정상세포 관찰 중 암 세포가 발견되고, 기본검사 중 질문한 가족력에서 유전적 암의 위험을 결정할 수도 있다.

1. 일차 예방

유전적 소질은 세포가 흥분하여 통제 안 되게 성장하도록 기초를 닦는다. 그러나 음식, 환경 노출, 하루의 생활 습관은 암 발생의 개시와 촉진 국면에 중요한 역할을 한다. 이 두 국면에서의 암을 정지시키는 것이 일차예방의 모든 것이다. 시작부터 암 과정을 지키기 위해 무엇이든지 하는 것이 취할 수 있는 가장 효과적인 암방어 단계이다. 이것이 우리가 환자 그들의 생활습관을 면밀히 조사하도록 격려하는 이유이다. 더 건강한 삶을 사는 것이 암에 대한 가장 좋은 방어이다. 더 건강한 습관을 채택하는 것은 하나의 도전이다. 특별한 생활방식 요소나 습관이 어떻게, 그리고 왜 암 발생에 연계되는지 이해하는 것이 사람들에게 건강한 변화를 하도록 수긍하는 것을 돕는다.

◎ 일차예방 책략에 관한 개관

1) 금연

적어도 1/3에 해당하는 암이 흡연의 결과이다. 따라서 흡연이 암 사망을 예방할 수 있는 가장 큰 원인이 된다. 흡연은 폐암과 가장 연관이 있지만 다른 장기의 암 발생에도 단계를 만든다. 비록 흡연이 흡입되지 않더라도, 그 부산물이 입이나 혀 같은 체내 일부 부위와 접촉이 된다. 흡연자는 폐, 후두, 성대, 구강 내, 인두, 목, 식도 등에 암을 일으키고 또 방광, 췌장, 질, 신장, 위, 간, 대장의 암과 관계가 있다. 담배를 피우는 방법은 암 발생 위험과 상관이 없다.

폐암 환자의 반 이상이 흡연 병력이 있으므로 폐암 위험을 줄이기 위한 가장 확실한 방법은 담배를 잡지 않는 것이다. 담배를 얼마나 많이 또 얼마나 오래 흡연했는가도 암 발생과 더 관계가 있는 것 같이, 흡연자가 얼마나 오래 금연했는가도 암 발생을 줄일 수 있다. 예로는 5년 금연은 암 발생을 반으로 줄이고 10년 금연은 비흡연자와 사망률이 비슷하다는 보고가 있다. 따라서 흡연 기간과 나이는 상관없이 금연은 결코 늦지 않다. 주위의 비흡연자도 흡연자에 의한 2차 간접흡연으로 암 발생 위험이 있고, 비흡연자보다 사망률이 30% 증가한다는 보고도 있으므로 담배에 의한 공기오염을 중지시키도록 해야 한다.

- 담배
  - 축적된 타르(Tar), 일산화탄소 등 해로운 화학물질이 발암원으로 폐에 직접 침입한다.
  - 습관성의 니코틴은 혈중에 무겁게 전달되어 자극적 발암물질을 가진 연기가 폐에 직접 손상을 주고 체내 암증진자를 계속 축적하게 된다. 니코틴은 손상된 세포의 자연적 사망을 방지하고 암성장을 촉진한다. 또 소생하여 분열하고 암에 공헌할 수 있는 유전적 변화를 발생시킨다.
  - 주위의 비흡연자도 폐암에 위험하다. 담배연기는 주류로 배출된 연기와 담배 끝에 나오는 연기가 있는데 2가지 다 폐암 발병에 영향을 준다.

2) 건강한 음식 섭취

미국 암사망자의 1/3이 불량한 음식섭취와 운동부족이 암 발병의 원인으로 관계한다고 한다. 따라서 암의 30-40%는 실행할 수 있고, 가능한 음식과 운동, 그리고 적절한 체중유지로 방어될 수 있다. 실속있고 다양한 양의 야채와 과일을 포함한 음식으로 모든 암의 20% 이상을 방어할 수 있다. 암 위험을 줄이기 위한 많은 중요한 음식물 단계가 있다. 그러나 하나의 음식, 영양소 또는 보충물에 대한 것이 아니다. "이것을 먹으면 암이 안 생긴다"가 아니고 "이 방법으로 먹으면 암 위험이 줄 것이다", "이것을 끊으면 암 발병이 적을 것이다"이다.

- 과일과 야채

확실한 이유는 알 수 없으나, 과일과 야채는 암 위험을 줄일 수 있다. 영양소가 풍부하고 섬유소가 많은 음식물, 또 저칼로리 음식물과 저지방음식물이 암 위험을 감소시킨다는 것을 안다. 보통 하루에 2-3번 과일과 야채를 먹지만 최소한 5번이 영양적 요구에 맞고 9번이 가장 좋다.

*하루 5회 과일과 야채 먹기

과일, 야채는 적은 가격에 자연적이고 저칼로리 음식이다. 또한 물을 포함한 섬유소의 좋은 자원이고, 암 예방 영양소를 많이 공급하고, 광물질이 풍부하다.

너무 많은 섬유질은 트림, 복부 가스팽만, 위경련을 유발할 수 있다. 보통 사람들의 반 정도에서 20-30 g을 하루에 섭취한다.

- 30 g 섭취방법: 하루 5회 이상 과일, 야채 섭취(과일 4회, 야채 5회)
  하루 3회 통곡류와 콩류(반컵-5 g)
- 항산화제가 풍부 – DNA 공격하는 유리기를 해제–손상DNA 수리를 도움
  비타민 B, C, E, A가 해당
- 광화학물질이 풍부 – 자연적 식물물질로서 많지만 그 중 폴리페놀이 가장 많다.

- 곡류: 암에 방어적이다. 통곡류 속 비타민과 광물질, 섬유소, 단백질에 의한 이익일

수 있다.

- 육류: 고기는 고질의 단백질과 비타민과 광물질을 주지만 많은 지방, 특히 포화지방과 콜레스테롤을 함유한다. 포화지방은 암과 연관이 있다. 그러나 생선은 단백질과 오메가-3 지방산의 좋은 자료이다. 고기의 요리방법도 암 위험에 노출되는데, 고온에 단백질이 요리되면 헤테로사이클릭아민(HCA)이라는 발암성분이 형성되고 석쇄로 굽거나 통째로 굽는 것 같이 고온에서의 고기요리는 포리사이클릭아로마틱하이드로카본(PAHC)이라는 발암원의 자원이 된다. 이는 고기를 적판 위에 놓아서 석탄연기가 고기표면에 덮을 때 발생한다. 개인에 따라 이런 물질에 대한 민감도의 차이가 있다.

  - 동물성 붉은 육류를 별로 먹지 않았던 사람에게 대장암이 발생했다면 또 다른 원인에 의한 유전자 변이로 대장암이 발생되었다고 생각할 수 있다.
  - 과도한 육류를 섭취한 사람의 대장암 발생 시기는 보통 10년 이상의 기간이 지난 후에 진단된다.

3) 알코올에 대한 관심

하루 3-4번 이상 알코올을 소모할 경우 암 위험이 증가하고, 하루 6번 이상 소모할 경우 60% 증가한다. 알코올은 구강인두, 후두, 식도, 간, 유방의 암과 관련이 많고 흡연자가 술을 마시면 구강, 후두, 식도, 암이 훨씬 더 증가한다.

음주량은 하루에 남자 2잔 이하, 여자 1잔이 적절하다. 맥주 500 cc 이하, 포도주 200 cc 이하, 양주 2잔, 40 cc 이하이다.

적절한 음주는 암 발병을 20% 감소시킨다. 하지만 암 고위험자는 금주해야 한다(유방암).

4) 칼로리, 열량

필요한 것보다 더 많은 칼로리를 소모하는 것은 체중 증가를 가져온다. 비만-체지방이 과도한 것은 남자에게는 대장암, 췌장암, 신장암, 여자에게는 유방암, 담낭암 등의 암 위험을 증가시킨다.

일반적으로 식사량을 줄이는 것으로 칼로리를 줄이지만 신체활동을 증가시키는 것

없이는 이상체중을 유지할 수 없다.

과체중은 음식량 조절부터 시작하여 천천히 줄인다. 매일 200-500 칼로리씩 줄이고 운동으로 더 많은 칼로리를 소모하게 되면 체중이 감소된다. 10분 보행은 50 칼로리, 30분 보행은 150 칼로리를 소모한다.

• 이상적 체중

항암해결에서 대단히 중요한 것이 이상적 체중유지이다.

이상 체중이 건강의 관점으로 본다.

-체중이 얼마나 되나

-지방이 얼마나 체중을 만드는 가와 지방이 체내 어느 부위에 많이 저장되는가

• 건강측정 방법

(1) 전통적 신장/체중 도표

(2) 체질량 지수(BMI) : 체중/신장

체중은 건강범위 내에 있지만 체지방의 높은 %는 암의 위험을 증가시킨다. 지방의 위치는 복부가 가장 좋지 않다.

• 체질량 지수

− 18.5–24: 건강범위 −25–29: 과 체증 −30 이상: 비만

5) 활동의 유지, 운동

매주 5일 이상 45분 정도로 실시하는 중간강도의 운동은 암, 특히 유방암과 대장암, 자궁암의 발생 위험을 감소시킨다. 규칙적·중간적 활동인 활발한 걷기와 격한 운동인 조깅·에어로빅 등이 체 기능을 증진시킨다. 신체활동이 암에 관계있는 면역계나 내분비계에 어떤 영향을 미치는 것으로 추정되기도 한다. 우리가 아는 것은 세속적인 것은 일부 암 위험을 증가시키고 반대로 활동적이 되는 것은 암 예방에 중요한 단계인 건강한 체중을 유지하는데 도움이 된다는 것이다. 암의 위험을 감소시키는 가장 중요한 방법 중 하나인 운동은 체중을 조절함으로써 암 예방을 돕는다. 운동이 칼로리를

너무 많이 소모한다면 체중소실이 있게 되고, 여분의 칼로리를 위해 축적된 지방을 쏟아버린다.

활동적 생활양식은 일부 암을 피할 확률을 높인다. 운동은 유방암, 대장암, 자궁암, 전립선 암의 위험을 감소시킨다.

- 운동의 효과
- 면역증가 이익부여와 암 위험에 관계있는 호르몬의 간만에 긍정적 영향을 준다.
- 근육을 키워 건강적 체중을 유지하는데 돕는다.
- 대사를 증가시켜 더 많은 칼로리를 소모한다.
- 200-300 g 정도의 체중소실을 돕는다. 더 많은 칼로리 소실이 필요하다면 칼로리 섭취를 줄인다. 칼로리를 줄이면 5-20 kg의 체중을 수개월 내 줄일 수 있다.

- 실질적 운동방법 추천
- 짧은 시간에 운동을 모아라
   * 30-45분 / 하루   * 5-6 Km 도보
   * 트레드 밀   * 체육관
- 하루 일과를 더 활동적이 되도록 하라-집에서 운동기구를 사용하라
- 두 가지 부분 계획
   1) 일주일 동안 매일 할 수 있는 중간 정도 힘든 활동을 함
   2) 하루의 다른 시간에 신체적으로 더 활동적이 되도록 함

- 운동의 다양한 기간과 횟수에 따라 위험을 감소시킬 수 있는 여러 가지 방법이 있다.
   1) 보통 중간 정도 활동을 30분 이상, 매일 5일 이상 하는 것이 좋으나 45분 이상 더 힘찬 활동을 하는 것이 유방암, 대장암의 예방에 더 좋다.
   2) 일주일 매일 30분 이상 중간정도의 활동-3 km 걷기, 8 km 자전거 타기
   3) 매일 30분, 중간 정도 운동
      체중감소 목적으로는 중간정도 운동을 매일 1시간씩 한다. 운동은 복부지방의

축적을 줄인 다. 암의 감소 관련

4) 주 2-3일 45-60분 중간 정도 운동을 하고 다음날은 더 활동적인 것이 가장 실질적이다. 강한 운동과 활동은 체력증강, 칼로리 소모, 건강증진, 암 예방을 돕는다. 각자의 선택에 달려 있지만 운동은 매일 해야 한다. 강도와 기간을 천천히 증가시킨다.

• 땀 흘리는 운동

유산소활동은 심폐의 도전이다. 힘든 운동으로 큰 근육을 사용하고 심박수를 증가시키는 것은 유산소로 간주한다. 체대 심박수의 50-75%인 목표심박동율 구역까지 도달하도록 운동하는 것이 안전하다.

- 안전한 목표, 심박율구역 검사

1. 운동스트레스 검사

2. 이야기 검사

3. 인지된 진력률 측정 1-10

- 5: 중간 정도, 활발한 걸음

- 8: 심함, 조깅

6) 태양광선 방어

태양광선 반사가 피부세포의 DNA 손상을 일으켰을 때 대부분은 수리되나 일부는 암으로 진행된다. 특히 자외선 방사가 태양화상을 일으키면서 발암원이 될 수 있으므로 자외선 방어가 피부암 예방에 중요하다.

피부암

• 비흑색종 피부암 – 절제로써 99%가 치유된다.

• 흑색종 피부암 – 피부암의 5%로써 가장 심한 암이다. 태양광선 비노출 부위에도 발생할 수 있다.

일광욕에 의한 피부 태우기는 피부손상의 일종으로 주름, 노인반점, 엷은 피부, 피부

암을 일으킬 수 있다.

7) 안전한 성

어떤 바이러스가 암유발에 책임이 있다.

성감염의 바이러스로 생기는 사마귀(Genital wart)는 인간유두바이러스(Human papilloma virus) 음성 여자보다 자궁경부암을 10배 이상 발생한다. 가장 좋은 방어는 바이러스 감염으로부터 자신을 방어하는 것이다.

8) X−선 주의

- 방사선은 세포의 유전적 물질을 손상시킨다.
- 방사선의 노출시간이 중요하다. 1년에 1-2 그레이 노출은 해가 없다. 보통 진단 X선 검사는 0.25 그레이가 전달된다.
- 의학적 방사선은 암 치료할 때 사용되는 이온화 방사선으로서 암을 유발 할 수 있다. 많은 양의 방사선치료는 암 발생을 증가시킬 수 있다.
- 암의 방사선치료 후 생기는 2차 암이 드물게 생길 수 있고 특히 젊은 연령에게 치료 후 더 잘 발생한다(예: 호치킨 림프종 치료 후 백혈병 비호치킨 림프종, 폐와 유방의 암 발병)
- 지상과 건물 내 라돈(Radon) - 흡수 시 DNA 손상으로 암을 유발할 수 있다.
- 우라니움이 주 물질   - 폐암

2. 암 예방 계획

현재 암 예방은 심장병 예방과 유사한 길을 걷는다. 심장병 예방에는 콜레스테롤 저하의 약제의 사용, 규칙적 운동, 저지방 저염식 식사와 건강한 체중유지와 같은 생활방식의 중재 등을 시행한다. 최근 암 예방은 암 위험 감소를 위한 같은 수준으로 연구되고 비교되는 생활방식 추천을 한다. 과거의 암에 대한 투쟁은 암의 원인을 이해하고 치료를 찾는 것에 있었다. 1960년대 흡연과 폐암에서부터 수십년 동안 자궁경부암과 바이러스, 유방암과 타목시펜, 대장암과 세레콕시브, 간암과 간염백신, 전립선암과 전립선비대증, 과체중의 암 위험과의 관계 등을 확인했다. 따라서 최근에는 암 예방으로 연구가 옮겨가게 되었다.

• 암 예방의 시대가 되다.

암 발병이 되지 않도록, 가능하면 조기에 발견되도록 하는 기능성에 대한 연구가 지속되었다. 암 예방을 위한 적절한 생활방식이 이미 명백해졌다. 암의 출발점인 DNA의 손상을 최소하게 하는 방법으로 살 수 있다. 유전적 유전에 상관없이 개인적 위험요소를 호전시킬 단계를 취할 수 있다. 특정 암에 대해 규칙적 선별검사를 받는다든가 암 위험 감소를 위한 약을 사용할 수 있다. 만약 금연하고 건강한 체중유지, 규칙적 신체적 활동을 하고 기본적 선별검사를 한다면 암 사망률을 다음 10년 내 30% 정도 줄일 수 있다는 보고가 있다.

대한암협회의 암 예방을 위한 14개 권장 사항

1. 편식하지 말고 영양분을 골고루 균형 있게 섭취한다.
2. 청록색 채소를 주로 한 과일과 곡물 등 섬유질을 많이 섭취한다.
3. 우유와 된장의 섭취를 권장한다.
4. 비타민 A, C, E를 적당량 섭취한다.
5. 이상체중을 유지하기 위하여 과식하지 말고 지방분을 적게 먹는다.
6. 너무 짜고 매운 음식과 뜨거운 음식은 피한다.
7. 불에 직접 태우거나 훈제한 생선, 그리고 고기를 피한다.
8. 곰팡이가 생기거나 부패한 음식은 피한다.
9. 술을 자주 마시거나 과음을 하지 않는다.
10. 담배는 금한다.
11. 태양광선, 특히 자외선에 과다하게 노출되지 않는다.
12. 땀이 날 정도의 적당한 운동을 하되 과로는 피한다.
13. 스트레스를 피하고 기쁜 마음으로 생활한다.
14. 목욕이나 샤워를 자주하여 몸을 청결하게 한다.

SECTION

02

진단

5 암 선별 검사

6 진단검사

7 암 진단의 감정

05 암 선별 검사

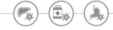

암의 조기발견은 암치유의 기회를 증가시킨다. 규칙적 신체점검과 적절한 선별검사 (Screening test)는 더 많은 치료선택권이 있는 조기의 암을 치료할 수 있다. 유방, 대장, 자궁경부, 전립선, 구강인후, 피부, 음낭의 암에 대한 선별검사가 광범위하게 규칙적으로 이용되고 있다. 미국 암협회는 정해진 지침서에 따라 선별검사를 받도록 하는데, 이 선별검사는 암생존율을 15% 증가시킨다고 한다.

선별검사의 정의는 눈에 띄는 증상이 없는 암을 찾기 위해 건강한 사람에게 찾을 수 있는 임상적 국면 전에 시행하는 검사이다. 때로는 발견될 수 있는 암전 변화가 실제 암이 발생하기 오래전에 나타난다. 일부 선별검사는 암에 선행하는 암전조를 찾아낼 수 있다. 예로 자궁경부 세포검사와 대변의 잠재혈의 선별검사는 암전조(precursor)를 찾는 것이 일차목적이고 선별검사는 2차예방 방법이다. 때로는 전조를 전암(precancer)으로 설명하는데 이런 전조가 암으로 될 가능성이 있기 때문이다. 그러나 일부는 암이 안될 수도 있고 실제 저절로 후퇴할 수도 있어 치료의 논쟁이 될 수 있다. 가능성 있는 전암상태를 치료하는가와 이 상태가 실제 암이 되는지를 보기 위한 관찰과 기다림을 하는가에 대한 선택의 난관에 봉착할 수 있다.

- 만약 관찰선택이면 비정상을 조종하기 위한 더 빈번한 점검이 필요하다. 진행의 증후가 있으면 치료한다(예: 전립선암노인).
- 만약 선별검사에서 비정상병변을 발견하였고 세포검사 상 병변이 암이 되는 과정에 있다면 이 병변을 약제, 수술 또는 화학예방제로 치료될 수 있다.
- 어떤 증상이 있다면 일부는 암 가능성이 있다. 암이 의심되면 신체검사와 진단검사

를 시행하고 조직생검으로 확진하고 그 다음 병기를 결정한다.

선별검사의 중요점

- 모든 암에 다 좋은 선별검사가 발달되지 않았다.
- 좋은 선별검사라도 조기에 반드시 발견되지는 않는다.
- 선별검사 상 발견된 비정상은 다 암이 아니다.

과거에 선별검사 시행률이 낮았던 이유

- 많은 사람들이 선별검사의 중요성과 가치를 인식하지 못했다.
- 일부 사람들은 선별검사 시행을 위한 준비를 힘들어했다(예: 대장내시경검사).
- 일부 사람들은 선별검사 시행 후 나쁜 소식의 가능성을 회피하거나 부정했다.
- 의사들이 예방보다 환자치료를 중점으로 진료하는 경향이 많았다.
- 선별검사 시행 비용이 너무 부담이 되어 받기를 꺼렸다.
- 일부 사람들은 선별검사의 정확성에 대해 부정적 태도를 보였다.

현재에는 선별검사에 대한 국가 암검진사업의 국가적 지원-국가암정보센터, 환자의 선별검사의 가치 인식과 적극적 참여, 의사들의 적극적 선별검사의 시행 등으로 선별검사 시행률이 과거의 20%에서 점차 증가되어 일부 암에는 50% 이상 되고 앞으로는 더욱 증가할 것이다.

◎ 암점검 계획

암에 대해 우리가 알고 있는 하나는 대개 암이 더 빨리 발견될수록 더 치유될 수 있다는 것이다. 현재 사용 가능한 규칙적 점검과 선별기술은 암으로 이끄는 일부 병을 일찍 잡을 수 있고, 조기암은 진행 전에 치료할 수 있다. 그러나 대개의 사람들은 해야 할 만큼의 점검이나 선별검사를 받지 않는다. 대장암의 거의 반 정도는 진단 시 이미 주위나 원격으로 전이된다. 만약 전암인 용종을 발견하여 제거하였다면 암을 완전히 방어할 수 있었을 것이다. 또 유방사진을 통해 완전 암으로 변하기 전 초기 단계의 암같은 변화를 확인할 수 있는데, 40세 이상의 50%는 매년 내지 2년마다 유방사진을 찍지 않는다. 이런 선별검사는 특별히 추천한 간격에서 받아야 생명을 구할 수 있다.

선별의 하나의 목적은 조기발견이다.

1) 선별검사는 진단검사가 아니다.

일반적으로 선별검사는 비정상세포나 성장을 찾는 것으로 진단검사와는 다르다. 만약 선별검사 상 어떤 의심스러운 것을 발견한다면 진단검사가 뒤따른다. 선별검사 상 양성적 결과 즉 비정상의 출현에 반드시 암을 가졌다는 의미는 아니다. 그것은 더 평가, 즉 더 검사가 필요하다는 것을 의미한다. 보통 생검용 비정상세포의 제거가 관여한다. 예로 대장내시경이나 유방사진으로 동시에 또는 별도로 시행하여 채취한 이 세포는 어떤 암이 있는지 현미경 상 결정하기 위해 검사한다.

2) 어떤 검사가 필요한가

선별검사의 추천된 회수는 환자와 의사가 평가할 필요가 있는 개인적인 위험도에 많이 의존한다.

- 평균적 위험: 일반적 지침을 따른다.
- 평균이상 위험: 가족력, 개인병력, 생활습관 선택에 따라 어느 검사가 얼마나 자주 시행하는가
- 고 위험, 일부 암: 여분의 추가 검사 추천

3) 암의 시작 전에 중단시킨다.

분자생물학의 발전에 따라서 과학자들은 세포변화가 암이 되기 전인 초기단계를 찾는 방법을 발견하고 있다. 또 통증이나 수술없이 체의 모든 부분에서 세포를 찾아 가져오는 새로운 기구와 기술을 발전시킨다. 예로는 국소마취하 유방 침생검으로 유방내 세포를 얻어서 이 세포의 분석이 암으로 진행할 수 있는 비정상이 유방암이 시작되는 관내에 생기는지를 나타낸다. 이 검사는 유방암 고위험 여자에게 특히 유용하다. 다른 것은 혈류에서 암표식자(biomarker)를 찾는 것이다. 세포에서 나오는 이 물질은 암 과정이 이미 진행되었다는 것을 가르킨다. 예를 들면 대장암의 암태아성항원의 상승치는 80% 이상에서 발병과 진행을 알리는 것이고, CA-125라는 단백질의 출현은 난소암의

붉은 깃발이고 많은 양의 전립선혈청항원은 암을 포함한 전립선 내 비정상 상태를 가르킨다. 의사에게 표식자의 출현은 더 조사할 단서를 주고 환자에게는 증가된 암 위험을 아는 것이 더 자주 검진과 선별검사에 관하여 더 여분의 조심을 하게 한다.

선별검사가 모든 위험도의 건강한 사람을 위한 것이지만 사람의 나이와 가족력이 어느 선별검사를 언제, 얼마나, 자주 해야 하는 가를 결정한다. 특히 검사회수는 위험도의 심함 정도에 따라 다르다. 일부 검사는 어떤 특정 암을 발생시키는 사람에게 가장 적합하고 유전자 검사는 암의 민감도를 사정하는데 의도된다.

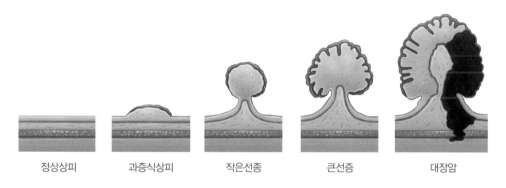

정상상피 과증식상피 작은선종 큰선종 대장암

대장암 발병; 용종–암 속발 현상

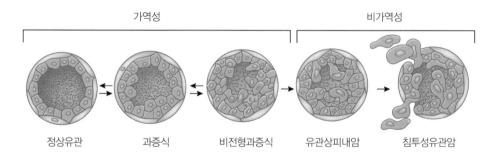

가역성 비가역성

정상유관 과증식 비전형과증식 유관상피내암 침투성유관암

유방암 발병; 정상 유관에서 침투성 유방암의 진화

4) 미국 암협회의 선별검사 지침서

많은 의학단체는 암선별검사를 위한 지침을 완성했다. 지침은 검사의 안정과 정확에 관한 과학 증명, 암과 암전구의 발견에 대한 검사의 민감성, 시행하는 검사의 비용, 검사결과를 아는 이점의 평가를 통해 추천된다. 미국 암협회의 추천이 선별검사 지침으로 가장 좋은 표준으로 인정된다.

- 병별
- 유방암, 대장암, 자궁경부암, 전립선암
- 나이별
- 미국 암협회는 20-39세 성인에게는 매 3년마다, 40세 이상에게는 매년 암점검을 추천한다. 의사는 선별검사 중 가능한 암 위험요소를 증명하기 위해 신체검사, 선별검사, 건강습관과 생활양식에 대해 질문한다. 또 추가 선별검사가 필요한지 알고자 한다. 사람도 의사에게 암 위험에 대해 질문을 하여 다른 선별검사의 후보자인지 발견할 기회가 된다.

선별검사를 진행하는 것 같이 추적검사도 중요하다. 재검이나 다른 추적검사가 요구되면 시행받아야 한다. 추적은 선별과정의 부분이다. 대부분의 비정상은 암이 아닌 것으로 기억하라.

관습적 선별검사의 가장 큰 장애의 하나는 두려움-병, 치료, 예후-이다. 오히려 환자가 암을 가졌다는 것을 알지 않으려고 하지만 조기에 치유할 기회를 놓치게 된다는 것을 알아야 한다. 암에 대한 개인적, 문화적 신념이 초기 발견을 위해 필요한 것에 영향을 준다.

어떤 선별검사를 언제 시행하는가의 추척체계 작성

● 미국 암협회의 선별지침

나이	검사종류	횟수
21세 이전	자궁경부 세포검사	매년
20–39세	암 관련점검	매 3년
	임상적 유방검사	매 3년
	유방 자기검사	매달
	자궁경부 세포검사	−30세 이전 매년, 3번 연속 정상이면 매 2–3년 마다 −30세 이후 PAP 검사+HPV DNA 검사(−)면 매 3년 마다
40–49세	피부 자기검사	주기적
	암관련 점검	매년
	임상 유방검사	매년
	유방사진	매년
	유방자기 검사	매년
	자궁경부 세포검사	위와 동일
50세 이상	위의 검사들	
	전립선항원검사(PSA)	
	항문직장 수지검사	
	대장직장암 선별검사	변,잠혈 반응검사: 매년 S자 대장내시경: 매 5년 변, 잠혈반응검사 + S자 대장내시경: 매 5년 대장조영술: 매 5년 전대장내시경 매 10년

■ **더 자주 검사가 필요한 위험요소; 대장암 예**

-대장암 또는 용종병력   -암이나 용종의 강한 가족력

-일차가족 2명 이상 암일 때(나이 상관없이)   -만성 염증성대장염 병력

-유전성 암증후군; 가족성용종증, 비용종성유전성대장암

* 대장암의 선별검사

-한국인의 대장암 발병 연령은 미국보다 10년 정도 빠르므로 대장내시경검사는 더 일
찍 40세에 시작하는 것이 좋다.

-가족구성원은 가족 중 처음 암 발병이 진단된 사람의 연령보다 10년 더 일찍 선별검사
를 시행하는 것이 좋다

-정상인의 대장내시경검사는 대장에서 선종이 발생하여 암으로 진행되는 기간이 5년
이상이므로 매 5년마다 시행할 수 있다.

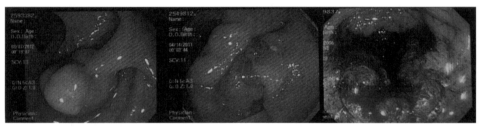

선종용종   용종암   진행암

대장내시경 상 용종과 암 육안적 소견

● 7대암 검진 권고안(한국 국가암정보센터)

암종	검진대상과 연령	검진주기	1차적 권고 검진방법	선택적 고려 검진방법
위암	40~70세	2년	위내시경	위장조영촬영
간암	• 40세 이상 B형, C형 간염바이러스보균자 • 간경화증 진단자	6개월	간초음파 + 혈청알파태아 단백검사	
대장암	45~80세	1~2년	분변잠혈검사	대장내시경
유방암	40~60세	2년	유방촬영술	
자궁경부암	만 20세 이상	3년	자궁경부세포검사	자궁경부세포검사 + 인유두종바이러스검사
폐암	30년 이상 흡연력의 55~74세 고위험군	1년	저선량 흉부 CT	
갑상선암				

CHAPTER 06 진단검사

일부 암은 일반적으로 초기에는 증상이 잘 나타나지 않다가 어느 정도 진행된 후에 증상이 나타나므로 진단이 어렵다. 암이 의심되지 않을 때는 조기검진을 위한 선별검사가 있고, 암이 의심될 때는 진단검사(diagnostic test)가 있다. 암 진단 후에는 치료진행 단계를 결정하는 검사가 있고, 치료 후에는 치료효과나 재발여부를 알기 위한 추적검사가 있다. 암 진단에는 여러 가지 검사를 부합으로 실시하여 종합적으로 판단한다.

암 진단과 병기결정 과정에는 다양한 진단자료가 있다.

- 의사 진찰: 건강력과 신체검사(사진, 촉진)
- 혈액 검사
- 종양표식자 검사
- 영상의학 검사, 핵의학 검사
- 내시경 검사: 위내시경, 대장내시경, 방광경, 복강경
- 병리학적 검사
- 병기 확인

1. 증상(symptom)과 증후(sign)

만약 증상증후나 선별검사 결과가 암을 암시한다면 의사는 암에 의한 것인지를 발견해야 한다. 의사는 환자의 개인병력이나 가족력에 대해 묻고 또한 혈액검사, 영상검사

또는 다른 검사나 생검을 시행하려고 할 것이다.

- 암의 증상이나 증후의 차이
  - 증상: 환자가 느끼거나 인지하는 것
  - 증후: 다른 사람에 의해 보여지는 것

1) 암의 일반적인 증상이나 증후

- 설명 안 되는 체중감소: 5 kg 이상 -위, 췌장, 식도, 폐 등의 암
- 발열: 백혈병, 림프종 등 주로 면역계통의 암
- 피로: 백혈병, 위암, 대장암, 간암
- 빈혈: 백혈병, 대장암
- 통증: 골암, 음낭암, 대장암, 난소암, 뇌암, 전이암
- 비정상적 출혈: 폐와 기관지암, 대장암, 자궁암, 방광암, 유방암
- 피부변화(색깔, 모양, 부위): 흑색종, 피부전이암

  암은 흔히 증상이 없을 수도 있고, 못 느낄 수도 있다.

2) 국소증상

- 지속적 기침 또는 피섞인 침이나 가래: 폐암
- 배변습관의 변화, 변비나 설사: 대장암
- 배변색깔의 변화(피 섞인 또는 검은색): 대장암
- 설명 안되는 빈혈: 혈액암, 대장암
- 유방의 종괴촉지 또는 유두분비물: 유방암
- 배뇨의 변화 또는 혈뇨: 비뇨기암(신장, 방광, 전립선)
- 목쉼: 인후암
- 지속적인 부푼 종괴: 림프선암, 전이암
- 사마귀나 검은점의 변화: 피부암
- 소화불량 또는 삼킴 장애: 식도암, 위암, 인후암
- 질 출혈 또는 분비물: 자궁암, 자궁경부암

- 신체피부 층 두꺼워짐 또는 혹이 만져질 때: 림프절, 연조직, 음낭의 암
- 치유 안 되는 궤양: 피부암, 반흔암
- 두통, 의식장애, 경련: 뇌종양
- 골반 또는 배부 통증: 난소암, 자궁암, 대장암
- 복부 종괴촉지 또는 통증: 복부 진행성 암 또는 간암, 간전이암
- 소화장애 또는 복부 팽만감 : 위암, 대장암, 췌장암
- 황달: 간암, 췌장암, 담도암, 간전이암

위의 증상은 종양의 크기, 암에 종류에 따라 서로 다르게 나타난다. 환자의 연령, 증상의 지속기간(3-4주), 증상의 시기적 강도의 증가, 증상의 발현위치 등에 따라 암과 양성종양 또는 비종양 질환으로 구분할 수 있고 때에 따라 두 질환이 동시에 존재할 수도 있다. 암증상이 때로는 원발부위 증상은 없다가 전이부위에 먼저 어떤 증상을 나타내기도 한다.

3) 암의 주요 증상 또는 증후

- 위암: 속쓰림, 상복부 불쾌감 또는 동통, 소화불량, 식욕감퇴, 식사 후 팽만감, 트림, 구토, 연하곤란, 위출혈, 빈혈
- 간암: 우상부나 심와부 내 둔한 복통, 피로감, 식욕부진, 복부팽만감, 우상복부 종괴촉지, 황달, 복수
- 담낭담도암: 우상복부 통증과 종괴촉지, 황달, 식욕부진, 오심, 구토, 체중감소
- 대장암: 우측: 복부동통, 식욕부진, 체중감소, 피로감, 빈혈, 우상복부 종괴촉지
  좌측: 배변습관의 변화, 복부동통, 장폐쇄 증상, 항문출혈
  직장: 항물출혈, 잔변감, 가는 변, 변화수 증가, 직장동통
- 췌장암: 상배부 또는 심와부 동통, 복부팽만감, 소화불량, 체중감소, 트림, 황달
- 폐암: 기침, 객혈, 가슴통증, 호흡곤란, 발열 동반 폐렴증상, 목쉼, 체중감소, 식욕부진, 허약감, 피로
- 유방암: 유방 내 종괴촉지, 유방피부 두꺼워짐 또는 함몰, 유두 적색분비물, 유방크기나 형태변화, 겨드랑이 종괴촉지, 유두 함몰과 모양 변화

- 뇌종양: 두통, 간질발작, 의식수준변화, 구역, 구토, 졸리는 느낌
  국소증상-청력장애, 근력감소, 평행감소실, 감각운동마비, 보행장애, 언어장애, 안구운동장애
- 갑상선암: 목 전면결절이나 통증없는 종괴촉지
- 신장암: 측복부 동통이나 불쾌감, 혈뇨, 측복부 종괴촉지
- 방광암: 무통의 육안 또는 현미경 혈뇨, 빈뇨나 급박뇨, 하복부 동통
- 전립선암: 배뇨장애, 직장회음부 불쾌감이나 중압감, 혈뇨, 요실금
- 자궁암: 폐경후 질출혈, 질분비물, 골반압통 또는 통증
- 자궁경부암: 성교 후 질출혈, 월경이외의 출혈, 악취성 분비물, 하복부 동통
- 난소암: 하복강 내 종괴촉지
- 백혈병: 피로, 빈혈, 호흡곤란, 피하출혈, 발열, 오심, 골통증

◎ 암의 증상과 증후의 특징
- 초기 암에는 증상이 없는 경우가 많다. 특히 갑상선암, 난소암, 전립선암, 간암, 위암
- 암의 초기 증상은 비특이적 전신증상이 주로 나타난다.
- 암의 장기나 암의 성장속도에 따라 증상과 증후의 발현속도가 다르다.

2. 검사

암검사의 필요성은 의사가 확인하는데 도움을 준다.

- 종양이 양성인가 악성인가 결정
- 암의 병기 지정
- 암의 형태
- 암의 등급 지정

  병에 대해 더 많이 앎으로서 더 잘 치료에 참여할 수 있고 무엇을 기대하고 무엇을 질문할 것인지를 이해할 수 있다.

• 5가지 검사: 흔히 진단에 사용되고 암의 정확한 임상적 속성을 묘사하는 종류

암에는 보통 동시에 몇 가지 검사를 시행하고, 일부 검사는 침습적일 수 있다.

1) 신체 검사: 암의 찾을 수 있는 어떤 증후를 나타낸다. 증상 부위의 시진, 촉진 또는 청진 등을 시행한다.

2) 실험실 검사: 혈액, 소변 또는 다른 체액 등을 사용하여 백혈구수, 단백질검사, 종양표식자검사가 정상 범위 내에 있는가를 결정한다.

• 종양표식자 검사

종양표식자(tumor marker)는 암의 성장에 반응해서 체내에서 또는 암조직 자체에서 생성되고 대개 단백질로 이루어진 물질이다. 혈액, 소변 또는 조직검체에서 검출되며 암의 존재를 알려주는 지표의 역할을 한다. 종양표식자검사의 임상적 적용으로 암의 조기진단, 병기확인, 예후 결정인자, 재발여부, 평가, 치료 성공 여부 등을 직접 또는 간접으로 평가할 수 있다.

○**종양 표식자의 종류는 암의 종류에 따라 다양하다.**

- 알파태아단백(AFP): 간암
- 암태아성항원(CEA): 대장암, 위암, 간암, 폐암
- 종양항원 CA-125: 난소암, 대장암
- 종양항원 CA-15-3, 27-27: 유방암
- 종양항원 CA-19-9: 췌장암, 대장암, 위암, 간암
- 전립선특이항원 PSA: 전립선암
- 갑상선글루부린: 갑상선암
- HCG: 융모상피암, 고환암
- HER2: 유방암
- 베타-2-마이크로글루블린: 다발성골수종, 백혈병, 임파종

3) 영상 검사

진단이나 치료를 위해 암의 위치, 크기, 주위 조직침투, 원격전이를 알기 위해 반드시 시행한다. 치료시행 후에는 치료반응을 결정한다.

●X선 검사;

- 단순 방사선영상: 단순 흉부사진

- 유방사진: 조기유방암 진단에 시행. 상하위와 측면 내외 사위의 영상

- 전산화 단층사진(CAT): 고선량의 X선을 이용하여 여러 각도에서 인체구조를 촬영하거나 조직의 횡단면 영상을 컴퓨터로 세밀하게 제공한다. 중추신경계, 두경부, 폐, 간, 췌장 등의 복부장기의 원발암이나 전이암 검사에 유효하다.

- 자기공명영상(MRI): 비X선검사로서 조직 간의 차이에서 생기는 자기장을 이용하여 조직 간 공명차이로 생기는 영상을 컴퓨터로 나타낸다. 큰 자기와 방사파가 분자의 자기력을 사용하여 내조직의 영상을 생성한다. 뇌, 척수, 근골격근, 복부 고정장기 검사에 사용한다.

- 초음파사진: 높은 고주파음파를 피부를 통해 내장기로 보내어 내부구조의 반향으로 내조직의 영상생산을 컴퓨터 스크린에 보인다. 복부장기, 갑상선, 유방, 난소, 자궁, 전립선, 심장의 검사에 사용한다.

- 핵의학 검사: 방사선동위원소를 체내에 주입하고 생체의 정상, 비정상의 생리적 변화를 보는 방법이다. 전신 전이암 확인에 유용하다.

- 양전자방출단층사진(PET): 암은 정상조직에 비해 세포가 포도당을 많이 사용하여 성장률을 높인다는 근거로 방사능물질을 사용하여 암의 대사변화를 단층촬영 및 3차원의 영상으로 암의 유무 및 분포를 나타내는 진단방법이다. 암의 전이위치 확인이나 암과 타병변 감별에 유용하다.

- 골스캔: 적은 양의 방사성동위원소를 정맥으로 주입하여 골의 암부위에 그 물질이 집중된 것을 핵의학 카메라로 검사한다. 그 부위는 검은 점(hot spot)으로 나타난다.

● 여러 영상검사 역할의 효능도(유방암)

	진단	병기	치료반응 조정
유방사진	+	○	○
초음파사진	+	+	○
자가공명사진	+	+	+
양전자단층사진	+	++	++
전산화단층사진	○	++	+
골스켄	+	++	+

++; 효과 많음, +; 효과있음, ○; 효과적음

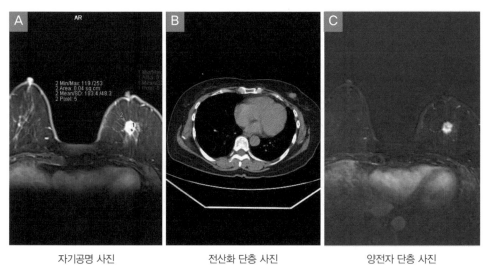

자기공명 사진   전산화 단층 사진   양전자 단층 사진

유방암의 영상검사 소견의 비교

4) 병리조직 검사

암 진단을 받아들이는 첫 단계는 환자의 종괴에 대한 병리보고를 이해하는 것이다.

확진에 가장 좋은 필수적 표준검사로써 침투성으로 조직표본이 요구된다.

생검은 수술 중 예비적 정보를 준다(frozen sampling) -암과 암의 침투여부 확인

검사방법: 세침흡입생검, 중심부 침생검, 내시경검사, 림프절생검, 종양의 절제 또는 절개

만질 수 있거나 영상 검사상 보이는 종괴를 조직검사 없이 2-3개월 그대로 경과관찰하는 것은 좋지 않다.

5) 유전적 검사

• 3가지 방법

(1) 어떤 암에 대한 가족력을 확인한다.

(2) 피나 침 또는 어떤 생체적 표본이 검사를 위해 요구된다.

(3) 유전성의 분석을 치료선택이나 재발 가능성 결정에 도움을 준다.

위의 검사들로 암의 종류와 병기에 대한 유악한 정보를 얻어서 가장 좋은 치료를 받도록 해야 한다.

일부 질문사항: 생검, 영상검사, 다른 침습적 검사

- 검사결과로 어떤 정보의 수집을 희망하나
- 검사를 추천한 임상지시나 이유는 무엇인가
- 검사결과가 치료선택에 어떻게 영향을 주나
- 검사의 위험이나 합병증은 무엇인가
- 검사가 얼마나 긴급한가
- 검사의 비용과 이익은 무엇인가
- 불편감이나 통증은 있는가
- 어떤 형태로 검사결과가 나오는가

검사결과를 언제, 어떻게 받는지를 확인해야 한다.

3. 암조직의 병리

1) 종양의 종류
종양(tumor)은 조직의 과성장을 의미한다. 조직검사와 영상검사로서 구분한다.

(1) 양성종양(benign tumor): 암 세포는 없다. 암을 뜻하는 것은 아니다.
- 절제될 수 있다.
- 다시 성장하지 않는다.
- 치명적이 아니다.
- 주위 조직이나 타 부위로 퍼지지 않는다.

(2) 악성종양(malignant tumor): 암 세포가 있으므로 암을 뜻한다.
- 흔히 절제로 제거된다.
- 때로는 다시 성장한다.
- 치명적일 수 있다.
- 신체 타부위로 퍼진다.
- 주위 다른 조직이나 장기에 침투하여 장기손상을 일으킨다.

2) 악성종양의 5가지 분류
암은 하나의 병이 아닌 다양한 증상, 치료, 예후를 가진 100가지 이상의 병의 집단이다. 암은 시작되는 장기에 따라 이름 붙인다. 암의 체내 조직과 혈액 내에서 유래되는 5가지의 그룹으로 분류한다.

(1) 암(cancer): 기관, 선 또는 체구조의 표면을 덮는 상피조직에서 형성된다. 모든 암의 80-90%를 차지한다.
(2) 육종(sarcoma): 연골, 지방조직, 근육, 골, 건과 같은 연체조직에서 형성된다. 골에 생기는 육종이 가장 흔하다. 위장관은 기질종양(GIST)로 명명한다.
(3) 림프종(lymphoma): 림프계의 림프절이나 림프선에서 형성된다. 호지킨 림프종과 비호지킨 림프종으로 구분한다.
(4) 백혈병(leukemia): 골수 내에서 발생하는 혈액암으로 결국 혈류 내로 퍼진다.
(5) 골수종(myeloma): 골수의 형질세포(plasma cell)에서 발생한다. 단일성 골종양인 형질세포종(plasmacytoma)과 다발성 골수종(multiple myeloma)이 있다.

3) 암의 종류

- 암: 장기표면 또는 체강내벽의 상피조직에서 시작하는 암
- 선암(adenocarcinoma): 소화기관, 간, 폐,자궁, 전립선 등 선관의 내벽세포 또는 선조직
  세포에서 발생
- 편평세포암(squamous-cell carcinoma): 체표면 또는 구강, 인후, 기관지, 항문과 같은 내
  기관을 벽으로 하는 세포에서 발생
- 자궁암, 간암, 폐의 비소세포암(non-small cell cancer) 또는 소세포암, 방광 이행세포암
- 생식세포암: 고환, 난소의 원종자세포암(germ cell cancer)
- 뇌의 신경세포종(glioma): 성상세포종(astrocytoma)
- 백혈병: 골수
- 림프종-호지킨(Hodgkin), 비호지킨; 림프계
- 흑색종: 피부
- 골수종-항체생성면역세포, 다발성; 골수
- 육종: 골, 근육같은 결체조직
- 중피종(mesothelioma): 복강내벽

4) 암의 형의 증명

암의 형태나 원발암의 위치로 암의 특수형을 정의한다(예: 유방의 선암,폐의 비소세포암, 피부
흑색종). 세포형은 암의 공격성의 중요한 표시일 수 있다.

암의 위치를 얼마나 퍼졌는가로 정의할 수 있다.

(1) 상피내암: 비정상세포가 세포층에만 존재. 비침투성이므로 전파가 안된다.

(2) 국소: 시작되는 장기 내에만 존재. 전파 증거 없다.

(3) 국부: 암이 기관을 넘어 주위의 림프절, 조직과 장기 가까이 퍼짐

(4) 원격전이: 원발부위에서 멀리 떨어진 장기나 림프절로 침투

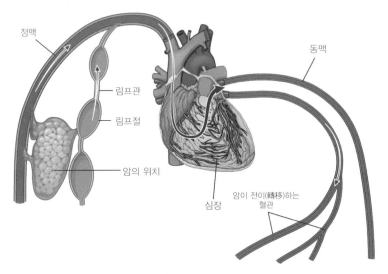

정맥

동맥

림프관

림프절

암의 위치

암이 전이(轉移)하는
혈관

심장

암의 전이 경로
림프절 전이가 가장 많고 중요하다

4. 암의 병기

암에 대해 알 필요가 있는 정보 중 병기(Staging)는 암의 퍼짐, 범위 또는 심함을 묘사하여 가장 중요하고, 적절한 치료방법과 예후결정에 가장 유력한 요소이다. 병기는 환자의 상태에 대한 추가정보가 나타나거나 암진행의 결과로써 변화할 수도 있다. 의사는 가장 좋은 치료를 결정하기 위해 병기연구에 의해 부여된 지식이 필요하고, 병기결정은 다른 의사들이 서로 잘 전달될 수 있는 설명을 부여한다.

일부 병기체계는 암의 단계를 증명하기 위해 숫자(1, 2, 3, 4 또는 로마식 Ⅰ, Ⅱ, Ⅲ, Ⅳ)를 사용하거나 A, B, C, D 글자를 사용하고 부수단계(substage)로 A1, A2도 있다.

1) TNM 병기가 가장 흔히 사용된다.
(1) T(tumor 종양): 원발암의 크기와 주위 퍼짐에 기초(주로 cm 표시. T0-T4)
(2) N(node 절): 암 세포가 주위림프절로의 파급에 기초(전이림프절 숫자. N0-N3)
(3) M(metastasis 전이): 신체의 타부위로 암의 전이를 기초(전이장기 유무)

각 암마다 TNM 다소 다르게 표시될 수 있고 M은 수술 전에는 장기에 대한 신체검사와 영상검사로 확인한다.

TNM에 의한 암의 침투정도를 표시하는 병기는 0-4로 구분한다.

0기: 비침투성, 전암상태, 상피내암

1-3기: 국소적 또는 국부적으로 암이 퍼짐

4기: 체내 원격부위에 퍼짐

모든 병기는 숫자가 높을수록 암에 관여하는 체의 양은 더 크다.

2) 병기에는 2가지 형이 있다.

(1) 임상 병기(관찰된 변화에 의한 간접적 예측)

보이는 변화로써 신체검사, 혈액검사, 진단영상검사로 결정한다. 암의 윤곽이나 분자신호로부터의 정보는 치료를 안내하는 데 도움을 준다.

혈액검사는 치료 전후

* 혈액내 적혈구(감소-빈혈), 백혈구(감소-전염),혈소판(감소-혈액응고장애)의 개수계산

* 생화학검사; 장기기능

* 생체표식자; 세포생산물로서 정상적으로 소량있으나 일부에서 상승하면 암의심이 된다. 그러나 상승이 반드시 암에 의한 것은 아니다. 소화기 계통-CEA, CA19-9, 간-AFP, 전립선-PSA, 난소-CA-125 등이 있다.

(2) 병리 병기: 구조적과 기능적 변화에 의한 직접적 최종병기결정

임상적 병기에 확실한 병기결정을 위해 대부분의 현미경하의 조직검사를 더 첨가하는 병리병기가 필요하다. 이 병리검사는 수술이나 다른 과정이 관계된 여분의 조직을 얻어서 검사가 가능하고 이런 검사과정을 통해 얻은 정보는 어느 치료가 가장 좋은지 결정하기 위해 필요하다. 임상병기에서 병리병기로 변하여 치료선택이 수정될 수 있다.

암의 자연적 역사는 치료결정에 중요한 역할을 한다.

치료선택을 위한 질문들

- 치료 안하면 어떻게 행동할까, 점차 퍼질까
- 어느 장기에 관여할까
- 증상이 나타날 때까지 얼마나 걸릴까
- 국소치료로 치유될까
- 더 큰 수술이 필요한가
- 복합치료가 좋은가
- 방사선치료나 항암제치료로 암 세포가 죽는가, 저항하는가
- 임상시험치료가 추천될 수 있나

치료는 암이 어떻게 행동하는 가에 따라 치료방법이 선택되므로 "암의 행동의 양식"을 이해하는 것이 중요하다. 병기 연구가 부여하는 정보이다.

3) 병기결정의 예

(1) 대장암

T: T0-점막층, T1-점막하층, T2-근육층, T3-장막층까지, T4-장막층 관통

N: NO-림프절전이(-), N1-3개, N2-4-9개, N3-10개 이상

M: MO-원격전이(-), M1-원격전이(+)

0	T0	N(−)	M(−)
I 병기1	T1, T2	N(−)	M(−)
II 병기2	T3, T4	N(−)	M(−)
IIIa 병기3	장벽침투(+,−)	N(+) 1–3개	M(−)
IIIb	장벽침투(+,−)	N(+) 4–9개	M(−)
IV 병기4	주위장기	N(+,−)	M(+)

(2) 유방암

T: T0 -원위치 내, T1 -2 cm 이하, T2 -2-5 cm, T3 -5 cm 이상, T4 -피부, 흉근

N: NO-N(-), N1 -액와림프절 1-3개, N2 -액와림프절 4-9개,

N3 -쇄골상하림프절(+), 내유방림프절(+), 액와림프절 10개 이상

M: MO -원격전이(-), M1 -원격전이(+)

병기 I : 조기암: T1 N(-)

병기 II : 조기암: T1 N(+), T2 LN(+), T3

병기Ⅲ: 진행암: T3, T3. N3

병기Ⅳ: 전이암: M1, 상쇄골 림프절 전이(+)

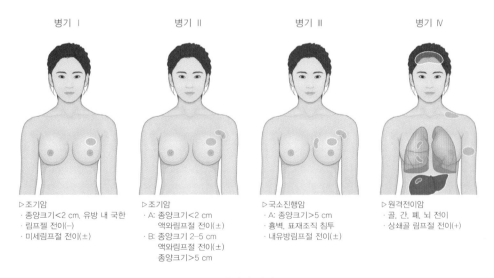

TNM 분류	（ Ⅰ ）	（ Ⅱ ）	（ Ⅲ ）	（ Ⅲ ）	（ Ⅲ ）	（ Ⅲ ）	（ Ⅵ ）

림프절 전이(+)

원격 전이

점막층

점막하층

근육층

장막층

림프절

주의 장기

간, 폐,
북막, 뼈,
뇌, 경부
림프절

대장암 병기

병기 Ⅰ	병기 Ⅱ	병기 Ⅲ	병기 Ⅳ

▷조기암
· 종양크기<2 cm, 유방 내 국한
· 림프절 전이(−)
· 미세림프절 전이(±)

▷조기암
· A: 종양크기<2 cm
　액와림프절 전이(±)
· B: 종양크기 2–5 cm
　액와림프절 전이(±)
　종양크기>5 cm

▷국소진행암
· A: 종양크기>5 cm
· 흉벽, 표재조직 침투
· 내유방림프절 전이(±)

▷원격전이암
· 골, 간, 폐, 뇌 전이
· 상쇄골 림프절 전이(+)

유방암 병기

(3) 폐암

- 국소적 임종 증상
- 주위조직 침투 증상
- 원격전이 증상
- 암 세포에서 생성물질에 의한 증상-식욕부진, 발열, 이상 호르몬 생성

T: T1 -3 cm, T2 -3-5 cm, T3 -5-7 cm, T4 -7 cm 이상

N: NO -N(-), N1 -동측림프절(+), N2 -동측종격동 림프절(+), 기관지하부림프절(+),

　　N3 -반대측종격동 림프절(+), 사각근 림프절(+), 쇄골상부 림프절(+)

M: MO -원격전이(-), M1 -반대측 폐엽, 흉벽결절, 악성흉수, 타장기 전이(+)

병기 I : 암이 단지 폐에만 있으며 림프절로는 전이되지 않는 상태

병기 II: 암이 폐에 국한되어 있으며, 근처 림프절이나 폐문부 림프절까지 전이된 상태
　　　　암이 림프절 전이가 없더라도 암이 흉벽, 횡경막 등을 침범한 상태

병기 III: 암이 폐에 국한되어 있으며, 종격종 림프절까지 전이가 있거나, 큰 혈관, 기관, 식도 등을 침범한 상태

병기 IV: 암이 있는 폐엽외에 반대편 폐엽으로 전이되었거나 악성흉수가 있는 경우, 폐이외의 다른 장기로 전이된 상태

◎ 한국의 암 병기 보고 예

병기		0기	I 기	II기	III기	IV기
대장암(동산의료원)	%	1.4	19.7	30.4	39.6	9.0
유방암(한국유방학회)	%	12.3	39.0	36.4	12.1	1.2

4) 암 세포 분화도

현미경검사 상 조직의 암 세포의 형태나 활동성숙인 분화등급으로 암의 행동과 공격 성질을 예측하여 얼마나 악성인가에 따라 병리학자가 병리적 등급을 정한다. 암분화도 는 정상세포와 얼마나 유사한지와 유사분열(mitosis)을 보이는지를 기초하며 예후 측정 과 치료선택 결정에 중요한 요소이다. 분화도는 단어나 숫자로 표시한다.

• 단어

-고분화(well diff): 정상세포와 유사하게 쉽게 증명

-중분화(mod diff): 중간 정도

-저분화(poorly diff): 정상세포와 많이 달라서 원장기 시작(organ of origin)의 증명이 어렵다.

• 숫자

1등급: 더 좋은 자연적 역사. 75% 정상모양 세포. 25% 탈분화

2등급: 보통 50%, 탈분화 50%

3등급: 나쁜 탈분화 75%, 정상모양 세포 25%

4등급: 대부분 미분화되고 모조직이 알기 힘듦. 가장 나쁜 자연적 역사

3, 4등급은 더 공격적이고 빨리 성장한다. 수술 후 보조치료의 필요성이 대두된다.

암 세포가 혈관이나 림프관 신경으로 침투하는 종양은 더 공격적이고 다른 치료가 요구된다.

많은 새로운 혈관을 만드는 암은 전이가 더 잘된다.

◎ 암 진단 소식 후 첫 수일 동안 관리 계획

1. 건강인에서 암 환자로 전환함에 따라 자신을 조종할 수 있는 3가지 국면:

 * 국면1: 자신이 스스로 이 소식을 이해하고, 자신과 다른 사람을 위해 지원을 위한 내부 순환집단(inner circle)을 세운다.

 먼저 인접주위에 감정적으로 분쇄되지 않기를 원한다면 이 소식을 알 필요가 있는 가족과 4-5명의 대리가족에게 가능하면 빨리 연락하라

 * 국면2: 소식에 반응하라.

 1) 처음에 울어라.

 2) 자신의 상황에 도움을 주기 위한 생각을 하라.

 3) 의사와 상담하라, 암제거를 위한 우선권을 결정하라.

 4) 자신의 집중 전부를 흡수할 수 있는 어떤 특별한 것을 하라.

 * 국면 3: 내부순환 집단을 넓혀, 바깥 세계에 자신을 더 노출시키기 위해 널리 그리

고 어떤 방법으로 뉴스를 퍼트려라, 그들은 자원적이고 낙관적이고 희망적인 사람들이다.

• 암 진단 시 처음 직면하는 문제는 무엇인가

암 진단 후 이를 극복하기 위하여 살아가는 과정은 암의 실질적 영향, 감정적 영향에 맞서 방법을 배우고 수술 및 내과적 치료로 암을 치료하는 방법을 배우는 것인데, 암 진단 후 직면하는 문제점을 효과적으로 해결하여 암에 의한 근심을 낮추고 삶의 질을 증진시키는데 정신을 집중한다면 치료를 더욱 효과적으로 시행할 수 있을 것이다.

–믿을 수 있는 의료진 선택과 연락　　　　–가족과 친구와의 연락

–암에 대한 개인적 지식 습득　　　　　　–정상적 삶의 질을 증진시키는 방법

–재정, 보험, 고용문제의 해결　　　　　　–믿음과 희망 가지기

• 암 진단 후 취해야 할 행동의 암시 -활동적

-가족, 친구 등을 만나라. 도움을 처하라

-자신을 알라. 암에 대해 배워라. 정보를 수집하고 질문하라

-자신에게 잘해라. 신체적, 감정적, 개인적으로 강해져라

-암 진단을 다른 암의 조기발견 방법으로 사용하고 근접추적을 이용하라. 조기발견과 근접추적이 건강에 중요하다

-진단을 연기하지 말라. 보호자도 마찬가지이다.

-이해가 되지 않으면 물어라. 묻기를 두려워하지 말라

-정보를 소화하기 위해 시간을 내어라. 결정하기 위해 필요한 시간을 내어라. 서두르지는 말라

◎ 암 진단이 늦어지는 3대 원인

• 증상 무시나 두려움으로인한 환자 원인

• 진찰상, 검사상 오진에 의한 의사 원인

• 몇 주 간의 특수검사 시행과 판독 대기에 의한 병원 원인

◎ 예) 유방암 진단이 늦은 이유

- 유방의 신체검사가 부정확했다.
- 선별검사의 추적이 잘 안되었다.
- 유방사진의 소견이 음성이었거나 판독실수였다.
- 최종적으로 생검시행을 안했다. 조기진단을 위해 생검은 필수적이다.

◎ 종양에 대한 병리조직 검사의 가치

신체 어느 부위에서 시진, 촉진, 영상검사 또는 내시경 검사로 종괴가 발견된 경우, 그 장기에 맞는 여러가지 검사방법으로 그 종괴의 조직검사를 반드시 시행하여야 한다. 이 검사로 종괴의 악성유무를 판단하는 것이 치료적 암진단에 가장 중요하고 암치료를 위한 첫 단계가 되는 것이다.

- 유방암의 예

자신의 유방내 종괴가 시진, 촉진으로 발견된 경우, 1-2주 내에 의사의 진찰 또는 유방사진이나 초음파 사진 등의 영상검사로 확인 후 종괴에 대한 조직검사를 위해서 육안 또는 영상검사로 가장 간편한 침생검(needle biopsy)을 받는다.

CHAPTER

07 암 진단의 감정

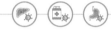

　암 진단을 받는 것은 삶과 안녕에 위협적이므로 환자와 가족들이 직면하는 가장 힘든 도전 중 하나이다. 기대하지 않던 암 진단은 자존심, 체영상, 친교, 사회생활 경력과 같이 처리해야 할 기대하지 않던 많은 위협과 변화를 가져온다. 이 기대하지 않던 암은 환자가 불러 들인 것이 아니고 암이 환자를 선택한 것이다. 암은 환자의 신체적 관계뿐 아니라 정신적 관계에도 영향을 미친다. 이 시기에 많은 혼란스러운 감정을 경험하고 이 위협이 삶에 스며든다는 것이다. 가장 놀라는 것은 진단에 많은 혼란스러운 감정으로 싸워야 한다는 것이다. 암 치료가 가장 큰 도전으로 생각했으나 가장 힘든 부분은 감정처리라는 것을 발견한다. 암 환자의 여러 가지 감정장애는 진단부터 시작하여 치료 동안, 그리고 치료 후 단기간 또는 장기간 지속된다. 이런 감정기복은 감정변화의 강도, 회수, 기간, 시기로써 정상과 암에 대한 감정반응인지를 구별할 수 있고 자신의 기본 인간성과 과거 삶의 경험 등에 따라 여러 가지 종류의 감정과 반응을 사람마다 다르게 경험하지만 쇼크, 무서움, 부정, 우울, 용인 등 유사한 국면을 겪는다.

　암과 같은 삶을 변화시키는 경험을 겪는 것은 다양한 감정을 일으키지만 그런 감정은 정상적이다. 환자는 가정 내 또는 직업 상 일의 역할을 하는 능력의 변화, 삶의 일에 대한 통제의 소실이나 외형 상의 변화 때문에 염려하거나 우울하게 된다. 사망이나 암재발 고통, 통증과 미래를 두려워할 것이다. 이런 경험을 겪어야 하는 것에 대해 분노를 느낄 것이고, "충분히 할 수 없는 것"에 좌절할 것이고, 가족과 삶의 다른 변화에 의해 긴장될 것이다. 이런 감정은 순서대로가 아닐 수도 있고 모두 다 느낄 수도 있다. 처음의 감정이 시간이 지날수록 또 치료 후 6개월에 다르게 느낄 수도 있다. 많은 사람들은 자신 신체에 의해 배신된 것을 놀랍게 느끼고 암경험에 자신이 분노하거나 우울해진 것을 발건할 때 당황하게 된다. 이런 감정들은 정상적이므로 이런 감정을 오히려 헤쳐나가면 이익이 된다. 부정감정을 억누르는 것은 면역계를 약화시키고 필요한 에너지를 소모한다. 적절한 시간과 동반을 주면 처리 못 할 감정은 없다. 환자가 믿을만한 사람에게 감정의 일부를 말한다면 이익이 된다. 그렇지 않으면 전문상담자, 사회사업자, 지원단체, 종교인을 찾아라. 물론 가족과 친구 등 가까운 사람의 지원의 요청이 필요하다.

1. 암 진단 후의 다양한 감정과 느낌

1) 일반적인 느낌

–쇼크	–분노	–두려움	–근심	–멍함, 무언	–실의
–압도됨	–우울	–무력	–분쇄됨, 위축	–통제력 소실	

2) 두려움의 느낌

–체변화	–통증, 아픔	–죽음	–미래의 전망
–가족과 친구의 반응과 관계	–매일 생활의 극복	–직장 재정, 무능력	

3) 외롭고 도움없는 느낌

2. 암 진단 후 흔히 보는 일련의 반응적 감정이나 느낌

1) "쇼크"로써 급작스러운 사실에 놀라고 멍하고 혼돈된다. 어지럽고 창백하고 약해진다.
2) "진단이 잘못되었다"라고 진단을 부정하고 불신한다. "잘못 판독되었거나 남의 것"이라고 믿지 않는다.
3) "나에게 어떻게 이런 일이 생기는가"라고 분노한다. 일반적 또는 특정 경우나 사람에게

4) "내가 무엇을 잘못했나"라고 자책하고 후회한다. 또 가족이 진단을 겪어야 하는 것에 또 다른 사람에게 지원의 부담감을 준다고 책임감을 느낀다.

5) "앞으로 치료과정을 어떻게 해야 하나"라고 두려움이 생긴다.

6) "앞으로의 삶에 대한 생각"으로 근심하고 우울해진다.

7) "가족은 앞으로 어떻게 되나"라는 걱정으로 슬퍼진다.

8) "혼자 있고 싶다"는 격리감과 고독감이 생긴다.

1) 분노

◎ "나에게 왜" 증후군

암 진단에 대해 왜 이런 병이 나에게 발병했나, 내가 무엇을 잘못했는가? 등으로 암 진단 자체에 대해 분노를 표시한다.

◎ 암 진단에 대한 분노의 대상

- 암에 대한
- 자신의 신체에 대한
- 의료팀에 대한
- 건강한 가족이나 친구에 대한
- 신에 대한
- 자기 자신에 대한: 늦은 진단, 전인의 소실

분노는 소실된 통제를 다시 얻기 위해 애쓰는데 사용하는 감정이다. 문제를 해결하기 위한 생산적인 방법은 아니나 자연적 반응이다. 긍정적 변화로의 건설적인 활동으로 바꾸어서 삶을 바꾸는 동기가 될 수 있다.

2) 두려움

암 진단 투쟁은 신체적보다 정신적으로 더 어렵다. 그 중 두려움은 공통표현이다. 암 환자는 두려움에 의해 마비와 격리감을 느낀다.

◎ 흔한 두려움과 불확실성의 감정들

- 나에게 무슨 일이 일어날 것인가
- 내가 죽게 될 것인가
- 통증이 얼마나 심할까
- 즐기던 일을 다시 할 수 있을까
- 수술 후 어떻게 보일까
- 재발은 어떻게 알 수 있나
- 아기들이 성장하는 것을 볼 수 있나

- 일어난 일을 어떻게 해야 하나
- 그들이 나에게 진실을 이야기 하나
- 암 치료를 어떻게 힘들게 받나
- 희망 없음을 느끼는가
- 치료가 효과가 있을까
- 아이들을 가질 수 있나
- 새로운 체영상을 어떻게 극복하나

- 직장, 일, 일상생활, 재정을 어떻게 처리하나
- 가족들이 어떻게 반응하고 극복할 것인가
- 부부간의 친교나 성교는 변하지 않을까
- 앞으로 필요한 도움과 지원을 어떻게 얻나

두려움은 암 환자에게 흔하고 자연적이고 정상적이다. 환자의 인간성, 과거의 극복경험, 현재의 지원체계가 두려움의 강도를 변화시킬 수 있다. 두려움은 출현을 인지하고 적절한 사람에게 표현하고 두려움을 처리할 수 있는 대략적 행동의 단계를 취해야한다.

◎ 불확실과 두려움을 처리하고 더 희망적으로 느끼는데 도우는 생각들

- 알아라. 할 수 있는 것을 배워라. 더 큰 통제감을 준다.
- 암재발에 대해 통제를 가질 수 없다는 것을 알아라, 암과 싸우기보다는 받아들여라
- 두려움을 알아라, 판단하지 말고 사라지기를 연습하라
- 믿는 친구나 상담가에게 두려움과 불확실의 감정을 표현하라
- 불확실한 미래나 어려운 과거를 생각하기 보다는 현재 순간을 택하라
- 가능하면 안녕과 건강하게 머무를 수 있는 것에 집중하기 위해 에너지를 사용하라: 건강한 음식변화
- 자신을 휴식하는데 도우는 길을 발견하라
- 할 수 있는 한 신체적, 활동적이 되어라

- 할 수 있는 것을 통제하라: 건강치료에 관여하기, 정상생활로 복귀하기, 생활습관의 변화 만들기
- 지원단체와 상담에 참여하라
- 긍정적 태도를 가지도록 애써라. 진정 원하는 것과 할 수 있는 것에 시간을 내어라

3) 죄책감(guilt)

암 진단에 "내가 암을 일으킬 응분의 일을 했을 것이다"라고 생각하면서 죄책감을 느낀다. 아무도 무엇이 암을 일으켰는지 모른다. 아마 여러 요소의 결합으로 암이 시작되었을 것이다. 사는데 더 건강한 방법에 대해 자신을 교육하고, 생활습관에 가능하면 많이 규현해야 한다. 과거를 돌아보지 말고 할 수 있는 것은 미래에 대해 어떤 것을 변화시키고 가장 좋은 것을 희망한다.

4) 슬픔(grief)

암 환자는 건강, 가정과 부부 생활, 재정 등에 소실을 겪는다. 신체 일부나 미래에 대한 안전의 소실과 실망이 있을 것이다. 암의 진단과 치료의 결과로 무엇을 잃었는지 확인하라. 점차 소실부분이나 믿음에 대치를 인지하게 될 것이다. 소실부분이 자신의 가치를 정의하지 않고 아직 제공된 사랑과 많은 지혜를 가졌다는 것을 깨닫게 될 것이다. 암투쟁 동안 증명된 새로운 강함 덕분에 미래가 가져올 무엇을 만나든 자신감을 느낄 것이다. 우선 소식을 슬퍼하고 그 다음 살아야 할 많은 삶을 가지면서 아직도 살아있다는 사실로 위안을 가질 것이다. 말하고 지원을 받는다.

5) 부정(denial)

부정은 어떻게 환자에게 영향을 미치도록 하는가에 따라 건강적 또는 비건강적이 될 수 있다. 많은 환자들은 진단 수주 동안 "이것은 진짜 일어난 일이 아니다. 단지 악몽이고 수분 내 깨어날 것이다"라고 생각한다. 자신과 암 진단 사이의 면한 경계가 처리하기 힘든 두려움을 떨쳐내는 동시에 환자는 의사선택, 치료시작, 책임위임에 용감하게 앞장 설려고 애쓰게 된다. 이런 경우 부정은 유익한 감정이다. 그러나 환자가 진단을 부정하고 치료를 무한정 지연시키며 의학적 도움받기를 거절한다면 지혜롭지 못하

다. 병을 통제할 기회를 심하게 손상시킬 수 있다. 어떤 사람은 자신을 일에 파묻히거나, 생각할 수 없게 바쁘게 있다든가, 분노하거나 울거나 침묵하거나, 상황을 농담적으로 심각하게 받아들이지 않거나, 감정에 맞서지 않도록 다른 어떤 것을 함으로 두려움을 맞는다. 삶의 재배치에 대한 스트레스가 너무 심하면 전문가를 찾아라. 생각이나 느낌을 숨기는 금지의 일은 신체방어를 손상시키고, 너무 과한 생각과 감정 그리고 행동의 멈춤은 크고 작은 병의 위험에 놓이게 한다.

6) 걱정, 염려(worry)

환자는 다음 병원 추적방문, 주위 또는 다른 환자의 사망, 새로운 증상에 대해 염려하게 된다. 염려는 행동으로 이끌지 못하고, 힘없는 듯이 느끼게 하고, 문제를 왜곡하게 하고, 우울로 이끌고, 다른 일을 생각하는 것을 산만하게 하고, 긴장과 스트레스를 주어 수면과 휴식을 방해한다. 염려의 영향을 줄이기 위해 원인목록을 나열하고 경우를 변경시키기 위해, 또 문제가 누구인가 결정하기 위해 무엇을 할 수 있는지 생각해봐야 한다. 잘못 결정한 것에 대한 염려에 대해 스스로 배워나가야 하고 좋은 교육을 연구하여 의학 충고와 가족의 축복을 선택에 반영해야 한다. 잘못된 결정을 지우고 다음 결정에 집중한다.

7) 고독(loneliness)

암은 외로운 병이다. 암의 진단 치료 후
- 사람들이 주위에 있도록 하는 사회적 또는 직업적 기능을 하기에 충분히 즐거움을 못 느낀다.
- 다른 사람들이 환자가 어떻게 지내왔는지 아무도 이해하지 못 한다는 것을 느낀다.
- 외관의 변화가 있으면 다른 사람과 다르게 느낀다.
- 치료가 끝나면 주위에 모든 사람이 사라진다고 느낀다.
- 고독을 느끼면 친구, 가족, 지원단체에 참여하고 도움을 말하라.

3. 암 진단에 대해 개인적 부정적과 긍정적 반응들

- 왜 암이 발병했는가 자신에게 묻는다.
- 진단에 대해 자신을 비난한다.
- 가족이나 친구들과 관계에 변화를 경험한다.
- 영감적 믿음을 재평가한다.
- 삶의 통제의 전망이 잘 안되고 상처받기 쉽게 느낀다.

- 더 격리되고 혼자된 느낌을 가진다.
- 자기 몸과 자신을 다르게 본다.
- 삶의 우선권을 재조정한다.
- 집중이 잘 안 된다.

◎ 긍정적 사고의 역할

정신적 일과 신체적 일 사이의 관계는 분명하게 이해되지 않는다.

긍정 또는 부정의 사고는 암 발생이나 치료에 직접적 관계는 없다. 그러나 희망적, 긍정적 외관의 유지는 환자를 더 좋게 느끼게 하고 근심을 줄어줌으로 치료나 부작용 처리를 더 잘 할 수 있게 한다. 즉 삶을 살 가치가 있는 것으로 보는 것, 즐거움을 찾는 것, 다른 사람과 상담, 자신을 생존하는 전투자로서 보는 것 등으로 어려운 시기를 겪는데 도움을 준다. 그러나 너무 긍정적으로만 생각하는 것은 불가능하고 불필요한 스트레스를 일으키므로 긍정과 부정의 생각과 감정을 혼합하여 균형을 맞춤에 의해서 "긍정적 생각" 보다는 "긍정적 극복"을 생각하라

4. 다른 사람의 암 진단에 대한 사람들의 반응

- 어떤 사람은 무슨 말을 하고 무엇을 해야 하는지 알고, 어떤 사람은 환자를 거부하거나 피할지도 모른다.
- 어떤 사람이 느끼는 것
- 고통을 겪거나 병든 당신 보기가 두렵다.
- 당신을 보는 것이 자기 자신에게 암 발병 가능성에 대해 생각하도록 소란하게 하거나 강요 한다.
- 병에 의해 위협되어 진다.

- 그들이 무슨 말을 해야할지 모르거나 잘못 말을 할까 걱정한다.
- 그들이 무엇을 도울 지를 모르는 것 같이 느껴진다.

- 당신과 가까운 사람들은 암에 대해 개방적, 정직하게 말하지 않음으로 당신을 도운 다고 생각하고 화제를 언제든지 바꿀 수 있다.
- 어떤 사람은 암 진단을 사형선고로 생각한다.
- 어떤 사람은 부정함으로 또 아무일도 일어나지 않을 것 같이 행동함으로 극복할 수 도 있다.

5. 일반적인 감정극복 방법

- 감정을 표현하라. 감정이 더 잘 가게 만든다: 슬픔, 두려움, 분노
- 긍정을 찾아라. 감정을 알고 받아들이는 것이 긍정적이다. 상황을 받아들인다.
- 암에 대해 자신을 비난하지 말라
- 너무 낙관적이 되지 않도록 하라
- 자신이 안 좋더라도 당황하지 말라
- 암에 대해 언제 말할지 시간을 선택하라
- 자신의 휴식을 위해 도우는 방법을 발견하라: 기분전환을 위한 명상, 휴식운동 등
- 가능하면 활동적이 되어라
- 자신이 좋아하는 것을 찾아라
- 통제할 수 있는 것을 보라
- 명상, 기도 등을 통해 영감적 믿음을 두드린다.

6. 암 진단 극복

- 암 진단에 대한 기본적이고 유용한 정보를 얻어라. 암에 대해 가능하면 많이 배워 라

- 전달의 선을 개방해두라. 진단 후, 가족, 의사 또는 다른 사람들과 정직한 상호의 연락을 유지하라
- 가능한 신체변화를 예상하라. 지금 이 변화를 위해 계획할 가장 좋은 시간이다. 의사에게 물어라
- 정상적으로 건강한 생활양식을 유지하라. 균형적, 건강한 음식, 운동, 즐거운 활동 참여, 충분한 수면 등
- 가족이나 친구들이 돕도록 하라, 혼자하지 말라
- 목표와 우선권을 재조사하라. 무엇을, 언제, 중요한 것부터 선택하여 시작한다. 선택적 사회생활 - 사람, 일, 환경
- 진단이 재정과 일에 어떤 충격을 주는지 생각하라. 많은 기대않던 재정적 부담, 일, 가정, 치료비, 보험, 재정자원
- 다른 사람과 암에 대해 이야기 하라: 가족, 친구, 지원단체에 일어난 일, 관심이나 걱정에 대해 이야기하고 토론하기
- 독단을 싸워라
- 영감을 통해 위안을 찾아라: 기도, 명상, 숙고
- 자신만의 극복 책략을 발전시켜라
- 휴식기술을 실행하라-감정을 가족, 영감적 조언자, 상담자와 나누어라
- 자기의 사고를 체계화 하기 위해 도우는 일기를 지녀라. 어려운 결정에 직면할 때 각 선택의 장단점을 열거하라
- 영적 지원의 자원을 발견하라 - 혼자되기 위한 시간을 따로 내어라
- 가능하면 많이 일과 여가활동에 관여하고 임하라
- 자기 자신을 돌보라. 자신을 위한 시간을 만든다. 좋아하는 일, 즐거운 일을 하라. 자신을 기분전환 하도록 도우는 방법을 발견하라.

치료

8 치료 단계

9 의사 선택

10 병원 선택

11 2차 의견

12 치료 방법과 선택

13 수술치료

14 항암제치료

15 표적치료, 면역치료, 호르몬치료

16 방사선치료

17 임상시험

18 보완대체 요법

19 치료비

20 치료 부작용

08 치료의 단계

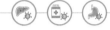

진단 후 첫 수 주 동안 치료의 결정과 시작을 준비할 기간에 할 일이 많다. 이 준비는 개인적 일들과 의학적 일들이 관여한다. 필요한 정보 얻기와 치료를 위한 자신의 준비에 시간이 있다.

정보는 암 진단을 받은 후 가장 중요한 받침판이자 도로 지도이다. 정보는 환자가 무엇을 기대할 것인가를 알도록 또는 옳은 의료시설 속에 올바른 사람으로부터 올바른 치료를 받는다는 것을 확인하도록 돕는다. 어떤 치료가 가장 높은 삶의 질-위안, 즐거움, 신체장애로 부터의 자유-과 가장 오랜 삶을 확인하는 치료인지에 대한 정보연구와 질문에 집중하도록 해야 한다.

- 치료의 합리적인 목표는 무엇인가 - 치유, 증상완화
- 현재 단계에서 암의 종류에 어떤 치료 선택이 가능한가

질문사항
- 병원에 재내원의 시기와 이유 • 매일 삶에 대한 영향
- 다른 의학상태에 대한 영향 • 수술회복 기간과 합병증과 가능한 부작용

치료 시작이 얼마나 긴급한가 - 조직검사에 공격적인 등급의 암은 초기에 빨리 치료한다.

환자가 의사에게 "당신의 가족이라면 어떻게 치료를 추천하겠나"라고 묻는 것은 가장 좋은 정보가 될 수 있다.

진단 후 치료의 단계

진단받고 종양의사와 상담 후 다음 단계는 의학적·개인적 일들이 관여한다. 의학적 단계는 추가 진단검사와 다른 의사들을 만나기 위해 여러 번 병원을 방문하는 것이다. 모든 정보는 주로 의학전문가로부터 또는 다른 자원에서 온다. 의학적 단계는 수주 이상 걸릴 수 있으므로 그동안 일이나 가정에 관련된 개인적 일을 처리하는데 시간을 소비할 수 있다. 의학적·개인적 일이 실행되었으면 치료결정을 도울 일반 의사와 종양의사와 계속 접촉하는 것이 가치가 있다. 건강관리팀과 밀접한 일 관계는 치료 진행하는 것을 돕는데 중요하고 치료가 끝나고 추적기간이 도달할 때 지원과 지시의 자원이 될 수 있다.

1. 의학적 단계

암은 복잡한 병이므로 치료에 여러 종양의사가 관여한다. 암의 종류나 치료의 종류에 따라 전문적인 여러 종양의사로 나눈다. 종양의사가 치료방법 선택의 결정에 큰 역할을 한다. 수술하는 외과종양의사, 항암제치료를 하는 내과종양의사, 방사선치료를 시행하는 방사선종양의사, 소아암 치료하는 소아종양의사가 있다. 더 나아가 특수 장기(대장, 유방, 폐)나 계통(림프, 중추신경)에 전문화된 종양의사도 있다.

내과, 외과, 병리과 등의 의사들에 의해 암 진단을 받는다면 진단은 암의 종류, 부위, 타 부위전이 결정 등으로 구성된다. 예로는 유방암은 선세포형에 생기므로 유방선암으로, 유방에서 시작했으므로 유방암으로, 또 신체의 다른 부위에 전이되었더라도 유방에서 시작되었으므로 유방암이라 불린다.

• 암 치료 단계의 문제

암에 대한 가장 좋은 치료결정을 하기 위해서는 어렵고 힘들지만 의학적 치료에 대한 지식을 쌓는 것이 중요한 단계이다.

1) 적절한 의사를 선택한다
  -의사의 경험과 기술
  -의사의 인간성
  -듣고 설명하고 이해하는 의사
2) 치료에 대해 다른 암전문의사의 2차 의견을 들을 수 있다
3) 병원을 정한다; 위치, 보험혜택 관계
4) 외부에서 얻은 지식을 담당의사와 직접 토론한다.
5) 최종결정은 의료팀의 보조로 환자가 직접 택한다.
  보통 의사 방문에서 수술까지 1-2개월이 소요된다.

환자의 점검항목이 질문사항에 대한 답변을 기록하고 정보수집에 크게 도움이 된다.
1) 진단: 암의 종류와 부위
2) 임상병기 연구: 임상병기,혈액검사,영상검사
3) 병리병기 연구: 병리병기,추가생검
4) 치료선택
  * 수술: 시행범위, 입원기간, 부작용, 기대되는 결과
  * 방사선치료: 치료부위, 치료기간, 부작용, 기대되는 결과
  * 전신치료: 사용된 또는 고려된 약제, 치료계획표, 요구된 입원 부작용, 기대되는
    결과
  * 병합치료: 연속
  * 임상시험: 치료의 종류
5) 치료선택의 요약
6) 최종계획

2. 개인적 단계

치료 결정 후에 모든 종류의 개인적인 일들을 생각할 필요가 있다. 의학적 정보는 치

료결정과 현명하게 시간을 계획하는데 돕는다. 치료는 수 개월이 걸리므로 그 동안 삶의 여분의 조정을 할 시간이 있다. 치료동안 사고와 감정을 관리하는 것이 어렵다. 치료를 이겨내기 쉽도록 만드는 방법에서 어떻게 삶을 건축하는가 생각해보는 것이 좋다. 이룩할 필요가 있는 일의 목록을 만든다. 의학정보 이외의 목록은 개인 일, 직장 일, 재정, 법적 일을 포함해야 한다.

중요한 가족 돌보기와 직업문제 등 우선권을 정하고 관심을 갖는 것은 마음을 평화롭게 하고 더 생산적으로 느끼게 하고 어려운 상황에 대한 통제감을 준다. 또한 하고 싶었으나 하지 못했던 일의 2차 목록, 친구 만나기, 여행, 조용한 휴가 등을 만드는 것을 생각해야 한다. 이 중 일부 연기하더라도 앞으로 기대해보는 것도 중요하다.

치료 단계의 순서

1) 의사와 치료 의논

의학적 · 개인적 일을 하는 동안 결정 만듦과 치료에 관여하는 의사와의 지속적 토론을 가지는 것이 필요하다. 많은 정보와 모든 사실을 다 흡수하는 것도 어렵고 근심과 스트레스를 경험하는 것은 더 어렵다. 이 시기에 건강관리팀-의사, 간호사, 기술자, 사회사업가, 다른 건강팀-과 정기적 접촉을 하는 것이 중요하다.

2) 가장 적절한 치료 선택

- 의사와 같이 여러 치료가 환자를 위해 어떻게 하는 것에 관해 현실적 기대를 가지면서 여러 치료의 이익이 확실하다는 것을 검토한다.
- 치료의 비용, 부작용, 시간, 개인생활을 방해하는 정도, 재정적 상태 등을 잘 알아야 한다.

위의 모든 사항을 가족과 의사와 상담 후 치료에 관한 치료결정을 만든다.

◎ 암 진단에 가장 좋은 치료결정을 했다는 것을 어떻게 아는가
- 2차 의견 찾기를 고려
- 옳은 의사 선택: 자격증과 치료 경험 확인

• 병기, 예후 등 암에 관해 얼마나 많이 알기를 원하는가 확인
• 담당의사와 외부정보를 직접 의논

3) 치료를 끝내다.

치료결정이 가장 힘들다. 치료의 기간과 강도가 치료를 어렵게 만들지만 치료가 일단 시작되면 확실한 목표를 가졌기 때문에 그 다음은 쉽다.

4) 규칙적 추적 방문한다.

주의 깊은 추적계획을 세운다.
• 주의 깊은 신체검사, 실험실 검사, 영상검사, 치료의 진행 중인 성공과 장기간 효과에 대한 조사를 한다.
• 추적방문 중 얻은 정보는 문제를 방지하고 일어난 문제를 치료하고 미래 환자를 위한 더 좋은 치료로 발전시킨다. 시간이 지나면서 관리가 잘 되면 방문횟수가 줄어든다.

3. 치료결정의 성공판정의 요소

치료 전 병기연구를 완전히 하는 것이 중요하다. 쌓인 정보는 치료과정 중에 환자에게 이롭게 믿음으로 시작한다. 치료에 대해 지적 결정을 위해 여러 가지 치료방법이 있으므로 각 치료의 진정 이익에 대한 완전한 정보를 가져야 한다.

■ 치료의 단계
진단획득 → 종양의사 상담 → 의학적인 일; 병리연구, 치료선택 조사, 2차 의견 찾기 ＼
          → 일; 일 관련, 가정 관련 ／
→ 치료선택 토론; 의사, 환자, 가족 → 치료선택 → 치료시행 → 추적

치료가 성공적인지 정의하는 일반적 용어

1) 치료에 대한 반응

* 완전 반응: 종양소실, 현 시점에 병이 없다.

* 부분 반응: 원래 크기나 부피가 반 이하로 감소된 것

* 적은 반응: 원래 크기나 부피가 반 이상 남아 있는 것

* 안전적 반응: 감소나 증가가 없다.

* 진행적 반응: 25% 이상 커짐

　한 개 이상의 종양반응은 가장 나쁜 반응을 보인 종양에 의해 결정된다.

2) 치료에 대한 반응률

　치료로 종양이 줄거나 사라질 것 같은 것을 율, 100%로 표시한다. 줄거나 커짐 없이 무한정 안정한 것도 반응 상 성공이다. 이는 종양의 일부가 사라지면서 치유 중 심한 반흔조직으로 대치되기 때문이다. 예: 호지킨병-완전 반응이 아닌 것은 보통 더 치료가 필요하다.

3) 치료의 반응 기간

　얼마나 오래 관해가 지속되는지 알아야 한다. 완전 반응은 "영구적 치유이다"로써 가장 중요하다. 때로는 수 개월 간만 지속될 수도 있다. 부분 반응이나 안정반응도 보통 시간을 더 주고 환자의 삶이 편안하기 때문에 중요하다.

4) 생존

환자가 얼마나 오래 사는 것과 병이 어느 시점에 재발하는가를 말한다.

2가지 방법; 생존곡선 결과평가

(1) 전체 생존(overall survival)

　다른 시점에서 살아있을 환자의 %. 완화가 영구적인지 재발인지는 상관없다. 다른 병에 의한 사망도 포함된다(심장병).

(2) 무병 생존(disease-free survival)

진행으로부터 해방된 시기로서 치료 후 어느 시점 살아있고 암이 없는 환자의 측정;
치료 성공의 가장 좋은 측정이고 생존곡선 중 가장 유용하다.

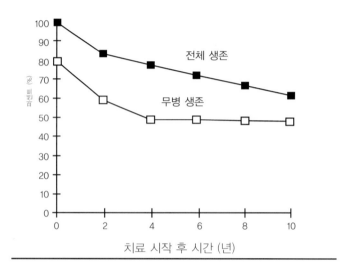

전체생존과 무병생존의 비교

- 대부분 환자는 치료 후 곧 다가오는 해에 재발하기 때문에 5년 내의 %를 말한다.
- 치료선택에 2가지 다른 치료법의 전체생존과 무병생존의 %를 완전관해율과 부작
  용 내에서 비교한다.
  중요한 점은 두 치료의 비교에서 몇 % 또는 10%의 차이는 반드시 어느 치료가 더 좋
  다고 단정할 수 없다. 연구기관이나 연구시기가 관여한다.
  만약 평균반응률이 50%이면 평균 범위는 40-60%이다. %에는 환자의 건강도 관여
  한다.

5) 삶의 질

암 치료의 가장 중요한 목표의 하나는 환자가 비록 완치가 되지 않더라도 가장 좋은

삶의 질을 달성하는 것이다.

정신사회적양종(Psychosocial oncology)

- 암 치료에 정신적, 사회적 준비에 대한 연구하는 새로운 분야이다.
- 환자가 어떻게 느끼는가, 정상활동에 얼마나 많은 기간을 소비하는가, 가족과 다른 사람과 얼마나 소통하는가 등에 대해 질문한다.
- 삶의 질 사정은 치료로부터 얼마나 많은 이익을 가져올 수 있느냐를 결정하는데 도움을 주기 때문에 임상연구의 중요한 부분이다.
- 같은 치료능력을 가진 2가지의 치료가 있다면 선택은 치료성공의 가능성과 환자가 남은 생애에 얼마나 기능적일지에 의존한다.

09 의사 선택

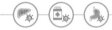

의사와 치료시설

의사와 치료시설의 선택은 환자가 가장 좋은 치료를 받기 위한 중요한 단계이다. 환자는 옳은 의사를 발견하는 것이 열쇠이다. 환자는 결점 없는 임상기술, 지식과 경험을 가진 의사, 열정적이고 중요한 전달자로서 믿을 수 있는 안내자, 가치 있는 상대동반자로 느끼는 의사를 원한다. 즉 의사는 기술적 숙련가이고 동정심이 많고 소통이 잘되는 동반자 관계이어야 한다. 어떤 사람은 의사를 먼저 선택하고 어떤 사람은 병원을 먼저 선택한 후 그 내의 의사를 찾는다. 어느 것이 옳은 가는 상황에 따라 다르겠지만 보통 의사를 먼저 선택하고 그 다음 병원을 선택하는 경향이다.

의사선택에 가장 중요한 질문은 의사가 환자와 같은 암을 치료한 경험이 얼마나 되고, 특수훈련을 얼마나 받았는가이다. 종양의사 선택은 가장 중요한 결정 중의 하나이다. 의사와 다음 해를 거의 대부분 소비하고 5년 이상 규칙적으로 볼 것이다. 외과의사는 수술치료가 끝난 후 주기적 검사 이외에는 못 보는 경우가 많다. 종양의사는 환자의 5년 이상 친구이다. 자기의 기준에 맞으면서 편안하게 느끼고, 10년 동안 인사차 방문하기를 원하는 의사를 선택하라. 가까이 위치하거나 꼭 가야만 하는 경우 이외에는 꼭 대형병원을 선택할 필요는 없다. 그러나 의사가 상위급의 병원에서 근무한다면 환자는 더 편안하게 될 것이다.

의사가 어느 병원이나 암센터에 근무하는가도 발견하라. 높은 수준의 치료시설이나 병원선택은 가능하면 좋은 치료를 받을 수 있도록 보장하는 길이다. 좋은 의사는 대체로 좋은 병원에서 근무함으로 믿음과 존경을 받는 좋은 의사를 찾으면 대부분 자동적으로 수준높은 병원을 찾을 수 있다. 교육기관 특히 의과대학은 그 분야의 존경받는 지도자를 지시하고 다른 숙련과들과 많은 접촉이 있을 것이다. 또 연구업적을 많이 발표함으로 그들의 경험, 철학, 접근에 대해 많이 배울 수 있다.

1. 환자와 의사와의 관계는 어떤가

새로운 여행이 언제 시작될지도 모른다. 한마디로 환자는 평생 암에 대한 관심을 가져야 한다. 암 진단과 치료는 의사가 시행해야 하므로 암 치료의사와 환자와의 여정의 관계는 서로 친숙해지고 믿고 의지하면서 끝까지 지속된다고 할 수 있다.

암 진단을 처음 받는 환자는 그 부위가 자기 신체 중 가장 중요한 부분같이 느낀다. 의사는 환자에게 그 부위에 대해 많은 질문과 다양한 검사 등으로 더욱 집중적으로 조사하려고 할 것이다. 그러나 건강은 몸의 한 부위에 대한 것이 아니고 전체에 관한 것으로, 암은 몸 전체와 삶의 전부, 즉 사회적 생활, 감정적 행복, 정신적 상태, 종교적 태도에 영향을 주기 때문에 전 부분에 관심을 기울여야 더 잘 극복할 수 있고 삶의 질을 더 잘 유지할 수 있다. 암에 대한 관심과 반응이 사람마다 다르듯이 극복에 대한 방법도 각자가 하고 싶은대로 가장 잘 막는 것을 발견하려고 노력해야 한다.

1) 암 환자들은 암 진단 전후에 환자의 삶을 책임질 의료팀에 의존하게 되므로 믿을 수 있는 의사를 선택해야 하고, 생소한 어떤 문제에 숙련자가 되거나, 준비가 되지 않았을 때 어떤 중요한 선택을 해야 한다. 자기의 생명이 의료진의 손에 달린 것 같다.

2) 환자와 의사는 치료과정을 통해 서로 지치고, 힘들고, 감정적으로 되고, 친근하고 놀라운 경험을 하게 된다. 그런 가운데 시간이 지나면서 더 지혜로워지고 계속 서로를 믿게 된다.

3) 치료가 끝날 즈음 환자는 때로 의사와의 관계를 재평가하거나 재고려하게 될 수도 있다.

- 이 의사와의 관계에 만족하는가, 앞으로도 계속 치료받기를 원하는가, 다른 것을 더 원하여 바꿀 것인가

4) 치료가 완전히 끝난 후 규칙적으로 의사를 방문한다. 안심은 되지만 힘들고 부담 되는 추적을 지속해야 한다. 초기와 마찬가지로 재발시기에도 의사의 지원이 필요 하므로 환자와 의사의 관계의 중요성은 감소되지 않는다.

이 과정에서 환자에 대한 의사의 역할은 무엇인가

- 치료의 반응을 평가한다.
- 전반적인 건강상태를 평가한다.
- 정상활동을 위한 신체조절을 쉽게 한다.
- 치료의 해결되지 않는 부작용을 조정한다.
- 가능한 재발의 증상과 소견을 관찰한다.
- 암 예방과 건강증진과 안녕감에 초점을 둔다.

따라서 환자의 치료를 지속하는데 이 관계는 중요하고 또 유지되어야 한다.

2. 어떤 의사를 선택하나

암 진단 후 곧 환자는 외과의사나 종양내과의사를 선택해야 하는데, 이는 의사의 침 상 태도뿐 아니라 그들이 부여하는 치료의 질과 숙련의 수준이 다르기 때문에 대단히 중요한 결정이다. 환자는 암 치료에 숙련가이고 의논하기 쉽고, 믿을 수 있고, 오랫동 안 같이 할 수 있는 젊은 의사를 택하기를 원할 것이다. 좋은 의사를 선택하는 것은 그 관계가 진단, 치료를 거쳐 치료 후부터 장기추적까지 지속되기 때문에 앞으로의 오랜 기간 동안 환자에게 큰 이득이 될 것이다. 많은 의사를 발견할 수 있으나 계속 암 여정

을 함께 할 훌륭한 의사 한 명을 선택하기는 어렵다. 치유(cure)만이 아니라 치료(care)도 해주는 의사를 원한다.

1) 환자의 의사선택의 방향

- 환자는 올바른 치료방법과 치료시작에 많은 선택이 있고 항상 가장 좋은 선택을 할 수 있다는 것을 아는 것이 중요하다. 환자의 경험은 독자적이므로 가장 좋은 일을 결정해야 한다. 의사를 포함하여 어떤 누가 충고나 조종을 말하더라도 책임은 본인에게 달려있다.

- 한번 암 진단을 받으면 환자는 치료과정과 누가 치료하는지를 결정하는데 도움을 주는 지침이 필요하다. 매 암 환자는 가장 좋은 것-짧고 또 생존할 수 있는 암 과정을 희망하지만 의료팀의 여러 사람과 동반을 오래 지속해야 하므로 시작부터 동반을 원한다.

암 진단 쇼크 후 의학적 · 개인적 결정의 혼란에 직면하여 재정, 직장일을 생각해야 하고 어디에서 시작해야 할지 모른다. 질문과 답변이 필요하다. 오늘 다 결정할 수 없다. 치료를 주위와 의논하지만 최종결정은 환자가 만든다. 환자가 무대의 별이고 감독자이고 최종 "예" 하는 자이다.

3. 의사 선택

암 여정 동안 가장 좋고 가능한 결과를 부여할 것 같은 옳은 팀을 모으기를 원할 것이다. "옳은"팀은 정확하고 효과적인 치료뿐 아니라 삶의 질과 감정적 요구를 포함한 전체 환자을 보살피고 간병인을 팀의 일원으로 존경하는 것을 포함한다. 결국 옳은 그의 판단을 믿을 수 있고 그와 함께 치료선택과 결과에 대해 솔직하고 건설적인 토론을 가지는데 편안하게 느끼는 지도자를 얻는 것을 의미한다. 똑똑하고 조심스러운 의사선택은 의사가 전달하는 치료질과 의사와 환자와 상호작용하는 방법이 중요하다. 즉 엄연한 사실(hard fact)과 교감, 소통(chemistry)이다.

1) 치료의 의학적 측면: 엄연한 사실, 즉 의사의 기술적 능력

◎ 의사선택의 조건들

- 자격증(의사, 전문의, 세분화전문의[subspecialty,fellow]), 암전문의: 외과, 내과, 종양 방사선과
- 특별한 진단명에 대한 경험   - 연계병원
- 보험승인   - 다학제 팀(multidisplinary team) 참여
- 의사의 성별   - 병원의 위치
- 주전공과 부전공
- 우수대학병원 또는 그와 연계병원, 암병원 근무 또는 국공립 건강체계 연구소 근무

2) 좋은 교감소통

　교감은 "유연한 사실(soft fact)"로써 환자와의 상호작용이나 영향을 의미하며 의사와 의료팀 선택에 중요하다. 환자가 의사의 판단과 충고에 절대적 믿음을 가질 수 있다고 느끼고 생각의 편안한 상호적 흐름에 종사하고 실질적 희망의 감각을 얻는 것이고, 모든 치료팀은 환자의 신체적, 감정적 복리를 목표로 하고, 그에 대해 환자는 충만한 믿음을 가지는 것을 의미한다. 환자와 가족은 환자가 의사와 교감이 맞지 않는다면 다른 의사를 찾는 것을 주저해서는 안된다. 환자가 의사와 가지는 믿음으로써 더 편안해지고 더 좋은 치료를 가질 수 있으며 효과적 간병인이 될 수 있다.

　"엄연한 사실"과 "유연한 사실"의 균형을 어떻게 맞추는가에 대한 정답은 없다. 의사마다 다르고 때로는 한 쪽을 선택할 때도 있다.

> **의사선택의 주 요소**
> - 숙련, 접근성, 편안의 수준, 재치
> - 활기, 풍채, 솔직과 열정

(1) 의사선택의 고려사항과 질문사항: 가치의 평가

- 암을 치료한 경험과 기술적 훈련: 많은 경험으로 통찰력, 수완, 지혜가 모인다.
- 자격증과 수련, 범위: 수련의 깊이와 넓이 전문의

- 세분화 전문의
- 진료한 기간: 명성있는 수련병원 이름
- 어떤 특수 암의 치료훈련 여부
- 지난 1년 간 치료한 환자수와 성공률
- 나와 같은 암에 대한 치료경험과 연구유무

• 임상 우수성의 평판: 의학적, 논리적 문제해결 기술
- 지역 내에서 강한 평판을 가졌는가
- 대학병원 또는 암병원에 근무한 의사인가
- 다른 의사들과 일하고 상담하는 의지가 많은가
- 다른 의사들로부터 잘 지내고 존경 받는가
- 환자 위탁망이 많은가
- 다학제집담 참석을 정기적으로 하는가
- 보완치료에 대해서도 잘 아는가

• 의사의 인격과 심성
- 믿음과 신뢰를 주는가
- 온유함과 정중함이 있는가
- 환자에게 낙관적 외관과 배려를 보이는가
- 총명하고 활기있고 멋이 있는가
- 때로는 유머가 있는가
- 의사직업에 만족감이 있는 것 같은가
- 솔직하고, 올바르고, 정보적인가
- 열정적이고 감정이입적인가
- 존경, 위엄, 인내, 열정으로 환자를 대하는가
- 2차 의견 요구에 적극적으로 도우나
- 환자의 차림, 외모, 병의 정도, 경제에 상관없이 모든 환자를 잘 보는가

- 진료태도: 환자위주로 믿음과 신뢰를 얻는 능력
- 환자가 의사에게 질문할 기회를 주는가
- 의사가 환자의 말에 귀를 기울이는가: 치료 책략에 관한 의견 차이에 개방적이 된다.
- 의사가 환자와 동반자에게 이해할 수 있는 방법으로 설명하나 : 사진, 검사결과 제시
- 의사가 환자에게 여러 치료법에 대한 우선권을 묻는가
- 환자에게 충분한 시간을 배려하는가, 시간 내에서 질문에 답변하는가
- 의학용어를 이해할수 있게 설명하는가
- 치료를 직접 의사보다 치료결정에 참여하도록 하는가
- 솔직하고 분명하고 명쾌한 눈으로 보는가
- 신체건강 이외에 감정적 안녕에도 관심이 있는가
- 식사, 운동, 스트레스 관리, 안녕의 역할에 대해 얼마나 강조하나
- 질문을 요구하고 환영하나

- 의료행위의 평가
- 예약이 쉬워야 한다.
- 의사와 스탭이 예절과 존경으로 환자를 대한다.
- 진료실 환경이 깨끗하고 안락하고 효능과 관심의 감정을 전달해야 한다.
- 대기시간이 너무 길지 않아야 한다: 1시간 이내가 적당하다.
- 신체검사와 대화가 서두르지 않고 개별장소에서 시행한다.
- 전자응답을 빨리 해야 한다.
- 검사결과를 빨리 보고하고 필요시 복사해야 한다.
- 접근성이 좋아야 한다.
- 간호사는 지식과 보살피는 인간성을 가지고 환자를 대한다.
- 주위 직원들이 잘 돕고 능력 있다.
- 환자가 원하면 자문상담을 기록하도록 허락한다.

- 경험: 통찰력, 수단, 지혜가 모인다.
- 전문분야에 숙련가로서 개인적으로 인정받는가

- 사실에 입각하고 임상적으로 견고한가
- 최신 치료를 위한 결정에 용기 본능을 사용하는가
- 환자수와 성적은 어떤가
- 개인적으로 전문분야에 숙련가로서 인정받고, 지도적 기관의 한 부분으로 양측에 장점이 있는가
- 위대한 의사가 되는 일부는 환자를 위하여 거기에 있는 것이고 의사는 주연 배우가 아니고 치료하는 전문직업인이다.

3) 좋은 의사선택의 발견단계

(1) 의사에게 무엇을 원하고 필요한 것을 결정하라

- 암 치료에 경험 있는 의사가 필요하다: 성공률
- 큰 병원에서 근무하는 의사를 원한다.
- 건강 계획 상 건강보험을 받아들이는 의사가 필요하다
- 편안하게 느끼는 의사를 원한다: 감정적 건강과 의학적 요구에 주의하는 의사가 기회가 있다.
- 훌륭한 평판을 가진, 만나 보기를 원하는 전문가를 발견했다면 예약이 수 주 걸리더라도 놀라지 말라. 기다려야 한다.

(2) 의사에 대한 정보의 기타 자원들

- 지역 내 의사, 간호사, 의료관리종사자
- 인터넷 소개
- 병원 내나 건강관리체계 부위 내의 내용 평가
- 가족, 친구, 환자, 지원단체, 보험회사
- 학회, 기관, 학교

4) 환자-의사 간의 신뢰를 올리는 방법: 환자의 태도

- 활발한 듣기를 실현한다.
- 사소한 일을 너무 캐묻는 것을 피하라
- 제3자가 멀리에서 치료 지시하지 않도록 하라
- 예약에 나타나라
- 치료계획에 따르라
- 의사를 연결적 고리 내에 두라

- 여러 질문사항들을 편안하게 이야기한다.　　• 하는 일을 알도록 하라
- 몸에 대해 의사에게 말하라. 주목하라-관계; 연결고리 결합

환자와 의사 간의 믿음은 중요하나 활발한 종양의사는 경험, 예의, 문제해결 기술, 존경, 열정을 통해 더 잘 치료해 줄 것이다. 환자에 대한 의사의 소통형태와 감정적 지혜가 환자에게 중요하다. 치료를 의사에 맡기든가 또는 같이 참여하는가가 관계된다.

5) 의료팀과의 연락: 가진 관심에 대해 말하면 그들은 질문에 답변하여 해결을 발견하는데 도움을 준다.

- 정보 보유하기

의료팀이 주는 많은 깊은 정보의 제목을 놓치지 말라. 가장 좋은 가능한 가료를 줄 수 있다.

- 이해한다는 확신 만들기

이해가 되지 않는 것은 반복하여 물어라, 질문을 많이 하라, 미리 여러 가지 준비한 후 가장 중요한 것부터 먼저 물어라

- 충분한 시간을 가져라

토론을 위해 충분한 시간을 허락하는 병원방문이나 전화통화를 마련한다. 의사는 질문을 잘 받아 답변해야 한다.

6) 의료팀과 좋은 연락을 확신하기 위해 자신에게 묻는 질문

- 얼마나 많은 정보를 알려지기를 원하나
- 문제에 대해 의료팀이 어떻게 전달해주기 바라나: 사실대로, 부드럽게
- 의사와 이야기할 때 어떤 상태를 선택하나: 조용히, 중단없이, 기록
- 치료선택에서 나에게 가장 중요한 것은 무엇인가:오래 산다, 부작용 적다, 통증 없다
- 더 쉽게 연락할 수 있는 어떤 방법이 있나

-응급시에 어떻게 의사와 연락하나: 평일, 주말, 휴일

7) 의사는 환자에 대한 최신 정보를 유지한다.

- 투약 중인 약제
- 자연적 또는 약초치료
- 다음 검사 시기
- 환자추적의 의사 이름
- 환자의 걱정이나 관심
- 어떤 생활양식의 변화
- 환자가 어떻게 느끼고 어떤 증상이나 변화를 인지

8) 의사에게 더 편안하게 더 잘 표현할 방법 몇가지

- 의사에 대해 무엇을 생각하고 어떻게 느끼는지 증명한다.
- 예약날짜 전에 미리 해야 할 질문을 적어둔다. 먼저 중요 순서대로: 신체관찰, 부작용, 약물, 느낌
- 의사의 답변과 지시를 문서화한다.
- 의사에게 함께 듣기 위해 편안하게 느끼는 같이 동반할 사람을 찾는다.
- 증상과 느낌에 대해 의료팀에 정직한다.
- 의사의 말을 이해 못한다면 분명하게 한다.
- 치료과정에 대한 프린트 지식을 요구하거나 검사결과 복사요구, 또는 녹음을 요구한다.

■ **치료 노트북**

– 환자 정보	– 의사 정보, 건강팀 명단	– 진단	– 예약 날짜
– 약물	– 부작용, 증상 추적	– 검사결과	– 질문사항
– 보고서: 의사 간의 서신, 병리결과지, 외과기록지		– 보험정보와 의료비 재정상태	
– 자원; 지시사항 인쇄물			

---

4. 건강관리팀 설립과 협조

건강관리팀은 병원이나 전문분야에 상관없이 함께 일하는 건강관리 노련가의 팀이다. 팀 각자는 필요에 따라 서로 이야기하고 그 중 환자기 주도자기 된다. 누기, 누구에게, 무엇을, 언제 몸에 해야 할 것인가 결정하는 것은 환자이기 때문이다.

1) 건강관리팀과 환자의 역할

- 환자가 진단과 치료에 대해 얼마나 많이 알기를 원하는가
- 환자가 치료결정을 하는데 어떻게 관여하기를 원하는가

이에 대해 두 가지, 즉 의사에게 모든 것을 맡기는 것과 환자가 직접 치료결정에 적극 참여하는 것이 있는데 선택은 환자에게 달려 있다. 최근에는 환자가 치료과정에 더 적극적으로 관여하는 분위기이다.

2) 건강관리팀과 연락

건강관리팀 구성원과의 연락은 좋은 치료를 받기 위해 중요한 부분이다. 건강관리팀은 환자의 질문에 답하고 치료에 대한 지식을 갖도록 해주는데, 서로 연락을 통해 정보를 믿고 주고받는다.

- 정보를 준다.

환자는 의사와 간호사에게 솔직하고 개방적으로 이야기하는 것이 치료에 신뢰감을 갖는 좋은 방법 중 하나이고, 이때 치료과정 중 신체기능의 이상, 생활습관, 사용하는 약물, 보완대체의학 사용여부 등에 대해 이야기 한다.

- 정보를 받는다.

상세한 정보를 건강관리팀으로부터 받을 때 사용되는 용어가 이해 안 되거나 기억이 안 되면 다시 말해 줄 것을 요청하고, 적어두고, 질문하며, 가족이나 친구들을 동반한다든가, 의사가 허락할 때 대화나 전화통화를 녹음하거나, 또는 서로 e-mail을 사용하거나, 소책자나 비디오테이프를 얻는 등으로 확실하게 할 필요가 있다.

5. 새로운 건강관리팀

많은 의사를 발견하는 것은 쉽지만 훌륭한 의사 한명을 선택하는 것은 더 어렵다. 건강팀은 각 분야의 전문적인 사람으로 구성한다.

- 기본의사: 종양내과의사, 외과의사, 방사선종양과의사
- 병리학자, 종양간호사, 방사선치료사, 가정과의사, 간호사, 정신과의사, 마취과의사, 영상의학과, 산부인과의사, 영양사, 유전상담자, 통증의학과의사, 물리치료사, 심리학자, 비뇨기과의사, 인공항문과 인공뇨루 관리자, 병원지원센터, 사회사업가

1) 암건강관리팀의 구성

건강관리팀은 각 분야에 전문적인 여러 사람들로 구성되어 있다. 대체로 이 팀에서 종양내과의사가 주도적 역할을 하나, 병원 사정상 또는 환자에 따라 외과의사가 대신할 수도 있다. 그 외에 여러 분야의 전문가가 필요에 따라 포함된다.

(1) 소화기전문 의사 또는 내시경전문 의사

위암, 대장암의 대부분 환자는 소화기전문 의사나 대장내시경검사, 또는 위내시경검사에 숙달된 의사에 의해 시행된 내시경검사로 진단을 받게 된다. 치료 후에도 환자에게 정기적 내시경검사를 시행한다.

(2) 종양내과 의사

종양내과 의사는 암의 종류, 원인과 치료에 대하여 전공한 암전문가이다. 종양내과 의사는 치료과정의 결정에 환자를 돕고 암 치료 전반을 관리한다. 필요시 항암약물치료를 담당한다. 수술 후 지도적 종양의사가 된다.

(3) 외과 의사

일반외과 의사, 종양외과 의사, 대장항문 전문의사 등 여러 종류의 외과의사가 암의 여러 가지 수술을 시행하고 합병증이나 부작용을 처치한다. 회복 후 향후 치료는 병원에 따라 직접 관장하든지 종양내과의사나 다른 의사에게 전과를 시킨다.

(4) 병리 의사

현미경으로 조직과 액성표본을 검사하여 암을 진단하는 의사이다. 암의 분류와 병기와 분화도를 결정하여 임상의사에게 병리소견을 제출하여 치료선택을 하도록 한다.

(5) 영상의학과 의사

체내구조의 사진을 만드는 영상과정(진단적 X선 검사, 초음파, 자기공명사진, 전산화단층사진)의 사용과 그 결과 해석이 특별 훈련된 의사이다. 방사선영상과 보고서는 암의 진단, 암의 범위와 위치확인, 재발 발견 등에 도움을 준다.

(6) 방사선종양 의사

고에너지 X선으로 치료방사선을 사용하여 암 치료를 하는 전문의사이다. 종양내과 의사와 상의하여 환자에게 방사선 치료선택을 하는데 도움을 준다. 방사선의사는 방사선치료를 위해 방사선치료사와 방사선물리학자의 도움을 받을 수 있다.

(7) 심리학자와 정신과의사

심리학자는 암 환자의 감정적, 심리적 문제에 대해 상담하는 허가된 정신건강 전문가로서 암 환자치료에 특별한 훈련과 경험을 가지고 있다. 정신과의사는 정신건강과 행동장애를 전문으로 하는 의사로서 상담과 투약을 할 수 있다.

(8) 통증의학과 의사

통증관리자는 통증치료에 숙련된 의사이다. 효과적인 통증조절 방법을 찾는데 도움을 줄 수 있고 환자가 삶의 질을 유지하도록 도와 준다. 보통 치료로 통증완화가 잘 안될 때 통증의학과의사를 찾는다.

(9) 유전 상담자

유전상담자는 유전자 검사 과정을 시행하는 훈련되고 허가된 건강전문가이다. 유전상담자는 유전자 검사를 시행하고 검사결과를 해석하도록 도움을 준다.

(10) 영양사

좋은 영양은 암과의 전쟁에 중요한 무기이다. 암 자체와 수술로 인한 체력감소, 그리고 체중 소실이 원상복귀 되도록 영양을 보충한다.
- 항암제 치료와 그 부작용을 더 잘 이겨내도록 하는 음식을 제공한다.

- 치료 후 면역계를 증강시킬 영양계획을 세우는 것에 대해 영양을 점검한다.

(11) 간호사

간호사는 위안의 진정한 지원이다. 간호사는 지식과 위안의 큰 지원이고 미리 간호사를 만나기를 원할 수도 있다. 그들이 친구가 될 수 있다. 그들을 판단한다.

- 부작용을 줄일 방법의 술책을 부여하는가
- 당신의 요구와 질문에 참석할 시간과 인내를 가지는가
- 당신은 그들이 믿을 만큼 일에 열정적이고 위안적인 것을 발견하는가

2) 암 여정의 자원

(1) 환자 조종자. 네비게이터(navigator). 코디네이터(co-ordinator)

항해자는 환자를 위한 교육과 지원전문가를 의미한다. 환자가 초기에 조종자를 불러서 과정에 대단히 유용한 전반적인 인적 자원으로 사용할 수 있다. 조종자는 환자가 적절한 봉사와 지원을 받는데 도우기 위해 세워졌고, 환자와 의사의 중간 역할을 한다. 보통 간호사, 일부 사회사업가 등 여러 분야에 다양한 배경, 교육 및 전문성을 가진 사람이 조종자가 된다.

- 하는 일: 환자를 대신하여 말해 주고 질문의 답변을 확인하는데 필요한 자원을 발견하도록 돕는다.
- 치료선택, 부작용 관리 등에 대한 정보
- 병원에서 간병인이 이용할 수 있는 정보
- 주차장, 지원단체 교육　　　　- 언어통역　　　　　　　- 가정건강 보조(조력)
- 전원 해결　　　　　　　　- 돈문제, 보험, 재정보호　- 영양상담
- 생존정보　　　　　　　　- 신체물리치료
- 예정된 약물스케줄, 추적방문 지정, 치료실 안내

우리나라에서는 구미의 병원체계 만큼 세분적으로 활성이 안 되어 있고 사화사업가가 주로 역할의 일부분을 담당한다.

(2) 사회사업가(social worker)

환자의 네비게이터가 정보적 지식을 부여한다면, 사회사업가는 병원의료스탭과의 관계와 연락관리와 암경험에 영향을 미친 개인적 문제의 처리에 지시와 상담을 제공한다. 사회사업에 대한 학위를 가지고 암 치료가 환자와 간병인에게 영향을 주는 것에 대해 여분의 임상훈련을 받아야 자격이 있다. 의사와 환자, 그리고 간병인 사이의 중간매개자 역할을 한다. 사회사업가는 개인이나 가족이 개인적 배경과 지원그룹에서 감정적 관계 문제를 처리하도록 도움을 준다. 환자가 치료결정 하기, 치료선택이 토론되는 의사모임에 참석하기를 도우고 환자가 큰 간병활동을 할 때 전통적 역할, 책임과 관계에서 경험하는 변화를 잘 극복하도록 도우는 정보를 체계화 한다.

중요소식들

- 고용문제 처리
- 부부관계 상담부여
- 소생문제에 극복: 재발걱정
- 호스피스 입주시기
- 극복기술과 생활양식 변화를 돕는다.
- 완화치료 시작함에 언제,어떻게 결정할 지의 종말에 대한 예측 관리

- 가족생활의 예상되는 변화에 대해 아이들 준비
- 지역사회에 환자와 가족연결
- 여러 치료과정에 대한 환자와 간병인 간의 차이 조절
- 환자와 가족들 가정치료의 상담
- 재정 극복 돕는다.

3) 새로운 건강관리팀과의 업무

건강팀은 늘 환자 자신의 치료부작용이나 다른 암관련 문제에 대한 질문과 관심에 대해 늘 함께 하고 환자가 그들의 지원이 필요하다면 늘 이용이 가능하다. 암과 함께 암을 넘어 사는 것을 배우는 것이다. 치료가 끝난 후 병원방문 횟수는 적어지지만 그래도 추적과 다른 의학적 예약을 참석할 필요가 있다.

치료가 끝난 후의 어떤 환자는 충분한 정보를 얻지 못했다고 느낀다. 그들에게 어떤 일이 일어났는지에 대해 생각하는데 더 많은 시간을 가지고 질문을 가진다. 일부는 일어났던 일에 집중하지 않고 건강팀이 필요한 경우 환자에게 조언 해주기를 선택한다.

◎ 건강관리팀과 토론의 요점

- 어떻게 느끼는지에 대해 개방적이고 정직하라, 치료나 부작용에 대해 가지는 걱정이나 두려움을 나누어라
- 의사에게 자신에 대해 얼마나 많이 알기를 원하는가를 말하라
- 때로는 배우자가 환자의 암과 치료에 대해 환자보다 더 알기를 원한다는 것을 의사에게 말하라
- 암 치료 병원 밖에서의 삶에 대해 말하라: 일, 신체활동, 가족, 돈, 목표나 희망, 문화적 또는 영적 생활
- 병원방문 시 친구나 가족들을 동반하라
- 친숙치 않는 단어의 의미나 말에 대해 물어라. 당신이 정확히 이해한다는 것을 확인하기 위해 정보를 다시 반복하라
- 질문목록을 준비하여 예약에 가지고 가라
- 환자가 먼저 답변을 원하는 가장 중요한 질문을 생각하라
- 팀과 대화에 대해 주의를 기울여라: 노트북, 저널, 컴퓨터에 질문/답변, 부작용, 약물, 검사결과, 예약, 전화번호, 팀의 이름
- 방문기간 중간에 일어난 일에 대해 질문이 있다면 누구를 찾아야 하는지 물어라
- 의사나 건강팀에 대해 비록 느낄 수 있는 분노나 좌절됨을 피하라

4) 직접 의견을 얻는다.

종양위원회(tumor board)는 대형병원에서 여러 형태의 치료가 요구되는 환자를 위해 치료계획의 재평가에 이용된다. 여러 분야의 전문가로 구성된 의사들의 모임은 주로 대학병원에서 시행된다. 이 토론그룹은 외과의사, 종양내과의사, 방산서종양의사, 비뇨기과의사, 두경부외과의사 등의 다른 전문가로 구성된다. 종양위원회는 주로 한 가지 특별한 암(예:폐암)에 집중한다. 어느 한 분야, 종양의사 또는 외과의사가 환자의 상태의 정보를 다른 전문가들이 정보를 재평가하고 어떤 치료가 가장 좋겠다는 의견을 제시한다. 토론을 요약한 노트가 만들어진다. 환자가 받는 의견은 환자를 직접 면접하고 검사한 의사로부터 받는 것이 가장 좋다. 다른 전문가들은 적절치는 않지만 종양위원회에서 평가된 정보만으로 치료 의견을 제시한다. 여러 전문가와 면전에 토론하고 의견을

듣는 것이 좋다.

5) 가정에서 치료 지속

대부분의 치료는 가능하면 집에서 가까운 곳에서 받아야 한다. 집은 가장 편안하게 있는 곳이고 가족, 친구, 지역사회의 감정적, 영적 자원이 가장 강력하고 가장 접근할 수 있는 곳이기 때문이다. 믿을만한 지역종양의사를 가지는 것은 비록 큰 병원에서 치료를 선택할지라도 중요한 이익을 준다. 때로는 장거리 병원에서의 치료비가 엄청나므로 환자가 여건이 어렵지만 자료를 받는 것이 도리에 맞는 곳에서 치료 받아야한다. 요구한다면 추적치료는 지역과 큰 병원 의사 간에 환자가 같은 치료를 지역에서 받도록 협조되어 질 수 있다. 큰 병원에서만 치료가 가능한 암은 적다. 따라서 어려운 치료에 어느 지역 종양의사가 치료를 받는데 편안하게 도울 수 있는 지 물어볼 필요가 있다.

의사진료실 방문과 진찰과정은 어떻게 진행되나

1. 의사 진료실 방문의 준비는 어떻게 하나

- 생각을 정리하고 마음을 편하기 하기 위해서 중요하고 가장 압박하는 문제를 우선으로 하여 질문과 관심의 목록을 정리하라
- 스트레스의 불필요한 원인과 주의산만을 최소화하게 하라
- 방문으로 무엇을 원하는가를 알아라

(1) 의사 진료실 방문의 순서는 무엇인가
- 인사한다; 일어서기, 눈 마주치기, 악수하기, 자기와 주위사람 소개
- 정보 교환한다; 방문목적을 이야기 하고 증상과 관심을 내놓을 시기이다.

(2) 증상을 표시할 지침은 어떤 것인가
- 증상은 무엇인가
- 증상은 어디에 있나
- 증상을 어떻게 느끼나
- 언제 시작했나

- 얼마나 오래 지속되나
- 어떤 특정한 시간에 나타나는가
- 어떤 약을 처방받았나

- 같은 증상의 정도가 변했나
- 다른 동반소견은 없는가
- 최근 새로운 약물을 사용했나

2. 의사와의 대화는 어떻게 진행되나

(1) 질문하라
- 미리 중요한 순서대로 적어둔다
- 진찰 중에 질문하지 말라
- 가장 중요한 문제의 답변을 빨리 얻기 위해 큰 관심을 먼저 올려라
- 환자가 내놓지 않은 중요한 질문이 있는지 의사에게 물어라
- 질문하기를 두려워 말라, 적어 두어라. 환자가 진료비 지불하고 생명이 달렸다.
- 질문 사이에 의사의 답변을 들어라
- 마지막에 감사의 말을 하라
- 질문범위와 정보를 제한할 수 있다(예후 등). 그러나 실제보다 더욱 나쁜 것 같은 두려움을 갖고 있지 말라

(2) 들어라
중요한 것은 듣는 것이다. 듣는 것이 찾고 있는 답변이다. 말하지 않더라도 듣는 것만으로도 많이 배운다.
- 자신에게 질문사항은 무엇인가
- 모든 질문을 답했나
- 의사가 내 말을 잘 들었나
- 말해준 것을 이해했나

서로 치료를 잘 주고 받는 것이 서로의 권리이고 그 결과를 서로가 알게 하라. 서로의 관계가 아주 중요하다.

(3) 진료실을 떠난 후
- 언제 다시 방문하나

- 고려사항은 무엇인가
- 새로운, 지속적인, 점차 진행되는 이상 증상이 있다. 특수검사나 재처방 받는다.
• 팀 연락을 쉽게 하라

(4) 최선의 치료받기

암 치료는 결코 즐거운 경험이 아니지만 암 환자는 가능하면 가장 좋은 치료를 받을 권리가 있다. 가장 좋은 치료에 대한 환자의 선택권을 이해하는 것은 훌륭한 치료를 도울뿐 아니라 시간과 수고를 덜고, 마음의 평화와 에너지의 회복에 집중하도록 해준다.

• 환자의 권리(한국)

- 진료받을 권리   - 알 권리와 자기 결정권
- 비밀을 보호받을 권리   - 상담 및 조정을 신청할 권리
- 가치관이나 신념을 존중받을 권리   - 신체적 보호와 안정을 취할 권리

• 미국병원협회의 환자의 기본 인권선언
- 사려깊고 존경스러운 건강가료를 받을 권리
- 진단치료와 예후에 대한 이해할 수 있는 정보를 얻을 권리
- 이런 일에 대해 토론하고 결정할 기회에 대한 권리
- 환자로서 가료에 관여되는 사람을 알 권리
- 즉각 또는 장기간 치료선택의 재정적 충격을 알 권리
- 의무기록을 검토할 권리
- 임상시험에 승낙 또는 거부할 권리
- 환자진료에 관계되는 병원의 정책이나 생활에 대해 말해야 할 권리
- 개인, 신임, 치료의 연속성에 권리
- 병원을 떠난 후 치료와 극복에 대해 준비할 정보나 자원을 받을 권리 등을 가진다.
이런 권리들이 지켜지지 않으면 의료팀에 주의를 가져온다.

● 상담

- 자격: 전문상담가, 정신과의사, 간호사, 사회사업가, 심리학자, 영적 치료사업가

- 역할: 1) 두려움, 분노, 우울, 근심 등의 감정극복

　　　　2) 본체, 자존심, 체영상 문제해결

　　　　3) 가족과 관계문제 처리

　　　　4) 삶의 의미와 목적 발견

상담이 환자를 도울 수 있는 사항들

- 암에서 감정적 회복 　　　　　　　　· 자신감의 증가

- 극복 능력 증진 　　　　　　　　　　· 다른 사람과의 관계 강화

- 다른 사람과의 연락 증진 　　　　　· 자신의 필요와 충족시키는 방법의 인지 증가

　　높은 수준의 치료시설이나 병원의 선택은 요구되는 치료의 종류나 의사와의 관계, 대학병원과의 연계관계 등에 의해 결정되고 가능하면 좋은 치료를 받을 수 있도록 보장하는 길이다.

CHAPTER 10 병원 선택

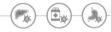

1. 치료시설 선택

의사선택에 사실상 근무병원도 선택해야 한다.

병원마다 능력, 치료용적, 임상결과, 환자의 만족도가 다르다. 의사와의 연계도 중요하다. 그 중 종합암센터(comprehensive cancer center)는 암 예방, 진단에 대한 치료, 최신 연구프로그램, 시설, 의사들을 발전시킬 풍부한 자원들, 검사, 임상, 인구밀집 연구 등 각 분야에 깊고 넓은 연구가 있어야 한다. 또 교육과 구제능력 즉 지역 내 건강진전의 보급의 포함을 증명해야 한다. 전문분야협력 암연구를 시행하는 학술적 병원이 좋다.

(1) 의료시설의 표준매개변수(parameter)

- 질적 치료
- 기술과 시설의 상태
- 치료의 진행 중인 조정
- 암 환자 등록의 유지
- 다학제 치료
- 적절한 지식과 지원의 접근성
- 임상시험과 새로운 치료에 대한 정보

◎ 병원선택의 요소;

- 수술 건수
- 비용
- 인정 부속병원 보유
- 집과의 거리
- 보험
- 인가 신임장

(2) 일반적 병원시설에 대한 질문사항
- 병원이 나와 같은 병을 취급한 경험과 성공을 가졌나
- 진료질에 대해 지역기관, 소비자 또는 다른 그룹에 의해 고점수로 평가 받았나
- 병원이 환자의 권리와 책임을 잘 설명하나, 환자가 이용하는 정보부서가 있나
- 병원이 사회사업가 자원으로 필요시 재정조력을 발견하는데 도우는가
- 지역적으로 편리한가

2. 종합병원과 암병원: 어느 것을 선택하나

암에 대해 첫 번째 시도가 가장 좋은 기회이다. 꼭 지역병원에 머무를 필요는 없고 큰 대형 암병원에 갈 수도 있다. 공격적 소방수가 되라. 대형 암센터에서는 다양한 의사들이 다양한 원칙으로 환자를 조사해 봄으로써 더 좋은 해결책을 가질 가능성이 높다. 예외는 처음 치료의 암센터가 집에서 너무 멀거나 암센터의 처방을 지역병원에서 시행하는 것이다.

1) 암센터 선택
- 학술적 암센터: 의과대학과 연계. 연구가 우선
- 지역 암센터: 환자진료 중심
- 대형 암센터: 고수준의 과학과 연구

(1) 대형병원이 현명한 선택인 경우
대형병원은 지역종양의사가 할 수 없는 일부 상황을 조종할 수 있도록 구비되어 있으므로 대개 다학제치료를 시행하는 대형병원이 가장 좋은 치료선택이다.
- 치료에 필요한 특수장비를 가지고 있을 경우
- 특수한 형태의 암에 대한 기술적 숙련을 가진 많은 의사와 전문가의 협동이 요구될 경우
- 드문 특수암에 대해 치료발전의 수 년간 경험이 있다고 느낄 경우
- 환자가 특수센터의 의사가 도울 수 있다고 느낄 경우

- 대형병원 연구계획이 다른 곳에 없는 치료선택을 가졌을 경우
- 가장 가까운 곳에서의 치료가 가장 좋은 가에 대한 재확인이 필요한 경우

(2) 대형병원 방문 시 동반해야 할 것

- 담당의사로부터 받은 최근 치료의 간결한 요약 복사본: 수술, 방사선치료, 항암제 치료 등
- CD 복사: X선 영상, CT, MRI, PET
- 보험회사용 접촉정보
- 지역 종양의사의 접촉 정보와 방법
- 모든 의사들의 명함의 복사본
- 병리 슬라이드
- 가족이나 친구 동반

(3) 대형병원의 장애물

- 대형병원 의사들은 지방의 의사나 병원에서의 결과를 올바르다고 생각하지 않는 경향이 있다. 재검 또는 생검슬라이드 관찰
- 대개 병원에서의 첫 접촉은 의사보다 다른 사람이 된다: 사회사업가, 네비게이터
- 병원의 진료 복잡성은 엄청나다.
- 기다려야 한다. 2-4시간
- 검사시행, 스캔검사시행, 의사방문이 1주일 소요된다.

(4) 대형병원에 대한 환자 자신의 위임: 대형 암센터 대 지역 종양의사

- 대형병원에 혼자 가지말라. 지역 종양의사와 의논하라
- 임상시험에 참여하지 않았다면 지역에서 먼저 치료를 선택하라. 때로는 일주일 이상 치료지연이 생명에 위협적 내용을 가질 수도 있다.
- 지역에서 강한 의학적·개인적 지원그룹을 유지하라. 이것이 마음의 평화를 준다.
- 받고 있는 치료에 대한 기대가 명백하다고 확인하라. 특히 임상연구에서 매 지역 종양의사들은 환자가 대형병원에 간다면 기꺼이 환자를 위하여 같이 도와 주려고 한다. 지역의사들의 관심은 환자의 안녕이지 의사들의 자존심이 아니다. 환자가 우선이지 다른 사람의 감정이 우선이 아니다. 지역의사의 자원을 가졌다는 것을 알 필요가 있다.

(5) 대형병원 치료 시 질문사항

- 센터가 같은 암을 가진 환자를 치료한 경험이 많거나 그런 암에 대해 전문적이었나
- 같은 형의 암을 가진 환자가 치료가 잘 되었나, 그런 환자를 만나 정보를 이야기 하도록 교섭할 수 있나
- 그들이 지역 종양의사와 협동을 잘 하려고 하나
- 그들이 당신을 위해 옹호할 수 있나, 지원은 잘하나

2) 지역 종양의사의 중요성

환자는 지역 종양의사가 직접 또는 다른 의사를 통해 간접으로 환자의 병력접근과 의논할 능력을 가진다는 것을 아는 것이 위안이 될 수 있다. 대형병원에 가더라도 지역 의사는 선택에 조언과 도움을 줄 수 있고 쉽게 이해할 수 있는 방법으로 병을 설명할 수 있다. 치료에 관한 중요하고 필요한 정보를 부여하고 임상시험에 선정을 도울 수 있다. 치료 전, 중, 후 대형병원에 연락으로 활동할 수 있다.

대형병원에서 돌아온 후 지역 의사는

- 환자의 건강상태가 안정적이라는 것을 확인하기 위해 조정할 것이고 문제가 있으면 즉시 도울 것이다.
- 중요 장기기능이 정확한지 초기 선별검사를 시행할 수 있고 종양의 상태를 알고 치료시기가 결과에 어떤 영향을 미칠 것인가를 알 것이다.
- 주위에 임상시험이 진행되는가를 알고 만약 그렇다면 참가기준에 해당되는지 알 것이다.
- 응급상황에 가능한 치료에 대한 지식을 가진 사람이 주위에 있다는 것을 확인시켜줄 수 있다.
- 치료지연의 위험을 시정하고 독립적 옹호자로 봉사할 수 있고, 대형병원 의사에게 가장 좋은 동맹자가 될 수 있다.
- 관련된 의학정보를 제공할 수 있다.
- 가장 좋은 치료를 확신하기 위해 대형병원에서 빨리 잘 진료받도록 환자의 복리에 더 잘 임할 수 있다.
- 감정과정이 어떤지 알고 병과 예후의 진실에 대해 환자와 가족들이 직면하는 것을

도울 수 있다.

많은 환자들은 지역의사가 대형병원에 가는 것을 모르도록 한다. 이것은 잘못이다. 이유를 혼자 생각해보고 의사에게 이유를 의논해 보라. 지역의사도 드물고 복잡한 병은 대형병원에서의 다학제치료가 잘 되어 있다는 것을 동의하기 때문에 가능한 가장 좋은 치료를 받도록 도울 것이다.

대형병원을 마지막 희망으로 찾는 것도 문제이다. 귀중한 치료시간을 놓칠 수도 있다.

(1) 타 지역 진료를 원하는 경우

- 비교적 드문 질환의 진단으로 표준치료가 없는 경우
- 합병증의 출현으로 표준치료가 안 될 경우
- 지역 병원의 치료질에 대한 관심이 염려될 경우
- 특수병에 대한 인정된 의사에 진료를 원할 경우
- 익명으로 진료받기 원할 경우
- 지역에 없는 임상시험참여 가능성에 대해 알고자 할 경우

(2) 타 지역 진료의 단점

- 재정적 연관; 가족들과 여행, 숙박, 물가에 대한 비용
- 지원망의 감소로 좋은 정보가 적다.
- 가정의 위안과 친숙이 그리워진다.
- 낯선 지역에서 여러 부여자들 간의 조종의 어려움
- 귀향 후 지속적 치료가 힘들다.

타 지역에 가기 전에 환자에게 가장 이익을 결정하기 전에 만나게 될 어려움에 대한 장단점을 계산해 보아야 한다.

3. 암 치료를 위한 환자의 병원선택 관계

보통 암은 치유를 위해 대체로 수술치료를 시작으로 하여 항암제치료, 방사선치료 등의 각 분야 별로 연속적 치료를 6개월 이상 받는다.

이 연속적 치료를 받는 방법에는 2가지가 있다.

1) 한 곳의 대학병원 또는 암센터에서 암전문 분야별 협력팀에 의해 순서대로 치료를 받는다. 한 환자에 대해 각 팀 간의 밀접한 협동과 정보전달로써 체계적 치료진행을 할 수 있고 추적도 효과적이다. 그러나 원격적 타 지방 거주의 환자와 가족들에게는 장기간 병원방문으로 인한 문제로 여러 가지 부담이 될 수 있다.

2) 한 곳의 병원에서 수술치료를 받고 다른 병원에서 항암제치료나 방사선치료를 받는다. 타 지방 거주자가 먼 원병원을 자주 방문해야 하는 것보다 오히려 같은 지방의 가까운 병원으로 접근성을 편리하게 함으로써 치료시일 단축, 치료경비 절감, 직장업무 유지, 자신의 신체보호 등에 유익하다. 최근 각 대형병원의 암 치료 시설의 표준화와 평준화, 암 치료 지식의 공식화와 보편화, 상세한 진료기록지의 교환, 의사들 간 팩스나 이메일에 의한 정보교환 등으로 이 방법의 시행이 많이 가능해 졌고 각 병원 의사들도 이 방법을 어느 정도 인정하고 있다. 단 이 방법은 환자가 주도권을 가지고 시행해야 한다.

• 병원에서 환자의 책임의 소책자

1) 개방에 정직하게 말해야 할 조건

- 질문이나 문제가 있을 경우

- 부작용이 있다: 통증

- 치료결정에 영향을 줄 삶의 요소: 독신, 가족, 노인 보살핌, 직업, 공부

- 한 번 이상 다른 의사들 또는 건강전문가를 보는 경우: 대체병합치료

- 다른 약 복용 경우

- 지시사항을 따르지 않는 경우

2) 생활문제를 고려해야 함

- 스탭이나 다른 환자를 예의, 위엄, 존경으로 대한다.

- 시간 지키기

- 건강팀에 예약에 출석 못하게 됨을 알게 한다.

3) 상태에 따른 치료변화를 받아들이는 유연성 있는 것

◎ 치료지침의 적용범위

- 병의 병기와 분화도를 결정하는 검사의 종류
- 가장 효과적 치료
- 치료의 긴급성: 검사결과와 치료의 간격
- 검사와 치료에 시간적 적절한 접근

◎ 법적인 환자의 권리 강화요건

- 차별
- 의학적 치료 부여
- 건강전문가의 행동행위
- 개인정보의 비밀유지

11 2차 의견

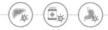

치료시작 전 치료계획에 대해 다른 사람의 의견을 듣는다. 생명이 관련되므로 정확한 진단을 근거로 확실한 치료결정을 한다는 것을 확인할 필요가 있다. 더 많이 알아서 더 좋은 치료를 받는 것이 좋다. 2차 의견을 구하는 것이 상대 의사에 대한 모욕도 아니고 의사도 어느 정도 인정하므로 너무 꺼릴 필요가 없다. 병리진단, 병기, 치료방법, 수술방법 등 각 치료방법에 대한 이익에 의견 차이가 있으므로 다른 의사의 의견을 찾아보는 것이 더 많은 지식, 통제감, 결정에 대한 안도감을 주어 첫 번째 의사의 진단과 치료를 더 확실히 해 줄 수 있다. 2차 의견(secondary opinion)을 구하느라 치료가 2-3주 지연되더라도 치료 효과에는 큰 차이가 없다. 최근 대형병원에서의 전문분야 협력팀(multidisciplinary team)에 의한 병리검사와 영상검사의 검토로 정확한 진단을 받고 그 다음 치료팀의 상호의견으로 결론 지은 가장 좋은 치료방법을 제시받고 환자가 결정하여 따르는 경향이므로 굳이 환자가 2차의견을 구할 필요가 없을 수도 있다.

환자는 자신의 치료전체 과정을 알 수 있도록 기억해 두거나 기록해 놓아야 한다.
1) 암의 종류와 병기
2) 수술시행의 시기와 종류
3) 수술병원명과 의사명
4) 보조치료 시행의 종류와 기간
5) 현재까지 경과와 상태 등

2차 의견은 무엇인가

어떤 의사는 모든 것을 알 수 없고 한 명의 의사가 환자가 요구하는 모든 치료를 해줄 수 없다. 현재의 이런 정상적 예측되는 제한으로 다른 의사에게 도움이나 확인을 받기가 필요할 수 있다. 2차 의견은 환자에게 가능하면 더 좋은 치료를 받기 위한 더 많은 정보를 준다. 다른 의사가 진단과 치료를 평가, 확인하고 현재의 치료방법이 부적합한지 확인하기 위해 또는 다른 진단과 치료방법을 암시하기 위해 2차 의견을 제시할 수 있다. 최종결정은 환자가 한다.

1. 2차 의견의 의의

(1) 진단이 심각하고 제안된 치료가 받아들이기 어려울 때 일부는 여분의 의견이나 2차 의견의 필요성을 느낀다. 수술, 항암제치료, 방사선치료 등이 고려되고 승낙서를 만들기 위해 필요한 모든 정보가 필요하다.

(2) 일부 암에 하나 이상의 치료가 합리적이고 인정할 수 있다. 어느 치료가 가장 좋은지 결정하기 전에 여러 전문가에게 상담하는 것이 좋은 생각이라는 게 하나의 이유이다. 환자는 그럴 권리가 있고 의사도 환자가 2차 의견을 찾는 것에 익숙해졌다. 따라서 의사의 감정을 상하게 하는 것에 대해 걱정을 할 필요가 없고 송구스럽게 생각하는 것도 적절치 않고 편안하게 느껴야 한다.

(3) 2차 의견 찾기로는 몇 명의 다른 종양의사를 찾는다. 한 의사가 평가한 상황에 대해 다른 의사들로부터 얻는 계획이나 의견을 말한다. 치료에 같은 의견일 수도 있고 다를 수도 있다.

(4) 2차 의견은 같은 분야에 관여하는 다른 의사로부터 얻거나 또는 다른 분야의 의사로부터 얻을 수 있다. 하나 이상의 치료가 가능할 때 특히 중요하다(수술-방사선치료, 종양내과-방사선치료과, 항암제치료-방사선치료). 대부분의 암에는 치료가 복합적이므로 하나의 전문의사보다 더 많은 전문의가 필요하다.

(5) 일부 보험회사는 치료 전에 2차 의견을 요구할 수도 있다. 의사들은 치료결정을

확실히 하기 위하여 2차 의견을 다른 의사에게 의뢰할 수 있다. 환자가 2차 의견의 필요를 평가하고 만약 환자에게 2차 의견이 도움이 되는지 결정하는 것이 중요하다.

(6) 2차 의견의 가장 흔한 이익은 치료승낙서를 만드는데 필요한 모든 정보를 모았다는 것을 알고 있고, 또 가장 좋은 선택이라는 것을 알아서 마음의 평화를 가진다는 것이다. 어떤 환자는 2차 의견이 필요없다고 느낀다. 필요는 개인에게 달려 있다.

(7) 의사, 병원 변경: 의사가 냉담한 침상반응을 보이거나 환자와 보호자의 관심이야기를 듣기 싫어하는 것 같은 부정적 상황은 관계 개선을 위해 만나서 서로 이야기할 수 있으나, 환자가 의사의 판단이나 믿음 또는 병원의 치료 질이 많이 손상되어 있으면 더 이상의 진행은 힘들고 변경이 필요할 수 있다.

2. 2차 의견의 가치

- 진단을 확실히 하기 위한 여분의 정보를 준다.
- 더 상세한 세부사항을 준다.
- 치료의 다른 과정을 암시한다.
- 암의 형태와 단계가 다른지 결정한다.

대부분의 의사들은 환자의 2차 의견 요망을 충분히 지원하여 적절한 자원으로 환자를 보낼 것이다.

1) 2차 의견이 필요한 이유

- 수술이나 치료에 대해 말해졌던 것에 대한 불확실이나 불안전을 느낄 경우
- 행동의 올바른 과정에 대해 가족이나 지원자가 동의하지 않거나 혼돈이 있을 경우
- 새로운 치료에 대한 정보를 현재 치료팀이 제공 안 할 경우
- 표준치료가 효력이 없을 경우
- 치료가 경계선에 있는 경우
- 지방에서 큰 도시의 암센터에 확인받기 위해

- 드문 암일 경우
- 암의 일차 병소를 진단 상 찾지 못한 경우
- 보험회사가 2차 의견을 요구할 경우
- 의사가 환자의 임상시험 참여에 대한 확인을 위해 원할 경우

2) 2차 의견 얻는 방법
- 현 의사에게 적절한 의사의 추천을 의뢰한다: 누구를 추천하나
- 자신이 대형암센터에 의뢰한다.
- 치료 전 다학제집담회를 통해 얻는다.

3) 다른 의사의 관점
대개의 의사들은 2차 의견에 대해 편안하게 생각하고 흔히 2차 의견을 얻도록 도우기도 한다.
- 의사에게 솔직히 치료결정 전에 다른 의사를 찾아가고 싶다는 것을 알린다.
- 의사에게 2차 의견 의사를 암시해 연락처를 물을 수도 있다.
- 의사로부터 전원서를 요구할 수 있다.
- 다른 의사에게 보여 줄 의무기록지, 조직검사표본을 요구할 수 있다.

4) 누가 2차 의견을 구하나
실제로는 수가 적으나 교육수준이 높거나, 관리 또는 전문직 종사자, 여성에게 많이 구한다. 통계에서 1/3 정도에서 구하는데, 일차 의사에 의한 정보교환에 의하 병의 극단적·절망적 성질에 의해, 재확인의 필요에 의한다. 대부분 사람들은 도움이 되었다고 한다.

5) 환자들은 암과 투쟁에 믿어온 의사를 공격할까 두렵다.
의사와의 관계가 좋더라도 2차 의견을 요구할 수 있다. 2차 의견을 의사의 판단과 의학적 지식에 대한 신망의 투표로 보지 말아야 한다.
2차 의견의 획득은 환자에게 더 큰 지식의 요구(84%), 더 큰 정신적 요구(58%), 의사의

시간과 에너지를 더 한 요구를 가진다(77%)고 보고된다. 의사는 환영한다. 2차 의견은 적어도 환자, 가족, 의사들에게 가치있는 재확인과 심적 평화를 제공한다.

2차 의견을 받는 환자는 반드시 2차 병원에서 치료받는 것은 아니고 큰 병원에서 원 국소병원에 치료계획을 다시 보내거나 일부는 조기수술치료 후 차후 치료를 국소병원에 추천하기도 한다.

2차 의견 획득은 대부분 일부 의사의 진단, 예후, 치료추천이 정확하고 적절한지 재확인하는 것을 시작으로 많은 것을 얻을 수 있다. 또 치료선택에 대한 여러 가지 새로운 정보를 준다.

3. 2차 의견을 찾는 중요성

NIH의 2차 의견 획득의 지침서(미국 국립건강연구소).

환자의 모든 자료를 다른 의사에게 복습하도록 묻는 것이다. 2차 의견을 내는 의사는 일차의사의 제안된 치료계획을 확인하거나 수정을 암시할 수 있고, 환자의 모든 선택을 조사했다는 것을 재확인 해주고 질문을 답할 수 있다. 2차 의견 획득은 자주 행해지고 대부분의 의사는 다른 의사의 관점을 환영한다. 그러나 때로 어떤 사람은 2차 의견 요청을 불편한 것으로 안다. 담당의사와 의논할 때 의사의 결정과 치료에 만족을 표시하고 환자는 자기의 치료결정을 가능한 한 철저하게 알기를 원하는 것을 말하는 게 도움이 된다. 2차 의견 요청 시 지원을 위해 기록한 병력과 같이 가기를 바랄 것이다. 의무기록을 받아 전문가에 전달해야 하기 때문이다. 특히 만약 1명의 의사가 수술을 추천할 때 건강관리팀은 2차 의견을 요구할 수 있다. 대부분의 조사는 압도적으로 환자는 2차 의견이 도움이 된다는 것을 발견한다.

2차 의견 찾는 곳

가장 좋은 곳은 같은 병을 많이 진단해보고 치료와 예후에 좋은 결과를 보인 경험이 있는 의사가 있는 곳이다. 그런 의사는 대형병원에서 근무할 것이다. 특히 진행성이거나 드문 암일 경우에 가장 좋고 총명한 의사가 필요한데, 여기에 장애가 있다.

- 2차 의견을 받을 병원의 예약승낙 받아야한다.
- 먼 곳의 여행경비가 더 든다.
- 가정에서 가족들과 먼 생소한 시설로 가는 것에 대한 감정적 도전이 있다.

그러나 흔히 치료되는 암에 대한 2차 의견 찾기는 지역병원의 자격있고, 훌륭한 의사로부터 구할 수 있다.

CHAPTER 12 치료 방법과 선택

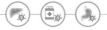

1. 치료 방법

대개의 암 치료는 종양을 제거하거나 암 세포를 살해하여 병을 치료하도록 한다. 때로 치유가 불가능한 경우에는 증상을 감소시키고, 삶의 질을 향상시키고, 생명을 연장시키는 완화치료를 한다. 같은 진단과 병기를 가진 다른 환자들은 나이나 일반건강이 서로 다르다. 따라서 어느 치료가 가장 좋은지 결정할 때 위험을 서로 견주어야 한다.

치료목표와 암의 진행상태가 치료방법에 크게 영향을 준다.
암 치료에서는 치료하는 암의 위치적 3부위가 치료범위의 확대와 방법에 영향을 준다.
1. 원위치 국한(local)
2. 다른 인접부위 침투(regional) - 주위조직, 림프절
3. 원격장기 전이(metastasis) - 간, 폐, 골

1) 치료방법의 종류
* 수술치료: 암종괴를 포함하는 장기의 일부 또는 전체와 주위조직을 절제한다.
* 방사선치료: 외부 또는 내부 치료로 암 세포를 살해한다.
* 항암제치료: 항암제로 암 세포를 살해한다.
* 호르몬치료: 호르몬 제거 또는 차단으로 암성장을 방어한다.
* 표적치료: 정상세포 유지하면서 암 세포를 확인하고 공격한다.
* 면역치료: 암 세포에 대한 체내 면역력을 증강시켜 방어한다.

예시로 유방암 치료는 수술치료, 항암제치료, 방사선치료, 마지막으로 호르몬치료의 순서로 시행하는 것이 원칙이다. 표적치료나 면역치료를 추가할 수 있다.

2) 암 치료의 시행방법

(1) 한 가지 방법 시행: 단독치료

(2) 두 가지 이상 방법 시행: 병합 또는 다양식 치료

최근 암 치료는 암의 상태에 따라 단독치료보다 2-3가지의 치료법을 병합함으로 더 좋은 결 과를 얻을 수 있다.

병합치료의 방법 3가지

1. 하나의 치료 후 다음 치료를 연속으로 시행: 수술 후 방사선치료 또는 항암제치료, 항암제치료 후 방사선치료

2. 두 가지 치료를 동시에 시행: 항암제치료와 방사선치료

3. 하나의 치료와 다음 치료를 교대로 시행: 항암제치료–수술–항암제치료 또는 방사선치료

암 치료에서 수술에 더하여 약제나 방사선을 사용하는 방법을 보조치료라 한다. 추가되는 약제와 방사선은 수술로 대부분 종양을 제거한 뒤 남아있을지도 모르는 암 세포에 도달하여 이를 파괴시킴으로, 완치율을 향상시키고 암재발을 줄이고 생존율을 증가시킬 수 있다.

보조치료(adjuvant therapy)는 Ⅲ기 암 환자와 Ⅱ기 암 환자 중에서 재발가능성이 높은 환자에게 시행되고 있다. 보조치료는 주로 수술 이후에 추가적으로 시행되나 경우에 따라서는 보조치료를 수술 전에 시행하는 수도 있는데 이를 신보조치료(neoadjuvant therapy) 또는 선행항암요법이라 부르며 종양크기를 줄여 수술 제거를 쉽게 할려는 목적으로 시행된다. 신 보조치료는 유방암, 직장암과 폐암, 간전이 암에서 흔히 이용되는 방법이다. 보조치료 방법은 주로 항암화학요법과 방사선치료 두 가지가 단독 또는 병용으로 사용되고 있다. 보조치료는 경우에 따라서는 수술 전후 양측에 시행하기도 한다.

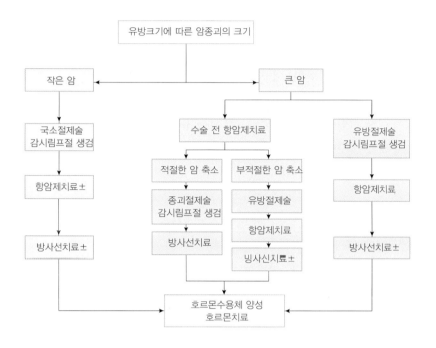

치료방법의 시행 과정. 예: 유방암

　환자의 첫 단계는 여러 가지 암 치료 선택에 대해 신중한 토론에 들어가야 한다. 이 의논은 치료에 강한 영향을 가진다. 환자는 주의깊게 듣고 적절한 질문을 하고 다음 승낙결정을 한다. 최근의 정보를 알므로 환자는 성공적 치료의 기회와 좋은 삶의 질을 증진시킬 수 있다.

　암 치료의 여러 가지 방법에 대한 일반적 정보를 이해하는 것이 대단히 중요하다. 최근 새로운 치료가 발전되어 더 쉽게 이겨내고 부작용을 더 잘 처리할 수있다. 이런 방법을 통하여 의사들은 치료의 성공기회를 증진하는 방법을 점차 이해하기 시작하여 이런 모든 방법을 결합하여 암 치료를 더 잘 견뎌 낼 수 있고 효과적 여정이 되도록 한다.

　치료방법 선택에 지식을 모은다. 대부분의 암은 즉각적 치료를 요하지 않는다. 그래서 치료를 시작하기 전에 충분한 정보를 가지는 것이 필요하다 그렇다고 치료의 긴 지연은 현명하지 못하다. 그리고 치료에 대한 공포심이나 의사나 가족에 의한 빠른 결정은 하지 않아야 한다. 각 치료에 대한 필요한 정보들은 의사들과의 질문답변을 포함한다.

- 치료는 얼마나 자주 해야 하나 예: 항암주기는 얼마인가
- 치료는 어느 곳에서 받나 예: 입원이 필요하나
- 치료가 일에 영향을 주나 예: 휴가를 받아야 하나
- 가족에 대한 책임을 다 할 수 있나 예: 아이들을 데리고 있을 수 있나
- 치료 부작용은 무엇인가 예: 항암제치료-구역
- 치료의 예상되는 이익은 예: 재발할 기회는 얼마인가

3) 치료 동의서

치료 동의서는 환자가 추천된 치료의 위험과 이익 등에 대한 특징적 사실을 알고 이해하는 것이 요구된다. 정확한 동의서 얻기의 실패는 환자의 자치를 위협하고 환자의 안전을 위험에 놓거나 법적 태만으로 구성될 수 있다. 가장 흔한 이유는 환자의 의사 추천에 대한 이해 부족이다.

동의서는 치료. 수술 전 의사가 시행방식과 부작용을 설명하고 환자는 이 설명을 이해하고 알았다는 것을 알리는 서명을 해야한다. 항암제치료, 방사선치료 등에도 동의서를 받는다

- 치료, 수술의 선택 이유
- 치료, 수술의 이름과 시행방법
- 치료, 수술의 목표
- 치료, 수술의 위험이나 부작용
- 치료, 수술의 시작과 끝나는 시기
- 실험적 치료의 증명 또는 임상시험

승낙하기 전에 질문하라. 응급 시에는 동의가 필요없다.

받는 치료가 무엇이든지 치료 승락서를 주의깊게 읽고 서명해야한다. 또 치료부작용 (신체증상, 비정상 혈액검사, 영상검사의 비정상 소견)도 포함된다. 부작용 양식목록은 급성과 후기, 흔한 것, 드문 것, 아주 드문 것 등이 다 포함됨으로 환자가 놀랄 수 있으나 실제로는 몇 가지만을 경험한다.

• 종양의사가 치료 전 환자에게 해야 하는 말

1. 치료선택을 가진다.

2. 임상시험의 후보자가 될 수 있다.

3. 다른 암 발병 위험이 있다.

4. 암 치료 후 치유되는데 오랜 시간이 걸린다.

5. 새로운 연구가 임박하거나 명백해진다.

　 −새로운 치료방법이 나타나서 바꿀 수도 있다.

2. 치료의 선택

암 환자는 암 여정의 조기에 치료선택에 관한 결정을 해야 할 시기가 있다. 일부 암 환자에게는 암 치료를 위해 잘 정리된 의정서가 있지만 대부분의 암 환자에게는 의사와 환자가 암전파를 중지시키기 위해 찾아 볼려고 하는 다른 통로가 있다. 환자가 지식을 흡수하고 결정하는 데는 천천히 해야 한다. 의학은 정확한, 틀림없는 과학이 아니다. 모든 환자에게 다 맞는 올바른 답은 거의 없다. 그래서 환자는 어떤 것들이 그들에게 올바른 가를 말하는 검사의 일부 형이 있다는 것을 생각하면서 그들이 의사가 하도록 하는 것을 기다리지 말 것을 확실히 할 필요가 있다. 끊임없는 고민의 면전에 마음을 조용해 하는 것은 어렵지만 올바른 답에 도달하는 데의 열쇠이다. 머리 속에 저장된 정보가 결정 전에 심장과 장에 여과되도록 하라. 천천히 시간을 주면 답이 올 것이다.

1) 치료의 목표 달성

• 암의 종류와 병기에 따른 치료의 목표

(1) 치유(cure): 처음 진단 받을 때 치유할 수 있는 치료에 관심을 둔다.

(2) 통제(control): 암이 후기일 때 또는 전의 치료가 성공적이지 못했을 때 일시적 암의 축소나 성장중지 등으로 암을 통제하는 목표로 조정한다.

(3) 편안(comfort): 진행성 암병기(4기) 또는 치료에 반응이 없을 때 통증이나 다른 증상이 없도록 편안이 가장 중요하다.

예후는 치유암과 비치유암에 차이가 있다. 최근 의학의 발전으로 비치유암도 몸에 암이 있으면서 만성질환으로 행동하면서 10년 이상 생존할 수도 있다. 완화(remission)은 치유는 아니지만 암이 치료에 반응하거나 통제 하에 있는 시기이다. 완전완화는 증상 증후가 없고 검사 상 암 세포가 없는 것이고, 부분완화는 종괴는 감소하나 암이 남아있는 것이다. 완전완화가 수년이 지속되면 치유로 생각될 수도 있으나 대부분의 암은 치료 후 숨어있다가 어느 시기에 다시 나타날 수 있으므로, 누가 "치유되었다"라고 말하면 "아니요, 치유가 아니고 완화에 있다."라고 말하는 것이 더 정확하다.

2) 치료계획의 과정

최근 의사들은 환자와 가족들이 중요한 역할을 하는 치료계획에 더 협동적이 되면서, "환자중심 접근"을 찾는다. 목표는 모든 이용할 수 있는 의학정보를 적절히 사용하고 환자와 가족의 의학적, 사회적, 문화적 필요와 요구를 고려하여 적절하고 잘 표현된 치료계획을 발전시키는 것이다. 암 치료의 계획은 치료조정을 촉진시키고 환자가 치료를 조정하는데 도우는 지도를 주기 위해 환자와 가족들과 의료팀에게 공유될 수 있다. 모든 목표가 쉽게 얻어지지는 않는다. 실제로 환자중심 암 치료를 달성하는데 여러 장애물이 있다. 환자로부터 생기는 도전은 환자의 의견표명 부족, 건강소실, 숙지 부족, 그리고 그들의 감정상태와 동반질병이 포함된다. 다른 것은 복잡한 정보의 설명 부족, 치료계획을 촉진할 연장 부족, 환자의 정보적, 문화적, 감정적 요구에 대한 비민감성 같은 의사의 제한의 결과이다. 치료 계획에 부정확한 참여에 대한 또 다른 흔한 이유는 치료선택의 복잡성-가능한 위험과 이익이 있음-과 암의 생명을 위협하는 성질과 감정적 반향은 환자가 치료에 대해 결정하기를 어렵게 한다. 그 외에 암 치료체계 즉 다발의 전문가나 공여자 그리고 병원위치 등이 협동적 치료와 포괄적 치료계획의 발전을 방해하는 도전에 직면한다.

3) 치료계획의 요소들
- 모든 중요 진단적 정보: 암종류, 퍼짐 정도, 병기
- 제안된 치료방법: 연속성과 시간
- 가능한 부작용 또는 불리한 결과

- 늦게 나타난 불리한 치료결과나 재발
- 환자 간병팀의 지정된 역할과 책임소재
- 필요하고 요구되는 다 방면의 지원
- 적절한 고식적 삶 종말 치료계획
- 치료목표: 치유 또는 증상통제
- 추천치료의 장단점
- 추적치료 계획표

중요한 것은 환자는 치료선택에 대해 완전히 알려져야 한다.

모든 환자들은 믿을 가치가 있고 암 진단과 치료방법에 관한 가장 좋은 의학적 의견의 합의를 도출하는 편견없는 정보를 찾아야 한다. 그런 지식은 선택권을 알도록 하고 치료에 적극참여하도록 힘을 준다.

◎ 미국국립 암 네트워크(NCCN) 치료 지침서

이 지침서를 통해 알 수 있는 것

- 병의 정의
- 병의 가능한 지시
- 병기의 방법
- 일반적 치료선택
- 다른 치료선택의 부작용
- 병에 대한 위험 가능한 인자
- 진단의 일차 방법
- 진보된 검사
- 병기가 치료에 미치는 영향

협동적 결정: 올바른 균형 찾기

환자중심 치료계획은 환자와 의사와의 협동이 요구된다. 복종과 자기 결정 사이의 중간점이 많은 환자에게 가장 좋은 균형점이다. 환자가 치료결정에 적극 역할을 원하지만 환자는 적절한 결정을 확인하기 위해 의사의 노련한 지침을 찾는다. 의사가 환자의 선택에 너무 의존하게 되면 특히 의사가 자신의 선택을 철회하는 것으로 잘못 해석하면 환자는 결정의 올바름을 믿는데 어려움이 있다. 환자의 몸이고 환자의 생명이다. 암 치료는 더 높은 의학적 권위에 대한 복종이 아니고 오히려 협동적으로 알고 결정과정을 공유한다.

- 치료 전에 답변해야 할 질문들: 지침서를 읽고 의사와 상담하는 것이 가장 좋은 권고이다.
  - 나는 분명하고 명백한 진단을 가졌는가
  - 진단, 병기, 암의 특징이 예후에 영향을 주는가
  - 나의 신체상태가 치료와 이익을 얻을 능력에 영향을 주는가
  - 나의 암이 "치유 또는 치료"로 생각되는가. 진행에 어떻게 예측되나
  - 진단, 종양 특징, 신체 상태에 따라 내가 받을 치료의 차례를 정의할 진로가 있는가
  - 나의 치료선택을 모두 명백히 이해하는가
  - 단기와 장기 부작용에 대해 잘 이해하는가
  - 치료의 이익이 신체상태와 치료상 삶의 질에 의해 가리게 될 시점에 도달할 것인가
  머리에 소유한 정보가 결정 전에 심장과 장에 여과되도록 하라. 답변이 온다.

환자는 가장 좋은 치료를 받는다는 것을 확실하게 만드는 충분한 시간과 정보의 지원이 주어져야 한다. 응급상황이 아니면 바로 치료를 시작하는 것보다 치료선택을 위한 시간적 여유를 갖는 것이 좋다. 보통 2-3주간 생각하고 결정하는 것이 필요하다. 이 결정기간의 지연이 암성장이나 수술에 영향을 미치지는 않는다. 치료는 열심히 하는 것보다 똑똑하게 해야 한다.

이 기간 동안의 결정 사항들

- 상황을 이해하고 받아들이는 시간을 취하는 것 .치료에 대한 우선권과 목표 등 여러 결정
- 수술에 대한 반응과 스트레스 관리
- 동반자 선택

치료선택에 관한 충고를 간청하기 위해 신뢰있는 관계를 세우는 것이 필요하다. 이 신뢰는 아주 중요하게 된다. 환자의 생명이다.

4) 환자가 원하는 것

- 자기 상황을 이해하고
- 모든 치료선택을 조용히 재검토하고
- 배우자와 충고를 토론하고
- 자기를 위해 결정한다.
- 모두가 환자를 도우기를 원하고 도울려고 애쓰고 도와주고 있다.

암 진단은 하나의 단순한 반응을 생산한다: 두려움, 건강과 소생기회와 생명의 파괴. 따라서 암 진단의 공포단계를 정복하는 것이 첫 단계이다.

5) 치료선택의 비중은 어떠한가

최근 치료결정 과정에서 의사와 환자의 몫을 강조하고 환자도 선택할 선택권도 많고 이용할 정보도 많다. 의사가 더 좋도록 해준다는 것도 좋지만 자기 치료를 자기가 선택하는 것이 더 좋다. 환자마다 모두 요구가 다르다. 치료결정은 환자가 해야한다.

환자가 어떻게 치료를 결정하고 어떤 종류의 치료를 결정하는 것이 가장 좋은 정신적 결과를 가져오는 가에 대한 조사연구에서 의사로부터 많은 정보를 알고 병과 치료범위와 예후에 대해 배울 때에 더 잘 극복한다는 것으로 알려지고 있다. 그러나 실질적으로 의사의 태도와 환자의 태도가 맞아야 하는 것이 더 중요하다.

6) 환자의 태도의 유형은 어떤 것인가

1. 자기는 암에 대해 대충 알고 모든 것을 의사에게 맡긴다. 너무 알면 스트레스가 쌓인다.
2. 자기 삶의 조절을 자기가 느끼고 시행하는 모든 것을 깊이 알기를 원한다.
3. 많은 정보를 원하나 결정은 의사에게 맡긴다.

태도의 결정은 자기의 방식에 맞게 하는 것이다. 자기에게 옳아야 한다.

치료에 대한 결정을 충분한 정보와 지원이 주어져야한다.

* 의사방문 - 진단-수술 : 2달
* 진단 - 첫 치료 : 1달
* 치료를 초래된 증상호전과 치료로 초래된 좋지 않는 부작용 간의 균형을 유지하는 것이 중요하다.

• 개인적 치료에 대한 의료팀과의 질문사항

(1) 치료 전
- 암의 병기와 그 의미는 무엇인가
- 병기가 치료선택과 예후에 영향이 있나
- 생존 가능성은 얼마인가
- 암 치료에는 어떤 종류가 있나
- 어떤 치료를 추천하나, 그 이유는 무엇인가
- 추천 치료의 부작용은 무엇인가
- 아무 것도 안하면 어떻게 되나
- 유전검사에 대해 생각해야 하나
- 2차 의견이 필요한가
- 치료팀은 누구인가
- 누가 치료에 통합하고 조정하나
- 이런 치료를 많이 시행 했었나
- 치료비는 얼마나 되나
- 치료비는 보험이 되나, 자기 부담도 일부 있나
- 치료 중 얼마 입원해야 하나
- 치료는 얼마나 오래 지속해야 하나
- 치료를 얼마나 빨리 시작해야 하나
- 치료를 위해 어떻게 준비하나.

(2) 치료 중
- 치료의 기대되는 급성위험과 부작용은 무엇인가
- 부작용을 줄이기 위해 무엇을 해야 하나
- 어떤 부작용의 증상을 바로 보고해야 하나
- 치료효과를 어떻게 평가하나
- 수혈이 필요할 것 같은가

- 주로 어떤 약제를 사용하나
- 치료방법에 따라 환자의 느낌은 어떤가
- 치료 중 많이 아픈가
- 수술 흉터가 큰가
- 어떤 약제나 비타민을 피해야 하나
- 탈모가 생기는가
- 어떤 종류의 운동을 얼마나 할 수 있나
- 의사와 주말, 밤, 휴일에 어떻게 연락되나
- 매일 활동이 제한적인가
- 치료동안 직업적 일을 할 수 있나
- 술은 마실 수 있나

(3) 치료 후

- 치료 후 누가 건강조정을 주로 담당하나
- 먹는 음식이나 생활습관에 변화를 해야 하나
- 치료 후 회복은 얼마나 걸리는가
- 추적검사에는 어떤 종류가 있나
- 추적검사는 얼마나 자주 시행하나
- 치료 후 추적검사 계획표는 어떤 것인가
- 복합치료 후 각 치료법에 대한 추적은 별도로 하나
- 치료 후 재발 가능성은 어느정도 인가
- 재발을 어떻게 아는가
- 재발에 해야 할 선택은 무엇인가
- 임상시험에 참여할 수 있나
- 우울할 때 정신과 상담이 필요한가
- 치료 후 자식을 가질 수 있나
- 장애인 혜택을 받을 수 있나
- 암 치료가 생명보험가입에 영향이 있나

이런 질문들에 대한 답변을 가지면 환자는 병에 대한 정보, 치료선택, 추천치료 계획에 많이 무장되어 있다.

13 수술치료

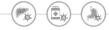

수술(surgery)이 여전히 종양치료에 주 역할을 한다. 암에 수술이 가장 오래되고 확립된 치료방법이다. 환자는 외과의사와 긴급한 연결을 만들면서 환자는 몸과 암과 생명을 외과의사에 맡기고 또 의사는 수술로서 환자를 도와주기를 원한다.

대개의 암에 수술의 형태와 범위에 대해 2차 의견을 가질 충분한 시간이 있다. 또 수술이 필요한 지 여부에 모든 질문이 똑바르지는 않으므로 결정에 하나 이상의 자문이 요구된다.

수술 하나만으로 치료될 수 있는 암은 적다. 대부분 수술, 항암제치료, 가능하면 방사선치료가 필요하다. 수술 전 미리 이런 전문가들을 만날 수 있다면 치료계획의 포괄적 그림을 얻을 수 있다. 대형병원에서는 여러 전문가가 출현하는 종양위원회에서 환자를 내놓을 수 있다. 그러나 종양위원회(tumor board)가 일 대 일의 상담을 대신할 수 없다. 전문가들이 모두 환자를 직접 검사하는 것은 아니기 때문이다.

더 큰 수술이 반드시 더 좋은 결과를 의미하지는 않는다. 최근의 외과수술의 경향은 제한적 수술과 장기보존, 최소 침습수술 방법이다. 이런 경향은 부작용도 줄이고 보조요법과 더불어 생존율을 증가시키고 삶의 질이 더 좋도록 지원한다.

1. 암수술의 의미와 환자의 반응과 권리

대부분의 암 치료의 일차치료는 수술절제이다. 안전한 수술 후 근치 여부 등에 걱정과 두려움을 가질 수도 있다.

- 수술이 큰 문제없이 잘 진행 될까
- 마취에서 잘 깨어날 수 있을까
- 수술합병증은 생기지 않을까
- 암수술이 깨끗하게 될까
- 동시 시행의 유방재건술이 잘 진행될까
- 가족들이 얼마나 걱정할까
- 수술부위는 어떤 모양이 될까
- 수술비용은 얼마나 될까
- 수술흉터는 얼마나 클까
- 수술 후 회복이 순조롭게 잘 될까

최근의 환자들은 수술 전 충분한 지식으로 많은 질문과 의사들의 올바른 답변으로 수술에 대해 정신적, 신체적 준비가 되어있다.

- 모든 치료선택에 대해 알 권리
- 치료결정에 참여할 권리
- 수술하는 의사와 치료시설에 대해 알 권리
- 전체 치료계획을 알 권리

등을 미리 인지하고

- 수술 전후 과정이 어떻게 진행되는지
- 제안된 수술명을 어떻게 하는 것인지
- 수술합병증으로는 어떤 것이 생기는지

등을 앎으로서 수술에 대비하여 몸과 마음이 최상의 상태가 되도록 할 수 있다.

수술을 시행하는 외과의사로서의 자질은 어떤가

1) 암수술 외과의사의 자질에 대한 문구
- 절도있고 신중하고,결단력이 있어야 한다.

- 지적이고 분명하고 온유한 성격이어야 한다.
- 도전적이고 용감하되 너무 무모하지 않아야 한다.
- 자신의 의견을 합리적 이유로 정리하여 피력할 수 있어야 한다.
- 강한 체력을 가져야 한다.
- 온전한 사지와 원활하게 움직이는 손가락을 가져야 한다.
- 맡은 일에 적극 활동적이고 목소리도 크고 때로는 유머도 있어야 한다.

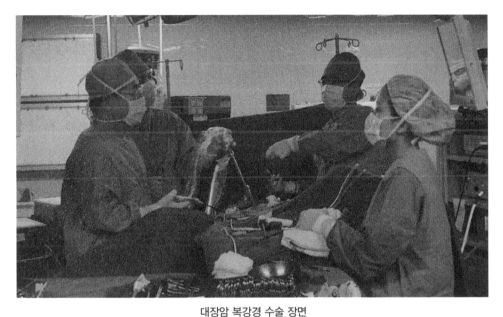

대장암 복강경 수술 장면
의사들은 전면에 설치된 영상 모니터를 보면서 손으로 기구조작한다.
수술하는 외과의사의 자세: 사자의 심장–독수리의 눈–신사의 손

2) 외과의사는 수술 중 예기치 않았던 상황이 발생할 때 단계적 대처방안의 지식이나 기술에 대해 미리 알고 준비되어 있어야 한다. 이런 준비된 외과의사를 환자나 보호자가 선호하여 믿고 맡긴다.

3) 암수술하는 외과의사의 나이는 큰 문제가 아니다. 환자층도 점차 고령화 됨으로 나이 든 건강한 외과의사도 의지를 가지고 과거의 경험과 현재의 발전된 술기로 수술을 시행하여 좋은 성적을 많이 보인다면 나이는 중요하지 않고 단지 숫자에 불과하다.

- 수술치료의 목적들
- 일차치료; 근치수술　　　　- 종괴 축소와 제거: 난소암, 복막암
- 생검진단　　　　　　　　- 체 재건술: 유방암
- 병기결정　　　　　　　　- 다른 치료지원: 카테터, 포트 삽입
- 암 예방과 방어; 유방암, 대장암　- 고식적 치료: 인공항문, 인공뇨관

수술 방법

* 개방수술 -수술부위의 피부절개로 시작하여 병변부위의 장기절제
* 열쇠구멍(key hole)수술 -최소침습수술: 복강경, 흉강경, 내시경 수술
* 로봇(Robot)수술-최소칩습수술; 복강, 비뇨기, 흉부
* 장기보존수술; 유방, 직장, 방광, 두경부-최근 가능하면 병변장기의 축소수술로 장기보존과 기능의 유지 목적. 종양적 안전과 보조치료 시행이 필요
* 생검수술의 종류: 절개, 절제, 중심침생검, 미세침흡임술, 감시림프절생검-유방암
* 레이저(laser)수술

- 열쇠구멍수술 또는 복강경보조수술(laparoscopy assisted surgery)은 심한 진행성 암이 아닌 경우의 환자에게 수술이 생체에 미치는 상해나 영향을 줄이기 위한 최소 침습수술의 하나이다. 복부나 흉부의 긴 피부절개로 시작하는 대신에 0.5-1.0 cm 크기의 작은 절개구멍을 수술부위에 따라 2개 내지 4개 만든 후 특수 비디오카메라가 장착된 내시경을 집어 넣어 확대근접시야를 만드는 영상모니터를 통해 복강내부를 보

면서 다른 구멍에 수술기구를 넣어 장기의 박리, 절제, 장기문합까지 할수 있는 수술방법이다. 주로 복부, 골반부, 흉부의 수술에 사용되고, 피부상처가 적음으로 통증이 적고, 수술회복이 빠르고, 입원기간이 적다는 장점이있다. 따라서 복부수술에는 현재 표준적 수술술식으로 인정된다.

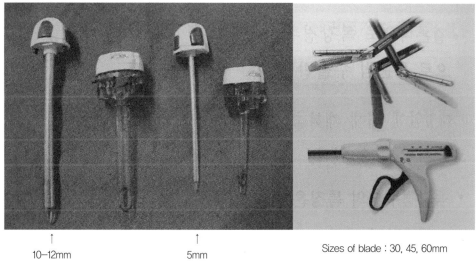

10–12mm   5mm

복강경수술용 투관침

Sizes of blade : 30, 45, 60mm

복강경수술용 장절단 기구

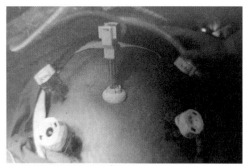

직장암절제술 시행중 투관침 삽입

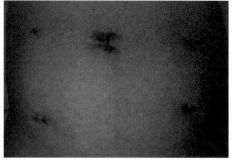

직장암절제술 후 복부상처

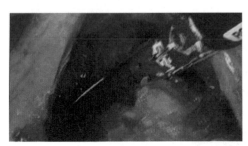

복강경수술용 장절단기로 장절단 중

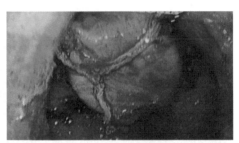

장절단 후 원위부직장절단면

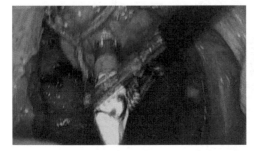

장문합기로 문합시행 중

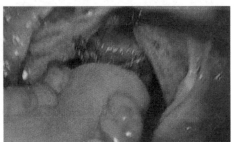

장문합 후

복강경 대장절제술 시행 과정

- 로봇보조수술은 의사가 환자에서 몇 m 떨어진 조종석에 앉아서 수술기구를 움직일 수 있는 로봇의 팔을 컴퓨터에 의한 원격조종을 하고, 환자 옆에 조수가 의사의 지시에 따라 로봇팔에 수술기구를 조작하여 수술 진행을 도우면서 시행하는 수술이다 수술기구의 삽입은 복강경수술과 비슷하나 수술자 조종석, 복강경용 장비, 로봇팔 본체 등 더 큰 장비의 설치가 필요하다. 수술자의 손조작에 의해 로봇팔을 움직이면서 기구수술을 하는 것이므로 수술자체는 수술자가 시행하는 것이지 로봇이 혼자 하는 것은 아니다. 장단점이 있으나 적응증이 제한적이고 장비사용에 따른 수술비용이 상당히 고가인 단점이 있다. 전립선암, 직장암에 시행.

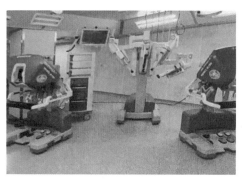

조종석, 복강경장비, 로봇팔본체

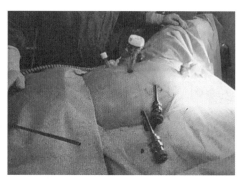

복강경 투관침 삽입

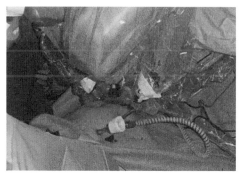

로봇팔의 복강경투관침과의 장착

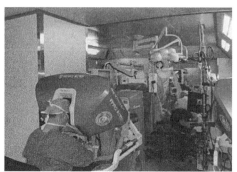

로봇 수술 중 원격 조정 외과의사

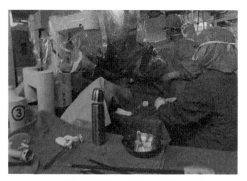

수술대의 로봇팔의 기구를 조작하는 조수

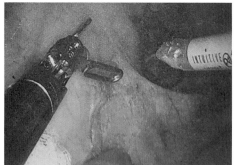

로봇 수술 중 장면

로봇 복강경 장절제술 시행

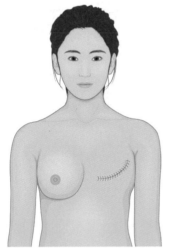
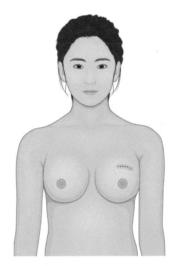

유방전절제술   종괴절제술

장기보존 술식. 유방암

• 수술에 대해 환자가 물어야 할 사항; 수술 부위와 종류에 따라 다르다.

- 어떤 종류의 수술방법인가

- 수술이 가장 좋은 치료방법인가

- 수술을 받지 않으면 어떻게 되는가

- 수술이 암을 치료할 확률은 어느 정도인가

- 예후는 어떠한가

- 수술 전 다른 처치가 필요한가

- 수술받을 만큼 체력이 되는가

- 수술위험도는 어느 정도인가

- 수혈을 꼭 받아야 하는가

- 수술 후 통증이 심한가

- 인공항문이나 인공뇨관을 해야하나

- 얼마나 입원해야 하나

- 수술 후 주의해야 할 음식물은 무엇인가

- 장기능, 성기능, 방광기능 등의 장애가 있는가
- 지속적 부작용은 무엇인가
- 수술비용은 얼마 정도 인가
- 수술 후 다른 보조치료가 필요한가
- 이 수술에 대한 경험은 많은가
- 복강경수술이 가능한가
- 수술 후 정상 활동이나 업무에 지장이 없나

　암 진단 후 가장 큰 2가지 두려움은 "장기가 없어지는가", "내가 죽게 될 것인가"이다. 그러나 실제로 대부분은 그렇지는 않다. 암은 치료가 가능하고 결과도 좋고 생존율도 지속적으로 증가한다. 진단에 애를 썼다면 치료선택 전에 2-4주 기다리면서 상황을 이해하고 받아들이는데 필요한 시간을 취해야 한다. 치료는 환자의 병, 몸 그리고 생명을 변화시키는 일이므로 우선권과 목표를 재평가하는 시간을 가진다. 또 가족과 친구와의 관계를 강하게 하고 앞으로 필요한 지원을 모으는 시기이기도 하다. 준비되었다면 2주 정도 선택을 조심스럽게 달아보는 것이 치료 결과를 크게 변경시키지 않는다는 것을 기억해야 한다. 치료의 선택은 암의 종류와 병기, 환자의 나이와 건강상태, 자신의 가치와 생활습관, 개인적 우선권 등의 고려를 통하여 의사에게 결정을 묻는 것이 더 안전하다. 환자는 최종치료 결정에 직접 관여하기를 원하거나, 아니면 의사가 치료계획을 결정해 주기는 원하는데 이 선택은 환자가 편안하게 느끼고 만족하는 방법이 더 좋다.

2. 수술치료 전, 후의 과정은 어떻게 진행되나

1) 수술 전 검사에는 무엇이 있는가

　환자와 외과의사가 수술을 결정했다면 여러 가지 일반검사나 정밀검사를 시행하는 목적은 (1)병기를 알고 암의 진행범위에 따라 치료방법을 결정하는 것 (2)건강상태와 수술에 대한 위험도를 평가하는 것이다.

　병기에 대한 검사로는 흉부사진, 복부와 골반부 및 흉부의 전산화단층사진 또는 자기공명영상사진 등 영상검사가 있고, 건강강태에 대한 검사로는 혈액검사, 전해질을 포함한 혈액화학검사, 혈액응고검사, 간기능과 간염검사, 당뇨검사, 폐기능검사, 심전도검사 등이 있다. 각 장기기능의 평가에 따라 정밀검사와 수술 전 치료의 필요성을 결정하여 수술 중 또는 수술 후 합병증을 줄인다.

2) 수술 전의 일정한 약제 사용이나 질병에 대한 처치는 어떻게 하나

수술 전날 금식 또는 음료수 섭취만으로 식이를 제한하더라도 먹던 약제는 계속 복용하는 것이 중요하다. 의사로부터 어떤 약을 계속 먹어야 하며, 어떤 약을 피해야 하고, 그 기간은 언제까지 인지 정확히 알아보아야 한다.

- 계속 복용해야 할 약제: 혈압약
- 피해야 할 약제:
* 아스피린 등 비스테로이드성 항염증약-1주간   * 항응고제-1-2주간
* 당뇨약(인슐린)-수술 날 아침   * 한약제
- 금연: 2주 이상 금지
- 폐렴: 치료종료 후 수술
- 심근경색: 치료종류 후 심장전문의와 상의 후 수술결정

3) 수술동의서란 무엇인가

수술동의는 의사와 환자, 가족 간에 치료의 모든 방향에 대해 대화로 공유되는 과정으로 수술준비에 가장 중요한 부분 중의 하나이다. 환자의 질문사항에 의사가 답변해 주어야 하고 의사의 설명을 환자도 이해해야 하며 수술받기를 원할 때 수술동의서에 서명을 해야 한다. 수술동의서가 없으면 수술을 시행할 수 없다. 수술에 마취를 시행한다는 마취동의서는 마취과 의사가 별도로 받아야 한다.

(1) 외과의사 설명사항
- 수술선택의 이유는 무엇인가
- 수술의 목표는 무엇인가
- 수술이 어떻게 시행되나

- 어떤 이득이 있나
- 수술위험은 무엇인가
- 수술부작용에는 어떤 것들이 있는가

(2) 마취과의사 설명사항

- 마취의 종류: 전신마취, 국소마취, 척추마취 등
- 마취의 부작용과 위험
- 환자의 마취 전 건강상태 평가도(환자의 마취 시행 전에 평가한 건강상태의 등급)

(1등급) 건강인   (2등급) 경한 전신질환(기능의 제한은 없음)

(3등급) 심한 전신질환(기능제한은 있음)   (4등급) 생명에 위험한 심한 전신질환

(5등급) 죽어가는 신체

환자의 등급을 평가한 후 1, 2등급의 경우에 마취를 시행할 수 있고 꼭 필요하면 3등급에도 마취를 시행한다. 4, 5등급에는 마취를 시행할 수 없다.

- 아침 일찍 수술 스케줄의 이점
1. 아침 좋은 날에 수술에 들어가게 되면 걱정과 신경적 소비를 하지 않게 된다.
2. 전날 밤 이후 아무 것도 먹거나 마시지 않아야 하는데 아침 수술은 과도한 배고픔
   이나 목마름을 제거한다.

- 편안, 안정하라. 수술은 쉬운 부분이다.

실질적으로 수술 받는 것은 시련의 가장 쉬운 부분이다. 환자가 대단히 실질적이고 결과에 집중하는 사람이기 때문일 수 있다. 환자는 아래 사실로 편안하게 된다.

1. 쉽게 이해된다: 외과의사에 의해 종양이 제거 되는 것
2. 그것은 결정적이다: 수술은 몸에서 암을 희망적으로 제거한다. 그리고 영구히. 그
   것이면 됐다.
3. 명백한 결과가 있다. 상처가 치유되고 움직임을 얻었다. 수술로 회복되어 좋게 느
   낀다.
4. 끝이 있다.

언제 끝날 지를 안다. 종양이 완전히 제거된 가를 안다. 수술이 진짜로 그렇게 나쁘지 않았다. "곧 끝날 것이다. 곧 좋게 될 것이다"라는 것을 자신에게 확신하라.

• 퇴원 날에 집에 혼자 가지 않는다는 것을 확인하라

아래와 같은 이유로 환자에게 지원적이고 격려하는 보호자와 함께 퇴원하고, 첫 3-4일은 같이 있어야 한다.

1. 통증과 제한된 운동
2. 마취의 후 영향을 예견할 수 있다.-당일 수술일
3. 배액관 관리: 5-10일

4) 수술 과정은 어떤가(대장암 수술)

• 수술 시작 30분 전 수술실로 옮겨져서 수술침상에서 마취과의사가 전신마취를 시행한다. 수액주입을 위해 이미 확보된 정맥혈관 수액선을 통해 마취약이 주입되면 환자는 수면상태가 되어 수술에 대해 전혀 모르게 된다. 전산마취는 근이완, 통증 억제와 기억소실을 초래해 수술의 기억이 없게 된다.

• 먼저 콧줄을 위내까지 밀어 넣어 위액과 공기를 제거하여 수술시야 방해와 위내용물의 역류에 의한 기관지로의 흡입이 안되도록 한다. 또 수술 중 또는 수술 후 소변의 량과 색깔 상태를 알기 위해 배뇨관을 방광 내로 삽입한 후, 복부와 회음부의 피부를 소독액으로 닦은 후 수술을 시작한다.

• 수술시간은 병의 정도에 따른 절제할 조직범위, 환자의 복부형태, 집도의의 능력 등에 따라 차이는 있지만 보통 2-4시간 걸린다.

• 수술이 끝나면 회복실로 옮겨 환자를 깨운 후 1시간 전후 관찰하여 충분한 의식을 찾으면 환자의 상태에 따라 일반병실이나 중환자실로 옮겨진다. 회복실에서 가족들이 환자를 잠시 볼 수 있고 의사로부터 수술결과에 대해 간단한 설명을 들을 수 있다.

5) 수술 후 경과는 어떤가

• 수술 날 오후 침상에서 안정과 휴식을 취하고 통증에 대한 진통제를 주입하며 금식

을 지키고 수액주입을 계속한다.

- 수술 다음 날부터 몇 시간마다 한 시간씩 병상주위나 복도에서 걷기운동을 시킨다. 수술부위 통증이나 허약감으로 운동이 힘들 수도 있으나 조기운동은 아래와 같은 장점이 있다.
- 폐 운동을 증진시켜 수술 후 2-3일의 무기폐와 그 후의 폐렴을 예방할 수 있다.
- 하지 혈액순환을 촉진한다.
- 수술부위 동통을 감소시킬 수 있다.
- 수술 후 장마비 현상이 빨리 회복되어 경구섭취를 빨리 할 수 있도록 한다.
- 환자에게 수술이 무사히 끝났다는 안도감을 준다.

술후 2일 전후 방귀가 있거나 복부청진에서 장음이 활발하면 콧줄을 제거하고 2-3일 간격으로 미음, 죽, 밥 순으로 식사를 시작하는데 장운동이 약해져 있으므로 1개월 정도는 저섬유식으로 하여 변량과 배변회수를 줄여 장의 부담을 적게 한다. 너무 장기간의 저잔류식은 장위축, 변비, 영양장애를 일으킬 수 있다.

적당한 고단백고열량 음식을 소량씩 하루 5-회 섭취하는 것도 좋다. 거친 야채, 생과일, 통곡류 같은 고섬유질 음식, 콩류, 양파와 양배추, 지방질 음식, 단 과자류, 비등성 음료수 등은 일정 기간 피하는 것이 좋다.

- 복강내에서 피부 밖으로 연결되는 배액관은 하루의 배출량이 50 cc 이하로, 내용물에 출혈 양상이나 창자 배설물 또는 고름이 없으면 5일 내에 제거한다.
- 배뇨관은 수술 다음 날 소변양이 일일 1,000 ml 이상이고 색깔이 정상이면 제거하나, 직장수술에는 방광기능 장애가 올 수 있으므로 5일 후 방광기능이 정상이면 제거한다. 수술부위 봉합사는 상처부위가 깨끗이 치유되었다면 7일 전후 제거한다.
- 입원기간은 보통 7-10일이나 수술방법에 따라 더 적거나 더 길 수도 있다. 퇴원은 고형식사가 가능하고, 경구진통제로 통증조절이 되고, 독립적으로 보행이 가능하다면 할 수 있다.
- 수술 후 약 6주 이상 복부긴장이나 무거운 물건을 들어 올리는 것은 삼가고 약 2주 동안은 운전을 하지 않는 것이 좋다.
- 퇴원 후 상처부위에 비누칠을 할 수 있으나 목욕탕 속이나 수영장에는 감염 우려로

2주 정도 들어가지 않는 것이 좋다.
- 천천히 짧은 보폭으로 걷는 것이 좋고 너무 급격히 활동하지 않는다. 운동은 빈혈, 하지감각과 균형 이상, 통증, 피로, 저혈당 증상이 있으면 피하는 것이 안전하다.
- 진통제는 하루 3번, 3-4일 사용한다. 마약 사용 중에는 직접 운전하지 않는 것이 좋다.

환자가 수술을 잘 견뎌내는데 도우는 방법과 환자에게 격려를 해줄 수 있는 방법
- 환자의 몸만이 아니고 환자를 사랑하고 있다는 것을 기억시켜라
- 보호자의 지원 속에 환자 자신이 수술을 결정하도록 하라
- 환자의 에너지 수준과 감정 상태에 맞추어 방문객들 스케줄을 도와야 한다.
- 영웅숭배 증후를 피하라(hero-worship syndrome)

"얼마나 잘 견디어내는 가"라고 말하기를 피하라. 영웅이 아니고 선택의 여지없이 매일매일을 그저 견디어 냈다는 것이다. 오히려 이것을 겪어 낸 것에 "얼마나 안되었다" 말하면 더 위안을 받았다고 느낄 것이다.
- 재정권리 기술을 연마하라: 재정과 보험 곤경에 대해 지분을 추적하는 기록유지체계를 세우라
- 병리보고서 설명을 배워라
- 읽거나 볼 자료를 공급하라
- 회복까지의 이정표를 격려하라

3. 수술 후

1) 치료 날: 외출을 위한 5가지 단계
- 누구를 데려오라
- 몇 가지를 가져오라: 옷, 책, 간식, 노트북
- 집에 남겨둘 것은 후에 재사용할 것이다
- TV 휴식 공간에서 자신을 전환: "암 환자"가 영구적 정체가 아니다. 전환해라
- 집에 가라, 몇 군데 들러라, 축하, 즐거운 일했다.

2) 치료요약

받은 가료와 치료, 가능한 치료 독성과 합병증, 앞으로 관리계획과 환자지원을 위해 요구된 활동

- 진단: 병리병기,분화도 포함
- 치료: 수술, 항암제치료, 방사선치료, 표적치료 등 모든 상응하는 치료의 내용과 독성
- 치료의 실질적과 가능한 장기간 부작용의 증명과 암시된 관리
- 암재발에 대한 감시계획: 조사와 빈도
- 새로운 2차 암에 대한 선별검사 추천
- 위험감소와 건강증진 책략

암 치료 후 회복기에 들어갈 때 소통과 치료연속을 증진하기 위한 중요한 정보를 제공한다. 환자와 전문가와 일반의사 간 소통을 증진한다.

3) 치료 중 CT scan 검사를 안하는 이유

- CT상 하나의 암 세포를 볼 수 없다.
- 암 세포의 사망과 스캔상 보는 것 사이에 시간이 걸린다. 지연
- 치료 중 환자와 가족들을 걱정하게 만든다.

4) 수술 후 치료계획은 어떻게 되나

암은 각 사람마다 다르게 발생하므로 치료에도 많은 방법이 있다. 어떤 치료가 가장 좋은가를 결정하는 것은 매우 어려울 수 있다. 수술 후 어떤 치료계책을 따를 것인가를 결정할 때 생각해 보아야 할 중요한 사항들이 있다.

수술 후 치료책략에 대한 결정; 치료결정을 쉽게 하는데 도움되는 조언

(1) 어떤 다른 치료가 관여되는 지 확인하라

- 무엇을 사용하는가
- 얼마나 오래 지속되는가
- 다른 사람에게 얼마나 효과적이었나
- 환자에게 어떻게 느껴지나
- 가능성있는 위험이나 부작용은 무엇인가

(2) 만약 환자가 어떤 사항을 잘 이해하지 못한다면 의사에게 묻기를 두려워 말라. 치료로부터 기대하는 것이 무엇인 지를 제대로 아는 것은 암 치료에 대한 염려를 완화시킬 수 있고 일어나는 변화의 조절을 잘 하게 한다.

(3) 치료로부터 얻고자 하는 것에 대해 자신에게 물어보라, 이것은 환자마다 다르고 그 암이 어느 병기인가. 생의 어느 곳에 있는 가에 영향을 받을 수 있다.

(4) 환자의 염려와 관심을 의사와 환자가 믿고 사랑하는 사람과 상담하라

옳고 그른 결정은 없으니 환자에게 가장 좋은 것만 하라. 암을 진단받는 각 환자의 증상이 다르므로 한 환자에게 좋았더라도 다른 환자에게도 좋은 적용이 될 수 있는 것은 아니다. 환자의 요구, 희망, 가치와 신념에 가장 알맞은 결정을 하라.

5) 수술 후 치료의 감시

'그것이 잘 될까?'하는 의문이 새로운 치료를 시작한 후 환자의 생각을 차지한다. 질문에 답하기 위해 의사는 치료가 진행되면서 치료의 효과를 감시할 것이다. 감시는 신체검사, 영상검사(전산화단층사진, 자기공명영상사진, 양전자단층사진, 대장조영술), 혈액검사, 내시경 거사를 통해 시행된다. 검사들의 목적은 환자가 처음 치료를 시작했을 때 의도된 방법으로 치료에 잘 반응하고 있는지 보는 것이다. 그러나 목표는 매 치료마다 다 같을 수는 없다. 예를 들면 어떤 치료는 종양을 반드시 제거하는 것이 아니고 줄이는 것이고, 어떤 치료는 종양이 더 멀리 퍼지는 것이 없이 안정적 크기가 되는 것을 목표로 한다.

환자가 새로운 치료를 시작할 때 의사에게 물어야 할 것은 (1) 치료의 목표는 무엇인가 (2) 치료에 대한 반응은 어떻게 그리고 언제 감시할 것인가하는 것이다. 이런 것을 미리 아는 것은 '혹시 치료가 잘되고 있는가'하는 의구심에서 오는 걱정을 덜어 줄 수 있을 것이다. 예를 들면 6개월 정도의 화학요법을 받았다면 치료와 그 효과에 관심을 나타내는 것은 당연한 반응이다.

6) 퇴원 시 지참

- 검사와 스캔결과
- 가정회복에 대한 지시
- 의사를 만날 때의 지침서
- 직장 고용주를 위한 진단서
- 보험: 양식, 금액, 영수증
- 약 처방목록과 투여방법

7) 퇴원 시 지시사항에 대한 질문

- 진단이나 수술에 의문사항을 확실히 이해했나
- 다음 내원까지 수술부위는 어떻게 하나
- 수술 후에 특별한 운동이나 조심은 무엇인가
- 감각장애는 일시적 또는 영구적인가
- 수술 후 통증은 정상인가
- 퇴원 후 무슨 증상에 관심을 가져야 하나
- 통증치료를 위한 약제는 어떤 것인가
- 퇴원약은 있는가
- 직장에는 언제 갈 수 있나
- 일상활동을 할 수 있나
- 보통 식사를 할 수 있나
- 과거 먹는 약을 다시 복용하나
- 머리 샴푸는 언제 하나
- 언제 목욕내지 샤워 할 수 있나
- 언제 드레싱 제거하나: 봉합서, 봉합클립
- 언제 운전할 수 있나
- 다음 내원은 언제 어떻게 하나
- 다른 치료에 다른 의사를 언제 만나는가
- 병리검사 최종결과는 언제 알 수 있나
- 빠른 회복을 위해 하는 특별한 것이 있나
- 간호사가 예약날짜와 의사 이름은 적어주는가
- 필요시 전화번호는 적어 주는가

14 항암제치료

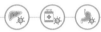

1. 전신치료

전신치료(systemic therapy)는 신체의 국소가 아니고 전신을 치료하는 것으로서, 약물이 혈류를 통해 신체 여러 부위에 가서 작용하여 현미경적 암 세포를 제거하여 전이를 줄이고 기존 암의 성장을 방해하거나 금하기 위한 치료이다. 암의 성질과 개인적 특징에 기초를 두는 예후 지수가 관여한다.

1) 전신치료의 결정은 어떻게 하나
- 치료의 목표는 무엇인가 - 근치 또는 완화 치료
- 반응율은 어떤가 - 종양이 축소될 확율. 마지막 6개월 동안 암성장이 없을 기회
- 암이 줄거나 성장하지 않는 반응기간은 어느 정도인가
- 제안된 치료가 생존기간을 얼마나 더 연장하는가
- 삶의 질을 향상시키는가 -효과, 부작용, 정신적 사회적 고려
- 일어날 수 있는 부작용은 어떤 것인가

2) 전신치료 계획의 의존요소는 무엇인가
- 암의 병기와 성질
- 다른 의학적 문제
- 과거의 치료와 치료반응
- 개인적 생각과 상황

3) 전신치료의 치료시기는 언제인가

* 국면 1 -신보조요법: 병리적 병기 전, 수술 전, 장기가 있다.

* 국면 2 -보조요법: 병리적 병기 후, 수술 후, 장기가 없다.

4) 보조적 전신치료의 고려사항은 무엇인가

- 암재발 방지를 위해 어떤 치료를 할 것인가
- 보조치료가 생존율을 더 증가시키는가
- 이익이 위험보다 더 큰가
- 자식을 가지기를 원하는가

5) 치료선택에 고려사항들은 무엇인가

- 보조치료없이 치유될 기회
- 부작용
- 보조치료의 이점
- 의사와 상의하여 결정

6) 전신치료 방법은 어떤 것이 있나

항암제치료가 기본이고 호르몬치료,표적치료,면역치료 등이 있고 이 치료들을 결합하여 치 료할 수도 있다.

- 호르몬수용체 양성이면 호르몬치료를 주로하여 2-3가지 치료를 병용한다.
- 호르몬치료는 항암제치료 후에 사용한다. 동시 사용은 항암효과를 감소시킨다.
- 표적치료는 항암제치료 등 다른 치료와 동시에 사용하면 더 효과적이다.

7) 전신치료의 효과는 어떻게 결정하나

- 치료 후 증상, 신체검사와 여러 검사의 결과를 주목하므로 암상태를 조종한다.
- 암 상태의 판정목록 3가지: 1) 감소됨 2) 성장함 3) 안정, 변동없음
- 결과: 1) 완전절제 된 경우: 완치율의 증가

　　　　2) 전이암의 경우(4기): 생존기간의 증가, 종양 축소

- 3가지 잘못 알려진 사항들;

- 더 많은 치료가 효과가 더 좋다.

- 부작용이 많을수록 치료가 더 효과적이다. 좋게 느낄수록 효과가 적다.
- 먹는 약이 정맥주사보다 효과가 적다.

사실에 의존한 치료선택을 결정함으로서 더 좋은 결과, 더 나은 삶의 질, 더 긴 생존 기간을 이끌 수 있다.

8) 암상태에 따른 예후 요소들은 무엇인가(유방암)

(1) 1차 예후 요소는 무엇인가

- 암의 액와림프절 전이 개수
- 연령이 35세 이하의 조기암
- 암등급: 고분화, 중분화, 저분화
- 5 cm 이상의 암 크기
- 공격성 암
- 폐경

(2) 2차예후 요소는 무엇인가

- 호르몬수용체 양성 또는 음성: 양성이 예후가 좋다.
- HER-2(종양분자 표피성장인자 수용체)상태: 양성이면 더 공격적이다.
- 세포증식률: 유사분열하는 암 세포의 %로서 높은 %는 빠른 성장을 의미한다.

9) 전신치료가 필요한 경우나 조건은 무엇인가(유방암)

(1) 액와림프절 암양성–항암제치료, 호르몬치료 시행한다.

- 1 cm 이상 크기의 암.
- 5 cm 이상 크기의 암은 신보조요법으로 암 크기를 1-2 cm로 줄여 유방보존수술 시 행이 가능하다.

(2) 타 부위 전이암: 원격, 때로는 국소

(3) 관여요소–환자연령, 폐경 여부, 호루몬수용체 존재여부

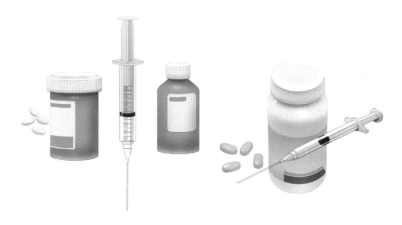

항암제치료

2. 항암제치료. 항암화학요법

항암제치료(chemotherapy)는 DNA 합성과 세포분열 능력을 방해하여 암 세포를 살해하는 약을 사용하여 치료하는 것이다. 항암제가 정상세포와 암 세포를 확실하게 구별 못하기 때문에 빨리 분열하는 정상세포도 일부 손상되어 부작용을 초래한다. 나이, 부위, 환자의 전신상태에 병기, 암형태에 따라 적절한 치료방법을 선택하여 어떤 약제를 어떤 용량 강도로 치료할지 결정한다. 환자들은 항암제치료가 부작용으로 심히 고통스럽다는 것을 알고 약물치료 받기를 두려워하나 약물치료를 필요에 따라 받는 것이 재발 감소와 생존율 증가에 필수적이다.

함암제치료는 항암제가 세포의 분열복제 주기의 어느 단계를 방해하여 세포가 재생하거나 자가 수리를 어렵게 만드는 것이다. 서로 다른 항암제는 세포 중 서로 다른 단계에 영향을 주므로 2-3 종류의 약제를 병합하면 주기의 여러 단계에 영향을 주므로 치료효과가 증가 될 수 있다.

1) 항암제치료의 목적

- 암치유 달성
- 신체 타 부위에 이미 퍼진 암 세포 살해
- 수술 전 암 축소
- 다른 치료 보조
- 암전파 방지,신체 타 부위의 암 통제
- 암에 의한 증상 완화
- 수술 후 재발위험 감소

2) 항암화학요법의 원리

- 효과가 증명된 약제를 사용해야 하고
- 견딜 수 있는 최대 용량을 사용하고
- 가능하면 빨리 시작하는 것이 좋고
- 부작용이 적어야 하고
- 면역억제를 방지하기 위해 주기적으로 투여한다.

3) 항암화학요법의 종류

(1) 보조요법(adjuvant therapy)

수술 후 남아 있을지도 모르는, 눈에 보이지 않는 잔존 암 세포의 재발 방지를 위해, 소멸하기 위해 사용한다. 치유율이 25% 증가한다. 보통 수술 후 3-4주에 시작한다.

(2) 신보조요법(neoadjuvant therapy). 선행항암제치료

- 수술 전 큰 종양의 크기를 줄여 수술절제 범위를 줄여 축소적인 수술을 시행할 수 있다. 아울러 전이를 줄여 근치수술이 더욱 가능하다.
- 약제는 보조요법과 거의 같고 4개월 정도 걸리나 최소한 3-4회 이상 시행한다. 암의 약물치료 반응은 의사가 자기공명사진으로 종양크기의 변화로 치료반응을 2개월 정도 관찰하고 평가한다. 반응이 없으면 다른 약물로 교체하거나 바로 수술을 시행할 수 있다.
- 보조요법만큼 생존율이 확실하다, 크기 감소: 80%, 암 소실: 36%
- 술후 항암제치료의 효과를 미리 예측할 수 있다.
- 술후 방사선치료는 처음 종괴 크기나 수술 중의 소견에 따라 시행할 수 있다.

(3) 고식적 항암요법(palliative therapy)

종양을 줄여 증상을 호전시키기 위해 시행한다.

(4) 근치적 항암제.방사선 요법

수술 후에도 남아 있는 심한 국소암이나 재발암을 병용하여 치료한다.

4) 수술 전 항암제치료.신보조요법의 장단점은 무엇인가

(1) 장점

- 전신요법을 조기에 시작한다.
- 수술 후 암의 급격한 성장을 막는다.
- 종양으로 가는 혈관이 정상적인 상태에서 항암제치료가 시작된다.
- 치료에 대한 반응을 직접 관찰 측정한다.
- 종양과 림프절의 병기를 낮출 수 있다.
- 국소요법의 범위를 줄인다.
- 장기보존술의 비율을 높인다.
- 항암제치료의 효과를 미리 직접 평가하는 모델이다.

(2) 단점

- 수술의 시작이 지연된다.
- 임상적 병기이므로 병리적 병기보다 부정확하다.
- 약제에 대한 내성이 유도될 수 있다.
- 수술과 방사선요법으로 인한 부작용이 증가한다.

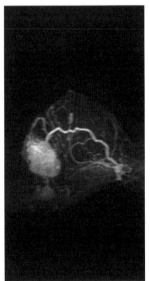
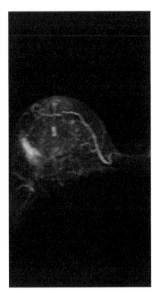
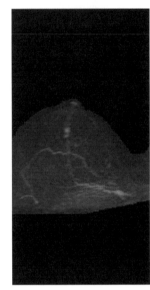

진단 종괴 크기 54 mm   일차 치료 후 31 mm   이차 치료 후 0 mm

유방암의 선행 항암제 치료 후 자기공명 사진 상의 반응

6) 항암제

각 약의 분류는 세포분열의 다른 국면 또는 목표에서 작용한다.

- 세포분열 방지
- 세포중복 불능
- DNA합성 금지
- 세포핵 유사분열 방어(mitosis)

새로운 약제: 세포신호통로 차단 성장요소 차단

    항암제치료는 여러 가지 방법으로 암 세포를 살해하기 위해 작용이 서로 다른 몇 가지 약제의 결합을 계획표에 맞추어 시행하는 것이 효과적이다. 각 약제는 암 세포에 대해 세포의 살해 또는 분열방지의 작용도 다르다. 여러 약제가 약제 저항력을 줄일 수 있고 약제 부작용도 다르다. 같은 혹은 다른 약의 초과기간 치료투여는 항암제가 암 세포의 성장주기의 다른 국면에 들어가 모든 암 세포를 잡는 것을 확신한다.

7) 항암제: 칵테일

2-4 가지의 다른 약의 혼합

각 약은 암 세포에 대해 서로 다른 방법으로 작용한다.

- 세포를 직접 죽이거나 세포분열과 복사 능력을 파괴시킨다.
- 어떤 세포는 어떤 약에는 저항하나 다른 약에는 아니다.
- 약제가 세포에 대해 연속적으로 작용하거나 또는 동시에 공격한다.
- 한 약제가 다른 약제의 효과를 실질적으로 항진시킨다.
- 몇 가지 약제를 병합 사용하면 단독보다 항암효과는 상승하나, 부작용의 빈도나 정도가 더 심해진다.

적절한 치료결정에 대해 의사가 환자에게 방법을 의논하지만 환자는 사용되는 약에 대해 상세한 지식은 알 필요가 없다.

담당의사는 항암화학요법을 시행하기 전에 환자의 일상활동 수행 및 보행의 능력을 기준으로 하여 전신 수행능력(performance status)을 평가한다. 전신 수행능력평가는 환자의 치료를 참아 낼 능력을 예측할 수 있는 것으로 등급평가를 하였을 때, 항암화학요법이 가능하려면 정상활동을 원활히 할 수 있는 경우(등급 0)가 가장 이상적이며, 그렇지 못한 경우에는 힘든 활동은 제한되더라도 보행이 가능하고 경한 일은 할 수 있는 경우(등급 1) 또는 일은 못하더라도 보행을 잘하고 스스로 돌봄이 가능한 경우(등급 2)와 같은 최소한의 수행능력은 갖추어야 한다. 경한 일도 못하고 보행이 불가능하면(등급3, 4) 항암화학요법을 시행 할 수 없다.

항암화학요법 시행을 위한 약물의 선택, 사용방법, 투여량, 계획표를 설정하고, 투여량은 환자의 키와 몸무게에 의한 체표면적에 따라 계산된다. 약물투여 횟수와 기간은 암의 병기와 분화도, 치료의 목표, 사용하는 약제, 치료반응 여부에 따라 다르다.

방법: 주기로 투여한다. 1주기는 2-3주마다이고 보통 4-6주기로서 전체 3-6개월 동안 시행한다. 사용약제 종류에 따라 주기 첫날 약제투여 후 몸상태의 회복을 위해 휴약기간을 가졌다가 다음 주기의 시작일에 동일 약제를 재투여한다.

• 첫 주는 구역과 식욕상실이 있다.

- 둘째 주는 피로, 감염의 민감이 주 부작용으로 나타난다.
- 셋째 주는 신체적 회복단계의 과정을 거친다.
- 환자는 의사로부터 약간의 정보를 얻는다.
- 한 주(cycle)은 어떻게 구성되나
- 휴식시간은 얼마나 있는가
- 항암제치료 과정 중 몇 개의 주기가 있나

- 암종류에 따라 양과 사용요법이 다르다.

항암제의 양은 암이 반응할 기회를 적절하도록 충분한 많이 준다. 약은 환자나 의사가 환자가 느끼는 방법이 안 좋다고 감소시킬 수 없고 또 병합치료에서 한 약제를 뺄수도 없다. 치료효과나 독성에 대한 이유가 있다면 수정할 수 있다. 용량을 한번에 주는 약으로서 환자의 키와 몸무게에 의한 체표면적에 따른 ng으로 계산한다(ng/m2). 때로는 혈중농도 측정으로 계산한다. 효과적 혈중농도 유지한다.

항암제치료를 받은 후 첫 수일 간이 약의 농도가 높아 가장 효과적이고 시간이 지나면 혈중에서 사라지나 신체와 체계에는 효과가 남아 있다.

- 치료의 매 주기는 체내 전체 암 세포의 소량만 감소시킨다. 따라서 암에 대한 통제를 하기 위해 많은 주기로 시행하고 또 조기발견이 중요한 이유이다.
- 항암제의 재투여는 첫 번보다 경과가 쉽지 않다. 암이 약물에 저항하기 때문이다. 재발암은 저항 암 세포로 밀집되어 있기 때문이다.
- 항암제 투여량은 치료하기 힘든 폐암이나 췌장암, 경부암 등은 의사들이 견딤의 한계까지 항암제 양을 올리기도 한다. 의사들은 항암제의 견딤을 우선으로 하지 않고 항암제치료에 대한 반응을 가장 높은 우선으로 한다.
- 항암제치료는 처음 약제의 투여가 가장 효과적으로 표준치료법이고, 결과가 만족스럽지 않으면 이차 구조치료 방법을 시행할 수 있으나 부작용으로 필요한 경우에만 시행한다.
- 항암제치료와 방사선치료를 다 시행해야 된다면 항암제치료를 먼저 한 후 방사선치료를 한다. 방사선치료의 조직손상에 항암제치료가 더 악화시킬 수 있다. 선행

항암제치료는 후행의 방사선치료 효과를 상승시켜 더 잘 반응하도록 한다. 항암제 치료와 방사선치료를 동시에 시행할 수도 있다: 두경부암, 방광암, 항문암, 식도암

◎ **항암제치료에 스테로이드 저용량 사용이유**

- 구역, 구토를 적게 또는 방어
- 암을 직접 치료
- 알러지 관리
- 항암 치료에 더 효과적이 되도록

항암화학요법의 투여방식은 외래에서 당일 정맥으로 일시주사나 점적주입을 시행하나, 지속적 주입요법을 시행하면 며칠 입원을 요할 수도 있다. 최근에는 중심정맥도관을 큰 정맥내로 연결하는 '케모포트(chemoport)'를 이용한 항암화학요법이 널리 시행되고 있다. 케모포트는 국소마취를 통하여 인공혈관장치인 긴 도관을 흉부상부의 피부 밑 조직을 관통하여 목에 있는 깊고 큰 정맥에 연결한다. 이 케모포트는 체외로의 노출이 없고 감염위험이 적으며 한번 설치하면 2년 정도 사용할 수 있다는 장점이 있다. 주입 펌프를 사용하여 병원이나 집에서 투여한다.

- 용량강화 요법-휴약기를 3주에서 2주 주기로 바꾸면서 약용량을 증가한다. 부작용이 증가할 수 있지만 골수성장요소 약제의 개발로 시행이 가능해졌다.
- 주입경로: - 경구 투여
  - 정맥: 도관정맥, 메디포트(mediport), 펌프
- 장소: 병원입원, 외래, 집. 최근 입원은 적다
- 모든 약물치료는 적절한 효과를 얻기 위해 예약을 지켜야 한다. 혈액검사상 백혈구(중성구)수와 적혈구수 또는 혈소판수치가 적으면 치료지연을 할 수 있다. 2주 후 재검해 본다
- 항암제치료로 치유율을 50%증가시키고 재발율도 60%에서 20%로 감소된다. 특히 50세 이전이 50세 이후보다 더 효과적이다.

항암제 투여 후 검사

일차치료 후 모든 다음 치료는 환자의 백혈구가 정상수준으로 다시 돌아왔는가와 면역

체계가 다음 용량을 충분할 만큼 강한 가를 결정하기 위해 채혈부터 시작한다. 만약 전 번치료가 너무 많은 혈세포를 파괴하였고 충분히 수리 안되었다면 의사는 혈세포가 재 생되기 위해 여분의 시간을 주기 위해 1–2주 정도 치료를 연기할 수 있다. 그렇지 않으 면 환자의 면역체계가 너무 낮아 심한 감염이 되기 쉽게 된다. 환자는 매우 실망할 수 있으나 생명위협 가능성의 감염 때문에 의사가 주의 깊게 조정하는 것은 기쁜 일이다.

혈세포와 항암제 관계: 골수가 가장 중요한 독성 조정이다.

* 적혈구: 조직으로 산소 공급한다: 수혈,단백질과 철분 공급 –고기, 콩

* 혈소판: 혈응고 도운다: 수혈

* 백혈구: 면역체계의 한 부분으로 감염과 투쟁한다. 빠르게 너무 감소하면 위험하다.

　　　　– 입원: 감염 치료 또는 예방

　　　　– 뉴라스트,뉴포젠,류킨 등 백혈구 상승시키는 약제사용

◎ 암종류에 따른 항암제치료 약제

　* 유방암

　　1. 알킬레이터(alkylator)

　　　- DNA와 직접 결합하여 DNA 복제를 방지한다.

　　　- 사이톡산(사이크로포스파마이드)

　　2. 안트라사이클린(anthracycline)

　　　- DNA복제를 금한다.

　　　- 아드리아마이신(독소루비신), 엘렌스(에피루비신)

　　3. 탁산(taxane)

　　　- 세포분열 정지를 유도한다.

　　　- 탁솔(파클리탁셀), -탁소테어(도세탁셀)

　　4. 항대사물질(antimetabolite)

　　　- 메토트렉세이트, 플루오로우라실

　　　- 새로운 DNA합성에 필요한 효소를 정지시킨다.

* **대장암**

    1. 플루오르파리미딘: 5FU. 아페시타빈

    2. 이리노티칸

    3. 옥살리프라틴

    4. 세툭시맙, 베비시주맙-표적치료 .

    5. 류코보린

* **폐암**

    1. 플라티넘: 시스플라

    2. 탁산

    3. 비노렐빈

    4. 애토포사이드

    5. 젭시타빈

    6. 제피티닙(이레싸) 어로티닙(타세마) 베바시주압-표적치료

    7. 니보루압, 펜브로리주압, 아테조리주압-면역치료

항암제치료 준비는 어떻게 하나

- 수 일 내지 한 주 휴업 - 직업이 있는 경우 치료준비 및 치료수행을 위해 권유된다.

- 치과방문-치아 감염예방, 구강통증과 구강건조 관리 등을 점검한다.

- 자궁경부 세포검사를 한다.

- 심장검사-아드리아마이신, 허셉틴 사용 경우에 시행한다.

- 가발 구입-탈모에 대비한다.

- 치료시작 전 준비사항은 무엇인가

- 병원으로 왕래할 운송수단을 정한다.

- 어린 자식의 돌봄 요청을 확인한다.

- 가정에 수일간 먹을 음식을 준비하고, 상할 수 있는 식재료와 조리한 음식 등은 냉동한다.

- 하루 8-10컵의 물을 섭취한다.

- 출발 전에 치료에 동행할 동반인을 미리 구한다.

항암제치료 중 또는 후의 식사요령

- 암 예방을 위한 식사와는 달리 높은 열량 요구가 있고 식욕부진이 동반되므로 고기 단백질과 좋은 지방이 많이 포함된 영양가 있는 음식이 필요하다. 그러나 과체중이나 비만은 오히려 불리하다.
- 혈액검사에서 백혈구 수치가 낮으면 날 것 또는 요리 안된 고기나 계란 또는 상점 음식을 피하고 주로 야채와 과일을 깨끗이 씻고 껍질을 벗기고 먹는다.
- 가정에서 취급하는 안전한 음식물을 사용한다.
- 물을 하루 6-8번 정도 많은 양을 마신다. 약물의 신장배설을 촉진한다.
- 입안이 아프면 산성 음식물은 피한다.(감귤류, 레몬, 오렌지 등)
- 술을 피한다.
- 의사의 지시없이 아무 약물이나 영양보충제, 비타민, 한약 등의 사용은 금하는 것이 좋다.
- 항산화제는 암 예방에 유효하나 항암제치료 중에 암 세포의 살해능력이 감소되므로 피한다.

항암 치료 동안 음식물 섭취는 어떻게 하나

- 물을 많이 마신다. - 치료 후 24-40시간 동안 화학물질을 배설시키는 역할
- 금주한다.
- 먹기 편하고 소화되기 쉬운 편안한 음식물을 오래 씹는다.
- 배고플 때보다 시간에 맞추어 먹는다.
- 치료가 한 시간 이상 걸리거나 병원이 멀면 건강한 음식과 가벼운 음식을 섭취한다.
- 세균이 많이 포함된 것 같은 비위생적 음식물은 피한다. 항암제치료 동안 면역반응 저하로인한 백혈구수치의 감소로 감염 위험도가 증가한다.

항암제치료가 월경에 미치는 영향은 무엇인가

- 생식계에 영향을 미쳐서 일시적 또는 영구적으로 폐경이 올 수 있다.
- 난소에 영향을 주어 불임 유발-나이가 들수록 증가한다.

- 폐경은 월경주기 소실과 안면홍조가 있으면 의심한다.
- 항암제치료 중 임신을 피하기 위해 비호르몬 피임법(예:콘돔)을 사용한다.

항암제치료 중 주의사항은 무엇인가

- 저백혈구증에 의한 감염을 예방한다.
- 백혈구수치(중성구)를 주기적으로 확인하여 감소여부 조사한다.
- 2,000개 이하의 수치에는 백혈구 생산촉진제를 사용하여 백혈구수치를 증가시킨다.
- 열이 있으면 응급실로 바로 방문한다.
- 휴직이나 격리는 필요없다.
- 바이러스 감염예방: 손 씻고 얼굴 씻어 코와 목에 바이러스 침입 막는다.
- 감기: 기관지염 있으면 항생제 투여한다, 단순한 감기로 치료를 중단할 필요는 없다.
- 먹는 음식: 가벼운 음식, 치료 전후 물 많이 마신다. 밥맛은 4주 후 회복된다.
- 건전한 성생활은 가능하다.
- 치과: 염증치료는 항암제치료 시작 전 또는 후 1-2일에 가능, 치석치료술은 항암제 치료 끝난 후 시행한다.
- 자궁질검사: 항암제치료 끝난 수개월 후 시행한다.
- 예방접종: 독감은 항암제치료 1-2주 후, 폐렴은 2-6주 후 면역증강을 위해 시행해야 한다.

3. 부작용

거의 대부분의 항암제는 부작용을 초래하는데 혈액수치의 변화나 탈모,구역,구토 같은 신체증상을 일으킨다. 의사는 치료 전, 치료 중, 치료 후 경험하는 부작용에 대해 충분히 설명해야 한다

항암제의 목적은 암 세포를 죽이는 것이다. 그러나 정상세포도 피할 수 없이 죽이게 되는 것이다. 가장 흔한 부작용은 골수내 줄기세포(성숙 적혈구, 백혈구, 혈소판)를 지속적으로 생산하는 부위에 손상이다. 필요 시 골수이식술이 필요할 수 있다.

흔한 부작용: 일시적 또는 장기적

• 심근 손상	• 간독성	• 피부염	• 폐경	• 장염
• 발적피부	• 폐손상	• 빈뇨	• 변비	• 탈모
• 발기부전	• 정맥염	• 소양증	• 신손상	• 피로
• 골다공증	• 백혈구감소증	• 식욕부진	• 쇠약(체중근육)	
• 혈소판감소증	• 림프수 감소증	• 근손상	• 구역, 구토	
• 신경손상	• 구강염	• 불임	• 혈액응고장애	• 방광염
• 배뇨장애	• 빈혈	• 설사		

암 세포 뿐 아니라 몸의 빨리 성장하는 세포에도 영향을 준다. 항암제의 가장 흔한 부작용은 이 세포의 파괴나 독성을 설명한다.

- 털: 얇아지거나 소실, 머리와 몸
- 위장선: 식욕변화, 구역, 불규칙 소화, 구강통, , 목안 건조
- 적혈구, 백혈구, 혈소판(골수): 감염과 병이 잘 발생(면역억제와 면역손상), 빈혈, 출혈경향
- 피부: 건조, 색소변화, 태양민감
- 난소: 폐경증상, 일시적 또는 영구적

대부분 치료 끝난 후 정상적으로 돌아오나 난소는 나이와 상관이 있다. 혈액은 정상적이 되어야 다시 약제투여해야 한다.

부작용에 대한 질문사항

- 무슨 부작용이 생기나
- 장기간 부작용은 무엇인가
- 부작용을 피하거나 막을 방법은 없는가
- 부작용이 치료효과를 방해하나
- 내가 알아야 할 부작용은 무엇인가
- 치료가 일상생활에 영향주는 것은 무엇인가
- 부작용 발생이 치료과정에 좋은가 나쁜가
- 언제 부작용이 생기나
- 탈모는 되나

장기별 부작용

▶ 일반: 피로,식욕부진,구역,구토,악액질

▶ 골수와 면역계: 정상 수치의 감소, 혈소판치; 감소,백혈구치 감소, 중성구수 감소, 림
　파구치 감소, 적혈구치 감소

▶ 내분비선: 호르몬생산 저하

▶ 눈: 결막염, 안구건조, 과도누액, 시력소실 또는 비정상 색시

▶ 여성성기: 난소–수정, 호르몬생산 저하, 홍조, 월경기능 약화, 질–건조

▶ 소화관: 구강–궤양성구강염, 치아와 잇몸 손상

  • 이하선–구강건조증　　• 식도–삼킴 장애

  • 위–위염　　　　　　　• 장–설사, 혈변, 장염, 변실금

▶ 심장: 심근증, 심낭염, 부정맥, 심관상동맥 손상

▶ 신장, 방광: 방광염, 빈뇨, 뇨통, 뇨긴박증, 혈뇨, 요실금

▶ 간: 간기능 비정상, 간염, 간정맥폐쇄질환

▶ 폐: 호흡곤란, 늑막염, 건조기침, 기관지자극, 폐섬유화, 폐렴

▶ 남성성기: 불임, 수정, 성기능 장애

▶ 신경계

  • 뇌–집중 소실, 기억력 장애

  • 귀–청력 손실.　　　• 냄새, 맛–비정상 또는 소실

  • 말초 또는 척추신경–신경염, 신경기능 소실–마비

▶ 피부: 적색변색, 감염, 소양증, 피부염, 탈모, 피부건조

▶ 정맥: 정맥염, 정맥혈전

▶ 연조직, 근육: 근 허약, 반흔(섬유), 근 질환

항암제치료 반응의 평가

암이 전이되어 고식적 항암화학요법을 받는 경우에 종양의 항암제에 대한 치료반응은
다음의 4가지로 구분한다(보조항암화학요법에는 해당하지 않음)

– 완전반응은 암종양의 완전한 소실(영상에서 종양이 소실되어 전혀 보이지 않음)

– 부분반응은 암종양의 크기(길이의 합)가 30%이상 감소하는 경우

– 안전반응은 암종양의 크기가 변함없는 것

– 진행반응은 암종양의 길이의 합이 50%이상 증가하는 것으로 항암제의 효능이 없다
고 판정이 되는 경우임.

반응평가는 통상적으로 6–12주 간격으로 영상(컴퓨터단층사진)으로 한다. 완전반응이나
부분반응인 경우에는 동일한 항암제의 투여를 계속할 수 있고 진행반응인 경우에는 다
른 약제로 바꾸게 된다. 안전반응은 통상적인 경우에는 동일한 약제를 지속적으로 사용
하나 환자의 상황에 따라서는 다른 약제로 변경할 수 도 있다.

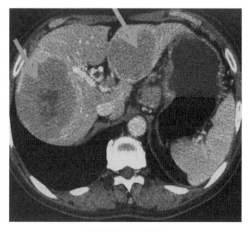 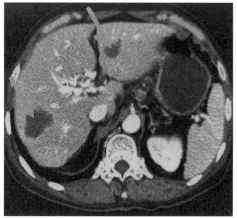

항암화학요법 시행전   항암화학요법 시행후

간전이에 대한 항암제치료의 효과

항암제치료의 질문

– 항암제치료의 목표는 무엇인가

– 어떤 종류의 항암제치료인가

– 항암제치료의 이익과 위험은 무엇인가

– 항암제치료는 어떤 계획표로 시행받나

– 항암제치료에 대한 정보문서가 있나

- 어떤 약제를 주로 사용하나

- 항암제치료 전 또는 중 어떤 검사들을 받아야 하나

- 항암제치료를 얼마나 오래 받아야 하나

- 항암제 약가는 비싼가. 보험이 되나

- 치료 간격은 얼마이고 한번 치료는 얼마나 걸리나

- 항암제치료 후에도 다른 치료가 필요하나

- 항암제치료 받는 중의 느낌은 어떤가

- 치료 약제는 경구복용인가 정맥주사인가 또는 병용인가

- 치료 중 어떤 신체변화를 보고해야 하나

- 치료 동안 식사는 어떻게 먹나

- 치료 동안 피해야 할 약제는 무엇인가

- 치료 동안 운동은 어떻게 하나

- 치료 동안 일을 할 수 있나

- 치료 동안 가족간에 서로 주의사항은 있나

- 항암제치료가 면역계에 영향을 주나

- 치료 중.후 어떤 부작용을 경험하나

- 부작용에 대해 대처방안은 어떤 것인가

- 머리털은 어떻게 되나

- 치료 중 또는 치료 후 운전할 수 있나

- 감기 걸려도 항암제치료가 가능한가

- 항암제치료 중 독감이나 폐렴 예방접종해도 되나

- 치료 동안 월경이 지속되나, 중단되면 언제 돌아오나

- 치료 동안 피임해야 하나

- 치료 후 수정할 수 있나

- 항암제치료 전 수정전문가를 미리 만나야 하나

- 치료 후 얼마나 자주 추적검사를 받아야 하나

- 치료 후의 약효과나 반응여부는 어떻게 평가하나

- 항암제치료의 임상시험의 참가가 가능한가

CHAPTER 15 표적치료·면역치료·호르몬치료

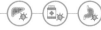

1. 표적치료

최근 분자의학이 암에 눈에 띄게 놀랍게 강한 영향을 준다. 세포가 암 세포가 되기 위한 4가지 큰 계통에 비정상기능이 있어야 한다.
1) 제한 없는 복제 가능성, 잠재력
2) 성장신호에 자급자족
3) 항성장신호에 무감각, 둔감
4) 면역회피
5) 조직 침투와 전이
6) 지속적 혈관재생
7) DNA 복구유전자 결핍
8) 차별화된 대사기전
9) 염증에 의한 촉진

분자의학의 발달로 암의 발생기전이 점차 밝혀지고 있다. 일반세포와 다른 암의 특성들이 밝혀지면서 이러한 신호전달체계를 선별적으로 차단하는 약제들이 속속 개발되었고 이러한 치료적 접근법을 표적치료라고 한다.

표적치료(Target therapy)는 세포내 암의 성장과 진행에 관여하는 연체조직세포, 염증세포, 혈관, 다른 상피세포 등 주위조직 또는 미세환경의 생체물질, 특수단백질을 표적으로 하여 그 기능을 억제시켜 특별한 성장요소인 성장신호 전달경로를 차단시킴으로 건강세포에게는 최소한의 손상을 주면서 암의 성장과 퍼짐을 막는 역할을 한다. 표적치료는 암에 대한 개인적 유전과 변이와 이에 따라 생기는 결손적 단백질의 변화출현을 혈액이나 조직검사 상의 정보를 사용하여 적절한 표적존재를 찾아야 한다.

표적치료는 세포독성인 항암제치료와 달리 세포정지의 분자표적치료이므로 암진행을 늦추어 생존기간을 증가시키고 정상세포에 대한 독성부작용이 적어 삶의 질을 높인다. 표적치료는 특수분자표적에 상호작용으로 암을 공격하여 성장을 차단하고 항암제치료는 암에 직접 강한 공격으로 암살해를 하는 것으로 가장 효과적이 되기 위해서는 두 가지 치료를 병행하는 것이 좋다.

1) 표적치료의 작용 종류: 암 세포의 기능이나 과정을 중단

* 신호전달 차단제: 가장 흔한 표적치료제이다. 신호전달에 참여하는 회학적 분자의 활동을 차단, 세포가 주변환경의 신호에 반응하는 과정에서 일부 암의 부적절한 신호전달을 차단하여 암 세포의 성장과 분열을 정지시킨다.

* 신생혈관생성 억제제: 혈관내피 성장인자의 작용을 방해, 암 세포에 영양을 공급하는 혈관형성을 도우는 신호를 정지시켜 혈관이 종양으로 성장하는 것을 차단한다.

* 독성분자전달 단일클론항체: 독성항체에 연결된 화학물질, 방사선 같은 독성분자가 세포에 흡수되어 암 세포를 살해 한다.

* 세포사망 유도제: 비정상 단백질을 변화시켜 정상세포의 세포사멸 과정을 유발시켜 암 세포 사망 초래한다.

* 호르몬요법: 신체가 호르몬생성을 막거나 호르몬의 작용을 방해하여 호르몬성 암의 성장을 늦추거나 중단시킨다.

* 면역요법: 면역계를 활성화시켜 암 세포의 파괴를 촉발한다. 단일클론항체도 일부 면역요법이다.

* 유전자 발현 조절제: 암 세포내 유전자발현을 조절하는데 역할을 하는 단백질의 기능을 변형시키는 작용을 한다.

2) 표적치료의 적응

• 수술 후 남은 암 세포를 파괴시키기 위해

- 진행성 암, 다른 치료에 반응 안하는 암, 또는 재발암의 치료를 위해
- 진행암의 재발을 방지하도록 유지 치료를 위해
- 일차치료 또는 방사선치료와 병합치료를 통한 효과증대를 위해

표적치료는 표적정보가 되는 특수유전자변이가 있어야 한다. 표적변이가 없으면 표적치료가 안되고 또 표적이 있다고 약물에 반응하는 것은 아니다. 다른 치료에 반응이 없으면 시행할 수도 있다. 표적치료의 의존기간은 암 종류와 진행, 표적치료 종류, 치료반응에 의존한다. 수개월이 걸릴 수 있다.

3) 표적치료 대상 암

대장암, 유방암, 자궁암, 폐암, 난소암, 흑색종, 백혈병, 림프종, 골수암 등이 있지만 최근 차세대 염기서열분석에 의해 원발 부위를 불문하고 적용이 가능하다.
- 표적치료는 복잡 복합적이고 항상 효과적이지는 않다(30% 성공률). 치료반응도 일시적 일 수 있다. 표적치료는 항암제 개발의 주 연구대상으로 이미 200여개의 약제들이 FDA 승인을 받고 사용되고 있다.

4) 암 치료의 차이점

- 표적치료는 암과 관련된 특정분자표적에 작용, 항암제치료는 빠르게 분열하는 정상 및 암성세포에 작용
- 표적치료는 의도적으로 표적과 상호작용하도록 선택 설계, 항암제치료는 세포를 죽이기 때문에 확인
- 표적치료는 종양세포증식을차단, 세포증식형(cytostatic), 항암제치료는세포독성(cytotoxic)

5) 표적요법의 종류

(1) 단일클론 항체: 암 세포 외부 또는 표면의 특정표적을 차단하거나 표적이 암주변 영역에 있다. "맙". 치료용 항체. 실험실에서 생산되는 단백질이나 정맥 또는 피하 주사용이다.

- 상피성장인지 수용체

* 트라스트주맙(허셉틴): 유방암, 대장암　　　* 베비시주압(아바스틴): 대장암, 난소암

* 세툭시맙(어비툭스): 대장암, 두경부암　　　* 리툭시압(리툭산): 림프종

- 혈관신생 억제제

* 베비시주압(아바스틴)

- 항 CD20 단일클론항체: 항분화집단 군락

* 리툭시압(리툭산)

(2) 소분자 약물: 세포내부의 표적을 목표로 암 세포의 증식 및 확산을 돕는 신호전달 과정을 차단한다. "닙". 경구용이다.

- 티로신키네제 억제제: 신호변경 억제제 효소그룹이 암 세포의 성장 번식, 퍼짐의 신호차단

* 아마티닙(그리벡): 백혈병, 위장관 간질종양

* 제피티닙(이레타): 폐암

- PARP억제제: PARP단백질이 암 세포에서 손상된 DNA복구 막는다. 암 세포 수리를 방해한다.

* 오라파닙: 난소암

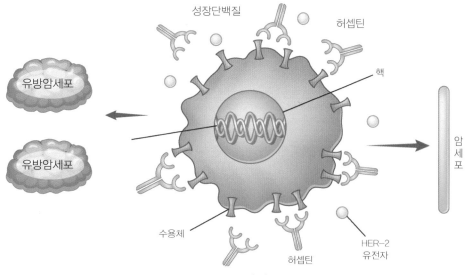

표적 치료

표적치료제(허셉틴)가 성장단백질 대신 수용체와 결합하여 세포의 분열과 성장 차단

6) 표적치료의 합병증

- 피부문제: 발적, 건조, 손톱변화, 모발탈색, 알러지, 발열
- 혈액응고와 상처치유 문제   • 고혈압   • 장천공   • 설사

질문사항

- 표적치료가 나에게 사용 가능한 지 여부

- 어떤 표적치료를 추천하나

- 표적치료로 암에 어떤 기대를 할 수 있나

- 표적치료를 어떻게 시행받나

- 얼마나 자주하나

- 얼마나 오래 받나

- 부작용은 무엇인가

- 어디에서 치료받나

- 가격은 얼마인가

- 성공률은 얼마나 되나

- 나의 면역체계에 영향을 주나

- 임상시험 가능한가

- 효과가 있는지 무엇으로 아는가

2. 면역치료

면역치료(immunotherapy)는 인체의 면역체계를 자극하고 활성화시켜 자가면역력을 높여서 면역세포가 암 세포를 공격하도록 하고 사람이 만든 면역단백질 같은 면역계의 인공자극인자를 주어 암과 싸우는 면역계의 자연적 능력을 향상시키는 치료이다. 암과 싸우기 위해 개인 면역계의 일정한 부분을 사용한다.

◎ 면역요법 효과: 면역계 자극
- 면역체계가 암 세포 파괴에 더 잘 작용하도록 면역계를 증진한다.
- 암 세포의 성장을 중지 또는 둔화시킨다.
- 암이 신체의 다른 부위에 퍼짐을 막는다.

◎ 면역계의 세포
- B세포: 항체를 만들어 세균이나 바이러스와 싸운다.
- T세포: 면역계 통제를 도우고 B세포가 항체를 만드는데 도우고 비정상세포를 공격한다. 림프절, 골수, 흉선, 충수돌기, 비장

1) 면역치료의 형태

(1) 암에 대해 면역계가 직접 활동하도록 돕는다.
① 점검 점 억제제(check point inhibitor)
T세포 억제에 관여하는 면역점검점 단백질의 활성을 차단하면서 T세포를 활성화시켜 암 세포 공격
② 입양세포 전이(adoptive cell transfer)
인체 T세포를 강화변형 시켜 다시 체내 주입으로 세포성면역 강화. NK세포 치료제, T세포 치료제, CAR-세포치료제
③ 치료용 단일클론 항체
치료용 항체-약물 결합체가 암 세포와 결합하여 약물이 유리되어 암 세포 공격: 표적치료
④ 암 치료 백신
암 세포가 가지고 잇는 종양특이항원을 환자에게 투입하면 면역체계를 활성화시킴으로 체내 면역기능이 활발하게 되어 암 세포 공격
비특이 백신: HPV, HB

(2) 체면역계가 암과 싸우도록 면역반응을 항진한다.

비특이면역 치료

- 사이토카인: 신체세포에서 만들어진 단백질, 수동적 면역요법
- 알파인터페론; 면역계가 암과 싸우도록 돕고 암 세포의 성장을 늦춘다
- 인터루킨: 항암 T세포 자극한다. 암을 한다. 면역계가 암을 파괴하는 세포를 생산하도록 돕는다.
- BCG: 능동적 면역요법

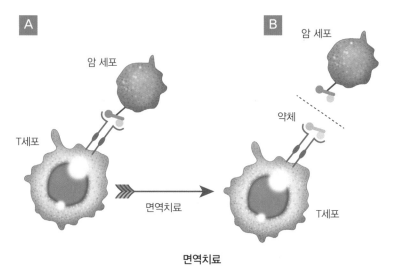

면역치료
A. 암세포가 T세포와 결합하여 T세포의 면역활동을 해제
B. 면역세포약제로 암세포의 T세포의 면역활동 해제를 차단

2) 면역치료 시행의 암 종류
두경부암, 방광암, 신장암, 흑색종, 백혈병, 림프종, 폐암

3) 면역치료제의 종류

* 이프리무맙(에이보이)　　* 펜부로리주맙(케이트루드)

* 니보루맙(오피디보)　　* 아테졸리우맙(테세트리그)

* 아벨루맙(비벤시오)　　* 두루알루맙(인판지)

- 면역치료는 매 2-3주 정맥주사하며, 치료기간은 1년으로 휴식기가 있다.
- 부작용: 피로, 피부발진, 설사와 복통 문제, 두통, 관절통, 호흡장애, 기침
- 일부 암은 일차적으로 항암제와 병용시행하여 40-50%까지 반응률을 높일수 있다.
- 대부분은 진행암 또는 재발암에 시행한다. 효과적으로는 장기간 늦게까지 지속되나 반응률이 20-30% 정도로 낮고 약제가 고가인 단점이 있다. 앞으로 적용암의 종류, 효과, 약 가격에 대한 더 많은 연구가 필요하다.

질문사항

- 나의 치료계획에 이용이 가능한가
- 얼마나 오래, 자주 행하나
- 임상시험도 적용이 가능한가
- 가격은 비싼가
- 면역치료를 어떻게 받나
- 일차치료로도 사용이 되나

- 어느 면역치료를 추천하나
- 부작용은 어떤 것이 있나
- 효과는 어떻게 아는가
- 다른 약제와 병합투여도 가능한가
- 면역치료가 일상생활에 영향을 주나

3. 호르몬치료

내분비계통의 세포성장에는 호르몬이 필요하고 암 세포도 호르몬이 있어야 성장을 더 잘 할 수있다. 호르몬치료(Hormonal therapy)는 암의 호르몬환경을 변화시켜 즉 체의 암 성장을 도우는 자연적 호르몬을 차단시켜 암이 줄어들도록 하는 치료이다.

호르몬치료는 항암제치료나 방사선치료 같은 방법으로 삶을 붕괴시키지는 않는다. 호르몬치료는 보통의 활동을 하도록 허가하고 평소처럼 보이도록 하고 거의 정상처럼 느끼도록 한다. 환자들은 호르몬치료를 유지의 종류 즉 "좋아지도록 보다는 좋게 머물도록"하는 것으로 생각한다. 특히 호르몬 관계, 즉 유방, 난소, 전립선암에 많이 인지되어 있고 효과적이면서도 독성이 적은 대용 약물이다. 유방에는 에스트로겐제재, 전립선에는 테스토스테론이 있다.

유방암에서 에스트로겐과 프로게스테론 호르몬의 상승이 암 발병을 증가시키므로

에스트로겐 효과를 차단 또는 에스트로겐 양을 줄이는 조치를 취하는 것이다. 생활습관, 유전, 외부에스트로겐 노출이 유방암 발병에 영향을 끼친다.

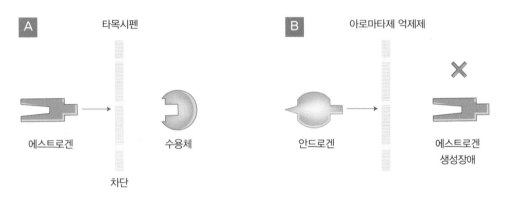

유방암 호르몬 치료: 타목시펜
A. 호르몬치료 약제인 타목시펜이 에스트로겐의 수용체결합을 차단하고 대신 결합하여 암발생 감소
B. 아로마타제억제제가 안드로겐이 에스트로겐으로 전환되는 것을 차단

1) 유방암의 호르몬치료
- 이 호르몬이 있어야 성장하는 의미의 호르몬이 결합하는 부위인 세포의 호르몬수용체 양성일 때 효과가 있다.
- 호르몬효과를 차단 또는 줄이는 조치로 암 예방 목적으로 시행
- 수술 후 암재발 또는 전이의 경우의 전신요법으로 시행
- 보조치료로 시행하거나 때로는 신보조요법으로 3-6개월 시행
- 항암제치료 후 호르몬치료 시작한다: 타목시펜, 아로마타제 억제제
- 호르몬치료는 5-10년간 사용한다.
- 호르몬치료의 효과반응을 6-8주 기다린다.

2) 호르몬치료의 부작용
- 피로
- 폐경 증상
- 위장 장애
- 경한 탈모증
- 근육과 골 변화
- 체중 증가
- 두통
- 기억력 장애

질문 사항

- 호르몬치료를 추천하는 이유는 무엇인가
- 호르몬치료의 효과를 어떻게 아는가
- 어떤 종류의 암에 호르몬치료를 권하는가
- 호르몬치료의 부작용이나 위험은 무엇인가
- 호르몬치료는 얼마나 오래 시행하는가
- 호르몬치료는 다른 치료와 병합시행해도 되는가
- 호르몬치료 약제는 어떻게 투여하나

정밀의학(precision medicine)의 시대

최근 암에 대한 치료는 분자의학적 분석과 함께 환자마다 다른 유전적, 환경적 요인과 질병경력, 생활습관 등을 사전에 인지해서 환자에게 적절한 약과 용량을 알맞은 시기에 사용하고 있다. 환자별 최적화된 치료법을 제공하는 포괄적 개념의 연구와 의료행위인 정밀의학 또는 이전의 용어인 맞춤의학(personalized medicine)으로 바뀌고 있다.

16 방사선치료

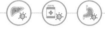

방사선치료(radiotherapy)는 눈에 보이지 않는 광선의 고에너지 방사선을 이용하여 표적부위의 조직세포의 성장분열 능력을 상실하게 하여 암 세포를 죽이는 국소치료법이다. 일반 X-선촬영이나 전산화단층사진 등의 단순촬영보다 약 1,000배 더 높은 에너지의 방사선으로 암 세포에 손상을 주어 제거하는 방법이다. 현재 방사선치료는 선형가속기(linear accelerator)를 주로 사용하며 이 장비에서는 엑스선과 전자선이 나오는데, 이 중 엑스선은 침투력이 좋아 직장암, 폐암 등 심부의 치료에 사용하고 전자선은 유방암, 피부암 등의 표피부위의 치료 또는 2차 치료에 사용한다.

방사선치료 전 환자의 전신 건강상태, 질환의 국소적 혹은 전신적 진행상태, 치료목적, 치료효과, 치료에 따른 후유증 등을 종합적으로 검토하여 시행한다.

- 치료 목적상의 종류와 장단점
1) 암소실의 완치를 목적으로 하는 일차 근치적 방사선치료, 항암제치료와 병합치료도 한다: 폐, 항문, 후두, 전립선, 뇌, 자궁경부
2) 수술 전 암크기 축소를 위한 신보조방사선치료
3) 수술 후 남아 있을 가능성의 암제거를 위한 보조방사선치료
4) 국소림프절 전이의 방사선치료
5) 암 증상이나 통증들의 경감을 위한 고식적 방사선치료

- 장점
- 통원치료 가능하나

- 일일치료 시간: 5-10분으로 짧다.
- 수술에 비해 해당 장기의 기능을 보존한다.
- 치료부위 이외의 전신 부작용이 적다.

• 단점
- 수 주에 걸친 분할치료로 인해 전체 치료기간이 길다.
- 병원 가까이 거주해야 하고 타지역은 힘들다.
- 허용량이 정해져 있으므로 병기나 종양위치에 따라 충분한 방사선치료가 어려울
  수 있다.
- 방사선에 의한 이차성 종양이 생길 수 있다.

1. 방사선 치료

방사선 전달에는 외부광선 방사선과 내부광선 방사선으로 나눈다.

외부방사선치료(External irradiation)는 가장 많이 사용하는 표준치료로서 X선 광선이 선
상가속기를 사용하여 눈에 보이지 않고 통증없이 피부를 통해 종양부위로 조사된다.

내부광선 또는 근접방사선 치료는 방사선을 발생하는 방사선동위원소를 간단한 처
치로 종양부위에 가능한 가깝게 위치시켜 종양부위에만 집중적으로 방사선을 조사하
는 일시적 또는 영구적 방법으로 비교적 작은 암의 암부위에만 제한적 방사선량으로
짧은 기간에 부분적으로 근접치료하는 가속부분 방사선치료이다. 실제 사용은 비교적
한정적이고 드물다(유방암, 갑상선암, 골종양, 자궁암, 두경부암, 전립선암). 치료 중 방문객은 제한
해야 한다.

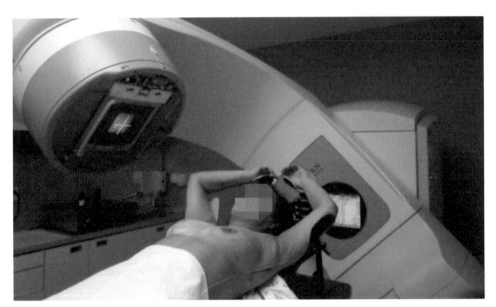

유방암 방사선치료

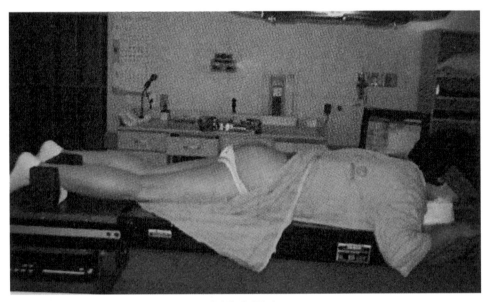

직장암 방사선치료

외부 방사선치료의 원리

평생 한번 기회의 방사선치료는 신체 어느 부위에 평생에 한 번만 받는다.

방사선치료가 끝나면 최대량의 X선이 건강조직에는 안전하게 주어지므로 건강조직세포의 DNA을 수리할 수 있다. 그러나 암 세포를 죽일 정도의 용량이면 다음의 방사선은 건강조직세포를 영구히 위험하게 한다. 따라서 수리할 수 없게 된다.

방사선치료는 세포성숙 주기의 다른 단계에 다른 세포에 수 주간 작용한다. 방사선치료 후 생체적 변화에 의한 암 세포 사망의 방사선치료 효과는 천천히 3-4주 후에 나타나지만 치료 끝난 후에서 수주 또는 수개월 지속된다. 조사된 암종괴는 서서히 축소되고 치료가 끝난 후에도 완전히 소멸되지 않을 수 있다. 따라서 치료 중 종양의 상태를 점검할 필요도 없고, 치료 후 1개월 이상 지난 후 종양의 반응을 진단 하에 시행했던 신체검사나 영상검사 등을 통해 평가한다.

여러 종류의 암에는 방사선치료와 항암제치료를 병용으로 시행한다. 방사선치료의 국소부위 제거와 항암제치료의 전신치료로서 많은 암 세포를 살해할 수 있고 방사선치료의 효과도 늘일 수 있으므로 성공의 기회도 증가하나 부작용은 더 증가할 수 있다. 방사선치료와 항암제치료는 서로 다른 각각의 표적과 작용이 있기 때문에 서로 교환하거나 대체될 수는 없다. 항암제치료가 암경험을 통해 정신적, 신체적 불굴정신을 검사한다면 방사선치료는 오히려 반대효과를 가진다. 항암제치료는 환자가 아주 기분좋게 느낄 때 비참하게 느낌으로서 아픈 것을 기억하게 한다. 그러나 방사선으로 X선 같이 단순한 것으로 암을 제거할 수 있는지 의아해 한다. 항암제치료를 겪은 후 치료가 효과적으로 되기 위해 더 고통을 받아야 한다는 것을 확신한다. 편안하라, 방사선치료는 그렇게 나쁜 것은 아니다. 단지 약간의 피부자극과 피로와 감정적 충격이 있을 뿐이다.

최근 여러 암의 방사선치료는 근치적 목적인 경우에는 대개 수술 전 항암화학요법과 동시에 방사선치료를 한 후 수술을 시행하며, 만약 근치적으로 먼저 수술을 한 경우에는 수술 후 국소재발 방지를 위해 대개 항암화학요법과 함께 방사선치료를 한다: 직장암, 유방암, 폐암 등 대체로 수술 후보다는 국소 재발률이 더 적은 성적을 보이는 수술 전 방사선치료를 시행한다.

2. 수술 전후 방사선치료, 단독 또는 병용치료

1) 수술 전 방사선치료, 단독 또는 병용치료

(1) 장점
- 암의 크기나 침습정도를 줄여서 병기를 낮추고 절제를 쉽게 한다.
- 암의 크기를 줄여 장기보존술식을 가능하게 한다.: 폐암, 유방암, 후두암, 직장암
- 미리 수술부위의 암 세포를 죽여서 수술 중 암 세포의 퍼짐을 줄인다.
- 수술 후 방사선 치료보다 부작용 발생이 적다.

(2) 단점
- 병기를 미리 정확하게 알지 못하므로 필요없는 방사선치료를 하는 경우가 있다.
- 치료 후 곧 원격전이 소견이 발견되는 경우가 드물게 있다.-수술 전 방사선치료 후 6-8주 이상 경과 후 수술을 시행하는 것이 원칙이므로, 이로 인한 수술지연으로 환자에게 심리적으로 불안하게 할 수 있다는 점
- 일부 수술 합병증이 있다.
- 환자선택에 제한이 있다.

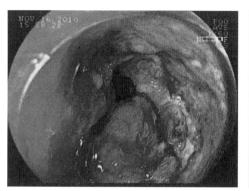
내시경을 통해 보이는 직장암

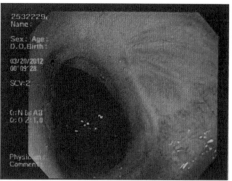
항암 방사선치료 후 암소실과
섬유화를 보이는 내시경 소견

수술 전 방사선치료의 효과. 직장암

2) 수술 후 방사선치료, 단독 또는 병용치료

(1) 장점

• 수술 후 4-6주에 시행하므로 병기를 확실히 알고 방사선치료의 대상이 되는 환자선
택을 확실히 할 수 있다.

• 방사선치료 부위를 수술로서 명확히 안다.

• 수술로서 환자의 육체적,정신적 안정감을 일찍 해결해 준다.

(2) 단점

• 골반내 방사선치료로 인한 소장과 골반장기의 손상으로 인한 부작용의 증가

• 방사선 용량증가에 의한 부작용의 증가

치료 방법

(1) 현재는 종래의 통상적 방사선치료보다 CT 주사(스캐너)를 이용한 3차원 입체조형
방사선치료(3D)가 근치적으로나 보조적 목적으로 주로 사용된다. 환자의 CT의 영
상정보를 컴퓨터로 처리하여 인체 내부장기를 입체적으로 재구성하고 이를 이용

해 방사선치료 계획을 세운다. 종양과 내부 장기의 정확한 위치를 할 수 있으므로 주변의 정상조직을 최대한 보장하면서 종양부위에 더 많은 방사선을 조사할 수 있다. 따라서 방사선치료의 부작용을 줄이고 궁극적으로 암의 완치율도 높일 수 있다: 전립선암, 폐암, 뇌암, 직장암

(2) 최근 시행이 증가하는 세기조절 방사선치료(intensive modulator radiotherapy, IMRT)는 3차원 입체조형 방사선치료보다 더 발전되어 정밀하고 조사량의 세기를 종양에는 고량, 정상에는 소량 자동조정하여 알맞은 선량을 분포하고 정상조직 손상을 적게한다: 전립선암, 폐암, 두경부암, 유방암, 직장암

(3) 정위 방사선치료(sterotactic radiotherapy)는 3차원 좌표계를 탑재한 정위적 고정기구를 이용해 한 회 또는 몇 회 걸쳐서 고용량의 방사선을 치료 부위에 조사하는 기법이다. 방사선치료가 한 차례만으로 끝나면 정위 방사선치료라고 부르는데 대표적으로 감마나이프치료가 이에 속한다: 양성 또는 전이성 악성뇌종양, 두경부종양

(4) 세기조절 방사선치료보다 더 발전된 형태의 영상유도 방사선치료(image guided radiotherapy)는 치료직전 치료자세의 정확한 위치확인을 통해 치료계획에 따라 환자의 종양에 방사선이 정확하게 전달되도록 하는 방법이다.

방사선치료의 발전 단계

전통적 치료→입체조영치료(3D-confron RT)→세기조절 또는 강도변조치료(IMRT)→정위방사선치료→영상유도치료(IGRT)

초기 유방암의 방사선치료는 통상 분할 전체유방조사법에서 소분할 전체유방조사법과 가속부분유방조사법으로 총 투여시간과 기간을 줄이고 일회 조사량을 늘리면서 일부분으로 치료범위를 축소시키는 방법으로의 시행이 증가되고 있다.

방사선치료의 목적

- 근치적 치료: 두경부암, 방광암, 항문암, 자궁경부암, 전립선암
- 보조적 치료; 사지육종, 직장암, 유방암
- 완화적 치료: 2/3 가량 사용, 전이부위 증상치료, 70-80% 효과

용량과 계획표

방사선치료의 회수는 주어지는 방사선의 전체 양에 의존한다.

• 방사선 종양의사가 종양의 형태와 크기, 복합치료의 사용에 따라 결정한다. 투여방법과 투여량이 다르다.

• 그레이(gray, Gy); 전체량과 각각의 량의 단위의 수를 의미한다. 1 Gy는 100 rad이다. 암 세포를 파괴하기에 주는 흡수에너지의 양을 정의한다. Gy는 방사선을 표시하는 표준단위이다

분활(fraction): 매일의 용량계획

예: 전체 60 Gy(보통 40-75 Gy)이 필요하면 매일 1.8-2.0 Gy로 분할이 필요

분할 이유는 많은 양의 투여에 따른 신체 위협을 감소시키기 위해 소량씩 분할하여 여러 번의 과정으로 나누어 주는 것이다.

(1) 암 세포가 방사손상을 축적할 시간을 허락한다.

(2) 치료에서 정상세포의 손상을 수리할 시간을 준다.

방사선치료는 단순하다. 수술 후 4주 후 5회/주, 6-7주 기간, 전체 35회, 4,500-6,000 방사량(150/일+추가-5-7일 1,600)

항암제치료를 시행하는 경우에는 항암제치료 끝난 후 3-4주에 시행한다.

3. 방사선치료팀

방사선치료팀의 구성은 어떻게 하나
- 방사선종양학과 의사 - 장치를 적절하게 작동시켜 방사량이 조사되도록 한다. 암 치료에 방사선사용에 훈련된 의사
- 의학 물리학자 - 방사량을 계산한다. 장비관리 유지
- 방사선 치료사 - 방사선치료의 위치 선정과 방사선 운반을 한다. 환자의 체위 조절과 장비 작동
- 간호사 - 치료 전 교육과 부작용을 설명한다.
- 방사선 측정사 - 방사선량 계산

4. 치료과정

실질적 치료를 시작하기 전 방사선치료팀이 방사선부위내 정상조직의 손상을 최소화하면서 암과 그 주위조직에 최소의 독성과 최대한의 암파괴가 되게 치료하기 위해 고안된 계획을 저에너지의 X선을 사용하는 모의기계로 시행한다. 이 치료팀은 영상연구의 결과와 환자의종양의 자연적 병력을 사용하여 조사해야 할 부위를 결정한다.

1) 치료 전
- 방사선종양학과 의사가 방사선치료의 시행 여부, 이익과 위험성을 설명한다.
- 방사선의 양, 조사부위, 동일한 부위의 치료 횟수가 중요하다.
- 모의치료 과정: 30분-1시간 소요
- 실제 치료 받을 때의 자세로 환자를 고정한다: 편안하게 누운 정지된 상태
- 조사부위를 정하고 모의치료기 혹은 CT 모의치료기를 이용하여 치료계획을 위한 3차원 영상을 획득한다.
- 매 회 치료에 동일한 부위에 조사할 수 있도록 환자의 피부에 잉크로 표시하거나 문신을 한다.
- 환자의 암의 유형과 단계,건강상태,치료목표에 따라 방사선 종류와 용량을 결정한다.

2) 치료 중

- 모의치료 후 2-4일에 조사부위 확인 후 시작한다.
- 선형가속기로 1 m 정도 떨어진 거리에서 방사선을 전달한다.
- 전체유방에 매일 1.8-2.0 그레이씩, 주 5회씩 5-6주간, 총 선량 45-50 그레이를 조사한다.
- 1회 치료시간은 10-15분 정도이다. 1-2분 투사한다.
- 전체유방조사 종료 후 종양이 있었던 부위로 범위를 축소하여 추가 치료 5-10회, 총 선량 10-20 그레이를 조사한다.
- 총 6-7주, 60-70 그레이 조사된다.

3) 치료 후

- 재발과 부작용 유무 확인과 처리를 위해 외래를 정기적으로 방문한다.
- 정상적 활동을 한다.
- 특별한 주의사항은 없다.

5. 방사선치료 부작용

방사선치료의 부작용은 무엇인가(유방암. 흉부).

부위에 관여되고 부위에 따라 다르다. 정상세포 손상이 문제이다. 방사선 관용용량 밑에 있어야 한다.

1) 기간별

(1) 단기간: 급성, 치료 중에 발생한다. 마지막 2주와 첫 2주가 심하다.

- 피부손상: 치료 시작 후 2-3주 후부터 발생한다. 홍반, 경도의 소양감, 탄력감소, 벗겨짐, 물집
- 피로
- 조사부위의 부종과 과민감각

(2) 장기간: 수개월 후 발생하거나 지속된다. 1-2%에서 발생한다.

- 흉부조직 섬유화와 위축 .피부혈관 확장증
- 방사선 폐렴: 건조한 헛기침,저절로 줄어든다.
- 림프부종: 액와 부위의 림프절절제술과 방사선치료 후
- 이식부위 방사선치료: 이식 후 방사선치료는 가능하나 낭포성 구축으로 외관상 변화가 좋지 않고 재건술을 방사선치료 후 시행하면 치유과정이 지연될 수 있다.
- 어깨 뻣뻣함
- 모유생산 장애
- 심장과 기관지 손상〈1%
- 이차암 발병.젊은층 〈1%

3) 부위별
- 뇌: 두통, 탈모, 구역/구토, 피로, 청력손실, 피부와 두피변화, 기억력과 발음장애, 발작
- 두경부: 구강인후 동통, 구강건조, 삼킴 장애, 맛의 변화, 구역, 이통(ear), 치아파괴, 잇몸과 목과 목구멍 부종, 탈모, 피부윤택 변화, 턱관절 경직
- 유방: 피부자극, 건조, 색깔변화, 유방동통, 유방부종(림프부종), 늑골골절, 방사선폐렴, 어깨와 팔의 신경손상
- 흉부: 목동통, 삼킴장애, 폐렴, 식욕부진, 기침, 호흡장애, 심장병
- 복부: 구역/구토, 복통, 설사
- 골반: 방광장애(방광염, 요실금, 뇨누공, 불임, 성생활 변화, 요도장애(동통, 배뇨장애, 혈뇨, 긴박뇨)

4) 증상별
- 혈뇨: 일시적
- 심근병변: 심장부위의 방사선조사
- 간독성: 복부조사 일시적
- 배뇨통: 골반부 조사
- 구강건조: 구강 침샘선 조사

- 피로: 가장 흔하다 주로 3주 이후.
- 절박뇨: 일시적
- 탈모: 방사부위, 고용량-영구적
- 발기부전: 일시적 또는 영구적
- 변실금, 요실금: 일시적 또는 영구적
- 장염증: 만성은 장폐색증
- 방광염: 방광 손상, 암증상일 수도 있다.
- 직장염: 골반부 조사 일시적 지속적
- 피부염: 발진, 수포, 광선민감, 일시적
- 백혈구수 저하증: 골수손상, 일시적
- 구강염: 방사선치료, 항암제치료, 일시적
- 여자: 불임(난소)-폐경, 질 건조증이나 협착

  남자: 불임(정자수 감소, 정액 감소)

질문사항

  – 피부손상은 없는가, 있으면 관리는 어떻게 하는가

  – 방사선치료를 같은 부위에 몇 번 받아도 되는가

  – 성형수술 전 또는 후에 방사선치료를 하는가

  – 방사선치료 후 주위 사람에게 영향이 있는가

  – 방사선치료가 효과적인지 어떻게 아는가

  – 방사선치료 기간에 운동을 해도 되는가

  – 방사선치료로 암이 생기지 않는가

  – 다른 치료와 병행이 되는가

  – 방사선치료 중 신체의 다른 부위는 보호되는가

  – 치료비용은 어느 정도 인가

  – 치료 중 음식물 섭취는 어떤가

  – 정상활동 가능한가

  – 방사선치료 중 성생활은 가능한가

- 직장 일을 해도 되는가
- 효과는 어떻게 아는가: 검사, 증상
- 임신 중에 안되는가
- 정기검사는 얼마나 자주 하나
- 얼마나 많은 방사선치료를 받나
- 치료 중 아픈가
- 치료동안 목욕이나 비누사용에 제한이 있나
- 치료동안 방향제, 향수, 로션을 사용할 수 있나
- 정상적 부작용은 무엇인가
- 어떤 부작용이 있으면 즉시 보고해야 하나
- 앞으로 수술부위에 어떤 변화가 올 수 있나

17 임상시험

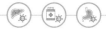

오늘보다 더 좋은 치료를 하기 위해서는 새로운 지식의 발전이 필요하다. 모든 암의 치료의 모든 발전은 주의 깊게 시행된 임상시험으로부터 나온다. 임상시험은 잘 고안된 치료를 부여하고 종양의사가 우수한 치료로 발전하도록 도우기 위한 것이다.

임상시험(Clinical trial)은 의학적 특수한 질문에 해답을 얻기 위하여 환자에게 시행하는 의학적인 실험과정이고 의사에 의해 권유되어 진다. 치료, 예방, 진단, 선별, 삶의 질 등 여러 형태의 임상시험이 있지만 주로 치료법에 대한 임상시험이 많다. 치료법에 대한 임상시험은 새로 개발한 항암제, 기존에 알려진 약물과의 병합요법, 수술이나 방사선치료의 새로운 시도 등 전혀 새로운 치료의 효능을 검사한다. 암 치료에서는 항암제의 효과나 내구성, 암 치료에의 영향, 생존결과, 삶의 질 등을 검사한다. 임상시험은 새로운 치료가 현제의 표준치료보다 더 안전하고 효과적이라는 것을 증명하며 앞으로 표준치료가 되기 위한 연구로서 암 치료에 오늘날 많이 사용되는 치료의 효능은 모두 과거의 임상시험의 결과를 통해 증명되어 왔다.

치료결정에 의사가 사용하는 많은 정보는 환자치료에서 개인적 경험이나 병원의 의사그룹에 치료한 환자를 되돌아보고 의학잡지에 치료결과의 기사를 발표한 의사의 경험에서 나온다. 이것을 후향적 시험이라 한다. 그러나 가장 가치 있는 정보는 의사와 통계학자에 의해 특수한 질문에 대답하기 위해 주의깊게 고안된 전향적 시험으로부터 나온다. 우리들은 전향적 임상시험에 나온 자료에 의존하는 증거기초의학, 치료결정과 상환의 시기에 있다.

전향적 임상시험에는 2가지 일반적 목록이 있다.

1) 발전적 시험

국면 I & II로 불린다. 소수의 환자를 대상으로 실험실에서 발전되는 새로운 치료의 결과가 가능성이 있어 보이면 비교 시험으로 넘어간다.

2) 비교 부작위 임의시험

많은 환자를 대상한다. 국면III로 불린다. 이 시험이 과거보다 현재 치료가 더 좋은지 확실히 말하는 가장 좋은 방법이다.

1. 임상시험에 참여하는 이유

임상시험 등록 전에 이 연구의 목적이 무엇인 가와 현재 표준치료와 어떻게 다른 가를 이해하는 것이 대단히 중요하다. 의사로부터 임상시험에 대해 설명을 충분히 듣고 자발적으로 참여여부를 결정하여야 하며 중간에 중단하는 것도 환자 본인의 자유의사에 달려 있다. 임상시험의 목적, 과정, 위험과 이점 등에 관한 설명서를 충분히 숙지하여 임상시험 참여에 동의한 후 시작된다.

1) 참여의 이점
- 환자의 암에 대한 최근 지식을 충분히 가지고 있는 의사로부터 더 좋아질 수 있는 치료법을 시행 받을 수 있다.
- 환자의 건강 상태를 정기적으로 상세히 감시받을 수 있다. 의사와 간호사
- 효과가 있으면 그 치료법을 초기에 시행 받는 혜택자가 될 수 있다.
- 앞으로 동일 질병의 다른 환자들을 도울 수 있는 의학지식에 공헌할 수 있다.
- 경우에 따라 일부 치료비가 제공될 수 있다.
- 자신의 치료에 대해 자신의 선택권이 있다.

2) 참여의 단점
- 시험단계이므로 환자에게 얘기하지 않은, 드물지만 심한 부작용이 발생할 수 있다.

- 자주 병원을 방문하는 것이 요청되기도 한다.
- 새로운 치료가 반드시 좋은 것이 아닐 수도 있다.

2. 임상시험의 의미

1) 긍정적 측면

(1) 의료공동체는 임상시험에서 얻은 정보에서 지식을 얻고 이 지식으로 환자를 치료하고 새로운 치료를 고안하는데 사용될 수 있다. 환자의 이점은 이용 가능한 가장 좋은 표준치료나 미래에 이용할 수 있는 가장 좋은 표준치료가 될 수 있는 새로운 치료, 또는 주의 깊게 고안된 치료요법을 받기 때문이다. 실제 일부 암 치료를 임상시험에서만 이용할 수 있다.

(2) 환자는 단지 실험동물이 아니다. 대형 연구기관들에 의해 주의깊게 고안되고 분석되었기 때문에 실험 그룹이나 대조군이나 간에 훌륭한 치료를 받는다.

(3) 의사가 추천하는 많은 표준치료는 제 3상에서 시험되었다. 참가를 선택한 환자의 수가 많을수록 더 빨리 답변이 되고 더 많은 환자가 이익을 얻는다.

(4) 일부 환자에게는 가장 좋은 치료는 임상 탐색연구에서만 이용이 가능하다.

(5) 치료방식이 주의깊에 고안되었고 의정서가 기록된 규칙이 엄격하므로 참가자는 치료의 올바른 용량을 받는다.

(6) 모든 의정서를 "중단 규칙"이 포함된다. 만약 하나의 치료가 다른 치료보다 확실히 우수하다고 증명되면 연구는 중단된다.

(7) 많은 환자들은 의학지식에 공헌하는데 대해 좋게 느낀다. 실험연구에 함께 참여함에 의해 미래 환자에 이익이 되는 새로운 정보를 부여하는 것을 희망한다.

2) 부정적 측면

임상시럼이 모든 암 환자에게 이용할 수는 없고 이용할 수 있는 것은 모든 사람을 위한 것이 아니다. 일부 암은 효과적으로 이용할 치료가 없다. 일부 환자만 참여함으로 참여 전에 환자와 같이 설명하고 토론해야 한다. 제 3상 참여에 실험 또는 대조군에 무작위로 참여하는데 대해 불안감을 가진다. 참여에 압박을 받아서도 안된다.

3. 서면동의서는 무엇인가

임상시험은 시험기관과 그 상부 감독기관에 의해 철저히 관리되어야 하므로 환자의 공신적 허락에 대한 서면동의서가 있어야 한다.

서면동의서 문서에서 알아야 할 사항들
- 연구 목적은 무엇인가
- 약이 항암효과가 있는가
- 의미있는 부작용은 어떤 것이 얼마나 있는가
- 참여 시 어떤 치료가 계획되고 있는가
- 참여 시 기대되는 이득 결과는 어떠한가
- 어떤 기관에서 시행하는 시험인가
- 시험비용은 누가 지불하나

4. 임상시험 참여

임상시험은 의사로부터 권유되지만 환자는 참여를 스스로 결정할 권리를 갖고 있다.
환자의 참여여부는 전적으로 본인에게 달려있고 의심이 있는 경우 2차 의견을 듣는 다든지 확실치 않으면 거부하면 된다.
- 참여하면 의사와 간호사에 의해 반응에 대한 세심한 추적관찰을 받을 수 있다.
- 시행 중 환자에게 불리한 소견이 있으면 중도에 언제나 중단할 수 있다.
- 효과가 없는 것 같다.
- 부작용이 심하다
- 연구가 너무 위험한 것 같다.

• 개인적 이유가 있다.

1) 참여의 기준

기준은 인구통계 건강요소, 수행평가, 암의 위치와 병기, 치료방법 등이 포함된다.

참여 여부의 중요한 이유

- 환자의 비교적 안전 확인을 돕는다.
- 환자가 연구목적과 적합한 윤곽에 맞는가 확인시킨다.
- 시험결과를 혼돈시키는 혼란한 변수의 제거를 돕는다.

각 시험은 의정서라는 규칙에 따른다. 이 의정서에는 참여여부 기준, 검사과정, 약물 용량의 계획표, 연구기간 등이 있다.

2) 임상시험 형태

무작위 대조시험; -대조그룹 또는 -실험그룹

환자는 어느 그룹인지 모른다. 이중 맹검연구(double blind study): 환자와 의사 모두 어느 그룹인지 모른다.

- 참여하더라도 개인적인 이익은 50%에서 사용될 수 있다. "가장 많은 환자에게 가장 좋은 이익을 준다." 미래의 환자를 위한다.
- 적어도 30-45일 입원
- 위험도 10%
- 효과가 있으면 1-2년내 50%이상 완화
- 2 그룹; 1) 현재의 치료받는 그룹 2) 시험약으로 치료받는 그룹

환자는 어느 그룹인지 모르거나 말해줄 수 없다. 1)그룹보다 더 효과가 있을 수 있다.

5. 임상시험은 어떻게 진행되나

상(phase)이라는 일련의 단계로 진행된다.

- 제1상:동물실험에서 효능이 입증된 약물을 최초로 인체에 적응하는 단계로서 안정적 조사
- 약물을 투여하는 가장 좋은 방법은 무엇인가
- 인체에 감당할 수 없는 부작용이 나타나지 않는 가장 효과적 약물의 용량은 얼마인가
- 제2상: 1상을 거친 후 반응율 결정
- 약이 얼마나 효과가 있는지
- 어떤 약이 최고의 효과를 나타내는지
- 제3상: 1상과 2상을 거친 후 비교 검사
- 신약이 현재의 표준 치료약과 비교하여 효과, 부작용, 안정성 등의 이점을 검사하는 가장 힘든 단계이고 가장 중요한 단계이다.
- 대형 의료기관들의 합동 참여
- 제3상의 결과가 한국식약청, 미국 FDA에 공인되어져야 한다.
- 기존 치료보다 호전이 있다. 상품화된 것

초기 임상시험은 안정성, 후기 임상시험은 효과의 판정에 중점을 둔다.

종류	임상시험 목적	대상환자 수
1상	용량과 투여 방법의 결정 (용량결정과 부작용 평가)	10–30명
2상	효과, 부작용의 평가	30–100명
3상	효과의 비교 (기존 치료와의 효능을 직접적으로 비교)	수백 명 이상
4상	장기간 안정성과 효과 (시판 중 약제에 대한 부작용 조사)	수백–수천 명

임상시험에 대해 의사에게 물어야 할 사항

 – 왜 시행하는가, 목표는 무엇인가

 – 어떤 검사와 치료가 관여하는가

- 얼마나 오래 시행하는가

- 이익과 불이익은 무엇인가

- 시험동안 내가 안전한가

- 치료가 하는 역할은 무엇인가

- 현재 먹는 다른 약제와 같이 사용할 수 있나

- 입원 여부는 어떤가

- 실행자는 이 치료에 자격이 있나

- 생활에 영향을 주나

- 비용부담은 누가 하는가

- 얼마나 자주 내원하나

- 추적방법은 어떻게 하나

- 나에게 적합한 임상시험이 있는가

- 중도에 중단할수 있나

- 무엇을 연구하나

- 결과가 안 좋거나 부작용이 심해지면 어떻게 하나

- 내가 받게 될 가능한 조정은 무엇인가

- 검사 중 의학치료는 누가 담당하나

- 내가 받을 중제는 어떻게 결정되나. 우연히

- 검사 중 의학치료는 누가 담당하나

- 검사결과가 나에게 주어 지는가

- 만약 중재에 덕을 본다면 시험 끝난 뒤에도 계속 시험받는가

- 내가 받게 될 주제는 어느 것인지 누가 아는가. 내가 또는 연구원

※ 모든 임상시험에는 절차를 상세히 설명한 서류가 제공되므로 자세히 읽어보는 것
  이 중요하다.

18 보완대체 요법

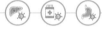

암 치료는 과학적 증명이 되어있는 표준의학이나 관례의학을 시행하는 것이 원칙이나 일부환자들의 경우에서는 때로는 증명이 안된 치료로 비관례적 의학을 선택하는 경우도 있다. 이런 비관례적인 다양한 의학 건강체계나 치료방법을 보완의학과 대체의학이라 한다.

보완대체의학(complement and alternative medicine)은 표준의학의 일부로는 생각 안되는 다양한 의학건강관리 제도와 생산물의 집합이다. 이런 치료가 안전한 지 또 효과적인 지가 과학적 연구를 통해 확실한 답이 되지 않는 것이 열쇠이다.

보완대체요법은 표준치료보다 훨씬 더 오래전부터 시행되어 왔었다. 암 환자의 40%에서 자연과 약초의 생산물 사용,심호흡이나 명상, 요가, 침이나 지압, 마사지, 특수음식 섭취 등의 여러 가지 형태의 보완대체요법을 시행해왔다. 그러나 이 요법은 증상 호전이나 스트레스 감소 또는 부작용 감소 등의 삶의 질 증진과의 유지적 또는 정신적 치료이고 암 치료 목적은 아니다.

1. 보완대체요법은 무엇인가

비관례적 의학에는 보완요법(complement therapy)과 대체요법(alternative therapy) 2가지가 있다.

보완의학의 목적은 표준의학에 추가하여 치료를 위한 약제를 사용하거나 침습적 검사를 시행하지 않는 상태에서 표준치료를 보완하여 환자의 안녕과 안정은 증진하는데 있다. 대체의학은 표준의학 대신에 사용하며, 특별한 식이요법부터 비타민, 대사치료 등 복잡한 치료까지 다양하나, 안정성이나 효과가 증명된 것은 아니기 때문에 때로는 해로울 수도 있다. 비관례적 요법은 사용하는 방법에 따라 보완의학이 될 수 있고 대체의학이 될 수도 있다. 따라서 확실한 구별이 없이 같이 사용되기도 한다.

비관례적 용법 종류에는 조금씩 차이가 있지만 아래와 같이 분류한다.
- 동종요법, 자연요법, 아유베르다 인도민속요법, 전통중국의학의 전체요법
- 명상, 기도, 최면, 요가 등의 인지적 심신조절치료
- 침, 마사지, 접촉치료, 반사요법, 지압술 등의 신체의 감각적 도수치료
- 요가, 타이치, 기공, 기치료 등의 움직임과, 호흡과 명상의 에너지 운동치료
- 식이 보충제, 메가비타민, 자연식 식사법, 금식 등의 영양요법
- 황산화제, 대사치료 등의 약초식물, 생체요법 등

보완대체의학은 암 치료에 점차 시행이 증가되고 있다. 보완대체의학을 시행하는 이유는 다음과 같다.
- 암은 위험한 병이므로 치료에 조금이라도 도움이 된다면 할 수 있는 방법은 다 시도해 본다는 의미로 시행
- 의사에게 더 이상 치료 희망이 없고 더 할 것이 없다는 말을 들은 후 시행
- 항암화학요법과 같은 표준의학의 단점과 효과에 대한 확신이 없어서 다른 방법을 통해 암의 어떤 증상들을 감소시켜 삶의 질을 호전시킬 수 있을까 하는 기대로 시행
- ▶ 그러나 이 보완대체의학은 표준의학을 대신해서는 안된다. 이러한 방법의 단독사용은
- 암을 치유시킬 수는 없다. 치료 효과를 보는데 시간이 많이 걸릴 수 있다.
- 적절한 치료의 시작을 지연시킬 수 있다.
- 환자의 재정상태를 어렵게 만들 수 있다. 개인의 지불이 많다
- 일부 대체의약은 기존의 치료제와 상호작용하여 불리하다.
- 부작용이 흔히 있을 수도 있다. 일부 임상시험을 시행하고 있으나 대부분 제도권

밖에서 시행되므로 통제하기 어려운 문제가 있다.

보완요법 시행의 가장 중요한 이유는 말 그대로 표준치료를 보조하여 완화해 주는 것이다. 근래 서구에서도 보완대체요법의 연구가 발전되면서 기준의 표준의학에 과학적으로 안전하고 효과적이라고 증명된 보완치료를 통합한 통합치료(integrated medicare)가 제창되어 단순한 병이나 상태뿐 아니라 사람 전체 즉 몸, 마음, 감정, 영혼까지 함께 치료하면서 건강과 균형을 복구하려는 시도가 지속되고 있다.

이 전인적 치료는 신체적과 심리적 치료로서 환자의 전체적 몸상태와 사회적, 정서적, 환경까지 고려한다.

암 환자에게 보완대체요법의 이점은 무엇인가

- 신체적 고민을 완화한다.
- 감정적 안녕을 달성한다.
- 통증, 피로 등의 증상을 통제한다.
- 심한 부작용은 적다

실제 사용 동기의 조사 사항들

- 면역계를 부양한다.
- 피로, 오심 등의 치료 부작용을 줄인다.
- 암재발 방지를 돕는다.
- 증상을 완화하고 근심과 스트레스를 줄인다.
- 통제감과 기력을 부여한다.
- 삶의 질을 증진한다.

그래서 암 환자에게 이 요법의 시행 전에 반드시 의사와 상담해야 한다. 특히 약초의 사용은 항암약물요법이나 방사선치료 등의 항암 치료 중에는 피해야 하고 수술시행 1-2주 전에 미리 중단해야 한다. 보완대체의학은 정신, 영양, 운동 등으로 사람 전체 즉 몸과 마음에 대해 추가적인 치료를 시행해 본다는 의미 정도로 받아들여야 하며, 암의 진행을 막지 못하므로 효과적인 표준항암 치료를 방해하지 않는 범위 내에서 시행함으로써 환자의 증상완화와 삶의 질을 증진시키는데 도움이 될 수 있겠다. 이 치료의 평가는 최소한 2개월 이상 시행해 보아야 한다. 보완대체요법은 치료효과가 늦게 나타난다. 4-6개월에 효과가 없으면 중단해야 한다.

전통적 서양의학은 근본적으로 병과 신체적 기능의 부전에 외부접근, 즉 문제를 고치거나 증상을 제거하기 위해 중재적으로 수술이나 약으로 몸에 사용하는 것이고 대안으로 동양의학은 내부접근에 기초를 준다. 이론적으로 체내로 자연적 물질을 넣어서 체의 내부능력을 촉발하여 병을 일으키는 불균형을 조절하고 오랜 기간에 걸쳐 전인의 전반적 건강을 올리는 것이다.

2. 대체의학의 여러 형태에 흔한 기본원칙

- 신체는 자연적 치유력을 가진다: 치유하도록 만드는 내부기전을 단순히 자극하는 역할
- 치료는 환자중심: 환자의 느낌, 믿음, 의견이 가장 좋은 치료 결정의 중요한 부분이다.
- 가장 해로움이 적은 접근으로 시작한다.
- 결과는 오래 걸린다.
- 자연적 그리고 통체적 물질 사용: 약초, 영양물질, 통체음식
- 건강은 병의 "없음"보다 더 좋은 것이다. 환자의 전반적 안녕에 공헌하는 개념을 구현하고 신체적 뿐 아니라 감정적과 정신적 건강에도 영향을 준다. 암에서는 가장 논리적 접근은 체의 전반적 건강상태를 증진하기 위한 시도에서 관습적 시도에 보충하기 위하여 대체적 접근을 이용하는 것이다.
"내가 얻을 수 있는 어디에서든지 내가 얻을 수 있는 가장 좋은 것을 취할 것이다."

3. 대체의학, 통합, 보완: 같은 주제에 대한 변이

- 대체의학은 수술, 약 등 관습적 서양의학 접근을 피하고 병을 치료에 대해 대체방법으로 신체의 자신의 독특한 치유력을 부르는 것이다.
- 보완 또는 통합치료는 기본으로 서양의학에서 시작하지만 치유와 안녕에 동시에 공헌하는 대체 또는 보완접근을 찾는다. 즉 2가지 방법이 해롭지 않다는 것이다. 기본 접근으로 어디에서 시작하는 것을 결정하는 것이 필요하다. 환자 중심으로 향하는 경향에 반응하여 비서양적 의학에 과정과 전문가가 추가된다. 더욱 환자들도 의사의 실행과 추천에 의존하지 않고 치료결정에 관여하게 된다. 모든 형의 대체의학의 중요 주의 하나는 광범위한 환자관여와 수행이다.

치료요법

특히 암에 대한 건강과 치유를 자극하도록 체내 변화를 유도하는데 사용하는 신체적, 정신적, 식이적, 약물적 특별한 행동이나 연장을 말한다.

- 침   - 지압   - 식물성 방향유요법   - 영양보충   - 점진적 근이완치료
- 요가   - 마사지   - 기공   - 약초   - 기도   - 최면
- 치료적 접촉요법   - 레이키   - 명상   - 음악미술 치료   - 반사요법
- 생체되먹임   - 유도영상요법   - 영적 생활   - 동종요법

이런 다양한 치료요법들은 암 환자들이 흔히 보완대체요법으로 사용하고 있다.

대체의학에 대한 3개 다리 의자: 각 다리가 전체조각의 강함에 공헌한다. 심신관점

1 다리: 신체활동—마사지, 지압요법—을 수반한다.

2 다리: 영적활동—명상, 투시, 기도 – 을 병합한다.

3 다리: 체내 흡수인지—영양이나 약초계획 같이 의도적 방법으로 무엇을 흡수하는지 안다.

흔히 사용되는 요법들

- 침은 가장 흔히 사용되는 보완제체의학이다. 동통, 오심, 구토에 효과가 있고 안전한 치료방법이다. 하지만 침은 피부를 관통하여 놓게 되므로 항암화학요법을 받아

서 감염에 취약할 우려가 있는 환자는 시행받지 않는 것이 좋다.

- 마사지요법은 손을 이용하여 근육과 연결조직에 부드럽게 적용하는 기법으로 압통, 통증 부위의 치료와 긴장이완이 목적이다. 기법에는 압박하기, 마찰, 문지르기, 두드리기가 있고 중국의 전통 지압, 지압술도 포함된다

- 초목약초는 자연약제를 사용한 구제치료이고 부작용도 있다.

- 아유르베딕 치료는 심, 신, 정을 강하게 하기 위해 생활습관 변화, 약초제 운동, 명상 등을 병합 시행하는 치료이다.

- 기공은 몸을 천천히 움직이고 뻗으면서 숨 쉬는 운동으로 근신경을 완화시키고, 요가는 신체자세, 명상, 숨쉬는 기술로 심신피로를 완화시킨다.

- 레이키는 안수의 한 형식으로 환자와 치료사 사이에 치유의 힘을 소통시켜 혼자의 에너지 균형을 회복시킨다.

- 방향치료는 방향유를 희석한 후 목욕으로 피부에 스며들게 한다.

- 생체되먹임은 기구를 이용하여 자기 제어능력을 조절하는 것을 배우는 과정이다

※ 일부 보완대체 요법에서 사용되는 검증 안된 약제는 사용 중인 표준약제와 상호작용을 할 수 있는 성분을 가지고 있을 수가 있으므로, 간부전 또는 신부전을 초래할 수 있다.

4. 대체의학의 치료적 도움 방법

대체의학은 항암제의 부작용을 줄임에 의해 치료국면 동안 삶의 질을 유치하는데 도움을 준다.

치료 후 대체보완의학

1) 신체적 건강을 위하여 오래 끄는 암 세포를 싸우거나 미래 재발 방지를 위해 면역체계를 올리거나 강하게 하는데 도움을 준다.

2) 정신건강에 크게 이익이 될 수 있다. 나 자신을 힘있게 하고 신체에 대한 통제를 다시 얻었다는 것을 느끼도록 도우기 위해 대체의학을 사용한다. 그리고 장기간

건강을 확신할 수 있는 어떤 것도 하고 있다.

5. 증상에 따른 대체의학치료 방법에는 어떤 것이 있는가

▶ 고민-최면, 마사지, 명상, 오락

▶ 피로-운동마사지, 오락, 요가, 기공

▶ 오심, 구토-침, 방향치료, 최면, 음악치료

▶ 동통-침, 방향치료, 생체되먹임운동, 최면, 명상, 마사지, 음악

▶ 수면-운동, 오락, 요가

▶ 긴장-방향치료, 운동, 최면, 마사지, 명상, 요가 기공, 타이치

주로 시행하는요법 종류의 조사

- 비타민, 광물질 보충제 76.64%   - 자신 기도 68.85%

- 중재자 기도 49.92%   - 접골술, 지압술 34.60%

- 한약제 치료 32.14%

그 외 식이요법, 약물치료, 심신요법, 한의사 처방 등도 많이 시행되고 있다.

6. 보완대체요법의 안정성

• 위험도; 특히 경구 투여의 약제에 있다.

- 복합제에 직접 독성 반응이 있다.

- 항암제치료와 방사선치료와 역정적 상호작용이 있을 수 있다.

- 복합제/한약제가 오염될 수 있다.

• 부작용

- 알레르기, 장 불편, 광선 민감도 피부반응, 간독성, 신독성

- 항암제에 한약제가 상호작용 가능

7. 보완대체요법 시행자

- 적어도 한번 이상 보완대체요법 시행 - 75%
- 진단 후 시작 - 57.6%
- 아직 사용 - 90%

교육 더 받은, 경제적 여유가 있는, 병기가 높은, 백인여자에 더 많이 사용한다.

실내 또는 노상의 엉터리 치료사(quack)의 수익을 위한 "자연적이고 독성이 없다"는 거짓 선전과 광고에 의한 부적절한 치료법에 주의해아 한다. 실제 효능이 거의 없고 비용만 소비하게 되고 적절한 치료를 지연 또는 방해할 수 있다.

보완대체의학 시행 시 건강치료 담당자에게 물어야 할 사항

- 이런 치료방법을 사용할 경우 어떤 이득이 기대되나
- 어떤 위험요소가 있는가
- 효과를 확인할 수 있는 증명방법은 무엇인가
- 이득이 위험보다 많은가
- 부작용은 무엇인가
- 얼마나 오래 시행하나
- 표준치료를 방해하지 않나
- 의사에게 미리 말해야 하나
- 임상시험을 통한 근거가 있는가
- 보험이 되나
- 이 요법은 어떻게 작용하는가
- 어떤 방법이 가장 좋은가
- 의료계나 지역사회에 잘 알려진 방법인가

– 보험치료가 되는가

– 시행자가 상품을 판매하는가

– 정보는 어떻게 얻거나, 시행자를 어떻게 찾나

– 이 요법의 시행자는 정식훈련이나 자격이 있는 사람인가

19 치료비

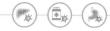

　암은 신체적 희생을 주지만 재정적 희생도 준다. 암 치료비는 모든 환자와 가족에게 재정적으로 엉망이 되고 파탄도 가능하다. 목표는 환자의 신체적 황폐를 소생시킬 뿐 아니라 치료비를 능력에 맞게 관리하는 것이다.

1. 치료비의 이해

　환자는 제한된 치료의 비용을 먼저 상담자에게 아는 것이 중요하다. 암 여정이 예상이 안 되므로 아무도 비용을 정확히 말할 수 없으나 재정 상담자는 아래 내용을 설명할 수 있다.

- 초기치료의 예상되는 비용
- 처방된 항암제와 다른 약제의 비용
- 추적 영상사진이나 검사의 비용
- 환자개인에 따라 다른 비용

　상담자는 환자의 보험적용 범위를 해독할 기술을 가져야 한다. 환자에게 어떤 비용이 어느 정도 적용되고 어떻게 환자에게서 비용이 수중에서 나가는 지를 이해하도록 하는데 도움이 된다. 대부분 환자는 자기에게 부딪힐 높은 치료비용을 기대하지 않고 또 재정적으로 준비되어 있지 않다. 더욱이 많은 환자들은 이익을 잘 모른다. 따라서 환자는 이익을 잘 알고 정확한 적용범위를 위해 무엇이 필요한 지를 알아야 한다. 환자도 보험정보를 도우는데 도움이 되도록 가족이나 간병인 등 동반자가 필요하다. 대부분이 그렇게 하고 있다. 암 치료의 재정적 도전을 의논할 때 가족이나 간병인 등 지원인을 가지는 것이 대단히 중요하다.

2. 치료비에 대한 의사의 역할

의사는 병치료에 훈련되었지만 치료의 재정적 분지에 대해 훈련이 없다. 암 치료는 치료 중 가장 비싼 형태이다. 보험을 가진 환자조차 수입, 지출을 맞추기 위해 애써야 한다. 이를 감당하기 위해 암 환자는 저금하고, 소비의식을 줄이고 항암제를 포함하여 약물에 집착 안 되도록 한다.

의사들은 환자들과 치료비에 대한 이야기를 불편해 한다.

의사는 환자에게 도움이 되는 3가지 지시를 내놓는다.

1) 의사는 치료비용을 투명하게 알아야 한다. 그래야 옳게 설명할 수 있다.

2) 환자에게 검사나 약제의 감소 등 대체나 교환할 기회를 부여해야 한다.

3) 재정의 민감성은 환자와 의사 간의 비용 토론에 장애가 된다.

비용에 대한 환자의 염려는 간혹 의사의 치료추천에 대해 저항으로 잘못 인식될 수도 있다. 서로 좋은 소통이 필요하다. 환자들의 가장 큰 염려는 치료비가 환자와 가족들 간에 주는 충격을 견딜 여유가 어떤 지이다. 가장 좋은 방법을 잘 알고 관리할 수 있는 영역 내 무엇이 있는지 이해하는 것이다. 사회사업가를 만나는 것도 도움이 된다. 환자는 거기의 의료보험의 적용범위를 정확히 알아야 한다. 잘 모르면 제한적 범위나 불이익을 당할 수도 있다.

의학적 근거가 아니거나 꼭 필요하지 않은 경우에는 보험회사가 적용을 거부한다면 1) 대체 치료를 의사와 의논하거나 2) 결정에 대해 항소하거나 3) 포기하고 환자가 비용을 부담한다.

다른 형태의 재정 도움

• 지역사회내의 암 환자를 위한 보조금
• 재정보조가 필요한 환자를 위한 병원 건강체계 계획 또는 정책
• 어떤 약에 대한 제약회사에 의해 후원되는 계획

상담자는 환자의 재정상태, 개인보험 또는 정부지원 또는 무보험상태 등을 알아야 받을 만한 도움의 종류를 확인할 수 있다. 도움 요청을 자랑하거나 부끄러워 할 필요는

없다. 치료비가 계속 상승하므로 비용을 낮출 기회를 가능하면 이용해야 한다.

최근 암 치료약 이외에 다른 약제도 많이 사용된다. 이런 약제는 외래처방도 가능하다. 이런 경우에 치료비를 줄이기 위한 질문을 할 수 있다.

- 외래 약제는 얼마나 많이 보험혜택이 되나
- 경구항암제 비용은 얼마인가, 보험이 되나
- 더 싼 약제나 일반약(generic)은 없는가
- 이 약에 대해 지불 도움을 받을 방법은 없는가
- 이 약을 받을 수 있는 보조계획은 없는가

의사는 환자의 치료에 대한 재정적 압박을 이해할 필요가 있다. 적절한 대체를 제공할수 있어야 한다. 그 대체에 대한 치료효과, 부작용과 편리함에 대해 설명할 수 있어야 한다.

질문사항

− 검사, 수술치료, 가정치료 등에 대해 미리 보험회사에 허락을 받아야 하나

− 각 치료기간에 공동지불이 있는가. 여러 치료방법이 매 치료마다 지불되나

− 입원 시 얼마나 비용이 들고 보험적용이 얼마나 되나

− 비용 중 수술비가 얼마나 되나. 보험이 얼마나 되나

많은 암의 재정적 내용은 환자의 통제를 넘어 있다. 환자가 비용이 얼마나 되며 어느 것이 보험이 되는지 아는 것에 최선을 다하는 것이 중요하다. 환자는 필요로 하고 받을 가치가 있는 치료를 위해 밀어붙이는 것이 같이 중요하다. 무엇이 통제 하에 있고 없는지를 알아야 하고 변화 안되는 일에는 반추하라.

3. 치료비에 대한 해석

치료비는 상상할 수 있는 한 가장 꿰뚫어 볼 수 없는 부호로 쓰여 있다. 보통 사람은

암 치료비 부담에 대해 거의 해독이 불가능하다. 비용이 정확한 지 확인함에 어려움이 있다. 때로는 잘못이 있기 때문에 문제가 되기도 한다. 환자는 보험회사가 부여하는 혜택의 설명서를 보고 환자의 치료비 내역서와 비교하여 맞추어 보아야 한다.

암 진단 받은 후 암의 형태와 치료에 따라 많은 재정적 문제에 직면한다. 타 지역으로 치료 받으러 간다면 여행, 음식, 숙박비용이 들 것이고 일부 암은 치료동안 꽤 긴 기간 일을 못함으로 병가와 보험적용 범위의 영향을 고용주와 확실하게 해야 한다. 간병인으로서 이런 경우 암 여정의 금전적인 면을 잘 통제한다는 것을 확인하기 위해 가질 가장 적합한 사람이다.

해야 할 일
- 치료에 관여하는 여러 다양한 공급자로부터 필요한 정보수집 방법
- 건강보험 문제 • 고용, 산재, 수입, 빚 • 처방된 약 가격

4. 가계기록 보존(home record) 가계부

기록유지는 보험청구 축적의 과정을 능률적으로 하고, 의료비용의 수입세금 기록을 유지하고, 청구비가 잘 지급되는가 확신하는데 꼭 필요하다. 모든 것은 확인해야 한다. 언제 만기되는 지 확인하고 건강관리 규정과 정책주지도 확인해야 한다. 전단된 보험관계 또는 의료관계 서류는 반드시 즉시 개봉하여 확인해야 한다. 언제 무엇이 왔고, 언제 무엇이 지불되었고,환자에 의해 빚진 차액을 무엇인지 알아보도록 하는 일지를 가져야 한다. 특히 날짜와 장소를 확인할 필요가 있다. 만약 받지 않으면 병원부서나 보험회사에서 잘못이 있다. 항상 치료비 내역에 대해 혜택의 설명서를 조사해야 한다.

암 치료의 의료비용 내역: 과다한 비용은 일부 환자에게 치료를 빼거나 지연시킬 수 있고 생존기회 위험에 놓기도 한다.

- 의료진 방문
- 혈액검사
- 치료를 위한 임상방문
- 과정: 진단, 치료, 방값, 기구
- 가정간호: 기구, 약물, 간호

- 영상검사(영상의학의사, 기구, 약물)
- 방사선치료
- 약값
- 입원: 약물, 검사시행, 수술실, 기구, 약물 값

- 기타 의료비용; 치료나 예약에 의한 여행, 어린이 관리, 가정관리, 영양 또는 음식공급, 의료장비 또는 공급품

  고비용 요소: 진단검사 과정, 치료를 위한 장거리 여행, 암 치료 자체(약값 20-30%)

- 암 치료 비용에 대해 물어야 할 것

  전반적 치료계획에 대한 생각:

- 치료비가 얼마나 될 지 걱정한다.
- 의료보험회사가 치료비 지불하나, 내가 내어야 할 비용은 얼마나 되나
- 치료비가 비쌀 것으로 알고 있는데 어디에서 전체비용에 대한 생각을 얻을 수 있나
- 치료비를 감당할 수 없다면 비용이 더 적지만 같은 치료를 해 줄 수 있는 다른 병원은 없는가
- 치료비를 지불하는데 도움이 될 수 있는 다른 방법은 없는가
- 보험회사가 치료시작 전 치료의 어느 부분을 미리 승인할 필요가 있는가

삶의 습관이 치료여유가 있도록 애쓰면서 크게 변경된다.

- 적은 수이지만 파산할 수도 있다
- 비암 환자보다 암 환자의 치료비가 3배 많다.
- 정신건강 손상,삶의 질이 치료계획으로부터 흔들린다.
  - 심한 스트레스, 나쁜 신체건강, 관계로부터 줄어든 만족도, 높은 사망률 등

취해야 할 단계

- 치료선택에 대해 의사에게 말한다.
- 가능하면 알아라

- 가능한 도움을 찾아라.

5. 보험

첫 번째 단계는 어떤 종류에 봉사가 주어지고 어떤 중요한 것이 안되는 지 결정하기 위해 보험정책을 점검해야 한다. 그 다음 지불되는 배경에 관해 어떤 자격이 있어야 하는 지와 어떤 환불수준인지 결정하는 것이다.

1) 환자의 보험정책 보기(review)

의료보험 적용범위에 대한 일반적 질문사항
- 얼마나 오래 적용되나, 치료기간 새로 할 필요가 있나
- 보험이 무엇을 지불하나
- 의사가 보험상환에 대해 보험회사에 문의하나
- 원하는 의사를 선택할 수 있나
- 전원 시 전원문서가 필요하나
- 자기 부담금이 있는가
- 보험은 외래나 입원 상관없이 모두 검사와 치료에 대해 지불되는가

이 답변은 정책을 읽든지 보험담당자(고객봉사)에게 물어본다.

재정적 관심-복잡한 서류작성 관리, 고용유지, 재정도움 얻기, 보험문제 해결-은 많은 암간병인의 일차 초점이 되고 어렴풋이 크게 나타난다. 이런 관심을 초기의 진단과 의학적 문제의 당황 속에 간과될 수 있다. 미리 재정, 보험, 법적, 고용 고려를 겪는데 무엇이 예기되고 어떤 종류의 지원이 환자를 도울 수 있는가를 아는 것이 중요하다. 그렇게 함으로 활동을 더 빨리 할 수 있고 관계된 근심은 최소화 하도록 한다. 간병인과 환자는 위급한 중요한 의학적, 삶의 질 문제에 에너지를 집중할 수 있다.

2) 보험관계

- 당신의 개인보험설계와 그 지급률에 대해 잘 알아라. 추가보험이 필요하다면 가능한 보험설계사에게 문의해라
- 당신의 보험적용 범위에 대해서 불확실하더라도 모든 의료비용을 청구해라
- 청구했거나 심리중이거나 지급된 내용에 대한 정확하고 완전한 기록을 보관하라
- 당신의 지급요청과 관련된 모든 서류들: 즉 의료적 필수사항에 대한 편지, 청구서, 영수증, 질병휴가 요청서, 보험회사와의 서신왕래에 대한 복사본을 보관하라
- 만약 경제적으로 어렵다면 당신을 도와줄 수 있는 사회사업가, 병원경제 자문가 또는 사회사업가를 찾아가라
- 당신이 청구서를 받으면 바로 청구해라
- 당신의 의료보험을 해지하지 말라. 제 때에 완전하게 보험료를 지급하여라. 새로운 보험에 가입하는 것은 어렵다.

6. 약물

약물에 관한 질문

– 약물명과 용도, 적응은 무엇인가

– 언제, 얼마나 많이 주나

– 음식과 같이 또는 음식없이 먹나

– 술이나 운전과 관계가 있나

– 약투여 중 피해야 할 것은

– 다른 약과 상호작용이 있나

– 다른 일반상점 약물이 있나

– 가능한 부작용은 무엇인가

– 얼마나 오래 먹나

– 약을 먹지 않았다면 어떻게 해야 하나

– 약을 어떻게 보관하나

– 약물은 어디에서 받나

약의 관리

- 환자가 먹는 모든 약의 목록을 지녀라: 병원 약, 처방, 상점약, 비타민, 약초, 기타 보충제 등
- 정보

* 각 약의 이름   * 약의 양(mg)   * 스케쥴

* 먹는 이유   * 처방의사 명

– 매일 먹는 약과 필요시 먹는 약의 구별

상태변화에 따라 약복용을 계속하든지, 중단하든지, 또는 약을 바꾼다든지, 양을 변화시킨다.

• 암 환자를 위한 치료비 지원 제도

건강보험 가입자가 암 진단을 받게 되면 중증 환자로 등록되어 등록 개시일로부터 5년간 암 치료를 위해 외래 또는 입원 진료를 받을 경우, 급여항목, 진료비용의 5%만 본인 부담한다. 단 비급여항목은 제외된다. 신청은 병원에서나 국민건강보험공단에 직접 신청한다.

"건강보험 중증진료 등록 신청서"

• 치료비 영수증

항목	급여			비급여		금액산정내용
	일부본인부담		전액본인부담	선택진료료	선택진료료 이외	진료비 총액 ①②③④⑤
	본인부담	공단부담				
	5%					환자부담금액 ①②③④⑤
*기본						
**선택						
합계	①	②	③	④	⑤	

- 보험급여: 건강보험혜택이 가능한 수가, 본인이 부담하는 급여 항목

  비급여: 환자 본인이 전액부담하는 수가, 특수진단 및 치료, 치료목적이 아닌 수술

* 기본항목: 진찰료, 입원료, 식대, 투약 및 조제료, 주사료, 마취료, 처치 및 수술료, 검사료, 영상진단료, 방사선치료료, 치료재료대, 전혈제제료

** 선택항목: 특수영상진단료

암 종류에 따른 치료비 부담. 국립암센터 자료

- 간암—6,623만원
- 췌장암—6,372만원
- 폐암—4,657만원
- 위암—2,686만원
- 대장암—2,352만원
- 유방암—1,769만원
- 방광암—1,464만원
- 갑상선암—1,126만원

보험회사가 지급하는 보험료는 치료비 부담과 불일치할 수 있다. 유방암이나 갑상선 암은 보험료 지급이 치료비보다 더 많이 지급되고, 간암은 보험료 지급이 많으나 실제 소요치료비가 너무 많으므로 환자에게는 부담이 많다.

20 치료 부작용

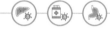

부작용(side-effect)은 시행된 치료 중 또는 후의 의도되지 않는 결과의 발생으로서 암의 성질과 받은 치료에 따라 다양하다. 부작용 발생 가능성과 치료될 수 있는 정도를 잘 안다면 부작용의 삶에 대한 부정적 충격을 더 최소화할 수 있다.

암 치료의 부작용은 항암제치료나 방사선치료 또는 호르몬치료 등 치료 때문에 생기는 원하지 않는 증상이나 문제점을 말한다. 대부분의 암 치료는 부작용을 일으킨다. 치료가 암 세포를 살해할 정도로 강하므로 정상 건강세포에도 해를 준다. 건강세포가 손상되므로 환자는 피로, 통증, 수면장애 등을 위시하여 단기적, 장기적 여러 부작용을 경험하게 된다.

부작용에 대해 의사에게 물어 보아야 할 사항들
- 받고 있는 치료의 가능한 부작용은 무엇인가
- 부작용을 가질 가능성은 얼마인가
- 부작용을 방어하기 위해 어떻게 하나
- 부작용이 얼마나 지속될 것인가
- 치료가 끝나면 부작용도 사라질 것인가

1. 치료방법에 따른 부작용

1) 수술 후

- 술 후 감염   - 림프부종   - 호흡: 폐, 심장
- 미용과 외관 상 문제: 두경부, 유방, 직장의 암
- 성기능 문제: 골반, 직장, 하부 비뇨기 - 신경인지 문제: 두부

2) 항암제치료 후

- 오심, 구토   - 탈모   - 인지장애
- 피로   - 백혈구감소증 - 패혈증
- 식욕부진   - 기억력장애

3) 방사선치료 후

- 피부   - 소화관   - 호흡   - 큰 장기: 심장, 척추
- 뇌: 인지장애, 균형장애   - 두경부: 삼킴, 타액, 치아, 청력. 맛의 변화

4) 장기간 부작용

- 피로   - 통증   - 말초신경염 - 골다공증 - 탈모
- 슬픔, 근심, 우울 - 기억 또는 집중장애   - 림프부종
- 불면증   - 체중변화와 식이습관 변화   - 식욕부진 - 구강문제
- 수정문제   - 성문제   - 배뇨배변 실금 - 폐경증상

5) 신체소실 또는 변화된 체영상: 자존심에 영향, 일시적 또는 영구적

- 수술 후 외모의 변화   - 수술흉터   - 피로
- 체 일부 소실: 유방, 사지 - 체중변화: 감소 또는 증가
- 말의 어려움   - 먹고 마시는 장애, 먹는 습관의 변화
- 탈모: 재생 후 색깔 또는 촉감의 변화   - 호흡변화   - 2차 암
- 피부변화   - 대변. 소변 변화; 인공항문, 인공뇨관

- 성생활과 친밀의 변화   - 불임, 수정 문제

신체소실에 대한 조정(유방암)

체영상은 ▶신체 자신 ▶전반적 완전감, 일체감 ▶자신과 외모에 대한 어떤 느낌 ▶ 다른 사람과의 어떤 관계 등이 포함된다.

특히 유방은 여자로서 어떻게 느끼는 가에 대단히 중요하다.

◎ 더 잘 보이려고 느끼는 방법 발견

- 몸에 긍정적, 부정적 변화가 있고 개인으로 어떻게 느끼는 가를 받아들여라: 가족이나 친구에게 말하라
- 자기에게 의미있는 방법으로 몸의 다른 부분이나 신체적 외관에 주의를 주라: 자신의 양육활동을 애쓰라. 요가, 마사지, 옷 입기, 화장 등
- 자기가 느끼는 몸의 중요한 부분을 알고 강조하라: 웃음, 눈 색깔, 손 모양
- 어느 것이나 부분이 매력적으로 만드는지 가족이나 친구에게 물어라
- 체영상에 대해 부정적 느낌으로 힘들다면 전문가나 배우자, 친구, 지원자에게 상담하라

◎ 피로

피로(fatigue)는 암과 암 치료에 관련된 지속적이고 주관적 지침이다. 암 환자에게 피로는 암통증보다 더 쇠약의 증상으로서 가장 흔하고 힘든 부작용이다. 피로는 회복과 기능적 활동을 방해하는 경향이다. 피로는 사회생활, 관계, 일반적 생활, 일에 영향을 준다. 암피로는 심한 피곤,에너지 감소 또는 휴식의 증가된 요구, 활동수준의 부적절한 변화로서 휴식으로도 완화 안 되는 과도한 지침으로 묘사된다. 가장 중요한 충격은 삶의 질과 신체수행 능력을 떨어뜨린다. 생존율 감소와 사망률 증가에도 관련이 있다.

암 치료 중 또는 후 가장 흔한 부작용으로 환자의 3/4에 나타나고 1년 내에 가장 많이 발생한다. 치료 중에 있을 수도 있고 치료 후 6개월 또는 수년 지속될 수도 있다. 항암

제치료를 2-3일 시행하더라도 피로는 3주 지속될 수 있다. 피로가 사라지는 기간은 진단부터 치료가 끝나는 기간 정도만큼 걸린다.

◎ 피로는 지친 감으로 좋게 느끼지 못하는 것이다.
- 에너지의 총체적 소실이다.
- 무거운 다리를 가진 것 같다.
- 사람이나 물건에 흥미가 소실된다.
- 전체적으로 약하다.
- 보통 일과에도 지치고 기운이 빠진 것 같다.
- 가벼운 활동에 숨이 차거나 심장이 뛴다.
- 허기 속에 달리는 것 같다.
- 어떤 일에 집중이나 기억이 잘 안 된다.

많은 사람들은 치료 중 때로는 "피로"라고 불리는 "지친감"을 경험한다. 피로는 각자 경험이 다른데 어떤 사람은 "보통보다 좀 더 지친"느낌으로 경한 피로를 묘사하고, 어떤 사람은 "숨 쉬기도 힘든"심한 피로를 묘사한다. 많은 사람에게 피로 경험은 치료계획표나 치료종류에 달려 있다. 어떤 환자는 치료를 오래 끌면 피로가 더 심해지고 어떤 환자는 피로에 몸이 익숙해져 치료의 시간이 지나면 피로가 더 적어진다고 말한다. 경험자들은 피로를 줄이기 위한 도움이 되는 방법은 피로의 양과 질을 줄이거나 에너지 보존활동을 하는 것이라고 말한다.

1) 원인
- 감정적, 정신적 원인: 암의 진단과 치료에 대한 불확실성, 우울, 긴장
- 신체적 원인: 수술과 마취, 항암제치료, 빈혈, 방사선치료, 면역력 감소에 의한 감염, 스테로이드, 약물 부작용, 수면장애, 긴장, 만성통증, 활동력저하, 영양불량, 약물(진통제), 갑상선기능부전, 홍조

암에 의한 피로와 지침의 감별사항

- 지침–단기간, 휴식이나 수면으로 회복된다. 힘든 날의 마지막에 생긴다.
- 암 피로–장기간, 휴식이나 수면으로 회복 안 된다. 하루 종일 생긴다.

2) 정신적 피로

정신적 명석의 부족이나 정신적 흐릿한 감을 경험하도록 하는 피로의 일종으로 잊어버리는 감, 집중이나 단어 발견이나 말하는데 장애를 일으키게 된다.

항암제나 어떤 약물 또는 진단, 결정, 치료, 계획설계와 문제해결의 필요성 등의 여러 요소에 의한 스트레스가 원인으로 정상적이다.

극복을 돕는 것

- 가장 휴식된 때 사고를 필요로 하는 활동을 계획하라
- 질문하라: 노트 사용하고 목록 적어라

피로를 이기는 방법

- 에너지를 보존하는데 필요한 것을 하고, 무엇이 에너지를 복구한다는 것을 알고 에너지의 지원과 요구와의 균형을 알아야 한다.
- 가장 중요한 것 같은 3가지를 먼저 정하라. 해야만 하는 또는 하기를 원하는 일들을 선택하라

3) 해결 방법

- 피로는 신체가 회복이 필요하다는 신호이다. 몸을 들고 에너지 치수를 확인한다.
- 근이완을 위해 명상, 요가, 마사지 등을 시행한다. 기도, 독서, 음악, 미술 등으로 기분 전환
- 중간 수면과 휴식을 취한다.-30분 낮잠
- 의사에 의한 의학적 원인을 알고 치료한다.
- 적당한 운동을 한다.-30분 중등도운동
- 약물 사용을 해본다: 정신흥분자극제, 수면제, 진통제, 항우울제, 근이완제

- 에너지를 보존하고 할당한다.
  - 가장 에너지가 많을 때 활동계획을 한다.
  - 앉아서 일한다: 에너지보존을 위한 행동
  - '예', '아니오'의 스트레스를 감소시킨다.
  - 좋은 아침식사를 한다.
  - 가정일에 도움을 청한다.

4) 피로를 이기는 음식

- 음식에 충분한 단백질 공급-의사, 영양사
- 식사를 거르지 말라
- 하루 3번 중간 크기의 음식물, 2가지 영양 간식
- 가공된 설탕이나 단 것 피한다.
- 충분한 칼로리 보충, 7/kg + 여분의 500칼로리
- 필요시 철분제 보충
- 충분한 수분 공급

◎ 통증

통증(pain)은 암의 증상일 수 있고 통증이 다시 생기면 재발을 의심할 수도 있다. 암 환자에게 가장 큰 근심은 병으로나 치료로 인한 통증으로 고생하지 않을까 하는 점이다. 통증은 심한 합병증으로 사람에게서 에너지와 생의 즐거움을 뺏을 수 있고 불면과 우울증을 유발할 수도 있어 삶의 질에 영향을 준다. 또 치료받을 능력을 방해하여 암이 더 악화될 위험을 증가시킴으로, 통증문제는 매우 중요하게 받아들여져야 하고 효과적으로 치료받을 수 있다. 통증조절은 건강과 복리의 중요성을 알린다.

암통증에는 보통 급성과 만성의 두 가지 형이 있다. 단기간 급작스런 급성통증은 조직손상에서 생기고 이런 통증은 상대적으로 쉽게 치료되며 일정기간이 지나면 없어진다. 만성통증은 병의 진행이나 치료로부터 생긴다. 통증은 환자마다 개인적이고 원인과 특징도 다양하므로 의사는 통증의 위치, 시간, 강도, 성질, 생활의 영향 등을 물은 후 통증의 전반적 상태를 종합하여 약물치료로 시작한다.

암성 통증과 비암성 통증으로 구분한다.

- 암성 통증-수술치료, 방사선치료, 항암제치료 후에 발생한다.
- 비암성 통증-지속적으로 과도한 사용, 힘든 새로운 활동, 외상, 의학적 고령, 치료용 등으로 발생한다.

기간으로는 3개월 이내의 급성 통증과 6개월 이상 지속되는 만성 통증으로 구분한다.

1) 통증의 종류

- 예리한, 둔한, 뜨거운, 차가운, 욱신거리는, 쑤시는
- 지속적, 간헐적, 재빠른
- 하루 종일, 특별시간에 더 심해지는 것

2) 통증의 특별한 상황

- 어느 부위에서 시작하나; 한 부위 또는 주위에 돌아다니나
- 어떤 선행사건이 있었나; 장기간 사용한 스테로이드의 중단, 장기간 침상휴식 후 활동개시

통증이 얼마나 심한가: 1-10으로 강도 표시. 숫자가 오를수록 통증증가를 의미한다.

3) 통증의 성격

- 통증이 얼마나 오래 지속되나
- 지속적, 간헐적, 급히 지나가는 통증
- 같거나 때로는 더 악화
- 무엇이 통증을 더 심하게 하나
- 위치 또는 움직임, 음식, 날씨, 누울 때
- 무엇이 통증을 더 감소시키나
- 위치, 시간, 약물
- 다른 증상과 동반 여부는 있는가

4) 통증의 성질을 잘 알 수 있는 방법에 대한 질문

- 처음 언제 느꼈나
- 통증 성질의 변화가 있는가
- 통증 기간: 얼마나 오래
- 어떤 경우에 통증이 좋아지거나 나빠지는가
- 강도(0-10)정도
- 밤, 낮 어떤 때에 통증이 더 나빠지는가
- 사용 약제 목록과 약제 부작용을 말하는가

5) 경감 안되는 암통증의 원인

- 암종괴의 성장
- 체내 타 부위 전이
- 순환장애
- 장기의 폐쇄
- 감염, 패혈증
- 부종, 종창
- 치료의 부작용
- 정신적 장애

6) 통증으로 의사방문 경우

- 비정상적 통증이 서서히 진행하다가 수주 후 점차 악화
- 있었던 관절염이 더 심해지거나 일상활동 방해되기
- 급작히 심한 통증이 발생

통증은 암 또는 치료의 한 부분이다. 따라서 암 환자의 통증치료는 우선적이다. 보통 약물이나 수술 후 신경손상이 많아 통증이 생긴다.

7) 약물적 치료

- 통증완화 약제는 비처방의 상점의 경한 약제부터 시작하여 점차 처방전 약제로 증가한다.
- 너무 아플 때까지 기다리지 말고 양을 빠트리지 말라.
- 치료는 3단계로 시행한다.

* 1단계(경도): 경한 통증에는 마약이 아닌 진통제를 사용한다. 이부프로펜, 아스피린,

아세타미노펜 등 비스테로이드 진통제를 주고 항우울제나 항히스타민제 투여가 도움이 될 수 있다.

* 2단계(중도): 지속적이고 증가된 통증에는 일반 통증약제에 경한 마약(예: 코데인, 세레브렉스)을 병용한다.

* 3단계(중증): 비스테로이드 진통제에 모르핀(morphine), 펜타닐(fentanyl)같은 마약제를 병용한다. 스테로이드계통 약제, 항우울제나 가바벤틴 항경련제, 비포스포네이트 골다공증 치료제도 통증 완화에 도움이 된다.

투여 방법

- 경구복용이 우선적이지만, 의사의 처방 약제의 근육주사나 정맥주사도 가능하다.
- 최근 진통제가 들어있는 작은 전기펌프를 팔에 착용해서 필요시 주입하거나(환자조절 진통제: 주로 수술 후에 사용됨), 마약성 펜타닐진통제를 피부에 부착하여 투여한다.
- 그 외 통증의 원인과 강도에 따라 외과적 신경절단수술, 국소외부방사선치료, 국소마취제 치료, 또는 보완대체요법 등을 할 수 있다.

진통제로 통증을 견딜만하면 계속 활동을 유지하는 것이 좋다. 진통제는 진통이 있으면 계속 사용하고, 변화가 있으면 양을 서서히 조절하되 갑자기 중단하지 않아야 한다. 약물 부작용이 심하거나 효과가 없으면 의사와 상담해야 한다.

암 환자는 통증을 두려워한다. 하지만 대부분의 경우 통증은 조절가능하다.

마약제는 보통 스트레스나 감정으로 사용 시 중독이 올 수 있으나 암 환자의 통증을 위한 진통제의 적당한 양을 규칙적으로 지속적 사용에 대해 약물 의존성이나 중독성을 걱정할 필요가 없다.

- 대부분은 통증은 2주 이내 사라진다. 그 이상되면 조사해 볼 필요가 있다.
- 가슴, 복부, 두부에 새로운 또는 심한 통증이 있으면 가능하면 빨리 조사해야 한다. 반드시 암문제만은 아니다.
- 허약, 어지러움, 감각장애는 빨리 조사해야 한다.
- 출혈 유무와 상관없이 사고 후 통증은 빨리 조사해야 한다.

- 근골격 통증(사지, 목, 하배부)을 보통 아주 심한 문제는 아니다. 2주 기다려 본다. 보통 암통증은 아니다.
- 암통증은 보통 간헐적이 아니다. 주위조직에 압박되어 통증이 유발되므로 지속적인 통증이다.
- 의사는 통증에 대해 문제점을 알고 적절한 검사를 시행하여 평가하여야 한다.

통증 치료약제 사용법

- 시간에 맞추어 규칙적 사용으로 지속적 통증 완화를 유도한다.
- 취할 수 있는 약을 사용한다.
- 적은 용량에서 시작하여 통증 증상에 따라 양을 증가한다.
- 적절하다면 복합약제를 사용한다.
- 1주 내 반응이 없으면 약을 바꾼다.
- 약제의 다른 부작용을 알아야 한다. 의사와 상담한다.
- 투여를 단순하게 하고 생활습관에 맞게 한다.
- 약물 알러지를 알아야 한다.
- 변화가 있으면 서서히 조절하고 갑자기 중단하지 않는다.

8) 비약물적 요법

- 운동	- 침술	- 생체 되먹음	- 마사지,지압술
- 지지대 활용	- 최면	- 명상	- 유도된 상상
- 온냉 팩(pack)찜질	- 이완치료	- 스트레스 감소	- 경피전기신경자극
- 초음파	- 신발류	- 보조기구(지팡이)	- 요가

◎ 건과 골격근의 통증

- 활동한다: 규칙적 운동, 신전운동, 요가, 휴식
- 보충제 투여한다: 칼슘, 비타민D, 글루코사민, 콘드로이틴, 오메가 생선유
- 보완요법 시행한다: 침, 마사지
- 약제 사용한다: 비스테로이드성 항소염제, 세레브렉스, 아세타미노펜, 항우울제, 항경련제, 비스포스포네이트

◎ 관절통

원인

1) 항암제치료 후 류마티즘 5% 발병
2) 아로마타제억제제 사용 후 50% 발생

치료시작 1-2개월에 발생하고 6-12개월에 호전된다.

보조운동

- 오래 앉는 것을 피한다.　　　- 고개를 돌린다.
- 팔의 위치를 이동한다.　　　- 다리를 굽신시킨다.
- 때때로 일어서서 걷는다.

약제

- 류마티즘: 가게약 도움 안된다. 약국약 사용해야 한다.
- 아로마나제 억제제: 가게약 도움 된다. -심하면 약제투여 중단한다.

◎ 골다공증(osteoporosis)

- 골이 퍼석해지고 약해지고 골절이 잘 된다. 특히 대퇴부, 척추, 손목, 골반에 잘 생기고 증상은 골절 이후 생긴다. 골밀도 측정으로 진단한다.
- 암이 골 형성을 금하거나 스테로이드 같은 약을 사용할 때 생긴다.
- 아로마타제억제제 사용의 에스트로겐 감소나, 난소절제술이나 방사선치료 또는 항암제치료 후의 폐경에 의한 칼슘 손실로 인한 골 소실을 유발한다.

- 예방: 영양과 식사관리, 충분한 칼로리와 단백질 섭취

  브로콜리, 요구르트, 계란 등. 칼슘, 비타민D 함유 음식물 섭취

- 운동: 체중부하 운동, 근육강화 운동, 균형자세 운동

- 일광욕: 비타민D 공급

- 술, 담배 조절

◎ 말초신경염(peripheral neuritis, hand-foot syndrome): 손발 감각 둔함과 저림
손과 발의 신경손상에 의한 말초신경 장애로 증상 등이 흔히 유발된다.

항암제: 빈크리스틴, 시스플라틴, 옥사르플라틴, 피클리탁셀, 에토포사이드

증상: 일시적 또는 영구적

- 손발이 뜨거운 감
- 접촉감 소실
- 손발의 무감각과 저림
- 자세감의 상실
- 걸음균형 소실
- 냉온감각 변화

- 손가락으로 물건 집어올리기나 옷단추 잠그기 어려움
- 입주위나 구강 내 일시적 마비감각
- 변비
- 발과 손의 피부의 붉은 변색과 갈라짐과 통증
- 청력 장애
- 손발이 딱딱함

가장 증상이 흔한 부위: 손과 발, 장(변비, 장 마비)

다른 부위: 얼굴, 등어리, 가슴

　치료 직후 가장 강하고 다음 치료 시작 즈음 가장 경하다. 마지막 치료 후 3-4개월에 가장 심하고 점차 감소하거나 사라지나 일부는 결코 없어지지 않는다. 너무 증상이 심하면 약물량을 감소시킬 수도 있다. 술, 당뇨병, 과거 항암 치료, 영양부족에는 증상이 더 악화된다.

　부작용 증상은 개개인 마다 차이가 있어 별 문제없이 지낼 수도 있거나 또는 일상생활에 지장이 있을 정도로 심할 수도 있다.

예방법

- 손과 발을 마사지하거나 로션이나 크림으로 촉촉하게 하라.
- 감각장애가 있는 부위를 방어하라: 손장갑, 발양말–손상예방과 편하기
- 극한 온도에 노출을 피하라: 증상 악화
- 추운 겨울에 따뜻한 옷을 입는다. 차가운 온도에 손발 방어
- 물을 접촉할 때 주의하라. 너무 뜨겁게 하지 말라.
- 그릇 씻거나 할 때 장갑 사용하라.
- 손발에 상처입지 말라. 손, 발, 팔, 다리를 관찰하라.
- 낙상 조심　　　• 물리치료
- 운동　　　　　• 일상생활, 직업유지
- 약제: 진통제, 항우울제, 항경련제, 비타민 B 복합제제, 스테로이드
- 변비치료; 음식조절, 변완화제 –부작용 증상 특히 손발의 피부손상에 의한 통증으로 일상생활이 지장된다면 약물용량을 감소할 수도 있다.

◎ 탈모(hair loss)

- 유방암 치료에 가장 고민스러운 부분이다. 신체적 외모의 변화 이외에 "나는 암을 가졌다"라는 표시이다.
- 두부에 보통 100,000개의 털이 있고 털은 한 달에 1 cm씩 성장한다. 세포의 성장: 휴지는 10:1인데 성장보다 휴지가 많으면 탈모가 발생한다.
- 탈모현상은 유방소실만큼 기분이 안 좋다. 탈모현상은 환자에게 암 치료로 인한 후유증으로 인성하여 삼성석으로 안 좋게 느낄 뿐 아니라 자기의 영상의 일부가 외석으로 노출되므로 안좋게 보인다고 생각한다.
- 탈모는 처음에는 유방 부분 또는 전체 소실보다 더 직면하기 어렵다. 탈모는 암의 진행과 투쟁의 보이는 증거이다. 탈모는 항암제가 암 세포를 죽이는 보이는 증거로 생각하게 한다.
- 항암제치료로 빠리 성장하는 세포인 모낭을 위한 단백생산 주기가 중단되면서 모낭이 파괴되어 털이 소실되거나, 엷어지거나, 약해지거나, 늘어지거나, 건조해 진다.
- 두부탈모가 항암제치료 시작 후 10-20일에 가장 먼저 나타난다. 하루 50-100개 소

실이 4-8주 진행된다.

- 항암제 중: 탁솔, 탁소테어-완전한 탈모, 아드리아마이신-수주 내 탈모, 사이톡산+
  메토트렉세이트+5에프유 -드문드문 엷음, 젤로다-영향 없다.
- 탈모는 항암제치료가 적어도 어느 정도는 작용하고 있다는 보증도 된다. 병합요법
  으로 탈모가 더 심해지기도 한다

탈모에 대한 방어적 방법

- 필요할 때만 따뜻한 물로 머리를 감는다.
- 머리털을 당기지 않고 고무밴드 사용을 피한다.
- 연한 샴푸 사용한다.
- 염색 또는 파마를 하지 않는다.
- 머리털 건조기나 곱슬머리하기를 피한다.
- 머리망을 하고 잔다.
- 스프레이나 젤을 사용하지 않는다.
- 부드럽고 매끄러운 사틴베개를 사용한다.
- 머리를 감싼다: 스카프, 모자, 터번을 사용한다.

항암제치료 전 환자의 결정 사항들

- 머리털 깎기(대머리)
- 가발-자신의 머리털이 조금 남아있으면 사용
- 모자, 스카프 사용
- 약제-로레인(미추서틸)

탈모의 재생: 3-6개월에 정상적 모양이 된다.

- 몇 주: 보플한 털이 눈에 보인다.
- 한 달: 뻣뻣한 털이 눈에 보인다.
- 몇 달: 2.5 cm 이상 성장한다.
- 6 개월: 새로운 머리털, 약하다.
- 눈썹이나 음모가 머리보다 빨리 성장한다.

탈모의 극복: "멋지게 보이고 기분좋게 느끼는" 계획을 세운다.

- 외모: 화장은 좀 진하게 하고 눈썹은 머리색깔에 맞게 그리고 크고 흔들리는 귀걸이 한다. 염색은 머리털이 1-5 cm 자랄 때 한다.
- 유방암 환자가 치료의 가장 큰 표시인 탈모현상을 가발 등 여러 가지 방법의 사용으로 주위 사람들에게 완전히 비밀로 하려고 하는 것은 부담스럽고 어렵다.

탈모 현상의 관리에 대한 조언

- 비밀유지를 포기하라. 여성에게 유방암은 가장 흔한 암이고, 유방암에 대한 들어나는 표시를 너무 수치스럽게 생각하거나 난처해야 할 필요가 없다. 다른 사람들에게 이야기 하는 것도 좋다.
- 자신에게 너무 과하고 불필요한 압박을 주지 말라.

유방암 치료 전과 같이 보이기 위해 너무 애쓰지 말라. 아무리 잘 해도 표시가 날 수 있다.

- 매일 매일 하던 대로 진행하고 가능하면 가장 좋게 보이도록 적절한 노력을 하라.

환자에게 정말 중요하고 통제할 수 있는 다른 일을 위해 귀중한 개인적 에너지를 아껴야 한다.

◎ 림프부종(lymphedema)

림프액의 림프관을 거쳐 순환계로의 유입이 어떤 원인으로 차단되어 림프액이 원위부의 조직내에 축적되어 팽창, 부종을 일으키는 것을 말한다. 주로 유방암 수술 후에 발생한다.

액와림프절절제술이나 유방절제술 후 또는 방사선치료와 같은 암 치료의 부작용으로 팔에서 림프액의 상부로의 배액이 장해되어 림프액이 팔내의 연조직에 차면서 부종이 생기는 것이다. 수술의 종류에 따라 5-35% 발생한다(감시림프절절제술 후 2-6%, 광범위림프절절제술 후 17-35%)(20-25%).

증상

- 팔과 손이 쪼이는 감
- 감각 변화
- 팔의 운동과 신축의 장애
- 팔 무거움
- 양측 팔둘레가 2 cm 이상 차이가 나는 부종
- 통증
- 피부 변화: 두꺼워지며 뻣뻣해짐

● 발생단계

1단계	2단계	3단계
– 잠복성, 가역성 – 연한 부종, 피부정상 – 팔 올리면 효과	– 비가역성, 조직섬유성 변화	– 림프액 정체 – 코끼리피부 변화 – 완치 안됨

- 소견: 급성–수술 직후, 만성–수개월 후 또는 드물게 수년 후 발병한다.
- 유방부위 부종은 정상적으로는 2–3주 내 소실되고 팔부종은 흔하지 않다. 첫 1년–5%, 평생 15–50%

정상적 부종을 완화시키기 위한 방법

- 머리 다듬기, 옷입기, 목욕 등 정상활동을 한다.
- 누울 때 팔을 배게 위에 하루 2–3번 1시간 정도 올린다.
  심장보다 위에 손을 하루 3–4번, 15–25회 개폐를 시행한다(공 잡기)
- 의사가 허락하면 몸주위로 여러 가지 팔운동을 시행한다.
- 점진적 뻗기운동과 근력운동 시행
- 팔 혈액순환 잘 되게 위험한 압력을 피한다; 혈압계 사용, 주사침 찌르게, 꽉 끼는 액세서리나 옷 입기, 무거운 것 들어올리기, 심한 반복적 운동(밀고 당기기)
- 너무 뜨겁거나 너무 차가운 온도는 피한다. 태양광선 노출 피하고 태양차단크림 사용
- 과체중 피한다.
- 피부관찰을 잘 한다: 피부손상
- 운동도 적당히 한다.
- 팔 부위의 감염을 피한다.

- 치료 4–6주 후 정상활동을 시작한다.

최근 액와림프절절제술 시행율이 줄어 림프부종 발생도 감소되고 있다.

치료

- 압박소매붕대를 일하는 시간에 낀다.
- 이상적 체중을 유지한다.
- 소금과 설탕을 제한한다.
- 수분을 섭취한다.
- 이뇨제는 일시적 효과이다.
- 술과 담배를 피한다.
- 전문가에 의한 피부마사지 1일, 1시간씩 2회, 5–6일/주, 3–6주
- 완전 비충혈 물리치료로 수지배액, 압박붕대. 1일 1회, 1–4주

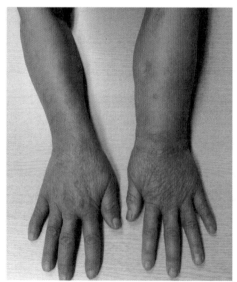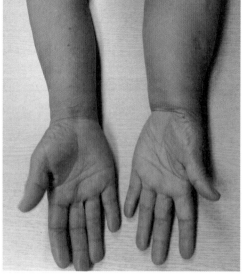

좌측–림프부종, 유방암 수술 후

◎ 팔과 어깨 기동성 감소(유방절제술 후)

- 림프절절제가 가장 관계된다. 수술 후 움직임의 결핍으로 기동성이 적어진다.
- 상부 가동(외전)이 가장 영향이 많다. 머리빗 빗기가 잘 안된다.
- 운동: 팔과 어깨의 근육을 서서히 뻗기-팔 올리기, 팔의 벽 올리기, 심호흡하기, 어깨 돌리기, 손 압착하기, 팔 돌리기, 도로래 당기기

◎ 스트레스(과도한 긴장)

긴장은 생활의 한 요소로서 자극적이고 창조를 증진하나, 너무 많은 긴장은 비건강적일 수 있다. 암의 진단과 치료는 정상 긴장의 수준을 높이므로 긴장을 낮추는 어떤 것이라도 해야 한다. 긴장은 전이에 대한 첫 번 방어선인 세포성 면역을 억압하거나 DNA손상과 수리능력에 영향을 주는 기전을 변화시킬 수 있다.

스트레스의 신체적 효과

- 혈압 상승, 맥박 상승
- 식욕 증진, 혈중 당변동
- 면역계 억압
- 체중 증가
- 골근소실 증가
- 염증 증가

스트레스가 나쁜 생활습관 유발

- 흡연 증가
- 알코올 섭취 증가
- 신체활동 감소
- 식욕 하강
- 수면 장애

스트레스 줄이는 방법

- 심호흡, 신체의 이완운동, 마음의 진정, 수면
- 음식과 약용식물
- 활동과 운동
- 주위환경 변화
- 태도 변화

암과 치료의 부정적 김정의 스트레스를 극복하는 책략

- 인지의 재건축: 정상적으로 생각하는 길을 바꾸는 방법이다. 부정적 생각이나 감정, 또는 두려움을 찾아서 건설적, 실제적 생각으로 대체하여 긍정적 행동으로 이끄는 것이다.
- 사고 중단: 반복적, 또는 불쾌한 생각을 중단하는 단순한 자기협조 기구로서 행동치

료기술이다. 중단하고 싶은 생각을 찾아 "중단"을 외친다.

- 단계적 업무담당: 목표를 정하고 달성하기 위해 필요한 작은 단계부터 시작하여 심신 장애 없이 서서히 실행하는 방법이다.
- 기분전환: 단기간으로 느끼는 신체적 또는 감정적 불편으로 부터 인지를 돌리는 것이다. 단기간 불편을 처리하는 가장 쉽고 유용한 극복방법 중 하나이다. 주의를 돌리는 방법은 상상과 생각의 중단부터 음악, 영화, 텔레비젼 등 여러 기술이 있다.
- 부정, 거부: 자신에게 아무 문제가 없는 것 같이 진행하는 것은 도움이 될 수도 있고 해가 될 수도 있다. 예로서 암 진단에 대한 부정은 암진행을 도우거나 치료에 불리한 결과를 가져올 수 있다. 그러나 예로 두려움을 적당한 거리에 두고 유지한다면 심신 가료를 위해 다음 단계의 진행에 유익할 수 있다.
- 웃음: 유머는 신체적, 감정적 어려움을 쉽게 하는 병극복의 하나의 방법이다. 유머가 암을 치료할 수는 없지만 삶의 질을 호전시키고 통증을 줄이고 휴식을 격려하고 스트레스를 줄이고 전반적 안녕감을 부여한다.
- 운동: 몸의 통제를 더 느끼고 강함과 지구력을 만드는데 도움을 준다. 주로 근육과 순환계를 자극하는 운동, 즉 도보, 수영, 스트레칭 등을 의사와 의논하여 시행한다. 수술 후 회복을 촉진한다.
- 일: 삶의 통제를 더 느끼고 직업의 친숙한 규칙은 안정을 부여한다.
- 보완치료: 명상, 요가, 타이치, 휴식치료 등의 보완치료는 생각, 감정, 건강의 상호작용에 중점을 두는 하나의 마음과 신체의학이다. 암의 신체적, 감정적 긴장을 처리하여 회피하는데 도우고 암 치료 중이나 후에 관습치료와 동반할 수 있다.

◎ 기억력 장애(chemobrain)

항암제치료 후 수개월 내지 수년에 걸쳐 잘 잊어버리거나 기억력이 점차 없어지는 정신집중이 안되는 것이다.

정신적 기술

- 기억을 사용하도록 자극하라. 기억을 사용하는 일들을 하면서 뇌근육과 뇌세포가 건강하도록 자극하는데 도우는 것이 중요하다.

- 중요한 일에 주의와 집중에 초점을 맞추도록 하라.
- 느긋함을 가져라. 심호흡한다.
- 수면. 편안하고 깊은 잠을 잔다.
- 기억력을 돕는 공부를 많이 한다.
- 술. 담배 제한한다.
- 약물사용 제한한다.: 안정제, 항혈압제, 수면제

기억력 돕는 기술

- 메모용지에 적는다.
- 표나 목록을 작성하라
- 스트레스 관리하라
- 필요와 불필요를 정리.구분하라
- 일 중 혼자 이야기 해본다.
- 기억할 것은 반복해서 말한다.

시간이 지나면 좋아질 수 있고 심하면 의사와 상담할 수 있다.

◎ 불면증(insomnia)
- 보통 8시간의 수면이 필요하다. 좋은 수면은 면역을 올리고 더 좋게 느끼고 피로를 호전시켜 에너지 수준을 올리고 자신을 양육시키는 중요한 방법이다.
- 불충분한 수면의 효과
- 기억력 장애, 집중력 장애, 배우는 능력 감소, 방해된 집중과 반사작용, 혈압 상승, 비만, 당뇨, 두통, 우울
- 탄수화물 합성, 스트레스 관리 감염 방어, 호르몬 조정 등의 능력 감소
- 수면제의 장기간 복용의 합병증
흥분, 혼동, 근심, 기억소실
- 식사와 음료수
취침 전 카페인은 4-6시간 금하고, 술은 2시간 금한다. 취침 전 과도한 음료수 섭취를 금한다.

- 낮 시간 활동
- 낮잠은 30-45분 정도가 적당하며 긴 낮잠을 피한다.

- 운동은 낮에 한다. 취침 전은 피한다.
- 수면 4시간 이내에 격렬한 운동을 금한다.
- 낮에 다닌다.

• 밤 시간 활동
취침 2시간 전에 샤워나 목욕 한다.

• 시간
- 규칙적 취침시간을 유지한다.
- 약제는 취침 1시간 전 복용한다.
- 텔레비전, 컴퓨터, 스트레스, 일 등은 취침 1시간 전에 중단한다.

• 침대에서 활동
- 모직이불 덮고 면 시트를 깐다.
- 발을 따뜻하게 한다(양말)
- 심호흡하거나 또는 진정적 조용한 상황을 상상한다.
- 잠이 안 오면 일어난다.

• 환경
- 조용한 음악을 듣는다.
- 밤 광선 피한다.
- 방을 어둡고 조용하게 한다.
- 방 온도 섭씨 20도를 유지한다.
- 텔레비전, 컴퓨터, 잡지 등 주위 산만한 물건은 치운다.
6주 이상 지속 경우 의사를 방문한다.

◎ 체중변화
암 치료는 식욕과 체중에 2가지 영향을 미친다.

- 식욕소실로 체중 감소
- 원하지 않는 체중 증가

1. 원치 않는 체중 증가

원인

1) 감정적 문제로 과식

- 근심, 스트레스로 코어티졸 증가한다.
- 우울과 무협조감으로 술, 담배 많이 한다.
- 불면증과 피로가 건강리듬 파괴한다.
- 위안과 즐거움을 위해 맛좋은 음식 먹는다.

2) 치료 상 문제

- 항암제치료: 호르몬변화, 폐경'
- 호르몬치료:약제

3) 생활상의 문제

- 체중 소실을 줄이기 위해 고칼로리 음식을 많이 먹는다.
- 고령화로 운동을 적게 한다.
- 금연으로 니코틴이 감소되어 식사량이 증가한다.

해결

계획: 운동과 식이의 병합

* 체중을 유지한다. 음식이 80%,운동이 20%를 관여한다.

- 저칼로리에 영양가 있는 음식과 저지방 음식을 섭취한다. 식물성 위주, 중간 정도 양의 양계와 생선, 적은 양의 붉은 고기
- 적게 먹는다. 양의 크기를 줄인다. 칼로리 제한한다. 지방이 칼로리의 30% 이하가 되도록 한다.
- 주의하여 먹는다: 배고플 때 먹는다. 배부른 지 아는데 20분은 걸림, 천천히 먹는다.

• 음식에 대해 도전한다: 음식에 대한 갈망과 싸운다. 음식의 유혹을 피한다.
장기간 건강한 체중을 유지한다.
* 체중을 관리 한다
약제: 표준체중의 30% 이상 초과할 경우 사용한다.
수술: 표준체중의 100%나 45 kg 이상 초과할 경우 시행한다.

2. 체중 감소

암을 가졌으면 체중이 줄게 된다. 이것은 암 세포가 몸의 에너지를 건강세포보다 더 빨리 사용하기 때문이다. 암에 의한 체중 소실, 즉 "악액질(cachexia)"은 좋은 상황이 아니므로 치료를 받을 때 자기 몸이 충분한 영양을 얻고 있다는 것을 확인하는 것이 중요하다. 좋은 영양은 암 치료 과정에서 몸이 암 세포를 파괴시키거나, 치료 중 파괴되는 건강세포를 대치하는데 필요한 에너지를 공급한다.

치료 중 체중유지를 위한 제안
• 체중의 소실이나 유지에 대해 의사와 계속 상담하고 암을 가진 다른 사람들의 조언을 듣는다.
• 영양사와 상담하라: 어떤 에너지가 필요하고 얼마나 많은 칼로리가 필요한 가를 계산하는 데 도울 것이다. 좋고 싫은 음식에 대해 이야기하라. 영양사는 충분한 영양을 얻도록 특별음식 계획을 마련할 것이다. 건강한 음식을 먹는 것을 생각하라.
• 배고플 때 먹어라. 적은 양을 자주 먹는 것이 좋다.
• 식사 시작에 음료수 마시는 것을 제한하라. 고형음식을 먹기 전에 배가 너무 부르면 안좋다.
• 식사 전에 간단한 산보나 가벼운 운동은 식욕을 자극한다.
• 어릴 때 자주 먹는 음식을 먹어 보라. 사람들은 어릴 때 먹었던 음식이 가장 맛있는 음식이라 말한다. 좋아하는 음식을 먹어라
• 음식냄새가 싫다면 차가운 또는 시원한 음식이 뜨거운 음식보다 냄새가 적기 때문에 먹기 쉽다.
• 구강통증이 있는 사람은 단단한 음식보다 연한 음식이 더 좋다는 것을 발견한

다. 밀크쉐이크, 야채단백질 혼합액, 엔슈어 등은 필요한 영양과 칼로리를 공급해 준다.

• 만약 체중감소가 특히 빠르거나 체중감소를 중단시킬 수 있는 다른 방법이 효과가 없으면 식욕을 촉진시킬 수 있는 약을 처방 받는다.

※ 대장암의 근치적 수술 후 1-2개월 동안 체중감소가 더 심해지나 3개월이 지나면 점차 정상으로 돌아오고, 때로는 과체중이 되어 음식조절과 운동이 필요할 수 있다.

◎ 구강문제-입, 치아
원인
• 두경부의 방사선치료 또는 수술 후유증: 씹는 것, 삼키는 것, 맛보는 것, 타액형성, 보는 것
• 골수 이식
• 항암제 치료의 2/5

증상
• 구강 건조 　　　　• 충치 기타 　　　　• 음식 맛의 변화
• 구강 통증과 염증 　• 턱관절 경직, 턱골 변화

예방
• 구강을 축축하게 물, 얼음조각, 껌, 사탕, 침 대용물 사용
• 구강을 깨끗이; 칫솔과 치약, 구강세척-물, 소다와 염, 명주실 사용(소다+염), 충치치료

◎ 구강 점막염
• 구강점막 손상에 의해 염증과 궤양으로 동통이 발생하고 주로 플루오르우라실 약제가 원인이다.
• 5-8일부터 발생한다.
• 심하면 음식물을 삼킬 수도 없다.
• 항암제치료 2주 전에 치과에서 구강검진이 필요하다.

치료

- 하루 3-4회 구강 세척-짜거나 맵거나 산성 음식물은 피한다.
- 자주 입안에 얼음조각을 넣는다.-술과 담배는 금한다.
- 연하고 시원한 음식물을 조금씩 자주 먹고 필요시 빨대도 사용한다.
- 국소연고 진통제를 구강 내에 사용해 본다.

◎ 변비

- 배변의 횟수, 양, 질, 배출 장애 등의 증상이 겹치는 것을 의미한다. 주로 배변횟수를 기준으로 한다.
- 암 치료 받은 환자의 70%에서 변비를 호소한다. 주로 마약성 진통제, 신경독성유발 항암제항우울제, 근육이완제 등의 사용 후 또는 식사습관의 변화나 침상생활, 변비유발 수술 등의 원인으로 증상이 나타난다.
- 치료는 여러 종류의 약제 사용과 식이와 생활습관의 변화 등으로 치료한다. 원인제거도 필요하다.

◎ 식욕부진

암 자체, 오심, 구강동통, 맛없는 음식물 섭취, 우울과 근심 등이 원인이다.

치료

- 연한 음식물을 조금씩 자주 먹는다.
- 식욕이 없더라도 고단백질 음식물을 자주 섭취한다.
- 하루 1,500-2,000 칼로리가 필요하다.
- 적당한 운동을 시행하여 식욕을 돋군다.
- 심하면 식욕촉진제(메게이스) 복용이나 고칼로리 영양주사 시행도 할 수 있다.
- 식욕변화: 먹고 싶은 음식에 집중한다. 활동적이 된다.
- 고단백, 고칼로리 음식을 매일 몇번씩 먹어라. 고단백 음식은 고기, 생선, 계란, 유제품, 콩
- 후식용 과자나 음식물을 먹어라. 설탕과 지방음식은 칼로리의 자원

- 향기나는 음식은 냄새감을 내어서 좋다.
- 음식을 잘 씹고 천천히 먹어라.
- 먹는 음식에 버터, 우유, 크림, 설탕, 물, 치즈 등을 칼로리 높혀라.
- 간편한 좋아하는 음식을 소량씩 미리 준비해 두라. 배고플 때 먹는다.
- 먹기가 싫으면 마실 것을 마셔라.
- 너무 피곤하게 하지말라.
- 먹기 전에 많은 양의 음료수를 마시지 말라. 위를 미리 채우면 안좋다. 식후 마셔라.

음식물에 대한 질문

- 음식 보충제를 먹어야 하나
- 고기 먹기를 금해야 하나 65–100 g 3–4/주

  비타민 B12, 단백질, 철분제, 아연이 풍부
- 유기농 음식만 먹어야 하나
- 생채 또는 요리된 야채 중 어느 것이 좋은가: 양측
- 야채, 과일을 주스로 먹나 또는 통채로 먹나

◎ **냄새, 음식 맛의 변화와 소실**
- 항암제에 의한 구강점막 신경말단의 손상이 원인이다. 접촉감과 냄새의 이상-80%
- 금속 맛이거나 쓰거나 아주 맛이 없다. 회복에 수개월이상 걸린다.

치료
- 하루 3-4회 구강 세척한다.
- 짜거나 매운 음식물 피한다.
- 마음에 드는 음식물 먹는다.
- 고형보다는 액성의 음식물이 먹기 좋다.
- 최소한의 칼로리 유지한다.

그 외에

- 전과 다른 새로운 음식물이나 새로운 요리방법으로 준비해 먹어본다.
- 은수저보다 플라스틱제 가정용구와 작은 접시를 사용하라.
- 신선하고 냉동된 야채, 과일 먹는다.
- 익은 음식 먹어 본다: 레몬, 생강, 식초
- 양념으로 된 음식 먹어 본다: 마늘, 양파
- 짠맛과 단 것으로 서로 상쇄한다. 보완한다.
- 음식물은 차갑게 또는 실온으로 둔다.
- 요리가 필요없는 음식을 선택한다.
- 붉은 고기가 맛이 이상하면 닭, 생선, 계란 등으로 대체한다.
- 냄새 줄이기 위해 음료수를 마개로 덮고 빨대를 통해 마신다.
- 과일을 우유, 아이스크림, 요구르트와 혼합하여 마신다.
- 먹고 싶은 것과 먹고 싶을 때 먹어라.
- 치료동안 음식제한을 편하게 하라. 체중유지가 지방음식을 피하는 것보다 더 중요하다.
- 음식에 대한 향을 첨가하라
- 활동하라

◎ 구역, 구토

항암제치료 중 가장 흔한 부작용 중의 하나로써 50%에서 볼 수 있다. 항암제의 위장관 점막세포 손상으로 식욕소실, 구역, 구강동동 등을 일으키거나, 동증, 스트레스 또는 약물이 원인이 될 수 있다. 보통 항암제치료 후 3-4시간에 시작하여 1-2일간 지속한다. 일시적 부작용이지만 먹는 것을 어렵게 만들 수 있기 때문에 필요시 항암제투여 전 1일과 2일간 항구토제를 사용하거나 근이완, 심호흡, 명상, 침 등 보완요법을 시행해 볼 수도 있다.

구역을 줄일 수 있는 조언
- 치료 2시간 전후 음식물을 피한다.

- 차가운 음식물이 따뜻한 음식물보다 더 좋다.

- 식사 후 30분–2시간 앉아있거나 서있는 것이 좋다.

- 강한 요리냄새로부터 멀리 하거나 자극적인 음식은 피한다.

- 매 3끼 식사보다 조금씩 매 30분–60분마다 먹는 것이 위 팽만감을 감소시킨다.

- 천천히 씹고 먹고 마신다.

- 좋아하는 것을 먹는다.

- 적당한 양을 먹는다.

- 구토 시작 전 심호흡과 신선한 공기를 흡입한다.

약제: 심할 때

- 스테로이드(덱사메타숀), 온단세트론(조프란)

- 그린세트론(카이트릴), 팔로노세트론(알론시)

병합약제: 에프리란타(이멘트), 항우울제(아티반)

◎ 혈액형성 세포구의 감소

* 백혈구 감소증

- 세균방어인자인 백혈구 중과립수가 1,000 이하로 줄어든다.

- 보통 7-14일에 시작하여 3주 정도에 이차적 감염 가능성이 높다.

- 경구 체온이 38℃ 이상은 발열 소견으로 의심한다.

* 치료

- 손발 청결과 음식물 청결

- 백혈구수의 심한 감소에는 정상수치가 될 때까지 2주 정도 휴약하거나 용량 감량한다.

- 골수가 중성구백혈구를 생산하도록 자극하는 성장요소를 투여한다(류킨, 뉴포젠, 투라스트), 특히 용량강화 항암제치료에 의한 감소증으로 인한 치료 지연이나 항암제로 인한 감염 가능성에 이 약제가 필요하다.

- 발열 증상이 있으면 항생제를 투여한다.

* 빈혈(anemia)

- 조혈과 골수기능의 약화로 적혈구 생산이 장애되어 헤모글로빈치가 10.0 g 이하(정상 14-16)로 인해 빈혈이 발생한다.
- 적혈구의 생존기간이 120일이므로 몇 번의 치료 후에 발생한다.
- 증상: 숨이 참, 피로, 창백

* 치료

- 충분한 휴식, 활동 제한, 쇠고기와 콩을 많이 먹는다.
- 적혈구 생산을 자극하는 에리트로포이에틴의 합성형인 프로크리트, 아라네스프를 수 주 투여한다.
- 헤모글로빈 수치가 7 g 이하이면 응집적혈구 수혈을 한다.

* 퇴원 후 감염

- 발열이 38도 이상 시 행동 취한다: 감염의 증상과 증후를 안다.
- 언제 가장 위험한지 의사에게 묻는다: 보통 7-12 일
- 독감 예방주사 맞는다.
- 약을 먹는다
    - 의사의 처방대로 약을 먹는다.
    - 약을 빠트리지 말라.
    - 남겨진 약이나 날짜가 지난 약은 먹지 말라.
    - 경험한 부작용을 보고하라.
    - 상점약 복용 시 의사에게 이야기하라.
- 카테터나 포트(port)에 주의하라.
- 감염에 대한 좋은 개인적 위생을 하라.
- 즐기고 싶어 하는 일을 즐겨라: 예술룸 가기, 애완동물 놀기, 정원 가꾸기
- 일정한 음식을 피하라.
    - 생고기나 날계란
    - 씻지 않는 야채와 과일

- 날 것 또는 살균 안된 생산품

▶ **독감 예방주사(influenza vaccine)은 필요하나**

암 환자들은 면역계가 약화되어 독감 감염이 되기 쉽고 때로는 생명을 위협하는 폐렴 같은 고위험 합병증이 발생할 수 있다. 따라서 환절기에 미리 독감 예방주사로서 독감에 대한 면역력을 증가시켜 독감을 예방하는 것이 좋다. 독감 예방주사는 매년 10–11월에 시행하는 것이 좋고 동절기에도 필요하면 시행하는 것이 좋다. 보통 70–90%에서 효력이 있고 암 환자의 주위 가족들도 동시에 시행하는 것이 좋다.

항암제치료 후 면역력 저하의 표시인 혈중 백혈구 감소는 항암제주사 후 10일–2주에 최저이고 독감 예방주사 후 항체생성은 2주에 최고에 달하므로 주사 시기를 의사와 의논하여 잘 선택하는 것이 좋다.

독감 예방주사 시행시기

* 항암제치료 시작 전이면 2주 전에 시행한다.
* 항암제치료 시행 중에는 백혈구수치가 정상치에 가까운 시기인 다음 항암제치료 전후 1–2일에 좋고 적어도 치료 후 7일 이내 시행한다. 같은 날 항암제치료와 예방주사 시행은 좋지 않다.
* 항암제치료가 바로 끝났으면 3–4주 후 시행한다.
* 과거에 항암제치료를 받았다면 가능하면 빨리 시행한다.

독감 예방주사는 죽은 또는 비활동성 바이러스로 만들어져서 독감을 발생시키지는 않으나 합병증으로 미열이나 경한 근육통이 있을 수 있다. 독감 예방주사 후에도 독감 발병 가능성이 약간 있으나 증상은 약하다. 만약 독감 증상이 있으면 2일 이내 항바이러스 치료로 타미플루(tamiflu)를 5일간 투여한다. 이미 독감 감염이 되었으면 독감 예방주사는 중단한다.

폐렴 예방주사는 언제 시행하나

• 암 환자들은 65세 이상 되면 매 5년마다 폐렴 예방주사를 시행해야 하고 필요시 5–10년에 한번 반복할 수 있다.

- 항암제치료 시작 전이면 4–6주 전이 가장 효과적이고 늦어도 2주전에 시행한다.
- 항암제치료가 끝났으면 3개월 후 시행한다.

◎ 폐경(menopause)

치료 관계의 폐경

폐경과 고령은 여성에게 다른 의미를 가진다. 한편은 긍정적이다. 더 이상 월경이나 원치않는 임신이나 복통은 없다. 다른 한편은 더 이상 임신이 안 되거나 젊음의 끝을 이야기 하기 때문에 엉망일 수 있다. 폐경은 에스트로겐 생산 감소의 자연적 고령 과정의 한 부분이다.

원인

수술적 폐경-자궁 적출술과 양측난소절제술 후 발생한다. 자연적 폐경보다 증상이 빠르고 심하다.

호르몬치료에 의한 폐경-난소의 호르몬생산 억제: 졸라덱스, 루프론

항암제치료, 방사선치료로서 난소기능이 감소된다: 항암제-가역성, 방사선-비가역성

갑작스러운 폐경의 영향은 무엇인가

갑작스러운 폐경으로 인한 증상은 50%가 1년 이내에, 30%가 2.5년 이내에, 20%가 그보다 더 늦게 발생한다.

* 초기
- 혈관운동성: 홍조, 야간발한 등
- 정신심리적: 우울, 불면, 슬픔 등
- 전신증상: 근육통, 관절통
* 중기: 비뇨생식기–질건조증, 피부–주름
* 말기: 골다공증, 심혈관과 뇌의 질환, 인지기능 장애

정상적 생리현상

* 40세까지 대부분 수정이 가능하다: 배란, 월경이 있다.
* 폐경시작의 평균연령은 51세이다.
* 10년 동안 호르몬생산이 점차적 감소된다: 갱년기로서 폐경기 근접(10년간)을 의미한다.

50세 이전 폐경의 50%는 항암제치료 때문이고 일부는 암 진단의 호르몬대치요법의 중단 때문이다. 진정 폐경인지의 검사방법은 없고 단지 시간이 말한다. 월경이 돌아올 지는 알 수 없고 여성마다 다르다. 치료 후 보통 1년이 지나야 돌아 온다. 폐경증상 치료를 위한 에스트로겐대치요법은 안해야 한다.

폐경효과의 안면부 증상

• 홍조
• 에스트로겐 수치 감소: 비정상 혈관조절, 70-90%에서 나타남
• 피부온도 섭씨 1.2도 상승함
• 30초-몇 분 또는 1시간 지속됨, 오전 6-8시와 오후 6-10시에 주로 발생함
• 월경 끝난 후 1-2년 지속됨

치료

• 층으로 옷 입기, 면 옷 입기: 공기순환 잘 됨, 습기흡수 잘 됨
• 유인요소 찾기: 흡연, 뜨거운 음료, 매운 음식, 술, 더운 날씨는 불리함
• 차갑게 하기: 차가운 음료수
• 음식변화: 소량의 가벼운 음식, 저칼로리와 저지방음식, 야채와 과일이 많고 시원하거나 따뜻한 음식
• 규칙적 운동: 하루 30분, 주 3-4시간
• 중국약제: 한약재, 차, 인삼, 침술

약제

• 호르몬제: 단기간 소량의 에스트로겐으로 증상이 감소되나 유방암 환자에게는 권

장되지 않는다.
- 비호르몬제: 비타민E, 항고혈압제, 항우울제, 항경련제, 한약제

◎ 질과 회음부의 관리
질건조, 통증, 소양감 등이 주요 증상이다.
- 불필요한 상처나 외상을 피한다.
- 감염을 방지한다.
- 윤활유를 바른다
- 질 에스트로겐제 크림 또는 질정을 사용한다

◎ 불임(infertility)
임신과 치료 간 많은 문제와 선택이 있지만 암 치료가 임신 문제보다 우선이다.

문제와 선택의 사항들
- 중요한 순간에 생을 어떻게 방어하는가: 누가 무엇이 먼저인가
- 임신되는 것이 안전하나
- 아이를 볼 만큼 오래 살 것인가
- 가까운 친척이 있는가
- 입양이 의미가 있는가

해결책
- 난소에 영향을 주는 방사선치료, 호르몬치료, 항암제치료가 불임에 관여한다.
  항암제치료는 월경주기에 영향준다. 방사선치료는 난자에 영향 준다.
- 약제 치료 후에는 임신이 가능하다.
  사이톡산+메소트렉세이트+플루오로우라실-50%, 아드리아마이신+사이톡산-90%
  에서 월경 중단한다.
  투여중단 후 40대 이하는 월경 회복이 50%이고, 40대 이상은 월경 회복이 적다.
- 월경주기의 회복시기: 첫 6-12개월. 때로는 2-3년 걸린다. 연령이 관계한다. 젊을수

록 월경중단이 적고 수정이 잘 돌아온다.

– 일시적으로 난소를 차단하여 항암제손상을 줄일 수 있는 약제로는 루프론, 졸라덱스 가 있다.

– 검사는 혈중 난포자극호르몬과 황체형성호르몬으로 결정한다. 난소기능 있으면 호르 몬 하강, 폐경이면 호르몬 손상이다.

– 시험관 인공수정: 냉동보관, 2–6주. 배아냉동: 정자 필요, 난자냉동: 정자 불필요

◎ **피부변화**

• 색깔변화

- 방사선치료: 치료 시작 1주 시작, 치료 후 6개월 지속

- 항암제치료: 치료 시작 2-3주 시작, 치료 후 10-12주 지속

치료 후
조정과 유지

21 추적

22 전환기와 조정

23 재발

24 예후

25 고식완화치료

26 호스피스치료

27 치료 후 건강 유지

28 음식과 영양

29 신체활동과 운동

CHAPTER 21 추적

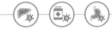

1. 암 치료 후

1) 암 치료 후 관리

암생존율이 증가함으로 많은 암생존자들은 암을 극복하고 새로운 삶을 살기 위한 새로운 노력을 해야 하며, 이에 도움이 될 수 있는 새로운 정보가 필요하다. 새로운 삶으로 나아가는 중 극복해야 할 새로운 문제가 닥칠 수도 있어 이를 해결해야 하는 새로운 길을 찾아야 한다. 혼자 극복하기 어려운 경우에는 지원자들, 다른 생존자들 또는 정신 건강 상담자들의 조언이 도움이 될 수 있다.

암 치료 회복 후 새 국면에서의 문제점

- 추적 예약의 관리
- 치료 합병증과 암재발의 염려
- 변화된 자신의 자존심과 자아상
- 진단 후 재정적 문제
- 가족내 유전적 성향에 대한 관심
- 향후 의학적 문제, 추적, 선별검사
- 건강한 생활습관을 이끄는 것: 운동, 금연, 금주, 식이습관
- 해결안 된 삶의 문제: 부부관계, 자녀들 부양, 직업 변경
- 장기 부작용: 수술반흔, 인공항문, 피임, 성문제

2) 암 치료 후 오는 것

* 환자가 가지는 의학적 관심:

- 재발과 원격전이
- 일부 신체와 정신적 변화: 피로, 집중력 장애
- 치료의 장기간 부작용

* 환자가 가지는 일부 감정적 관심:

- 암재발에 대한 걱정
- 본인의 주체성과 미래
- 사망에 의한 업무 중단 걱정
- 못난 체형 또는 하락된 자존심

환자는 이런 관심에 대한 효과적 극복은 상황을 이해하고 대체를 생각하고 다른 사람의 경험, 지원을 묻고 활동 또는 치료에 선택된 과정을 편안하게 느낄 능력이 요구된다.

2. 암추적은 어떻게 하나

추적(follow-up)이란 환자가 겪는 치료 후 합병증 치료 및 암재발에 대한 정기적 의학검사를 위해 단기와 장기로 의사를 방문하는 것이다. 추적계획은 암 종류, 치료형태, 환자의 건강상태에 따라 환자마다 다소 차이가 있다. 수술과 보조요법이 암 치료에 기본과정이지만, 치료 후 정기적 경과관찰과 추적검사가 필요하고 이는 3차 예방을 하기 위한 것이다. 이 추적은 수년간 지속되나 시간이 지나면 점차 횟수가 줄어든다.

1) 추적검사를 시행하는 목적

- 진행 중인 치료의 관찰과 회복 평가
- 수술과 보조치료의 효과 판정
- 부작용 발견, 조정 및 치료
- 예후에 대한 논의

- 유전요소 관여 여부에 대한 상담
- 새로운 암이나 용종의 조기발견
- 치료 가능한 재발 또는 원격전이의 발견
- 정신적 지원부여
- 신체적, 감정적으로 전반적 건강 조정
- 신체적 재활요구 맞춤

이런 목적을 위해 시행되는 정기적 추적검사는 암의 전체 생존율을 증가시키고 정신적 지지도 됨으로 추적은 암 환자에게 아주 중요하다. 모든 암생존자는 추적검사를 받아야 한다. 수술이 암의 가장 효과적 치료 방법이고, 국소암인 경우 완치적 수술을 통해 육안적으로 보이는 모든 암은 제거되지만 전이암 또는 잔존암이 대단히 작을 경우는 수술 중 발견되지 않을 수도 있고 후에 성장하는 수도 있다. 따라서 병기에 따라 잔존암의 소멸을 위하여 보조치료로 항암화학요법과 방사선치료를 시행하며, 추적검사를 통해서 치료결과의 효과를 확인하는 것이다.

장기적 추적으로는 새로운 전암병변 또는 조기암을 찾는 것이다. 대략 20% 이상에서 후에 다시 전암병변이 발견될 수 있기 때문에 암화하기 전에 이를 찾아 제거하거나 또는 발견되는 조기암을 찾아 절제하는 것이 매우 중요하다. 암 치료의 가장 큰 문제는 암이 약 30%에서 다시 재발한다는 것이다. 흔히 어떤 체내 변화나 증상의 변화는 암재발의 가능성이 있기 때문에 이런 변화의 정확한 원인을 발견하고자 노력해야 하며, 만약 국소재발이나 간이나 폐 등의 원격장기의 전이가 발견되면 조기치료를 시작할 수 있다. 암 치료 후 추적계획은 단지 계획이므로 만약 치료 후 암에 관계된 어떤 새로운 증상이나 소견이 보인다면 정기적 방문 예정일이 아니더라도 즉시 치료팀 의사를 방문해야 하고 암 이외의 심장병, 고혈압, 당뇨병 등의 일반적 건강에 관한 추적도 연령, 생활습관의 변화, 유전적 측면 등에서 주기적으로 시행해야 한다.

추적계획의 5가지 목표: 중요한 결정을 하는데 도움을 준다.

* 단기간 추적

• 목표 1기: 치료의 정상적 회복(6주-6개월)

부작용 발견, 신체활동 수준과 음식의 조절, 방광과 성기능의 상담

• 목표 2기: 예후의 이해

최종 병리적 병기를 외과의사와 의논하여 종양내과의사에게 향후 치료를 의뢰

• 목표 3기: 유전성향의 평가

암 10-20%에 해당, 환자와 가족의 건강에 중요

* 장기간 추적

• 목표 4기: 새로운 암 발생 방지와 조기 발견

• 목표 5기: 재발과 전이의 발견

2) 추적 담당 의사

외과의사나 종양내과의사가 주로 담당하나 치료상황에 따라 다를 수 있고 보통 퇴원 시 추적 의사를 병원에서 지정한다.

3) 추적 기간

대개의 암재발은 근치수술 후 첫 2년에 가장 많이 발견되고 일부 예후가 좋지 않은 암은 수술 후 1년이 50%, 2년이 80%, 3년이 90%로 5년 중 3년까지 집중적으로 한다. 5 년의 추적은 우선 여러 검사를 통한 새로운 전암병변 발생여부를 확인한다. 드물게 평 생 추적할 수도 있다. 3년 내에 20%에서 간전이가 발견될 수 있다.

4) 추적방문 간격

첫 2-3년은 매 3-6개월마다 방문하여 신체검사와 혈액검사 및 영상검사를 받고 결과 를 설명 받는다. 그 이후는 매 6-12개월마다 방문한다. 추적은 모든 환자에게 똑같이 취 급되지는 않는다. 추적에는 암재발과 건강상태의 확인 이외에 대한 검사와 재치료의 의욕이 서로 맞아야 하는데 3기암은 2기암보다 추적이 더 필요하고, 향후 장기간 삶의 질의 향상이 필요한 청장년환자는 재수술 가능성이 적은 노인환자보다 더 철저한 추적 이 요구된다.

5) 추적에 대한 환자의 관심

- 검사를 더 자주 받아 암의 진정을 늘 확인하여 삶의 질을 향상시키려는 환자
- 첫 치료가 가장 좋으므로 검사를 덜 자주 받아 암에 대한 고민을 줄이고자 하는 환자로 구분되나, 의사와 상담하여 암상태에 맞는 중용의 간격을 취하는 것이 좋다.

6) 추적계획의 상세한 요약

- 추적예약을 위한 스케줄
- 추적의 혈액검사, X-선 검사, CT 스캔, MRI 등 영상스케줄
- 재발위험에 대한 정보와 주의해야 할 증상이나 증후
- 치료부작용에 대한 정보
- 건강생활과 잘 먹고 잘 활동하는 안녕계획 추천

7) 추적 중 또는 추적 후 관련사항들은 무엇인가

- 치유되었는지 어떻게 알 수 있나: 어떤 검사만으로 치유 여부를 결정하기는 불가능하다.
- 치유율은 어떻게 평가하나: 두 가지-암의 병기(암의 크기와 림프절 전이)와 계획된 치료방법(수술, 방사선치료, 항암제치료, 호르몬치료)에 의해 예측적 평가를 한다.
- 예후는 재발 없는 생존을 특정한 기간 동안(년)에 걸쳐 % 점수로 나타내는 것이다. 평가는 병기에 따라 추천된 치료를 받은 환자에게 생기는 대략 또는 근사치 생존율이다. 최근에 병리검사의 병기결정이 더 정확해지고 항암제의 발전으로 인해 평가된 치유율이 과거보다 더 상승되고 있다.
- 수술 후 예후를 조정하는데 어떤 검사를 받아야하나: 치료가 끝난 후 최소한의 검사부터 시행한다.
- 2-3주 증상이 지속되면 특수검사(전산화단층사진, 골스캔사진, 양전자단층사진)를 시행해 볼 수 있다.
- 불필요한 규칙적 특수검사는 방사선 노출에 의한 손상과 방사선에 의한 2차 암과 양성소견에 생검시행과 부작용, 근심걱정 등의 부작용을 초래한다.

8) 추적예약

(1) 추적예약의 조정: 재발의 가능성이 높고, 오래 지속되는 부작용이 가장 우선되는 추적대상이다. 의사가 연간 추적계획표 조정을 돕도록 한다. 첫 5-10년이 중요하다.

(2) 연속적 예약은 어떻게 하나

* 치료 끝난 후 1개월마다 각 치료법에 따라 새로 방문한다. 그 다음 1-4개월마다 방문한다.

* 치료법의 순환방문은 방문기간을 최소화 할 수 있다.

◎ 방문 횟수의 관여 요인

• 암 진단이 심한 정도   • 받은 치료 종류

• 진행 중인 치료   • 실제 가지는 관심

• 오랫동안 지속되고 있는 부작용

일부는 계획된 추적을 그만 두고 치료가 끝나면 필요상 추적을 하는 예비단위의 부분이 된다.

빈번한 추적의 이유는 건강진단은 아팠다는 기억이 되고 날자가 다가오면 점차 걱정하거나 당황하게 된다. 그러나 규칙적 의사방문을 건강하게 잘 있다는 방법이기도 하다. 의사는 다시 아프기를 바란다는 것 때문에 보는 것은 아니고 오히려 치료가 잘 되고 있고 잘 회복하는지 확인하는 것이다. 얼마 후 건강진단은 점차 줄어들고 없어질 수도 있다.

추적은 더 많은 것이 더 좋은 접근이거나 더 적은 것이 더 좋은 접근이거나 하는 두 극단사이에 있다.

• 유지 치료

활발한 암 치료 후 일부 암생존자는 유지치료를 수개월 내지 수년간 받게 된다. 이 치료의 목적은 약이나 호르몬으로서 암이 재발 또는 전이를 통제 또는 방어하도록 하는 것이다. 환자는 유지치료 동안 환자로와 생존자로의 중간에 있는 것 같이 갈등을 느낄 수도 있다.

예: 비호지킨 림프종, 유방암의 호르몬 치료

일부는 암 치료로 위해 지속한다는 것을 확신할 수 있고 일부는 병의 끊임없는 기억이다. 유지치료는 암을 당뇨병, 천식, 심장병과 같이 늘 관리해야할 건강상태로 생각하게 한다.

완화(remission)는 암 치료 후 암의 증상이나 증후가 완전히 소실된 것을 의미한다. 병은 통제 하에 있고 암존재가 없는 증명의 주기적 제공이다. 완화는 반드시 암이 치료되었거나 암의 영구적 사라짐을 의미하지는 않는다.

* 유방암 치료 후 검사들

절차	추적기간			
병력청취와 진찰	3개월	3개월	6개월	12개월
혈액검사, 종양표식자 검사	6개월	6개월	6개월	필요시
흉부사진	1년	1년	1년	필요시
유방사진	1년	1년	1년	1년
골 스캔	필요시	필요시	필요시	필요시
복부단층사진	필요시	필요시	필요시	필요시

필요시: 증상이나 징후가 있을 경우

* 대장암 치료 후 검사들: 환자의 상태나 의사의 판단에 따라 추적기간의 간격과 방법에 차이가 있을 수 있다.

추적검사	1년	2년	3년	4-5년
외래방문	매 3–6개월	매 3–6개월	매 3–6개월	매 6개월
암태아성항원	매 3–6개월	매 3–6개월	매 3–6개월	매 6개월
복부골반 CT	매 6–12개월	매 6–12개월	매 6–12개월	매 6–12개월
흉부 CT	매 년	매 년	매 년	매 년
대장내시경	한 번		한 번	
S자결장경(직장암)	매 6개월마다 시행하는 것을 고려할 수 있다.			

* 치료종료 후의 추적과정 순서

치료의 종료→1주에 병원 방문(최종 치료의사)→환자와 의사의 재량에 따른 매 주 방문의 진행→매 3 개월마다. 2개 진료팀 방문 시 교대로 시행해서 각 의사를 매 6개월에 방문→2-3년 후 매 6개월 마다 방문. 2개 진료팀 방문 시 교대로 시행해서 각 의사를 매 1년에 방문→매 년 5-10년 방문

8) 추적 주의 사항들

(1) 병원 가기 전
- 종이나 테이프 레코드를 가지고 가서 답변을 적거나 녹음한다.
- 다른 사람과 동반해 간다.
- 미리 질문사항 적어간다

(2) 방문 장소
- 개인 면담실에서 의사와 이야기 한다.
- 가장 중요한 질문을 먼저 묻는다.
- 자신을 분명하게 표현한다.
- 문제와 관심을 간단하게 묘사한다.
- 문제나 관심을 어떻게 느끼고 있다고 말한다.
- 필요하거나 원하는 것을 요구하라.
- 자기가 이해할 수 있는 말로 설명해 주기를 물어라
- 의사가 의미하는 것이 무엇이라고 생각하는지 자신의 말로 반복하라
- 더 많은 정보가 필요하다고 의사에게 말하라

(3) 돌아올 때
- 약제가 사용하는 가장 좋은 방법과 가능한 부작용을 물어라
- 다음 방문 때 더 많은 질문을 묻기를 두려워 말라
- 자원단체가 주위에 있는지 묻는다.
- 소책자나 다른 자료를 집에서 볼 수 있도록 물어라
- 추적에 대한 기록을 남겨두어라

9) 추척 방문 할 때 가지고 있는 건강상 문제를 이야기 하라

- 새로이 나타난 증상: 몸이나 목의 종괴, 수술부위 변화양상, 지속적 기침이나 숨참, 부종
- 고통주는 통증: 수술부위, 골통증, 두통, 사지허약과 저림
- 신체적 문제: 피로, 불면, 성문제, 체중의 감소나 증가
- 다른 질병: 심장병, 당뇨병, 관절염
- 사용하고 있는 약제, 비타민 또는 한약
- 감정적 문제: 우울, 걱정, 근심
- 가족내 병력의 변화: 암
- 부작용이나 새로운 의학연구 등에 대해 알고 싶은 것

10) 치료 후 회복기간에 변화시켜야 할 사항들: 균형적 생활양식을 살기 위해 시행한다.

- 금연
- 음주 자제
- 건강한 음식을 잘 먹을 것: 식물성 음식과 야체, 하루 5-8회 이상 섭취, 저육류, 저염 음식 섭취, 체중 유지
- 운동과 활동: 하루 30분 이상 유산소 운동(걷기, 수영)
- 근심과 우울 감소, 영적 정신을 포함한 감정 회복
- 기분 전환과 자존심 증가
- 피곤, 오심과 농승 감소
- 가족에 대한 접근 태도
- 치유과정에서의 역행의 인정

추적에 대한 질문사항

- 추적검사는 무엇인가
- 얼마나 자주 방문하나
- 어떤 치료와 약이 주어졌나

– 추적을 얼마나 오랫동안 시행하나

– 치료의 부작용은 단기와 장기로 무엇이 있나

– 주의해 보아야 할 증상은

– 건강을 유지하기 위해 무엇을 해야 하나

– 퇴원 후 주의해야 할 음식은

– 회복하는데 얼마나 걸릴 것인가

– 재발을 막기 위해 해야 할 것은 무엇인가

– 퇴원 후 처음 누구를 방문하나: 수술 후에는 외과의사

– 장기추적은 누구에게 받게 되나: 종양내과 또는 외과의사

– 첫 방문은 술후 얼마인가

– 어느 검사가 추적검사에 가장 효과적인가

– 얼마나 자주 검사를 해야 하나

– 영상사진은 얼마나 자주 시행하나

– 재발은 어떻게 아는가

– 내가 참여할 지원 단체가 있는가

– 얼마나 오래 약물을 복용해야 하나, 약물 부작용은 어떤 것인가

– 문서화된 개인 의무기록이나 추적계획을 얻을 수 있나

– 유전적 상담과 검사로 이익이 되나, 가족을 고려해야 하나

추적기간 중 환자상태에 대해 의사와 의논해야 할 것

• 나와 같은 암에 대해 새로운 치료법이 있다고 뉴스에서 봤는데 나에게도 이 치료가 적용 될 수 있나, 다른 방법은 없는가

• 매일 오후에 더 심해지는 통증이 있다. 통증은 주로 관절과 하복부에 있다. 이것이 정상인가

• 통증을 줄이기 위해 어떻게 해야 하나, 검사를 받아야 하나

• 아침에 기분 좋게 깨어난다. 그러나 오후에 에너지가 약해진다. 평소 잠을 잘 자나 오후에는 미래에 대한 근심 때문에 잠을 잘 못잘 수도 있다. 정상인가 검사를 해야 하나, 이 에너지를 더 느끼기 위해 어떻게 해야 하나

- 운동을 해야 하나 주의해야 할 것은 무엇인가 얼마나 해야 하나
- 식욕 증진을 원한다. 추천해 줄 요리사가 있는가
- 나는 근심스럽게 느낀다. 삶의 질에 영향을 준다고 생각한다. 나에게 즐거움을 주던 일들이 즐겁지 않다. 어떤 도움을 받아야 하나
- 수술부위가 약간 붓고 단단한 느낌이다 정상인가
- 앞으로 암의 재발이나진행을 조정하기 위해 어떤 종류의 검사를 시행해야 하나

치료 후 추적기간 동안 환자에 대한 배우자의 필요한 지원의 종류

환자는 암생존 후 중요한 다른 일이 많다. 환자는 추적기간에 삶과 삶에서 원하는 것을 재사정 할 것이다. 이 시기에 배우자는

- 환자가 어려운 시기를 겪는데 대해 어떻게 도울 수 있나.
- 환자에서 생존자로 변천을 관리하는데 대해 도울 수 있나.
- 환자가 치료 후 추적시기에어떤 종류의 지원이 필요한가 등을 생각하고, 여러 가지로 환자를 도와야 한다.
- 문을 닫지 말라. 아직 끝나지 않았다. 배우자가 보여 주었던 모든 지원과 격려를 지우지 말고 좀 더 오래 곁에 있어라.
- 휴가를 계획하라.
- '어떤가'상대를 생존자로 말하라.
- 암 전의 어떤 일들로 기억하라.
- 암 이외에 즐기던 일에 대해 기억하라.
- 추석예약에 부시런한 동반사가 되어라.
- 먼저 제공하라.
- 유전검사에 솔직한 토론을 가져라.
- 환자가 몰랐던 사실 등 새로운 뉴스를 가져오라.

◎ 의무 기록

진단이나 치료 후 새로운 의사를 방문할 수도 있다. 먼저의 의사가 은퇴했거나 다른 곳으로 옮겼거나 또는 환자가 옮겼거나 등 어떤 이유로 다른 의사로 바뀌었을 경우가

해당 된다. 환자는 새로운 의사에게 진단과 치료에 대한 상세한 기록을 전달하는 것이 중요하다. 새로운 의사는 이 기록을 근거로 해서 환자의 향후 치료나 추적을 계속할 수 있다.

병원을 옮기게 되는 경우 필요한 의무기록의 내용은 다음과 같다.

치료 기록의 내용

- 진단 날짜
- 암 종류
- 병리소견
- 치료의 장소와 날짜
- 수술 기록지
- 방사선치료의 부위와 조사량, 방사선 종류
- 항암화학요법의 이름과 날짜, 투여횟수
- 중요 병리검사, 방사선 영상검사(전산단층사진, 자기공명사진)
- 사용약물 이름과 용량
- 검사평가에 필요한 요구된 검사계획표
- 관심을 주어야 할 소견과 치료의 장기간 효과
- 치료 중 또는 치료 후 일어난 문제점
- 치료와 추적에 관계되는 모든 전문가의 접촉정보
- 퇴원요약서 사본

환자는 자신의 치료요약과 의무기록의 복사내용을 어느 의사에게 준다는 것을 확인해야 한다.

22 전환기와 조정

1. 전환기

치료는 끝났다. 처음의 시련은 이겨냈다. 지금은 무엇인가. 가장 반가운 것은 규칙적인 삶으로 다시 돌아오는 것이다. 그러나 암경험은 치료가 끝나도 결코 완전히 끝난 것은 아니다. 현재 당면 과제, 남은 관심과 생각나게 하는 것들이 매일 또는 간혹 튀어 나오지만 사는 동안 일어날 것이다. 지금까지 삶이 전부 암경험으로 가득하여 감정이 치료시기 때보다 더 좋지 않다. 그러나 치료 후 많이 변화되었다. 삶의 변화를 넘어 위안, 의미, 즐거움, 웃음, 희망을 주는 새 삶의 기회 등 거의 새로운 정상을 발견하고 창조하기 위해 한 단계씩 앞으로 전진하는 것이다.

1) 전환기(transit time)는 무엇인가

전환시기는 환자가 치료가 끝난 후 독립적으로 되는 시기로서 이 시기에 스트레스가 많아 감정적, 신체적 행동이 다양하게 나타난다. 보통 치료 후 초기에는 병문을 자주 방문하나 전환기를 거쳐 생존기에 이르면 점차 방문간격이 길어져서 6개월부터 1년에 한 번씩 될 수 있다. 이런 긴 공백기간에 대해 환자에게 문제를 일으킬 수 있다.

(1) 진단부터 생존까지의 3가지의 기간 동안 감정적, 신체적 도전이 있다.

① 진단, 치료 시기-시작과 끝이 확실하다.

② 전환 시기-시작은 확실하지만 끝이 불분명하다. 치료 후 1년간 지속되는 시기로서 대단히 긴장하게 된다. 매 3개월마다 방문하다가 2-3년 후부터는 매 6개월마다 방

문한다.

③ 생존시기-1년 마다 방문하게 되면 소생시기가 되고 5년 이상 진행된다. 병원방문
이 줄어 안전하지 않다.

2) 치료 후 전환기의 문제점은 무엇인가

• 치료 끝난 후 의료진과의 분리에 대한 근심

치료 후 혼자되어 불안하고 근심이 되고 혼자서 뭘 할지 모른다. 자신이 아닌 것 같고
잃어버린 것 같이 느낀다.

• 오래 끄는 감정: 두려움과 불안정을 느끼면서 "내 삶을 내 스스로 다시 조종 할 수
있나" 걱정한다.

심적 평화를 오염시키는 고통스러운 질문

* 지금 무엇을 하나
* 지원은 어디 있나
* 의사나 간호사 없이 잘 지낼 수 있나
* 언제 다시 의사를 볼 수 있나
* 자주 의사를 못 봄으로 내 질문의 답변을 어떻게 얻나
* 새로 나온 치료법은 나에게 적용될 수 있나

• 암 걱정

치료가 끝났다는 안도감과 앞으로 재발 걱정의 이중감정을 가진다. 아플 때나 암에
대한 걱정이 마음 한 구석에 늘 있고 재발이 될까, 암 치료가 정말 효과가 있으까를 늘
걱정한다.

• 부정

많은 사람들은 치료 후 암이 끝났다고 말하고 실질적 두려움 없이 오래 삶을 살아간
다. 그러나 그 동안 의심스러운 유방사진, 팔부종, 유방암 진단을 받은 가족의 친척이
나 딸이 유방암 발병 연령에 도달 시, 재발 또는 새로운 암 등이 있다면 지금까지의 암
부정의 감정이 파괴력을 가지고 거칠게 튀어 나오는 새로운 현실이 나타나게 된다.

• 환자의 낮은 에너지 대비 주위 사람들의 높은 기대감

치료 후 자신이나 다른 사람들이 큰 기대감을 가진다. 그러나 환자는 아직 두려움과 피로가 뒤따른다. 암에 대한 과거, 현재, 미래의 불확실성이 환자와 함께 있어서 환자를 압도하고 지치게 만들고 모든 에너지를 소모시킨다. 그러나 가족들 중에는 환자의 치료 후의 회복과 환자자신에 대해 큰 기대를 가진다. 그러나 이 때 환자에 대한 지원이 어느 때보다 더 필요할 수 있다.

• 우울

진단시기에도 우울이 생기기 쉬우나 치료 끝난 후에도 다시 생길 수 있다. 진단시기의 우울은 분명하다. 치료 후 우울감 경험은 예기치 못한 것이다. 의지할 것 없는 무력감에 의해 압도된다. 이 전환시기에 슬프고 우울한 자신을 발견한다. 시간이 일부 해결하겠지만 자기 자신을 돌보아야 할 시기이다.

• 이야기하기

암경험을 이야기하는 것은 쉽기도 하고 어렵기도 하다. 따라서 책임감에서 또는 의식적으로 이야기 할 수도 있고 조용히 있을 수도 있다. 또 이야기 하는 것이 서로를 도울 수도 있고 때로는 불이익을 당할 수도 있다. 단 환자에게 슬픈 이야기는 하지 말라.

• 변화된 영상

자신에 대한 영상과 가족들이 자신을 보는 영상에 대한 반응들이 자신과 남편이나 자식들의 삶의 질에 영향을 준다.

• 만성적 부작용

이 시기에 지속된다. 피로, 탈모, 월경이상, 전신통증, 성기능 문제, 집중장애 등이 동반되고 때로는 이 부작용을 암재발로 의심하기도 한다. 치료의 부작용에 대한 회복은 치료자체 만큼 오래 지속될 수 있다.

3) 해결방안은 무엇인가

암을 경험한 많은 사람들은 삶에 무엇이 가장 중요한 가에 대해 분명한 관점을 가진다. 매일 문제를 처리하고 과거의 건강문제는 짧게 엮어둔다.

(1) 새로운 자기 만들기: 암이 삶을 변화시켰다. 자신의 매일 의미와 성취의 일을 발

견하기 위한 우선권을 앎으로서 가장 중요한 일을 위한 에너지를 모은다.

(2) 기대를 관리하기: 자기 보존과 자기 방어를 위해 가족이나 자기 자신으로부터 합당치 않는 기대를 자신이 적절한 선에서 통제하고 방어한다. 가족들이 자신을 있는 그대로 보고 자신에게 필요한 만큼만 대접해 주도록 해야 한다.

(3) 새로운 지원망 강화하기: 무엇이든지 혼자 하지 말라. 위험이 있다. 치료 후 정신적 요구가 치료 중의 신체적 요구만큼 관심을 받아야 하므로 감정적 요구와 자신 전체에 대해 가장 좋은 치료를 받아야 할 시기이다. 새로운 지원망으로 새로운 정보와 도움을 받을 수 있다.

(4) 질문에 답변 얻기: 유방암 진단이 딸에게 위험이 있는가, 딸에게 유방건강에 대해 어떻게 이야기하는가, 재발 위험은 어떤가, 최근 새로운 치료법이 있는가 등에 필요한 정보에 답변을 얻고 오해를 사실로 바꾸는 것은 대단히 치료적이고 회복을 촉진한다.

(5) 자기 자신을 돌보기: 지금까지 힘썼다. 이제 나 자신만의 시간을 가지고 천천히 원하고 필요한 것을 행하여 치료와 회복이 빠르도록 한다. 나는 나다. 암은 내 뒤에 있다. 암 후의 삶이 있고 내가 계속 암에 의해 좌우되지 않는다.

(6) 개인적 태도 만들기: 도전 정신과 유머감이 열쇠이고 긍정적 태도와 투쟁심을 가진다.

4) 앞날을 위한 전진

건강한 미래에 초점을 둘 때 최고의 과거를 전개해 보는 것도 중요하다: 나는 전에 좋은 삶을 살았다. 암이 삶을 통제하거나 변화시키지 못할 것이다. 다시 좋은 삶을 만들 것이다. 나 자신을 실망시키지 않을 것이고 맥 빠지게 하기를 원하지 않는다. 자신은 그 동안 잘 지내 왔고 좋았다. 지금까지 가장 좋은 치료를 하였고 암으로부터 해방 되도록 모든 일을 하였다. 앞으로도 건강하도록 무엇이든지 계속 할 것이다. 아무도 완벽하지 않다. 목표를 정하여 어디에서부터 시작할 것이다.

암을 넘어선 어떠한 삶이 되어야 하는지 결론을 만들라.

앞에 미래가 있을 가에 두려워하지 말고 자신과 가족의 일들을 생각하고 계획을 만들라. 미래를 가져라. 미래는 한 번에 한 단계씩 만들어 진다. 한 단계는 새로운 정상을 찾는 것이다. 이 단계가 얼마나 걸리지 또는 도달하면 어떻게 보이는지는 아무도 미리 알지 못하고 진행 중에 나타날 것이다. 얼마나 걸릴지는 알 수 없으나 진단의 시기부터 치료가 끝나는 시간만큼 걸릴 것이다.

전진적 결과가 진행되므로 편안할. 인내와 지속성이 보답할 것이다. 과정 중에 과거의 자신과 부분을 자신의 새로운 환상과 미래를 함께 봄으로 보상되어질 것이다.

이행시기를 통과하여 소생자가 되었으므로 재발로부터 자신을 방어하기 위해 무엇을 해야 하는지 자신에게 생각하고 또 감정적으로 남은 생을 잘 처리하도록 준비하고 있다는 것을 깨달아야 한다.

2. 치료 후 경과 조정

암 치료 후지속적 관찰에서 몇 가지 가능한 결과가 있다.
1) 치료가 암의 보이는 증거를 모두 제거함: 암의 완전 소멸, 완치
2) 치료가 암의 성장을 중지하거나 축소시켰으나, 모든 암의 제거는 아님: 암의 조절
3) 치료에도 불구하고 암이 계속 성장하고 퍼짐: 무반응
어느 것이든지 환자는 새로운 관심과 긴장을 경험할 수 있다.

- 만약 대부분의 환자처럼 치료가 성공적이고 암이 완전히 제거되었다면 환자는 생을 새로 시작하는 것 같이 느끼면서 매일이 선물 같을 것이다. 그러나 재발의 두려움이 또한 암 치료 여파로 남게 될 것이다. 어떤 환자들은 규칙적 농봉이 큰 근심을 불러 일으키고 새로운 통증마다 암의 재발을 나타낸다고 두려워 하고, 이 두려움은 삶을 다시 시작하는데 어려움을 준다. 많은 암새존자는자신의 건강유지를 위해 적극적으로 노력하는 것이 재발에 대한 근심 해결에 도움이 된다는 것응 발견한다.
1) 건강하게 먹는다: 지방이 적고 충분한 음료, 야채과일을 포함한 음식을 먹는다.
2) 규칙적 운동계획을 세운다: 만약 환자가 피로나 체중감소 때문에 치료 중 비교적 활동이 적었다면 새로운 운동 계획을 시작 전 의사와 의논하라. 천천히 시적하여 점차 지구력을 세워라. 운동에는 여러 가지 형태가 있는데 좋아하는 활동을 찾아라.

3) 긴장을 관리한다: 많은 사람들이 긴장에 익숙해 왔으므로 우리는 긴장을 매일 생활의 일부로서 받아 들인다. 우리 모두가 삶에 긴장을 갖지만 과도한 긴장은 면역계통을 취약하게 해서 병에 더 민감하게 만든다. 많은 사람들은 독서, 여가, 묵상 등의 활동이 긴장과 근심을 덜어 준다는 것을 발견한다. 어떤 사람들은 자기 건강을 유지하기 위해 가능하면 많이 배우고 또 배웠던 것을 기초로 삶에 변화를 주어서 긴장을 완화한다.

• 만약 치료가 성공적이지 못해 완치가 달성되지 못했다면 그때 오는 걱정, 긴장과 기분은 매우 다르다. 때로는 치료가 사람을 실패하게 만들지, 사람이 치료를 실패하게 하지 않는다는 것을 생각하는 것이 중요하다. 치료가 성공하지 못한 사람은 마치 자기에게 책임이 있는 것 같이 느낄 수 있는데, 치료는 여러 가지 이유로 실패할 수 있고 자기 책임이 아니다.

만약 치료가 잘 안된다면 환자는 처음 진단 받았을 때 경험했던 감정 즉 분노, 실망, 의심, 두려움, 비통, 방황 등을 느낄 것이다. 환자가 치료의 실패 소식을 들었을 때는 다음 단계의 새로운 결정으로 옮겨야 된다는 것을 의미한다. 여전히 암을 치료할 수 있거나 또는 암을 축소시킬 수 있는 치료계획을 시행하는 것이 가능하다. 만약 이 전환이 어렵다는 것을 알면 환자가 처음의 진단과 치료 당시에 어떻게 극복했는 가를 기억하라. 이번에도 비슷해서그때 도움이 되었던 방법이 다시 도움이 될 것이다.

고식적 항암화학요법을 치료받은 어떤 환자들은 부분반응이라는 불리는 결과를 가질 수가 있는데,이것은 종양이 적어졌으나 완전히 사라진 것이 아님을 뜻한다. 이런 종류의 치료반응을 경험한 환자는 이 소식에 그들의 감장과 반응이 완치를 한 환자와 치료에 반응하지 않는 환자와의 사이에 있다는 것을 발견한다. 환자는 실망과 감사, 슬픔과 기쁨, 희망과절망의 혼합된 감정을 느낄 것이다. 만약 부분반응을 보일 경우 환자가 다르게 했다면 완전반응으로 이끌 수 있었겠지 라고 생각하기 쉬우나, 암이 치료에 완전반응 하지 않는 것은 환자의 책임이 아니다.

여러 가지 치료를 받았지만 부분반응을 보였다가 다시 종양이 커진다든지 처음부터 항암제에 종양이 반응하지 않는 경우에는 환자에게는 암과의 투쟁이 가장 어려운 시기가 될 것이다. 어떤 환자는 또다른 형태의 치료를 시도해 보기도 하고, 어떤 환자는 더 이상 그런 과정을 추구하더라도 예후나 생존율이 개선되지 않을 수 있다는 것의 생각과, 새로운 치료계획의 이점과 빈번한 병원방문과 치료부작용 등의 단점을 비교해 보아야 한다. 그 반면에 환자가 할 수 있는 한 오래 치료를 계속하기를 원한다면 앞으로의 치료가 어떤 이익을 가져다 줄 것인지를 고려도 해야한다. 그 결정은 옳고 그른 것이 아니고 환자에게 가장 적합한 것이 가장 좋다.

환자가 어떤 것을 하기를 결정할 지라도 가능하면 편안하게 되는 것이 중요하고 또 그렇게 되기를 바랄 것이다. 환자는 통증과 같은 어떤 증상에 대해 치료를 통해 호전되기를 기대하데 이런 치료를 '고식적 치료'또는 '완화치료'라고 한다. 이 치료는 증상을 완화시키는 도이 되나 암자체를 치료하는 것이 아니고, 주 목적은 삶의 질을 증가시키는 것이다. 암이 진행되어 더 이상 근본치료가 불가능할 때는 호스피스 완화치료를 통해 도움을 받을 수 있다.

3. 희망

치료를 마친 후 결과가 완치이든 아니든 환자와 가족들은 여전히 심한 감정적 시기를 직면할 것이다. 암을 포함하여 어떤 병을 가졌던 사람들의 경험은 각자 틀리지만 어느 누구에게나 삶에 중요하다고 생각하는 것은 희망이다. 사람마다 일이나 시간에 희망하는 것이 다르지만, 우리 삶에 희망의 출현은 우리를 오늘에서 내일로 가도록 한다. 매일을 가장 충족하게 살도록 애써야 한다. 처음 암 진단을 받았을 때 실수이기를 희망하고 치료 중에는 완치되기를 희망한다. 만약 치료가 결코 완치를 기대할 수 없는 상황이라면, 지금 무엇을 희망할 것인가 하는 것은 환자의 목표에 달려있고 희망을 재구성할 시기이기도 하다. 매일을 가장 충족하게 살도록 시기일 수 있다. 여기에는 사랑하는 사람들과 더 많은 시간 가지기, 증상 완화 하기, 증상없이 편안하게 사는 것 등을 희망한다. 암을 가진 사람들은 다시 여름을 맞이 할 수 있게 되기를, 또는 하루를 더 맞기를 희망한다. 희망은 삶을 지속 시킨다. 치료의 결과가 어떻든 지 희망을 위한 자리는 있다. 가끔 어떤 희망이 있는 지 알기는 어렵지만, 희망을 발견했다면 사랑하는 사람들에게 이야기 하라. 환자에 대한 그들의 사랑과 애정은 가장 어려울 때 환자를 도와줄 것이다. 문제와 실망, 상승과 하강이 때로는 극심하다. 언제 어느 시기이든지 암 환자가 기대하는 어떤 것에 대해 집중하는 것은 많은 어려운 순간을 지나는데 많은 도움이 된다. 항상 희망은 있다. 치유와 완화에 대해, 오래 사는 것에 대해, 삶의 질을 높이는데 대해 희망을 가져라.

23 재발

1. 불충분한 초기 치료

암 환자는 큰 희망을 가지고 치료에 임한다. 암의 증거나 재발(recurrence)이 발견되면 희망은 무너진다. 치료 실패는 곧 나타날 수도 있고 수개월 수년 또는 수십년 지난 후에 나타날 수도 있다. 암 치료의 효과를 평가하는 것은 쉽지 않다. 수술의 효과는 암을 완전히 제거할 의사의 능력에 의해 정의될 수 있다. 비록 수술이 깨끗이 시행되었더라도 재발방지를 위해 항암제치료와 방사선치료를 보조치료로 시행할 수도 있다. 이런 비수술치료의 효과는 신체검사, 혈액검사, 진단영상검사로 평가된다. 특히 CT와 MRI가 영상검사로 사용된다. PET는 암의 대사활동을 보이므로 암이 기능적인지 생체적으로 활동적인지 알게 한다. CT는 암이 감소되는지 또는 성장을 계속하는지 정도를 나타낸다. 이 검사들은 암이 크기가 줄어드는지 다른 부위로 전이되는지를 나타낸다. 환자의 혈액검사도 암진행의 증거를 보인다: 백혈병의 혈액분석, 난소암, 대장암, 전립선암의 종양표식자 등

검사 이외에 규칙적 신체검사도 암이 활동성 확정의 중요한 수단이다.
검사의 빈도는
1) 병의 성질
2) 영상검사나 혈액검사가 의미 있는 정보를 낼 수 있는 능력
3) 의사의 믿음과 실행
4) 암생존자로 생각되었을 때 환자의 응낙이 관여한다. 치료가 성공적인 것으로 측정

했을 지라도 여러 검사들은 환자에게 처음 진단시기에 경험 했던 많은 근심을 재점화 한다는 것을 발견한다. 결과에 많이 달려 있다. 결과가 안심적 이거나 때로는 악화적일 수 있다. 아무도 겪어온 어려운 치료가 비효율적이든가 또는 완화가 끝났다는 것을 알기를 원하지 않는다. 아무 의사도 그런 어려운 소식을 나누기를 즐기지 않을 것이다.

암 여정의 중간점: 중간 단계

최근의 암연구의 발전으로 많은 암이 정지상태에 놓인다. 암이 재발되었으나 통제되었다. 그러나 완전히 없어진 것은 아니다. 예측할 수 없는 기간동안 치료되는 암을 극복한다. '만성'암은 그것으로 사망 할 수 있으나 당장은 아니다. '만성'은 치유와 종말 사이에 있다. 정지되었으나 제거된 것이 아니다. 암은 치료에 예기적으로 반응하지는 않는다.

불완전 치료에 있으면 환자는 희망을 포기하지 않고 실망을 표현할 시기에 침착해야 한다. 암 여정의 새로운 길을 지나야 한다. 병의 상태에 대한 새로운 지식이 자기의 예후나 병기, 치료선택에 어떤 영향을 미치는 지 환자는 알아야 하고 의사도 이 정보와 치료계획에 촉진된 변화를 부여하여야 한다.

2. 재발

재발은 암을 근치적으로 치료한 후 일정기간 무병상태에 있다가 2-3년부터 10년 이상까지 어느 시기에 암이 다시 발생하는 것이다.

1) 재발
- 불신을 넘어서 이중 위험으로 처음보다 더 나쁘다.
- 괴로운 감정이 더 많다.
  * 첫번째: 놀람
  * 두번째: 의사, 자신, 자기 몸에 대한 분노

* 세번째: 했던 일과 안했던 일에 대한 자책감

2) 재발 이유

안전한 절제술, 술 후 검사, 음식조절, 운동 등을 시행했음에도 일부 암 세포가 수술 절제 범위 밖에 남아서 파괴를 피하고 발견 안된 채 남아있다거나 또는 수술 중 암 세포가 흩어져 있다가 나중에 점차 커져서 종괴가 된다. 또는 정맥관 속에 암 세포가 있다가 후에 원격전이를 일으킨다. 전체의 20-30% 정도 재발한다.

▶ 외관과 치료는 재발 암의 성질과 범위에 따른다. 국소재발은 치유될 수도 있고 장기간 완화될 수도 있다.

3) 재발의 형태

• 국소: 흉벽, 피부, 처음 수술부위, 80-90%가 5년 이내 발생
• 국부: 주위 림프절에 생기는 구역재발
• 원격; 폐, 간, 골, 뇌에 주로 발생하나 다발성이 많고 결국 원격전이가 가장 많다. 60-70%

국소재발이 초기에는 가장 흔하나 세 가지의 재발양상이 단독 또는 혼합되어 발견될 수 있고 병이 진행될수록 재발이 더 광범위하게 생긴다.

4) 재발의 범위: 관계된 부위의 수, 관계된 장기와 종괴의 크기

5) 재발의 시기: 처음 치료의 간격

* 첫 5년 이내-국소국부 재발은 2년, 원격 재발은 3년에 주로 나타난다.
* 첫 10년 이내 재발이 없어야 완치로 판정한다. 그러나 드물게 전이된 암이 수면 휴식하다가 10년 이후 어떤 유발인자에 의해 깨어나 다시 암 성장과 재발을 할 수 있다.
* 만약 수술 후 3개월 이내에 재발되었다면 수술 중 놓쳐버린 남은 암이 진행된 것이다.

6) 재발의 발견: 검사, 2주 이상 진행된 새로운 증상과 신체적 소견, 과거 암 치료 여부로 확인한다.

7) 재발 암 치료 결정요소

- 암의 형태
- 언제 재발
- 어느 부위 재발
- 재발의 퍼진 범위
- 전반적 건강
- 너의 개인적 가치와 소망
- 감정적 요구

암의 진단과 치료가 환자를 바꾸었으므로 "새로운 정상"을 발견할 필요가 있다. 암이 완전히 없어졌다는 것을 알 방법은 없다.

8) 암재발 걱정이 관련된 사항

- 나쁜 삶의 질과 더 큰 고민
- 미래의 계획의 부족
- 추적의 회피나 과도
- 더 많은 건강관리 이용
- 기분과 관계에 대한 영향

9) 암재발의 위험도 요소

- 암의 크기와 분화도
- 림프절 개수
- 치료 종류
- 진단 후 지금까지 시간

10) 재발의 두려움이 뚜렷한 경우

가장 흔한 도전의 하나이고 생존자에 가장 큰 관심이나 두려움은 신체적 안녕, 삶을 즐길 능력, 미래에 대한 계획을 만드는 능력에 영향을 준다. 어떤 특정 시간이 걱정이 더 심하다는 것을 발견한다.

- 생일이나 휴일 등 특별한 경우
- 진단, 치료시작과 끝난 날의 일년 된 때
- 추적방문 전 또는 추적예약 날자가 닥아올 때
- 다른사람의 암 진단을 들었을 때

- 증상을 다시 경험할 때
- 가족이나 친한 친구의죽음
- 진단치료 받았던 병원을 지나갈 때
- 미디어에 암에 대해 들었을 때
- 암에 대한 운동이나 광고를 볼 때

※ 재발의 두려움을 이기는 요점

- 규칙적 추적과 정기적 검사 등의 의학적 건강관리의 실행을 확실히 하는 것이 가장 중요하다: 질문, 정보지속, 치료결정 참여
- 알아라: 배우고 발견하라. 통제감을 준다.
- 자신을 심적으로 편안하게 한다: 감정을 건설적인 방법으로 처리한다.
- 긍정적 태도를 가지도록 애쓰라: 낙관과 희망을 가지고 안녕과 할 수 있는 것에 힘쓰라.
- 자신이 휴식하도록 돕는 방법을 발견하라: 요가, 명상, 심호흡, 마사지, 음악, 산책
- 할 수 있는 한 활동적이 되라: 운동, 정신, 생활습관의 긍정적 변화
- 지원단체에 참여하거나 동료의 지원을 받는다; 혼자 하지 말라
- 개인적 상담도 좋다: 사회사업가, 정신과의사, 심리학자, 종교적 상담자
- 늘 낙관적 일 수는 없고 할 수 있는 것을 통제하라: 삶을 순서대로 정돈하라

재발의 두려움에 대한 극복의 효과로 감정적 회복, 믿음의 증가, 극복능력 향상, 타인관계 호전, 소통 증가, 자신의 요구를 더 잘 알게 된다는 것이다.

재발에 관한 질문사항

- 재발 가능성이 큰가
- 가능한 재발에 내가 조정되나
- 재발 기회를 줄이기 위해 내가 해야 할 것이 있나

재발치료에 대해 질문사항 3가지: 일차치료와 유사 질문

- 이 치료의 목표는 무엇인가
- 성공 가능성은 무엇인가

– 삶의 질에 영향 주는 부작용은 무엇인가

이 과정을 알고 나서 의사에게 진행 승낙을 부여한다.

그 외의 질문사항들

– 다른 치료는 실패했는데 왜 이 치료가 효과적인가

– 다른 치료선택이 있는가. 어떻게 치료하나

– 부작용. 장기/단기

– 누가 이 치료를 시행하나. 같은 치료 팀인가

– 보험이 되나

– 치료 동의하기 전에 다른 곳에서 더 알 것은 없는가

– 더 이상 치료를 안한다면 어떤 일이 생기는가

– 한 번 재발치료 후 다시 재발할 가능성이 큰가

– 재발에 대한 지원단체가 있나

– 임상시험이 가능하나

– 이 상태에 이용할 만한 임상시험이 있나

– 참여할 자격은 되는가

– 참여를 위해 무엇이 요구되나

– 비용은 보험회사가 처리하는가

– 치료효과가 없다면 무엇 선택이 남아 있나

3. 진행성 암

진행성 암은 치유 안될 것 같은 암을 말하나, 때로는 통제도 된다. 진행성 암은 첫 진단일 수도 있고, 일차치료 후 재발을 의미할 수도 있다.

진행성 암은 흔히 불확실성을 가진 삶을 의미할 수 있다. 또 2차 의견을 넘어 3차 의견까지 얻는 수가 많다.

"나는 나 자신을 암과 함께 사는 사람으로 생각하고 나의 매일의 삶을 끝없는 희망이

라고 생각한다."

1) 진행성 암의 신체증상

- 식욕 부진과 체중 감소
- 피부 문제
- 건조
- 구강 문제
- 피로
- 호흡장애 암,빈혈,폐렴
- 통증
- 구역, 구토

2) 진행성 암의 감정

- 쇼크, 믿을 수 없음
- 분노
- 죄책감
- 두려움
- 고통과 고민
- 혼자 있게 되거나, 혼자 죽게 되는 것
- 짐이 됨
- 신체 통제의 소실과 남의 도움 필요
- 사랑하는 사람을 혼자 남겨둠
- 미래의 미지
- 위엄의 소실

24 예후

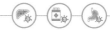

　예후는 병진행의 과정에 병이 회복되거나 재발할 가능성을 의미하고 완치될 수 있는지 또는 얼마나 오래 살 수 있는 지의 기간으로 표시한다. 예후를 아는 것은 장래 계획이나 더 좋은 치료결정을 하는데 도움을 준다. 예후에 관여하는 인자로는 암병기와 암 세포분화도가 가장 중요하고 그 외 암의 합병증 동반여부, 연령, 환자의 전반적 건강상태, 치료에 대한 반응 여부 등이 있다. 병기가 높을수록, 암 세포분화도가 나쁠수록 보조치료가 힘들다. 다른 질환과 심한 증상이 흔한 고령자, 또는 암 세포의 활동이 왕성하고 조기진단이 늦을 수 있는 젊은 연령층일수록 예후가 나쁠 가능성이 많으나 예후는 예측일 뿐 확실한 보장은 아니다.

　예후는 평균적인 것이지만 각자의 예후는 독특하고 다양하며 시간이 지나면 변할 수도 있다. 대체로 진단 후 5년간 생존하는 율(%)로 표시한다. 치유(완치)라는 말은 암에서는 사용하기 어려운 단어로 진정한 치유인 지는 처음에는 잘 모른다. 오히려'재성장 안 한다', '장기간 생존한다', ' 병의 근거가 없다'는 말로 표현하는 것이 좋다.

1. 예후를 향상시키는 조건

　조기발견, 병소의 완전절제, 재발발견 후 적절한 치료 및 추적관찰 등에 의한 생존기간의 연장이다.

- 예후에 관여하는 요소들
  * 병기: 가장 중요하고 숫자가 올라갈수록 나쁘다.

* 나이: 노인 층에 나쁘다
* 종양병리: 저분화도, 혈관, 림프관과 신경의 침범 시 나쁘다.
* 종양크기: 영향이 비교적 적다.
* 수술 절단면 암침범 여부: 절단면 침범 시 나쁘다
* 전체 건강: 동반 질환이 많을수록 나쁘다.
* 혈청 암태아성항원(CEA): 수술 전 많이 상승되었던 수치가 수술 후 하강되지 않을 때 나쁘고 점차 상승될 때도 나쁘다.

2. 예후가 암 치료에 미치는 영향

의사가 진단을 공식화 하는 순간 암 위험이 추상적 개념에서 단단한 현실로 전환된다. 체내 침입자가 있다. 환자는 진단에 2가지 과정으로 묘사한다. 처음에는 진단에 대해 지적 수준에서 사실을 받아들인 후 다음에는 상황에 대한 감정적 반응에 의해 당황하게 된다. 진단이 암의 현실체를 확인하면 예후는 앞에 무엇이 있는지를 나타낸다. 예후는 암의 설계된 과정의 가장 좋은 평가를 나타낸다. 그래서 예후는 암 여정의 예상되는 종착점으로 정의한다. 예후를 하는 것은 환자의 상태에 대한 객관적 사실과 다른 환자가 어떻게 되어 갔나의 통계적 증거와 혼합하는 예술이나 여기에 의사의 일부 직관이 더해져서 최종예후가 나온다

예후의 가장 큰 2가지 결정인자는 1) 암의 위치, 크기, 병기와 분화도 등의 암상태 2) 환자의 수행능력 상태(기능상태)이고, 그 중 수행능력 상태가 가장 중요한 예후요소이다. 이 기능상태는 환자가 스스로 할 수 있는 양의 측정인 활동과 에너지 수준이다. 즉 암 여정은 암의 특징과 환자의 건강과 활력과 결합에 영향을 받는다.

3. 치료 계획의 기본

환자에게 진단과 예후의 정확한 예견과 개방은 치료와 개인적 결정권에 중요하다.

환자에게 환자에게 정보 공유는 이익적 방면의 3가지 주 기능을 한다.

　1) 치료에 적극 참여할 수 있도록 한다.

　2)근심을 줄인다.

　3) 미래를 준비하고 계획할 수 있도록 한다.

반면에 정보의 설명과 지원의 부족은 암 환자의 근심과 긴장의 가장 큰 원인이 된다.

1) 얼마나 많이 알기를 원하나

대부분 환자는 암, 예후, 치료이익, 부작용 등에 대한 정직한 정보를 원한다.

- 95-98%: '암 인지' 알기를 원한다.

- 91-97%: 치료 기회를 알기를 원한다.

- 79-98%: 치료 효과에 알기를 원한다.

- 27-61%: 예상 생존기간 알기를 원한다.

• 예후에 대해 정보를 찾거나 피하는 것은 잘못이 없다. 일부는 예후에 대해 알기를 원하지 않을 수도 있다. "나는 병기를 알기를 원하나 5년 생존율과 같은 것은 알기를 원하지 않는다. 사람마다 다른 방법으로 일을 처리한다. 만약 누가 5년 생존율이 30%라고 말해준다면 나의 희망이 내려 앉지만, 만약 통계 %로 모른다면 마음속에 내가 원하는 어떤 것이든지 될 수 있다. 나는 비관적이지만 낙관적이 되기 위해 숫자에 신경 쓸 필요가 없다."

병에 얼마나 알기를 원하는가를 자신에게 물어 볼 수 있다. 암 환자는 예후를 알기를 원하는가 (○ 또는 X)

2) 의사가 환자에게 진실을 막는다.

　때로는 환자가 의사로부터 암상태에 대해 진실을 듣기를 원하나 의사가 바르게 전달할 수도 없다. 이유는 의사가 의무로서 환자를 낙심시키거나 또는 정신을 억압할 영향이 있는 일을 피하라는 윤리의 규정의 "온정주의"가 있다.

　의사가 환자와 어렵고 고통스러운 토론을 피하기를 원한다. 환자와의 토론에 대해 관리하는 방법을 훈련받지 않았다.

3) 작은 기교가 오래간다.

의사가 환자와 얼마나 자주 선택권을 의논하는가, 지속되는 치료의 가능성을 묘사하는 가에 큰 차이가 있다. 의사는 "질문, 이야기, 질문"에 숙달하여야 한다.

- 질문: 환자에게 예후에 대해 무엇을 알기를 원하는가
- 이야기: 환자가 알기를 원하는 것을 이야기하고
- 질문: 환자의 상황에 대해 지금 무엇을 시행하는 가로 구성한다.
- 새로운 지침 원칙: 치유술은 환자와 의사 간에 생기는 협동과정이다. 치료업무에 동반자이다. 환자는 자신의 치료를 지시할 권리를 가진다. 그리기 위해서는 환자는 충분히 알려져야 한다.의사는 환자에 대해 같이 치료하지, 더 이상 혼자 환자를 위하여 치료하는 것이 아니다.

4) 의사의 향후 예후에 대한 정확도

- 아주 정확하지는 않다: 30% 잘못이고(실제의 2배 이상 또는 이하), 낙관적 2/3, 비관적 1/3이 될 수 있다.
- 종말환자에 대한 예후의 차이는 예상과 실제가 다르다.
  - 낙관적이 2배 많다. 예상 6달, 실제 4달
  - 1주 이내: 25% 정확
  - 1달 이상: 25% 정확
  - 4주 이내가 가장 정확
  - 6개월 이내는 비교적 유사한 정확성
  - 6개월 이상은 상관관계가 없다.

예후는 치료 후 어떤 시기에 살아있을 기회의 많은 환자의 평균 숫자상의 통계적 평가이다.

5) 예후의 평가는 정확하지는 않다.

- 같은 암의 모든 환자가 같은 연령 그룹이 아니다.
- 사람마다 암의 특징이 다르다.
- 어떤 치료를 받을 능력이 다르다.

- 다른 사람은 여러 요소에 관해 다르다.

6) 예후의 평가에 대한 정보 종류. 같은 암의 병기에 따른 생존곡선

* 5년 생존율: 5년 생존율 70% 의미는 70%가 살아있다.

* 중간치 생존시간: 환자의 반이 살아있는 시점

예: 중간 생존시간이 4년이면 환자의 반은 아직 4년에 살아있다.

일부환자는 일반적으로 예후가 어떠냐고 묻고 일부는 특별한 예후를 알기를 원한다.

%는 개인이 아닌 그룹을 대상하므로 개인에게 정확하게 병 과정을 예측하기는 힘들다.

4. 통계의 의의: 생존율

의사들은 수정구슬을 가진 것이 아니므로 환자가 어떤 것을 할 지 예측 못한다. 또 아무도 통계학자가 아니다. 같은 진단을 받더라도 같은 병이 아닐 수도 있다.

- 늘 연구가 진행된다. 어떤 통계는 읽을 때 이미 수년 전 결과이므로 지금은 구식이 된다.
- 암생존자가 되는 일부분은 불확실한 가운데 삶을 사는 방법을 배우는 것이다. 암 진단을 받는 사람을 삶에 보증이 없다는 것이다. 따라서 가장 만족한 생존자는 어느 작은 순간을 사용하고 아끼는 사실을 배우는 사람들이다.

1) 암의 종류별 예후 평균 5년 생존율(미국)

- 매우 나쁜 예후: 20% 이하
  - * 췌장암: 8%   * 간과 담도암: 18%   * 폐암, 기관지암: 19%
  - * 식도암: 21%   * 교모세포종, 뇌: 10% 이하

- 나쁜 예후: 30 이상 50% 이하
  - * 위암: 30%   * 뇌암: 33%

   * 인후암: 33%   * 난소암: 45.5%

- 좋은 예후: 50 이상 80%까지
  * 자궁경부암: 67.1% * 골암: 67.7%   * 대장암: 64.9%
  * 후두암: 60.7%   * 백혈병: 66.9%   * 신장암: 74.1%
  * 방광암: 77.3%   * 비호지킨 림프종: 71%
  * 다발성 골수암: 49.9%   * 자궁암: 30-80%

- 아주 좋은예후: 80% 이상
  * 유방암: 89.7%   * 갑상선암: 98.2%   * 피부암: 91.7%
  * 전립선암: 98.6%   * 백혈병 림프: 83.2% * 호지킨 림프종: 98.0%

	5년	10년
모든 암	70.1%	52%
4기 암	22%	

2) 주요 암의 평균 5년 생존율(%)

- 한국(2016. 국가암정보센터)
  * 위암: 74.4   * 대장암: 76.3   * 폐암: 25.1
  * 유방암: 92   * 간암: 92.8   * 전립선암: 93.7
  * 췌장암: 10.1   * 담낭암: 29.2   * 비 호지킨 림프종: 22.5
  * 갑상선암: 19.0

- 미국(2008-2014)
  * 폐암: 22   * 전립선: 98   * 대장암: 64
  * 흑색증: 92   * 방광암: 77   * 비호지킨 림프종: 71

* 신장암: 75   * 자궁암: 84   * 백혈병: 61.4

* 췌장암: 9   * 갑상선암: 100   * 간, 담도암: 18

* 난소암: 46   * 위암: 30

예후에 관한 질문사항들

− 암의 예후는 무엇을 의미하나

− 암의 예후 판정에는 무엇이 관여하나

− 의사가 예후에 대해 말해주는가, 또 환자는 예후에 대해 듣기를 원하는가

− 의사가 말해주는 예후는 정확하나

− 예후를 미리 아는 것이 치료결정에 영향을 주는가

− 같은 종류의 암은 환자마다 예후가 같은가

− 어떤 종류의 암들이 예후가 좋거나 또는 나쁘나

− 나쁜 예후의 암은 무엇을 의미하나

− 나쁜 예후를 좋게할 방법은 없는가

− 병기 4의 암은 예후로 생존 가능성이 있는가

25 고식완화치료

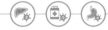

1. 말기암 관리

암이 심한 진행의 병기에 다다르면 많은 환자들은 암 치료를 정지할 때를 깨닫게 되는 시점이 온다. 그런 시점을 환자와 의사가 남아있는 선택권을 의논하여 결정한다.

- 치료로 암을 치유할 수 없다.
- 앞으로의 수술, 방사선치료, 항암제치료가 병의 과정을 변화시킬 수 없다.
- 지속치료가 생존을 연장하거나 삶의 질을 호전시킨다는 증거가 없다.
- 모든 증거는 지속치료에서의 양성반응은 단기라는 것을 암시한다.
- 향후 치료의 부작용은 심각하다.

이런 경우의 치료목표
- 암증상을 가능하면 많이 관리하여 줄인다.
- 가능하면 부작용을 적게 겪는다.
- 가장 좋은 삶의 질을 가진다.
- 가장 긴 삶을 가진다.

암 치료 중단이라도 의학처치를 끝내는 것이 아니고 의사로부터 규칙적 처치를 계속 받는다.

암 진단을 받은 처음에 치료의 강조점은 암을 치유하는 것이다. 만약 암이 치유가 안 된다면 치료는 환자가 더 오래 살 수 있도록 할려고 암의 진행을 늦추는 것이다. 이런 시도가 더 이상 효과가 없다면 강조되는 것은 불편과 다른 증상을 완화하는 것이다. 고식적 처치는 정신적, 사회적,영적, 감정적 요구, 가족부양 부여 등에 대해 말한다

"이런 때를 어떻게 아는가"는 하기 어려운 결정이다. 이것은 치료팀, 가족, 친구들의 조언으로 할 수 있는 개인적 결정이다. 어떤 환자는 포기하는 것 같이 느껴서 치료를 끝내기가 어렵다는 것을 발견한다. 그러나 만약 암이 항암 치료에 저항한다면 그런 치료는 오히려 더 나쁘게 된다. 많은 환자들은 남은 시간을 즐기기를 원하기 때문에 삶의 질은 올라가게 된다. 환자가 항암제치료 없이 지내는 것이 좋을 때는 치료가 효과가 없고 불리함이 이익보다 많을 때이다. 따라서 이런 항암제치료의 중지결정은 환자가 통제를 다시 찾는 방법이 될 수 있고 또 치료부작용으로부터 자유롭게 되는 것은 환자의 생을 돌보는 강한 단계일 수 있다.

2. 고식적 치료

고식적 치료(palliative care)는 치료의 초점이 암을 치유할려는 것에서 다른 것으로 변하는 것을 의미한다.

이 치료의 역할
- 가능하면 환자를 편안하게 한다: 마지막 공격적 치료 필요성의 감소
- 증상 완화를 돕는다: 통증, 숨참, 우울증
- 삶의 질을 가능하면 오래 높인다.
- 사망시기를 수개월 또는 수년 유지하도록 부여한다: 증가된 중간 생존기간
- 신체적, 생활적, 감정적, 영적 요구가 조달되었다는 것을 확인한다.
- 상황을 잘 통제한다고 느끼는 것과 치료선택과 향후 치료에 대한 결정을 하는데 도움을 준다.
- 자신과 가족들을 위해 할 수 있는 가치있는 시간을 가지도록 한다.

진행성 암에 대한 예후판단은 치료의 이익이 있을만큼 오래 살 것인가 또는 너무 과

도한 치료를 피해야 할 것인가의 판단이 중요하다.

고식적 치료의 시작시기는 진행성 암의 모든 단계가 해당되며 일부는 가능한 결정적 치료도 포함된다.

고식적 치료전문가

의사, 간호사, 사회사업가, 가정도우미, 직업적 치료사, 자원봉사자, 영양사, 목사 등

치료 장소

* 집-의사나 지역봉사, 간호사에 의한 지원
* 병원내 고식치료실
* 장기간 치료시설(요양원)
* 호스피스, 특수완화치료 단위
* 통증클리닉

- 삶의 질에 영향을 미치는 증상 또는 소견
- 만성적 또는 난치적 통증　　　- 오심과 구토
- 전신적 혼돈, 우울　　　　　　- 전신적 허약
- 식욕부진, 체중감소　　　　　　- 피로

3. 고식완화치료

고식완화치료는 암과 같은 심한 병을 가진 환자의 삶의 질을 증진시키기 위해 찾는다. 완화치료의 목표는 병과 치료의 증상과 부작용을 가능하면 빨리 예방 또는 치료하는 것이다. 이외에 관련된 정신적, 사회적 그리고 성령적 문제도 포함된다. 그러나 치유가 목표가 아니다. 다른 말로 위안치료, 유지치료, 증상관리로서 언급되기도 한다.

이 완화치료는 어려운 진단을 가지고 적절한 양의 시간과 사람의 시간을 의미 있게 만드는 삶의 질을 즐기는 사이의 균형점을 발견하는데 도움을 준다. 통증이 삶의 질에

가장 큰 요소의 하나이므로 완화치료에 주 초점이 된다. 또 조절할 수 있다.

1) 미국 암연구소가 완화치료 과정의 부분으로 관심이 필요한 4가지 영역

(1) 신체적: 약물치료, 영양치료, 운동치료, 심호흡치료, 항암제치료, 방사선치료, 수술치료

(2) 감정과 극복: 우울, 근심, 두려움

(3) 생활적: 재정과 법적 근심, 보험문제, 고용문제

(4) 영적: 전문가는 환자가 암 진단에 대해

- 삶의 의미를 더 깊게 찾도록
- 평화감을 찾도록
- 상황에 맞는 안정점에 도달하도록
- 믿음과 가치를 찾도록

2) 완화치료의 이점

적절한 완화치료가 치료 초기에 통합되면 환자에게 이점은 많다.

초기 완화치료 중재는 치료 후의 삶의 질, 증상조절에 만족을 증진한다. 완화치료는 전통적으로 모든 치료선택이 고갈된 후의 병의 후기에 제공되었지만, 최근 연구는 초기 단계에 적응하는 것이 환자의 삶의 질, 일부 생존율 증가에 의미있는 호전을 이끈다고 암시한다.

완화치료는 죽어가는 사람에게 사용하는 것은 아니다.

만성적인 암 환자에 되어 치료 목표가 치유에서 삶의 길을 최대가 되게 하여 암진행을 천천히 하는 것이다.

완화치료 환자도 암 치료는 받을 수 있다.

항암제치료나 방사선치료를 동시에 받을 수 있다. 종양의사는 암 치료를 하면서 완화치료팀은 환자의 증상을 종양의사와 나란히 치료한다. 만약 환자의 암 치료가 더 이상 정당화 안되면 완화치료가 주 치료가 된다. 증상과 감정 문제를 경감시키기를 계속한다.

완화치료팀은 호스피스로의 전환을 쉽게 한다.

때로는 자기 자신의 상태나 치료 목표를 이해 못하여 치료를 고집할 수도 있다.

4. 여행, 일, 운동, 성교

암 치료의 일차 목표는 생존 확신 이외에 환자가 매일 생활의 습관적 행동으로 되돌아 오도록 하는 것이다: 일, 휴식, 가족모임, 관계, 성관계에 의해 개인시간이 새롭게 되는 것이다.

1) 일
환자와 의사와의 상호목표는 안전한 직장복귀이다.

일의 재개시는 자기 가치를 증진시키고 우울을 피하는데 도움을 준다. 적어도 부분 작업을 희망할 수 있고 고용주가 유연하게 이해한다면 더 중요하다.

일하는 환경은 깨끗하고 안전하고 환자를 더 문제의 위험에 놓이지 않아야 한다.

태양, 살충제 또는 다른 발암물질, 방사선에 심한 노출도 줄여야 한다. 그외 심한 잡음, 스트레스, 일의 변경, 방향 등도 있다.

작업 중 무거운 물건 들어올리기나 옮기기 등은 치료나 호르몬치료로 골다공증-골절(사지, 척추)을 일으킬 수 있다.

2) 여행
비행기 타기나 장거리 여행은 위험이 있다.
- 목적지에 의료시설이나 보험관계를 알아봐야 한다.
- 감염예방을 위한 약제가 준비되어야 한다(그외 구역, 불면약제도 포함).
- 병력기록지와 응급시설 전화연락처를 지참한다.
- 장거리 버스는 호흡기 감염이나 중간 정지가 안되는 위험도 있다.
- 여행과 버스여행은 짧게 하는 것이 좋다: 1-2일 정도, 가까운 곳
- 위급 시 집에 잘 돌아올 수 있는 방법도 생각한다.

3) 성문제
- 암이 전염될까
- 방사선이나 항암제가 그에게 노출될까

- 약한 면역기능으로 성교를 할 수 있나
- 전과 다른 외모에도 나에게 매력을 느낄까
- 유방소실이나 탈모는 어떻게 보일까
- 암이 발명하면 감정이 매말라서 친밀관계와 에너지와 강함이 줄어든다.
- 활동적이 되라. 암 환자가 성교해서는 안되거나 할 수 없다고 추측말라
- 대부분 의료상태에 의해 친밀이나 성문제가 제한되지 않는다. 오히려 성이 도움이 될 수 있다.

- 의사에 대한 주의 점

의사는 환자의 상태나 예후에 대해 늘 준비되어 있지 않다. 결국 생명을 변화시키는 지식을 공유하기가 쉽지 않다. 때로는 환자의 미래가 불확실하여 의사는 생존수치를 잘 제공 안한다. 의사들은 어려운 대화를 시작하기를 피한다. 이런 대화는 가정적으로 힘들고 시간을 요구한다. 환자들은 치료가 안되는 상황에서 진단, 치료선택, 불량한 예후에서도 진실한 정보를 원한다고 한다. 그러나 대부분 환자는 의사로부터 예후나 다가오는 죽음에 대해 정보를 못받거나 과정 중 거의 마지막에 받는다. 환자들은 병의 진행과 예후에 대해 의사로부터 감정이입적, 정직한 개봉을 분명히 원한다. 환자들은 앞으로의 결정을 잘 하기 위해 질문 기회를 주고 개인적으로 예후에 대해 알려주기를 의사에게 원한다. 장기간 생존이 안되는 환자에게 의사들은 열정적이고 민감한 방법으로 서로 연락할 시간을 갖는 것이 중요하다. 의사들은 완화치료에 대한 대답에서 환자의 반응에 관심이 있다. 때로는 환자에게 희망을 없애고 우울로 빠지게 만든다. 그래서 의사들은 환자의 이런 감정적 반응 때문에 상태의 진실에서 환자를 막을 수 있다.

- 완화치료에 대한 잘못된 상실
- 환자를 우울하게 만든다. (x) 정직한 정보는 환자가 더 잘 극복하게 한다.
- 희망을 없앤다. (x) 희망은 유지된다.
- 생존율을 감소시킨다. (x) 같거나 더 좋다.

• 생명연장에서 완화치료의 역할의 지원

초기 완화치료를 받는 환자는 더 좋은 삶의 질을 가지고 더 적은 우울증상을 보인다. 생의 마지막에 더 오랜 호스피스치료를 가진다. 특히 중간생존이 표준적 암 치료 받은 환자보다 더 길다.

• 고식적 치료(palliative care), 말기환자 완화치료
- 통증이나 증상의 완화는 있으나 치유를 하는 것은 아니다.
- 암 여정 중 어느 시점에 완화치료를 사용 할 수 있고 반드시 종말에 만은 아니다.
- 고식적치료를 다른 치료와 병행할 수 있다.
- 치료부작용 관리를 위해 고식적 치료를 사용할 수 있다.
- 일부 고식적 치료는 보험적용이 되고 일부는 개인이 부담한다.

• 호스피스(hospice). 종말환자 위안치료, 유지치료
- 완화치료의 한 형태로서 위안과 유지이다.
- 삶의 종말치료이나 6개월 이내의 삶을 가진 환자
- 호스피스는 다른 활발한 치료와 같은 시기에 하지 않는다. 모든 치료 선택권이 소실된 후 주어진다.
- 모든 호스피스 비용은 보험적용이 된다.

건강팀에 질문 사항
– 지금 고식적 치료를 고려하나, 또는 상래에 하나
– 고식적 치료는 보험적용이 되나
– 얼마나 오래 고식적 치료를 받을 수 있나
– 어디에서 고식적 치료를 받을 수 있나
– 누가 담당하나: 의사, 간호사, 사회사업가, 가정도우미

삶의 끝 가까이
일부 환자는 암과 함께 살며 새로운 치료를 받고 일부 환자는 암에 자유로운 생존자로

된다. 아직도 일부 환자는 이용하는 치료가 더 이상 반응하지 않다. 쇠퇴하고 환자와 간병인이 증상완화와 예측하는 죽음에 직면한다.

이때 힘든 가장 예민하고 도전적 대화가 생길 수 있고 미리 어려운 대화는 환자와 간병인 양측을 더 쉽게 한다.

* 의학적 자원

- 간호사, 신체치료사, 사회사업가

- 의료장비(병원 침상, 산소마스크)

- 자격증 가진 가정 건강보조원

- 환자 옷입히기나 목욕 돕기, 요가나 마사지 같은 보충치료 공급, 음식물, 투약

생의 마지막에 생기는 진행성 암문제(권리)

- 치료 지속 또는 중단에 대한 치료결정과 완화치료 접근 거부에 대한 권리
- 진행암의 치료계획에 대한 결정을 하기 위해 다른 사람에게 위임
- 사망 후 유언장 만들기
- 어디에서 사망할 것인가: 집, 호스피스, 병원

암을 가지기 전에 알았던 정상으로 결코 다시 돌아갈 수 없다 일련의 진보로서 다른 사람으로의 진보이다.

26 호스피스치료

정의

* 미국: 말기에 직면한 환자의 요구와 소원에 근거하여 치료가 아닌 돌봄에 초점을 두고 전문적인 의료관리, 통증관리, 정서 심리적과 영적 지원을 제공한다.
* 한국: 통증과 증상의 완화 등을 포함한 신체적, 심리사회적, 영적 영역에 대한 종합적 평가와 치료를 통하여 말기 암 환자와 그 가족의 삶의 질을 향상시키는 것을 목적으로 하는 의료이다.

언제 완화치료에서 호스피스(Hospice)로 전환하는 가는 환자가 병원에 내원이 신체적으로 너무 힘든 경우이다. 환자는 삶을 포기하는 것이 아니고 싸우는 것을 이동시키는 것이다. 즉 환자는 삶의 길이를 위한 투쟁에서 원하는 삶의 질을 위한 투쟁으로 이동이다. 활동적 치료에서 완화치료로 다음은 호스피스로 이동한다.

호스피스는 의사의 향후 치료의 무의미와 불량한 예후에 대한 설명에 따라 환자와 가족 간의 의사결정에 따라 진행된다.

1. 호스피스의 역할

호스피스는 환자가 생명연장이나 죽음에 항복이 아니고 암의 말기에 가족들에게 둘러싸여 있으면서 신체증상 완화와 감정의 유지로서 평화롭고 안락하고 위엄있는 삶의 질의 어떤 외형유지의 중요성을 존중하는 것이다. 호스피스는 안정치료를 위해 병의 퍼짐을 방지하는 적극치료를 버리기를 결정한 환자를 위한 것이다. 암을 치료하는 것이 아니고 환자를 치료하는 것이다.

호스피스는 환자의 상태와 종말단계의 삶을 뜻있게 만들려는 의욕의 받아들임으로 시작한다. 호스피스는 간병인의 위임된 팀이 필요하고 초점은 환자를 편안하게, 통증 없이, 삶에 종결을 가져올 수 있어야 한다. 대부분 환자에서 병원의 쓸쓸하고 소독된 공간으로 부터 옮겨서 호스피스 센터나 가정에서 가족에 둘러싸여 남은 시간을 보내는 것을 의미한다.

1) 호스피스 진퇴양난

과거에는 환자가 장기간 입원 후 병원에서 사망했다. 그러나 최근 호스피스가 비용 조절 방법과 위안을 우선시하는 방법으로 인기를 얻고 있다. 많은 호스피스 프로그램과 많은 보험회사가 호스피스를 위한 비용을 지불하므로 병원내 사망도 적어지고 의사들도 치료가 무의미하면 호스피스를 강하게 권한다.

치료에 동의 않는 의사는

1) 치료를 계속하기를 원하지 않는지

2) 오히려 위안방법에 집중하는지

3) 포기하기를 원하지 않는지 등의 질문으로 의견을 묻는다.

호스피스 입실은 환자가 결정할 일이다. 호스피스에 있으면 항암제치료나 방사선치료를 받을 수 없고 병원입원도 할 수 없다. 가정치료도 아니다.

2) 호스피스의 다학제 팀

• 의사(개인, 호스피스)

• 간호사, 호스피스 도우미

• 사회상담자, 목사 또는 다른 종교적 상담자

• 훈련된 자원봉사자

• 언어나 신체에 대한 직업적 치료사

호스피스 도우미는 24시간, 주 7회 봉사 업무를 한다.

가정건강 보살핌(home health care)은 집에서의 일시적 간호처치이다. 호스피스와는 구별된다. 흔히 수술, 감염, 상처 등 치료로 부터 치유 때 시행된다. 가정간호에서 호스피스로 이동할 수 있다.

호스피스는 가정에서, 간호가정에서, 호스피스센터나 집에서 시행된다. 대개는 가정에서는 주로 가족이나 친구 등에 의하고 전문가는 아니다. 호스피스 시행자는 교육, 자원과 지원을 부여한다. 흡입기계, 산소, 병원침사, 약제 등을 가져온다. 지속적인 가료는 아니다. 전문호스피스센터나 집에서는 전문가가 올 수 있다. 그러나 단순하고 비싸지 않는 안락방법만 시행한다.

(1) 허락 안되는 사항
- 고통 해소를 위한 공격적 방법은 안된다: 항암제치료, 방사선치료, 척추 통증완화 주사제 등
- 흔한 비싸지 않는 합병증 없는 위안치료는 가족이나 친구들에 의해 투여된다: 진통제, 항우울제

(2) 호스피스 가능할 때
- 암 치료가 반응이 안될 때: 의사의 처방
- 모든 가능한 치료에 저항할 때: 저항성 암
- 상태가 점차 악화될 때
- 모든 치료를 거부할 때

(3) 호스피스 환자의 관심요구
- 동반자가 옆에 있다.
- 사람의 삶에 대해 추억하도록 하라
- 환자에게 유언할 수 있다고 확인해준다.
- 내가 할 수 있는 일이 무엇이 있는 지 물어보라
- 개인 사생활의 필요를 존중하라
- 환자의 성령을 지원하라
- 죽음에 대한 공포와 남은 가족과 친구에 대한 관심을 표시하도록 하고 들을 준비도 하라

(4) 호스피스 가료의 가족의 역할: 일차 간병인이고 환자가 결정하도록 돕는다.

호스피텔은 여러 중요한 봉사를 부여한다.

- 환자의 통증과 증상 관리
- 죽음에 대한 감정적, 정신사회적, 영적 관점에서 돕는다.
- 필요한 약, 의료의 소모품, 의료장비를 부여한다.
- 환자를 어떻게 돌보는지 가족에게 가르친다.
- 가정에서 가료가 어렵다고 생각되면 단기간 입원도 시킨다.
- 필요한 언어와 신체치료와 같은 특별한 봉사를 한다.
- 남은 가족에게 사별관리와 상담을 한다.

3) 호스피스에 들어가기 전 암 환자 질문사항

- 이것이 나를 위한 것인가, 다른 사람을 위한 것인가
- 내가 편안하게 위엄있게 죽기를 원하기 때문인가, 나의 병이나 죽음에 다른 사람에게 불편하고 비싸기 때문에 호스피스를 권유되었는가
- 나의 병이 완전히 치료될 수 없었는가
- 진단이 정확했고 모든 옳은 의사를 만났는데 다른 적절한 비관례적 치료는 없는가
- 우울증으로 치료를 내가 포기하는가, 우울증 치료를 해봤는가
- 치료의 부작용이 나를 무섭게 해서 치료를 거부하여 호스피스에 들어가는가
- 내가 감당할 수 없는 치료의 재정적 도움을 얻은 기회가 다 소진되었는가
- 아무도 나를 돌봐줄 사람이 없어서 호스피스에 가나, 장소에 대한 다른 선택이 없어서 호스피스에 가나

2. 선행 지령(advanced directive)

선행지령은 소통으로 미리 결정이 만들어져 환자가 너무 아파서 환자가 의료팀과 분명한 연락을 할 수 없는 경우 실행할 수 있는 법적 서류에 전달되는 결정이다. 이것을 환자의 소원이 존중되고 혼돈이나 실수가 최소화 되도록 환자와 간병인에 안정감을 부여한다.

1) 3가지 지령: 입원 당시

(1) 사망선택 유언, 사망희망서(living will)

(2) 건강치료의 항구적 위임장(durable power of attoney)

(3) 심폐소생술 금지명령. 사망선택권(do not resuscitation, DNR). 일부 환자는 생명이 기계에 연결됨을 의미하거나 저하된 삶의 질을 초래한다면 연장된 삶을 원하지 않는다.

환자가 스스로 필요한 결정을 내릴 수 없을 때 어떤 행동을 할 것인지, 안할 것인지를 간병인과 의료봉사 응급자에 지시하는 법적 서류이다. 구두 지시서도 가능하다. 환자의 생명을 구하기 위한 여분의 방법을 취할 것인지에 대해 조기에 대화를 지시하는 것이 가장 좋은 대체이다.

2) 건강관리를 위한 위임장

환자가 스스로 결정을 할 수 없는 일에 대신에 다른 사람이 결정하도록 어떤 사람을 지정하는 것이다. 환자의 건강관리 대리인이라고 알려진다. 이런 사람은 간병인이나 기족내 다른 사람이 될 수 있다. 환자가 결정할 수 없을 때만 유효하다. 언제든지 철회할 수 있다.

3) 소생술 금지 명령

이것은 만약 환자의 심장 박동이 멈추거나 호흡이 중단된다면 또 상태가 종말이라면 인공호흡기, 심장전기충격기 등 어떠한 복구치료를 하지 않도록 하는 법적 요구이다. 일부 환자는 자신들과 가족들의 고통을 줄이고 죽어가는 과정에 대해 통제감을 주기 위해 그런 명령을 시작한다. 암 환자에게는 의미가 없다.

이런 3개자 법적 문서는 필요한 법적 준비를 할 시간이 없을 때 갑자기 필요성이 생기기 때문에 조기에 준비하는 것이 가장 좋다.

간병인이 DNR이 응락을 보증하기 위해 환자의 의무기록에 늘 붙어있는지 확인하는 것이 중요하다.

4) 임종 전의 문병

- 진행성 암 환자의 임종 전 문병은 피곤하고 어렵다.
  - * 환자가 깨어있고 정신 있을 때 방문을 계획하라.
  - * 짧게 방문하고 사람수가 적도록 방문하라.
  - * 여러 사람이 시간을 맞추어 같이 방문하도록 계획하라.
- 정신적으로 죽음을 준비하기 때문에 때로는 방문을 거부할 수도 있다.
- 환자가 의식없는 듯이 보이더라도 들을 수는 있다.
- 직접 말하거나 말하는 중 신체접촉을 하라.

> **죽음에 직면하는 표시사항: 마지막 주**
>
> - 가족과 친구 철수
> - 수면변화
> - 증가되는 허약감
> - 식사변화, 음식먹기 장애
> - 인지장애. 혼돈
> - 과정
>   - 대변과 소변의 배출기능장애: 소변량 감소, 변비
>   - 호흡장애, 폐잡음: 산소공급 필요
>   - 피부변화: 청색

희망은 암 환자와 가족의 삶에 가장 중요한 단일 요소이다. 암의 가진 사람에게 의미와 접근의 깊은 감각을 가져온다.

5) 정신혼돈의 증가

(1) 환자가 죽은 후의 공허감

당신이 돌보던 환자가 죽을 때 당신 삶에 구멍이 뚫리고 채워지지 않는 것 같이 느낄 것이다. 대부분은 그런 소실에 슬플 것이다. 그러나 간병인에게는 슬픔이 더 강력하다.

> **간병인의 통증과 소실감은 편하게 하는데 도우는 암시**
> - 다른 간병인을 찾아 비슷한 경험을 나누는 것이 덜 외롭게 느낄 것이다.

- 환자의 마지막 시기에 나누었던 좋은 시간의 이야기를 적는 것이 혼자 외로울 때 다시 회상하는데 실체적이고 긍정적이 된다.
- 간병인의 경험의 일지를 지니는 것이 그들에 대해 잊지 않는데 도우고, 적어 둠으로 그들과 같이 나눈다는 것을 느낄 것이다.
- 환자의 친한 친구들과 연락하고 환자가 얼마나 그들을 관심이 있었는 지를 같이 나누는 것이 접촉을 유지하고 새로운 연대를 만드는 방법이다.
- 사랑하는 사람이 없을 경우에 주의를 끄는 의식(제사식),기념제,다른 행사를 예상하는 것은 대체계획을 만드는데 자극되도록 도움을 준다. 다른 사람과 시간을 보내는 것은 공허감을 부분적으로 채우고 즐거운 어떤 일로 전환시킨다.

(2) 암이 어떻게 간병인을 변화시키나

암투쟁의 생사연관, 간병인 길의 비예측성, 병의 다소 격리충격은 간병인에게 큰 도전이다. 특히 3가지 심각한 변화가 있다.

- 간병경험이 단언하는 내적 강함의 발견
- 다른 사람에게 열정과 봉사를 통해 다시 주는 것
- 검은 구름없이 삶으로 다시 돌아옴: 환자가 간병인을 나아가서 삶을 가득 차게 한다.

6) 존엄사법(연명의료결정법)

치료없이 임종과정만 연장하는 시술. 회생할 수 없는, 또는 치료 중 증상이 급속도로 악화되어 임종 과정에 있는 환자가 자기의 결정이나 가족의 동의로 연명치료를 시행하지 않거나 중단할 수 있는 기준절차를 만들어서 환자가 삶을 존엄하게 마치도록 도와주는 제도나 법을 말한다. 담당의사와 해당분야의 전문의 1명의 진단으로 환자나 가족들이 결정할 수 있다.

- 심폐소생술: 심장리듬 되돌리는 기계적 압력
- 심장세동기: 심장박동 돌리는 전기쇼크
- 인공호흡기 부착　　　· 신장혈액 투석　　　· 혈압상승제 투여
- 식이비위관 삽입　　　· 반복되는 수혈　　　· 항암제 투여

등의 연명치료에 대한 자기 결정권과 선택권 보장을 한다. 통증완화를 위한 의료행

위나 영양공급, 물과 산소 공급은 중단할 수 없다.

7) 죽음의 준비

살아 있을 때, 더 일찍 할수록 더 좋은 결정을 해야 한다.

- 사망 장소: 병원, 집 또는 요양원
- 회복이나 의식있는 삶의 기회를 넘어서 까지 살도록 치료를 지속해야 하나
- 재산처분을 어떻게 하나
- 장기이식 여부는
- 누가 남은 가족을 돌보나
- 누가 의료비용을 지불하나
- 누가 내 사업을 넘겨 받나
- 어떤 형식의 장례를 치루는가

이런 결정은 사망을 통제할 기회를 준다. 물론 아프기 전에 미리 해결할 수도 있다

8) 슬픔 주기(Elizabeth Kubler Ross)

사람들은 좋은 건강의 소실과 죽음의 임박에 슬퍼하기 시작한다. 자연적인 감정이다.

슬픔의 5단계

① 부정, 거부(denial): 자신의 상태를 거부한다. "그럴 리가 없다"

② 분노(anger): 환자에게 비건강적으로 흥분하게 만든다. "왜 이런 일리 나에게 생기나"

③ 타협(bargain): "그렇다면 어떻게 하면 되겠나" 생각해 본다. 오래 끈 계약이다.

④ 우울(depression): 가장 이겨내기 어려운 단계이다. "의욕도 없고 힘도 없다" 이겨내기 힘든 에너지 불균형이다. 우울을 인지하고 정신적 치료를 요할 수도 있다.

⑤ 인정, 수용(acceptance): 상태를 인정함에 의해 계획을 할 수 있고 좋지 않는 행동은 피하도록 조정할 수 있고 상담하고 질문하고 결정을 한다. 결국 인정하고 맞이한다. 모든 대상자가 이 다섯 단계를 다 거치는 것은 아니고 사람에 따라, 상황에 따라 두세 가지를 거치거나 순서가 바뀌기도 한다.

- 연명의료 결정법 개정

배우자와 부모, 자녀 전원의 동의만 있으면 무의미한 연명의료를 중단할 수 있게 된다. 지금까지는 조부모, 부모, 자녀, 손주 등 만 19세 이상 '직계가족' 전원의 동의가 필

요했는데, 이를 간소화한 조치다.

　연명의료중단을 위해 동의를 받아야 하는 직계가족의 범위를 '1촌 이내 직계 존비속(부모, 자녀)'으로 좁힌 연명의료 결정법이다. 다만, 배우자나 1촌 이내의 직계가족이 없는 사람은 '2촌 이내의 직계 가족(조부모, 손자녀)'이 정할 수 있도록 했다. 지금까지 임종 단계 환자가 연명의료를 중단하려면 네 가지 중 하나에 해당돼야 했다. 1) 환자가 미리 연명의료계획서나 2) 사전연명의료의향서를 써둔 경우 3) 가족 중 2명이 '환자가 평소 연명의료를 원치 않았다'고 확인해 줄 경우 4) 환자가 평소 가타부 타 뜻을 밝힌 적 없지만 '가족 전원이 동의한 경우였으나 법이 간소하게 개정되었다.

CHAPTER

27 치료 후 건강 유지

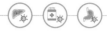

암 치료를 마친 후 신체관리를 잘하는 것이 중요하다. 잘 먹고 활동적이며, 건강체중 유지하고, 적당한 휴식을 취하는 것은 환자를 더 기분좋게 하고, 힘이 나며, 앞날을 헤쳐 나갈 준비를 할 수 있도록 한다. 치료 후의 관리계획을 지키고 정기적으로 의사를 방문 하는 것 또한 중요하다. 이런 건강한 습관을 실행하는 것은 암재발 가능성을 감소시키 는 것을 도우면서 장기생존 결과에도 좋은 영향을 준다.

암 치료 후 건강관리의 이점은 무엇인가

- 삶의 질이 향상된다.
- 조기회복을 돕는다.
- 재발위험을 감소시킨다.
- 치료부작용 발생을 감소시킨다: 피로, 스트레스
- 다른 암의 발생 위험을 감소시킨다.
- 다른 만성질환의 발생위험을 감소시킨다.
- 전체 생존율이 증가된다.

무엇을 먹고 몸을 어떻게 움직이는 가는 치료와 회복 동안 어떻게 느끼는 가의 예측 이다. 영양적 음식물을 먹고 규칙적 운동을 하는 것은 에너지를 증가시키고 신체를 강 화하고 기분을 향상시키는 열쇠이다. 화복을 증진시키고 생활습관에 맞는 음식과 운동 의 변화를 선택하도록 계획하고 어느 시기에 시작해야 한다.

적절한 건강유지는 운동, 휴식과 수면, 직립자세 사이에 균형이 요구된다. 휴식과 활동사이의 균형은 피로를 감소시킨다. 신체적 회복시간 동안에 가능하면 활동적으로 남아있는 것이 필요하다. 최대한의 에너지가 유지되기 위해서는 활동과 휴식 사이에 균형이 있어야 한다.

◎ 올바른 운동의 의미
- 신체적으로 할 수 있는 것
- 시간을 가질 수 있는 것
- 편한 것이고 즐거운 것

의사와 의논 후 어떤 종류의 신체활동이 적합한지 결정하고 시작하기 위한 단계를 취한다.

◎ 흔한 식사문제
- 식욕 부진
- 구역/구토
- 삼킴 문제
- 구강 문제
- 영양
- 체중 변화
- 변비/설사
- 구강 건조증
- 맛과 냄새의 변화

1. 건강한 생활양식: 암 치료 후 안녕계획

추적치료의 중요한 부분이다. 개인적 요구를 우선하여 건강과 운동수준에 맞춘다. 각자 안녕계획이 다를 수도 있다.

1) 균형적이고 건강한 음식물 섭취

영양이 풍부한 음식물을 먹는 것은 체력을 얻고 건강조직을 재건하고 기분을 좋게 하며 적정체중을 달성하고 유지하게 하고 심장병, 당뇨병, 골다공증, 2차 암의 발생위험을 낮춘다.

어떤 특별한 음식물이나 특수한 영양보충제가 암의 위험이나 재발을 감소시킨다는 증거는 없으나 포화지방이 적은 음식과 야채, 과일, 전곡류가 풍부한 음식물 섭취를 규칙적 신체활동과 병행한다면 암 환자의 생존기간을 더 연장시킬 수 있다.

영양적 음식물 섭취 조언: 다양한 음식물로 필요한 많은 영양분을 얻는다.

* 채식위주 음식에 초점을 둔다.

* 색깔있는 야채와 과일을 많이 먹는다.

* 통곡류와 콩류를 강조한다.

* 지방, 염분, 설탕, 술, 담배, 절인 음식에 신중한다.

* 저지방 유제품, 적은 양의 고기, 생선, 양계를 선택한다.

* 물을 많이 마신다.

* 과거의 먹던 방식을 변화시키기는 어렵고 이 변화를 더 오래 지속하는 것은 더 어려 울 수 있다. 지원과 실행으로 이 새로운 습관은 쉽게 될 수 있다.

2) 신체적 활동과 운동

규칙적 운동은 전반적 안녕을 증가시키고 치료 후 회복을 빨리하는데 가장 중요하고 증명된 방법이다.

신체적 활동의 종류

* 침상회복: 팔다리 움직이나 스트레칭 같은 작은 운동

* 보행, 강함과 원기의 축적 또는 강화

* 공간적 신체활동: 빠른 걸음, 수영, 요가 등

* 심한 운동

암 치료 후 신체적 활동은 재발률을 24% 줄이고 사망률을 34% 감소시킨다는 보고가 있다. 암생존자는 운동은 적어도 주당 150분 정도의 중증도 운동, 주 5일, 일일 30분을 목표로 하는 것이 추천된다. 중증도 운동은 빠른 걸음, 댄싱, 자전거타기, 정원가꾸기, 보드타기 등으로서 운동하면서 담화할 수 있는 것이다. 주 2일간 근력운동도 포함시켜야 한다.

3) 건강체중 유지

과체중은 암재발의 증가와 상관관계가 있다. 의도적 체중감소 또는 체중유지는 안녕감을 올리고 암 치료 후 호르몬상태, 신체능력과 삶의 질을 증진시킬 수 있고 암 치료 후 2차암 발생이나 고혈압, 당뇨병 같은 다른 만성질환을 막는데 도울 수 있다.

미국암협회에서 추천하는 건강체중 달성과 유지를 위한 상식적 책략은 다음과 같다.

* 고열량 음식물 제한한다.
* 고열량인 설탕을 첨가한 음료수를 줄인다.
* 야채와 과일 같은 저열량 음식에 초점을 둔다.
* 매일 신체적 활동을 더 한다.
* 만약 체중증가가 필요하다면 살코기, 땅콩버터, 호두, 아보카도, 치즈, 영양적 음료수 등 고열량 음식물과 음료수를 섭취하고 더 자주 음식물을 먹어야 한다. 규칙적 신체활동을 하는 것도 중요하다.

4) 충분한 수면과 휴식: 더 좋은 수면을 위한 책략

* 저녁 일찍 휴식한다. 낮 시간에 짧게 쉰다.
* 운동한다: 요가, 산책, 한가한 수영 같은 경도 또는 중증도 운동
* 휴식과 활동에 균형 맞춘다.
* 균형적 식사를 하고 많은 물을 마신다.
* 긴장을 줄인다: 요가, 심호흡, 명상, 음악듣기, 미술 그리고 유도상상
* 사회활동을 유지한다.
* 좋은 수면습관을 발전 시킨다: 어둡고 컴컴하고 조용한 방과 같은 수면하기 좋은 장소를 만든다.
* 취침 전에 과식을 금한다. 저녁이나 밤에 카페인 제한한다.
* 독서, 조용한 음악듣기, 온수목욕 등과 같은 이완활동을 한다.

5) 금연: 암 발병의 가장 표시나는 원인이 될 수 있다.

6) 음주 제한: 장기간 흡연자의 과음주는 암 발생 비율을 아주 높인다.

7) 태양광선 노출 방어

2. 암의 예방을 어떻게 하나

암의 예방은 방어할 수 있는 위험요소들을 제거하고 방어할 수 없는 위험요소들을 암으로 전환되기 전에 차단하는 것이다. 대장암과 유방암은 80%정도 예방이 가능한 질병이다. 1차 방어는 암을 일으킬 수 있는 환경요소를 찾아 암 위험이 낮도록 줄이는 것이다. 생활방식과 식이습관을 변경하는 것으로 식이조절, 환경위험 회피, 화학방어가 해당된다. 식생활 습관의 변화 즉 건강한 음식물, 건강한 요리, 건강한 식사법이 매우 중요하다. 2차 방어는 전암병변이나 조기암을 찾아 조치함으로 암에 의한 사망을 감소시키고 생존기간을 증가시키는 것으로 선별검사와 조기발견이 해당되며 암감소에 1차 방어보다 더 중요하다.

암을 예방하기 위해 해야 할 사항들

- 균형적인 식사를 한다.
- 건강한 체중을 유지한다.
- 운동 등 활동적 생활습관을 한다.
- 40세 이상이면 선별검사를 받는다.
- 2주 이상의 같은 증상이 있으면 일찍 의사를 찾는다.
- 개인적 병력을 의사에게 말한다.
- 가족적 병력을 안다.
- 해당되면 암에 대한 유전자 검사를 시행한다.

CHAPTER 28 음식과 영양

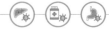

암 예방을 위한 식생활 변화

식생활 습관은 암 발생의 환경적 위험요소이므로 균형적인 건강한 음식물 섭취는 암 예방에 중요한 역할을 한다. 식생활 변화는 암 예방을 위해서는 아무리 늦어도 좋고, 진단치료 후에도 균형잡힌 영양섭취는 운동과 더불어 강한 체력을 줌으로 회복을 돕고 생존율도 증가시킨다.

1. 암 예방과 영양을 위한 균형적인 건강한 음식물 추천(미국 암학회, 한국 암학회)

1) 주로 식물자원으로서 자연적으로 생산되었거나 최소한으로 정제된 음식물을 택한다.

- 매일 30 g 이상의 섬유소를 섭취한다. 미역, 김, 다시마, 배추김치, 무, 콩나물
- 매일 매 식사와 간식으로 5번 이상 야채와 과일을 먹는다(300 g).
- 섬유소, 탄수화물, 항산화제인 비타민 A, C, E, 엽산, 칼륨을 포함한 광물질이 많다.
- 통곡류의 현미, 통밀, 통밀가루, 씨리얼, 오트밀로 만들어진 음식물을 매 식사와 간식으로 먹는다.
- 섬유소, 탄수화물, 비타민, 광물질, 철분, 마그네슘, 셀레니엄 등이 많이 포함된다.
- 콩류를 많이 먹는다.

- 단백질 음식으로 고기를 대신할 수 있다.
- 나무열매와 씨앗, 마른 과일을 자주 먹는다.

2) 동물성고지질 음식물 섭취를 제한한다.

- 동물성 음식에는 칼로리, 단백질, 비타민 E. 철분, 아연, 마그네슘이 많다.
- 지방이 총 칼로리의 30% 이하가 되게 한다.
- 고지방 고기의 섭취를 제한한다.
- 고기를 먹을 때 지방 대신에 살코기를 택한다.
- 하루 80 g 이하, 주 2회 정도가 적당하다.
- 소고기, 돼지고기, 대신에 생선 또는 닭고기를 선택할 수 있다.
- 지방질이 적은 음식을 택한다.
- 지방질 고기 대신에 콩, 과일, 채소, 곡류 등으로 대신할 수 있다.
- 기름으로 튀긴 것보다 불에 굽거나 쬐인 것이 더 좋다.
- 무지방 또는 저지방 우유와 요구르트를 마신다: 칼슘과 비타민 D가 많다.
- 특히 야채와 과일로부터의 섬유소를 적게 섭취하면 대장암 예방에 불리하다.
- 음식물은 많은 여러 가지 영양소를 가지는데 어떤 것이 암을 방지하고 조정하는지 아직 확실치 않다. 여러 가지 음식을 균형적으로 먹는 것이 가장 적절한 방법이다. 지방음식을 많이 먹은 다음 날에는 자방음식을 안 먹어야 균형이 이루어진다.
- 하루 세끼는 꼭 먹고 아침식사는 거르지 않는다.
- 하루 2,000칼로리 정도로 3/4은 식물자원, 1/4는 동물자원이 되도록 한다.
- 고온에서의 고기 요리는 무해한 물질을 암을 일으키는 발암원으로 변화시킨다. 어떤 사람은 이런 물질을 효과적으로 대사시킬 능력이 없어서 암 발생에 더 민감하다.

2. 암 치료 환자의 영양과 음식의 관리는 어떻게 하나

암 환자들은 1) 암 자체에 의한 식욕부진으로 2) 소화기암은 수술로 장의 일부 또는 전체를 제거함으로 인한 소화과정의 변화로 3) 수술 후 항암화학요법의 부작용에 의한 오심과 구토, 맛의 소실, 우울 등으로 식욕과 음식섭취에 영향을 주어 영양상태가 악화되면서 체중감소가 올 수 있다. 이런 영양불량은 암의 악화, 삶의 질 저하, 사망률 증가의 원인이 된다.

암 환자는 암을 예방하는 의식과 달리 충분한 단백질과 고열량의 음식섭취 등의 조기의 적극적 영양중재로 체력과 면역기능의 향상이 필요하고 이의 실행을 위해 반복적 영양교육을 통한 적극적 관리를 하는 것이 좋다.

암 환자를 위한 올바른 식사요법은 환자에게 필요한 영양소를 부족함이 없이 충족해 주는 식사를 말한다. 암을 치료하는 식품이나 특정한 식사요법은 없다.

▶ "음식이 약이 되고, 약은 음식이다." 히포크라테스

▶ 치유를 위한 3가지 조언: 먹고, 마시고, 건강하라

▶ "필요에 의해 먹고, 욕망으로 먹지 않는다"에 더 많은 의미를 두고 먹는다.

▶ 암은 체내의 필요한 영양분을 정상세포로부터 빼앗아 먹는 약탈자이다.

• 건강한 음식물 섭취의 이점은 무엇인가

- 자신이 건강함을 느끼게 한다.

- 체력과 힘을 보유하게 한다.

- 건강체중과 영양소 저장을 유지한다.

- 빨리 치유되고 회복하게 한다.

- 건강한 신체조직을 재건하게 한다.

- 치료 부작용을 이겨내게 한다.

- 영양저하의 부작용을 줄이도록 한다.

- 삶의 질을 올린다.

- 감염 위험도를 줄이고 건강한 면역계를 유지하게 한다.

3. 건강한 음식물의 주요 구성

* 식물성음식물 섭취 증가

* 하루 5회 이상 야채와 과일을 먹는다.

* 도정된 곡류 생산물보다 100% 통곡류 음식물을 먹는다.

* 콩류: 단백질 음식물이고 식물성 에스트로겐인 이소플라빈이 많다.

* 동물성음식물 섭취 제한: 전체 열량의 20% 이하가 되도록 한다.

- 붉은 고기와 가공된 고기제품 제한. 오히려 생선과 양계류 선택 권장

- 저지방유제품 선택 권장

- 건강한 지방인 오메가3 지방산 섭취 증가: 등 푸른 생선, 야채와 과일, 식물성기름

4. 균형적 하루 식사량의 정도는 어떤 것인가

* 체표면적 나이, 체형에 맞추어 계산하지만 하루 2,000 kcal 정도의 열량이 되도록 섭취한다.

* 모든 사람에 맞는 암식단은 없다. 대신에 개인적인 맛의 선택 또는 선호도의 음식물을 늘려야 한다. 균형있는 칼로리, 단백질, 비타민, 무기질, 일부 필요한 영양보충제도 포함된다.

* 하루 3끼는 꼭 먹고 아침식사는 거르지 않는다. 무엇을 먹는가보다 어떻게 먹는가가 중요하다.

1) 균형적 음식물 섭취: 야채와 과일 2/4, 곡류 1/4, 육류1/4

* 색깔있고 밝은 야채와 과일: 야채 하루 5회 이상, 2와 1/2컵 정도(예: 중간크기 사과 1개, 오렌지 1개, 요리야채 반컵, 생야채 1컵, 쥬스 1컵)

* 콩류: 하루 25 g, 3컵

* 육류: 살코기, 양계, 바다생선 등 하루 80-100 g, 매주 3-4회 주 300 g, 계란 하루 1-2개

* 유제품: 무지방 또는 저지방 우유나 요구르트 하루 3컵, 치즈 1-2조각

* 기름: 식물성 또는 생선에서 생산된 기름으로 올리브유, 카놀라유, 참기름, 콩기름, 식용유 등 하루 차숟가락 6번

* 소금: 차숟가락 1번, 하루 6 g 이하

* 물: 6-8컵, 하루 1,500 cc 이상(30 cc/kg). 소변횟수가 하루 5-6회 되도록 마신다.

2) 균형적 식사를 위한 6가지 식품군
* 곡류 * 고기, 생선, 계란, 콩류 * 채소류 *과일류
* 우유, 유제품류 * 유지. 3대 영양소와 무기질, 비타민 공급

5. 건강식사 요령은 무엇인가

* 성공을 위해 출발한다: 단순하게 하고 천천히 시작하고 변화시킨다.
* 어떤 음식 또는 식이 제한에 대해 암 치료팀과 의논한다.
* 영양적이고 균형잡힌 음식계획을 만들기 위해 영양사에게 도움을 문의한다.
* 체중감소가 심하면 건강체중 증가까지 여분의 칼로리와 단백질이 필요하다.
* 제한할 대체음식을 의논해라
* 즉시 모든 식이변화를 하지말라
* 매일 과정의 부분으로 건강음식과 식이습관을 포함하라.
* 자신에게 알맞은 중간 정도의 양과 크기를 생각해야 한다.
* 식물성기름, 나무열매와 씨앗, 콩, 생선 등 단포화지방 또는 비포화지방이 많은 음
  식물을 택하고 포화지방이 많은 붉은 고기, 가공된 고기, 버터, 전유, 마요네즈, 전
  환지방이 많은 튀긴 과자류, 패스트푸드는 제한 내지 피한다.
* 강한 뼈형성을 위한 칼슘과 비타민D 섭취 늘인다: 유제품이나 진한 초록색 야채
* 필요시 그린비어나 뉴케어 같은 영양보충제 먹는다.
* 위생적인 재료를 준비한다: 건강한 음식물을 건강하게 요리하여 건강하게 먹는다.
* 균형잡힌 영양계획표를 영양사의 도움으로 만들고 식사를 매주 또는 매월로 미리
  계획한다.
* 식욕이 가장 많은 아침에 많이 먹는다. 먹기 쉬운 음식을 먹는다.
* 소금에 훈제되거나 절인 고기음식 같은 짠 음식물은 나이트로스 발암물질 증가로
  피한다.

* 연기에 탄 음식에는 PAHS, 고온에 구운 음식에는 HCAA같은 발암물질 생성이 되므로 피해 야 한다.
* 파이, 케이크, 과자, 도넛, 사탕 같은 단 것은 피한다.
* 상하거나 부패한 음식물을 피한다.
* 어패류와 같은 날 것의 음식은 피하거나 제한한다.
* 외식할 때 주문할 음식의 종류와 양을 염두에 두라

6. 건강하게 먹는 방법

▶ 영양가가 가장 많고 자연적으로 생산되고, 적당한 가격에 주변에 있는, 또 잘 알고 있는 건강한 통식품이 좋다.
▶ 건강하게 먹는 것은 채소와 과일, 통곡류, 나무열매와 씨앗, 콩류, 살코기, 등푸른 생선, 올리브 오일 등을 즐겁게, 편리하고 쉽게, 개인적 필요욕구에 맞추어 맛있게, 빨리 요리할 수 있는 조리법으로 만든 음식을 먹고 기분좋게 느끼는 것이다.
• 암 환자의 영양상태의 변화는 누구나 다 있는 것은 아니고 치료가 끝나면 대체로 좋아진다. 문제가 생기면 의사나 영양사와 상담해 보는 것이 좋다.

7. 진행성 암 환자의 건강관리는 어떻게 하나

건강음식과 영양, 지속적 신체활동은 삶의 안녕과 질의 유지를 위해 필요하다.
* 체중감소 등의 증상과 부작용의 처리를 위해 건강하고 칼로리와 단백질이 풍부한 영양이 있고 변화있는 식이양식이 필요하다.
* 먹기 편한 음식물을 소량씩 더 자주 먹는다.
* 영양가 있는 우유와 크림, 유제품, 계란, 후식을 더 먹는다.
* 지속적 신체활동은 식욕을 증진시키고 피로 제거의 역할을 하고 변비를 감소시킨다.

* 식욕부진이 지속되면 식욕촉진제를 사용할 수 있고 오메가-3지방산 공급과 비스테로이드 진통제도 상태호전을 위해 유용하다.
* 경구섭취가 안될 경우 칼로리와 영양소를 농축한 영양보조음료가 필요할 수 있고 튜브경관 영양공급 또는 중심정맥 영양공급도 가능하다.
* 기본적으로 어느 정도 수준의 신체활동은 진행암 환자에게는 유익하지만 영양과 신체활동은 병기상태나 컨디션에 따라 개별적으로 결정되어야 하고 정상활동 증가,오심구토 감소,피로 감소,면역력 증진,기분과 감정 호전 등으로 판단한다.

• 3대 영양의 작용
* 탄수화물: 체내 연료로서 빠른 에너지 공급, 설탕으로 분해
* 단백질: 체외조직 수리와 회복을 돕고 건강한 면역계 유지
* 지방: 조직 발달을 돕고 에너지 공급하고 체내기능 보조비타민 A, D, E를 전달하고 공복감 줄이고 음식 맛이 더 나게 한다.

• 불충분한 영양의 휴유증
* 체중 감소   * 허약, 치유 장애   * 암 관련 피로
* 치료 장애   * 간염

• 선별과 사정
영양상태 측정의 첫 단계: 의사에 의한 것
* 지난 12개월의 체중변화, 계속 변하는가
* 음식의 종류와 양의 변화가 있었나
* 먹는 능력에 영향주는 치료 부작용에 있었나
* 암 관련 피로가 있는가

• 신체 검사 점검
* 전반적 건강   * 체중
* 근육양   * 체지방의 수준

* 혈중검사-단백질과 필수 광물질

8. 음식과 암(미국 암협회)

- 술은 암을 증가시키는가: 맞다. 구강, 목, 후두, 식도, 간, 유방, 대장
- 항산화제는 무엇인가: 항산화제는 체내에서 만들어진 화학물질로서 정상대사(산화)의 결과로 생기는 조직손상을 방어하는데 도움을 준다. 조직손상은 암 위험을 증가시키므로 항산화제는 암 발생을 방어하는데 도움을 준다: 비타민 C, E, A (카로틴), 광화학물질(식물성)
- 칼슘이 암과 관계 있나: 대장암이나 용종을 감소시킬 수 있다. 전립선암은 증가시킨다. 하루 1,000-1,200 mg
- 커피가 암 발생 시키나: 아니다
- 저지방이 암 위험 감소하나: 확실치 않다. 음식물에 고지방은 유방, 전립선, 대장의 암 발생률을 높인다.
- 섬유음식이 암 위험 감소시키나: 콩, 야채, 통곡류, 과일 등이 대장암 발생을 감소시킨다.
- 생선이 암 발생 감소시키나: 확실치는 않다. 오메가 3가 많다. 암진행 또는 발생을 줄일 수 있다. 생선은 수은이 많다(특히 다랑어).
- 생강이 암 발생 감소시키나: 대장암 감소한다.
- 유전적 변형 음식은 암 발생에 영향이 있으나 암 발생이 확실치 않다. 건강에 나쁘지는 않다. 더 연구가 필요. 양상추, 콩, 토마토, 옥수수, 방사선을 쪼인 음식은 암을 발생하나 증명된 것 없다.
- 정제된 고기를 피해야 하나: 일부 대장암과 위암에 질산. 염분과 더불어 가능하면 줄이는 것이 좋다.
- 요리방법 중 암에 영향 주는 것은 고온에 튀김, 석쇠구이, 불에 쪼임은 발암원 발생 증가, 비영양적 단 것(사카린, 아스파탐, 슈크로스)과 설탕재재물(솔비톨, 자이리톨, 깐니톨)이 암을 발생하는가: 사람에게는 증거가 없다.

- 과체중이 암 위험을 높이나: 옳다. 대장, 유방, 자궁, 식도, 신장, 췌장, 담낭, 간, 전립선

- 올리브 오일은 암 발생 일으키나: 중립적

- 유기농(오르가닉)음식을 암 발생을 줄이는데 효과적인가
오르가닉은 인공화학물질 첨가없이 성장된 식물의 음식이나 호르몬이나 항생제가 없이 성장시킨 동물의 음식을 말한다. 건강상 이익을 있으나 고영양인 지는 논쟁이 있고 암 발생의 감소에는 더 효과적이라는 증거는 없다.

- 살충제나 제초제가 암을 일으키나: 확실한 증거는 없다.

- 신체운동이 암 발생을 줄이나: 옳다. 유방, 대장, 자궁, 전립선

- 광합성 화학물질이 암 발생 줄이는가: 일부 추측한다. 식물에 의해 만들어진 여러 가지 혼합물이다. 곤충으로부터 식물을 방어하고 일부는 항산화제나 호르몬 역할을 한다. 과일/야채, 콩, 통곡류에서 추출한다.

- 고염분은 암 발생을 증가키나: 옳다. 위암, 비인두암, 목암

- 셀레니엄은 무엇이고 암 발생을 줄이나:인간에 암 발생 줄이는 증거는 확실치 않다. 셀레니엄은 신체 항산화 방어기전을 도우는 광물질이다. 폐, 대장, 전립선, 그러나 추천되지는 않는다.

- 콩음식이 암 발생 줄이나:단백질 자원이다. 고기대용이다. 호르몬연관 암을 방어하는데 도움을 준다

- 설탕은 암 발생 증가시키나: 증거는 없다. 과다 칼로리에 의한 비만을 유발시키는 과다 섭취는 암 발생 증가시킬 수 있다.

- 차는 암 발생 감소시키나: 항산화제, 폴리페놀, 프라브노이드 때문에 암방어 가능성이 있다. 확실치는 않다.

- 전환지방이 암 발생 증가시키나: 암과의 관계가 확실치 않다. 콜레스테롤 증가시키고 심장병 위험 증가. 식물성 기름이 수소화 되어 마가린 같이 되는 것이다.

- 심황이 암 발생 줄이는가: 캡사이신(붉은 후추), 규민, 커리, 연구 중이나 아직까지 확실치 않다.

- 야채와 과일이 암 발생 줄이는가: 옳다. 폐, 구강, 후두, 식도, 위, 대장

- 신선 냉동야채와 통조림야채에 영양적 차이가 있는가: 옳다. 신선냉동이 더 영양적.

- 요리가 야채의 영양가치에 영향이 있는가: 극초단파(micro waving)과 증기찜은 영양가치를 잘 보존한다. 끓이는 것은 비타민 소실시킨다. 샐러드 같은 생야채는 영양내용을 유지한다.
- 야채과일은 주스가 좋은가: 주스는 먹기 힘들거나 흡수장애에 좋다. 그러나 섬유소가 적고 충만감이 적다. 100%여야 하고 살충되어야 한다.
- 채식주의자는 암 발생이 주는가: 도움이 될 수 있다
- vit A vit C vit D vit E 암 발생 줄이는가
  vit A: 증명 안됨. vit : 증명 안됨. vit D: 대장암 발병 감소. vit E: 증명 안됨

CHAPTER 29 신체활동과 운동

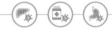

근육과 몸을 움직이는 신체활동은 과도한 지방과 호르몬을 연소시킴으로써 암 위험을 낮추는데 연관이 있고 암 발병률을 30-40% 감소시킨다.

- 신체활동(activity): 움직임의 모든 형태를 의미한다.
- 운동(exercise): 더 특수하고 특별한 관리를 의미한다.

1. 치료의 운동의 이점은 무엇인가: 운동의 횟수, 강도, 시간, 종류가 관여한다.

- 심혈관과 폐의 기능증진, 근육의 강도, 유연성과 지속성의 증가, 적절한 체중유지 등의 기본 신체적 효과가 있다.
- 자신에게 건강함을 느끼게 한다: 긍정적 외관유지
- 신체 에너지수준이 정상으로 돌아오도록 돕는다. 신체적 원기와 강함 유지
- 치료 부작용인 피로, 골소실, 근육소실 등을 적게 한다.
- 긴장, 근심, 우울 등을 줄인다. 심적 평화유지
- 운동으로 인한 비만 방지, 염증 감소, 호르몬수치 감소, 인슐린저항 상승, 콜레스테롤 감소, 면역계 강화 등으로 암 발생 또는 암재발을 줄인다.
- 장기간 생존율을 향상시킨다.
- 식욕증진과 규칙적 장운동을 돕는다.
- 삶의 질을 증진시킨다.

- 숙면유발 도운다
- 독립심과 자신감을 증진시킨다.

2. 운동의 강도에 따른 종류는 어떤 것인가

* 경한 운동: 집안 일, 산책, 정원가꾸기, 느린 자전거타기
* 중증도 운동
- 숨이 찰 정도는 아니지만 땀이 나는 운동이다.
- 활발한 걸음걸이, 댄싱, 줄넘기, 물 에어로빅
* 강한 운동
- 자전거타기, 달리기, 조깅, 수영
- 심장이 뛰거나 숨이 차는 정도의 운동이다.
- 체력, 큰 근육사용 운동이다.

3. 운동시작 전 의사에게 물을 사항

- 어떤 형태의 운동을 하나
- 얼마나 심하게 밀어 부치나
- 피해야 할 것은 무엇인가
- 어떤 문제를 만나게 되나
수술 후에는 1개월 내에는 고강도의 운동을 피해야 한다.

4. 운동의 일반적 지침

개인마다 여러 여건이 각각 다르므로 각자 맞춤형 운동이어야 한다.

- 운동계획을 천천히 출발하라: 할 수 있는 점과 어떤 신체적 제한을 계산하라.
- 운동을 천천히 시작한다. 점차적으로 강도를 올린다.
- 암전의 신체적 활동으로 천천히 돌아오라
- 매일 과정에 신체활동을 포함하라: 집안 일, 정원가꾸기, 엘리베이터 타기, 운전보다 걷기
- 즐길수 있는 활동이나 운동을 하라
- 걷는 것이 가장 쉬운 활동의 하나이다. 걷기 어려우면 흔들거리는 것도 좋다.
- 너무 과도하게 무리하지 말고 안정적으로 시행하라. 양보다 질이 중요하다.
- 때로는 근육 강함, 증가된 유연성, 운동범위 유지를 위해 웨이트 트레이닝이 좋다. 큰 근육운동(허벅지, 복부, 가슴, 배부)이 좋다.
- 에너지가 많거나 가장 좋게 느낄 때 운동하라. 좋지 않을 때 약간만 하거나 피한다.
- 다른 사람과 같이 하면 더 좋다.
- 준비운동과 정리운동은 가볍게 천천히 시행한다.

5. 운동이 안 좋은 경우

1) 즉각 중단
- 어느 부위에서든지 출혈
- 과도한 피로나 숨참
- 심장박동 증가, 부정맥
- 통증; 심장, 턱, 팔, 관절
- 어지러움 또는 가벼운 두통
- 의사에 의한 신체활동 제한 또는 운동금지 지시

2) 운동을 피함
- 최근 수술. 의사의 허가가 없다
- 감염. 수술부위나 호흡기

- 통제 안되는 통증, 오심
- 어지러움. 의사의 판단이 없다.
- 38도 이상 고열
- 정맥항암제 치료 후 24시간 이내
- 혈액검사의 이상(혈소판 50,000 md, 헤모글로빈 10 gm, 백혈구 3,000 md, 중과립수 2,000 md)
- 채혈, 수혈시행 당일

◎ 추천되는 운동의 정도

규칙적 횟수와 기간이 강도보다 더 중요하다.

(1) 얼마나 심하게 하나: 중증도 운동. 직업적 또는 가정일이 알맞다.

(2) 최소한 얼마나 자주 또는 많이 해야 하는가

- 중증도 운동: 주 150분 이상, 매일 30분, 또는 10분씩 하루 3번
- 강한 운동: 주 60분, 3일에 한 번씩
- 무게에 의한 근육강화 운동: 주 30분 2-3일에 한 번씩

6. 운동의 계획(종류)은 어떤 것이 있는가. 운동체계의 기본 구성

1) 암수술 후 일반운동 시행(유방암)

- 수술 후 1주일 내 또는 배액관 제거 후 곧 시작한다.
- 주로 어깨와 팔 손 움직임으로 힘이 유지되도록 한다.
  처음에는 보통 일을 한다. 먹는 것, 머리빗기, 옷입는 것
- 누울 때 팔을 심장보다 더 높게 되도록 팔을 베개 위에 올린다. 45분 2-3번
- 손을 폈다가 오므리는 움직임을 한다. 15-25분 3-4회
- 숨을 크게 들이마시고 내쉬기를 반복하여 흉부 움직임을 크고 많게 한다. 하루 6회
- 유연성 운동은 수술 후 2-3주에 시행한다.
  처음 누워서, 다음은 앉아서, 나중에는 서서 시행할 수 있다. 심한 액와림프절 절제
  술이나 유방재건술 후의 유연성 운동은 몇 주, 강도운동은 몇 개월 지연될 수 있다.

2) 진행성 운동의 종류

(1) 유연성 운동

- 어깨와 팔의 큰 근육이나 근의 뻗치기 운동이다
- 근육강도(딱딱함)에 의한 자세변화, 줄어든 관절운동 범위, 허약의 부작용을 줄인다.
- 스트레칭, 요가, 막대기 운동 등이다. 스트레칭이 유연성을 얻는 열쇠이고 첫 단계이다.
- 수술 후 2-3주에 시작한다

(2) 에어로빅 운동. 심폐지구력 운동

- 심박동수와 신체가 사용하는 산소량 증가, 심폐기능 강화, 골성장 자극, 다리와 허리 근육 강화, 스트레스 감소, 안녕 증진, 기분 변화를 조절한다.
- 일반적 일상 신체활동보다 약간 에너지를 더 쓰는 근육운동이다.
- 중증도 강도의 활발한 걷기, 조깅, 사이클링, 수영, 계단오르기, 에어로빅 댄싱
- 걷기가 가장 간단하다. 하루 30분, 주 3-5 일. 10,000보 또는 하루 5 마일 걷기

(3) 체력강도 운동: 저항력 운동

- 근섬유를 강화하는 운동으로 근육강도와 지구력을 증진한다.
- 짧은 근육활동의 폭발운동이고 무산소 운동이다.
- 근육의 과부담과 저반복 시행이고 점차적 무게증가의 저항운동이다.
- 살코기 근육이나 골밀도의 소실을 감소시킨다: 골다공증에 유효하다.
- 무게 들어올리기(500 g-1 kg),저항운동기구 사용, 엎드려 팔굽이기 등을 시행한다. 회복이 필요하므로 주 2-3회, 1회 8-10회
- 절제수술 후 4-8주에 시행하고 림프부종 감소에 효과적이다. 재건수술에는 3개월 후 시행한다.
- 신체 강함과 전반적 건강양호,순수 체근육 증가, 균형과 협동 증진, 골 강함, 쉬운 활동시행의 이점이 있다.

3) 일반적 신체운동 요령

(1) 경도
- 승강기타기 보다 계단을 걸어 올라간다.
- 가까운 거리는 가능하면 걷기나 자전거 탄다.
- 점심식사 후 가까운 곳에 산책한다.
- 사무실에서 10분 정도 뻗기 운동이나 빠른 걸음 운동한다.

(2) 중증도
- 춤추기
- 실질적 운동휴가를 취한다: 자전거 여행, 뗏목타기
- 하루 10,000보 걷는다.
- 지역사회 운동에 참여한다: 야구, 테니스. 농구
- TV보면서 운동한다.
- 떨어진 곳에 차를 세우고 걸어서 일을 본다.

도보 프로그램 추천
- 횟수: 주 4–6회
- 목표: 심박 100–120/분
- 기간: 30분/회
- 장소: 외부, 트레트밀, 인도에 상점가, 산책길
- 복장: 편안한 것, 편안한 신발, 보수계 사용(pedometer)
- 평가: 이야기 검사. 운동 중 편안하게 말하기

운동은 우선권의 상위에 올린다. 이익은 전반적 건강, 안녕, 병예방 등이다.

단지 하나의 변화를 하고 싶다면 운동이 가장 영향이 있다. 운동은 생존자가 치료를 도울 뿐 아니라 후에 장기 이익적 효과를 가진다.

- 독한 암 치료를 지탱한다.
- 치료에서 더 빨리 회복한다.
- 다른 질병 예방에 도움을 준다: 심장, 뇌졸중, 2차 암
- 암 치료의 부작용을 줄인다; 피로 감소. 암재발의 방어를 돕는다.

3) 암에 3가지 방면의 효과

1. 암 세포를 발견하고 파괴할 면역체계의 능력을 자극한다.
2. 에스트로겐의 종양자극형태의 생산을 금지한다.
3. 스트레스 감소와 근심 관리의 큰 자원으로 운동이 엔돌핀 생산을 자극한다.

운동은 항암제가 아니다. 그러나 그것만큼 중요하다. 더 살기, 더 이겨내기, 더 하기를 허락한다.

예후에 가장 큰 결정인자는 암의 특징과 신체수행능력 상태이다.

운동은 신체수행능력을 증가시킨다. 영양계획과 마찬가지로 의과적으로 증명된 운동계획을 가지면 이익이 된다. 운동의 종류와 강도를 의사와 의논하고 의사는 운동생리학자, 물리치료사 또 다른 특수훈련 담당자와 개인적 운동계획을 상담시킬 수 있다. 목표는 운동으로부터 최대한 이익을 얻고 위협을 최소화한다.

- 신체적 치유를 도우는 일들

  3가지 주요 방법

  (1) 규칙적 운동–강함과 끈기를 기른다.

  (2) 치유를 증진하는 건강음식 섭취한다.

  (3) 적절한 휴식 얻는다. 낮에는 속도조절, 밤에는 좋은 수면

  그 외에

  – 통증을 조절한다.

  – 근심, 우울 피한다.

  – 심령이 건강과 치유에 영향주는가 고려한다.

– 세계와 사랑하는 사람과 관계를 유지한다.

– 퇴보에 대해 적용할 수 있게 되는 것이다.

– 미래에 대한 희망을 유지한다.

신체치유는 여러 요소에 의해 영향 받는다.

- 손상의 범위
- 어느 부위인지
- 진행 중인지
- 손상 전의 건강상태는 어떠했는지

적절한 치료는 "의도적 치료"의 실행이 필요하다.

면역계를 올릴 수 있는 방법: 정상세포의 수리와 재생에 극히 중요하다.

- 규칙적 충분한 수면
- 저지방,채소,과일 중심의 음식 섭취
- 주 매일 운동
- 스트레스 수준 감소,근심과 우울 치료

7. 재활

- 재활은 흔히 환자가 암과 치료에 의해 소실된 강함, 신체적 기능과 독립심을 다시 얻는데 도움을 준다.
- 암병원이나 주위에 이용 가능한 재활서비스에 대해 배우는데 건강팀과 의논하라
- 필요에 따라 재활의 특수 분야에 훈련된 하나 이상의 전문가를 방문할 수 있다.

1) 재활이 어떻게 도움을 주는가

재활은 어떤 목표를 도달함에 의해 암 환자의 삶의 질을 증진시킬 수 있다.

- 암 치료에 의해 생긴 제한을 상쇄하는데 도우기 위해 신체 강함을 증진한다.
- 자신을 위해 보살핀 개인의 능력을 증가하고 간병인으로부터 요구된 자원을 줄인다.
- 암 치료에 의한 실질적, 감지된 또 가능한 손실에 조정할 지원을 부여한다.
- 암 치료의 증상을 관리: 피로, 수면, 통증

• 병원에 얼마나 자주 머물러야 하는 횟수가 감소한다.

2) 재활운동 강함

재활은 환자가 근력, 신체기능, 독립심을 다시 얻는데 도움을 준다. 필요시 의사와 의논하여 전문트레이너나 재활센터에 간다.

▶ 암재활 서비스
• 환자와 가족의 교육과 상담   • 통증 치료
• 금연 목표   • 영양 충고
• 매 생활활동 도움(식사)   • 운동 프로그램
▶ 직업적 팀: 종양의사, 재활간호사, 오락치료사
▶ 언제와 어떻게 운동치료를 시행하나
의사의 처방으로 물리치료사의 지시, 혼자 시행 또는 재활의학의사 자문으로 시행한다.
▶ 암 환자에게 좋지 않는 신체활동
* 물리치료
-신체적으로 적당치 않는 경우
-다른 의학적문 동반: 통증, 자연상처 치유, 불편한 반혼, 당뇨, 심장병
* 표재성 열(열주머니) 또는 심부열(초음파)을 암부위에 직접 적용
* 마사지/조작/촉진/연조직동원을 암부위에 적용
* 암부위 신경근육 자극, 횡피부 전기신경자극(TENS)
* 척추의 기계적 견인: 척추 근처 암

8. 초기 치료 후 여행

• 비행기를 타거나 장거리 여행을 하는 것은 위험이 있다.
• 목적지의 의료시설이나 의료보험 관계를 알아봐야 한다.

- 먹고 있는 치료약제나 통증, 구역, 불면 등에 대한 약제를 지참해야 한다.
- 병록 기록지나 응급시설 연락처를 지참해야 한다.
- 초기에는 여행과 버스여행을 1-2일 정도의 기간을 잡고 가까운 곳으로 하는 것이 좋다.
- 위급시 집에 잘 돌아올 수 있는 방법도 생각한다.
- 여행 기간이 길게 되면 담당의사의 허락이 필요할 수 있다.

SECTION

05

극복

30 가족과 진단의 공유

31 배우자와 간병인의 역할

32 극복

33 새로운 정상화

34 암 후의 삶

35 직장, 일

36 암 치료 후 감정

37 생존

38 지원

39 친교, 성교

40 임신

41 독신자의 암

42 영성과 기도문

30 가족과 진단의 공유

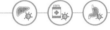

암 환자들은 보통은 배우자나 친구들을 동반한 가운데 의사로부터 암 진단을 받지만 때로는 조용히 혼자 암 진단을 받을 수도 있다. 이 경우 환자의 진단에 대해 누구에게 말할 것인가, 그들에게 언제 어떻게 무엇을 말하는가는 또 다른 힘들고 어려운 결정이다. 이는 순전히 환자에게 달려있고 환자가 가장 편안하다고 느끼는 것을 행한다. 다른 사람에게 진단을 숨기는 것이 자신을 더 격리하고 혼자된 것 같이 느끼도록 하므로, 자기 상황을 알리는 것이 사랑, 이해, 지원을 얻기 위한 문을 열 수 있다. 그러나 환자가 결정할 때 여러 사항들을 고려하는 것이 좋다.

- 암 진단은 수치스럽거나 난처한 일이 아니다.
- 환자의 진단을 다른 사람과 이야기하는 것은 혼자 처리해야 할 부담을 덜어준다.
- 주위 사람이 환자에게 무엇이 일어나고 어떻게 느끼는가를 알면 그들은 여러 가지 방법으로 환자를 지원할 것이다.
- 다른 사람에게 말하는 과정은 상태의 진실을 받아들이는데 도움이 된다.

비록 환자가 진단에 대해 어떤 사람에게 말하기를 결정했더라도 실제로 앉아서 편안하게 하는 것은 어려울 수 있다. 그러나 그것을 하는데 옳고 그른 방법은 없다는 것을 기억하고 환자 자신의 판단대로 하라. 각 사람마다 이 놀라운 소식에 다르게 반응한다. 환자가 누구에게 자기 진단을 말했을 때 환자의 마음에 들지 않거나 또는 환자를 걱정시키는 반응을 보일 수도 있다. 이 반응이 그 사람이 환자를 다치게 하려거나 거절하려는 의도는 아니라는 것을 아는 것이 중요하다. 가족이나 친구들은 대단히 놀라거나 환자를 잃을까 하는 슬픔으로 압도된다. 사람들은 무슨 말을 해야 할지 모르고 나쁜 말을 하는 것이 두려워 아무 말도 안할 수도 있다. 만약 어떤 사람이 옳게 느끼지 않는 방법으로 반응한다면 환자는 그것에 대해 어떻게 느낀다고 설명하도록 하라. 이것은 그 사람이 환자에게 실제 어떻게 느끼는 가를 말하는 기회를 준다. 환자가 고민에 대해 남에게 이야기 하는 것은 어색하고 불편해도 양측을 위해 이익이 된다.

환자는 가족들에게 앞으로 일어날 일이 무엇인지, 어떻게 느끼는지, 치료가 어떤 영향을 미칠 것인 지에 대해 말함으로, 또 가족들이 암에 대해 질문할 수 있다는 것을 알도록 해줌으로 서로 편안하게 느끼는데 도움이 된다.

1. 배우자, 가족, 친구에게 이야기 하기

배우자는 암 진단에 대해 가장 먼저 이야기를 해야 할 사람이다. 만약 혼자 암 진단을 받았다면 배우자에게 이야기하는 것이 첫 과제이다. 암의 부위와 암의 정도에 따라 다소 차이가 있겠지만 가장 좋은 방법은 할 수 있는 대로 털어놓고 정직하게 전달 하도록 애쓰는 것이다. 서로에게 새로운 감정이나 느낌에 대해 전달 방법을 모르기 때문에 쉽지 않을 것이다. 배우자에게 소식을 쉽게 전달하기 위한 방법으로는

- 방해 없이 단 둘이 있을 때의 시간을 찾아라
- 의논을 위한 개인적인 장소를 선택하라

환자와 배우자가 오랫동안 함께 있어 왔지만, 이런 종류의 소식에 어떻게 반응할 지 예측하는 것은 쉽지 않다. 보통 하던대로 반응 안할 수도 있고, 환자가 배우자로부터 기대했던 방법이 아닐 수도 있다. 현재 서로가 필요하기 때문에 이것이 서로를 놀라게 하거나 걱정하게 하지 않도록 애쓰라.

1) 주위 사람들에게 진단을 말하는데 도우는 암시
- 진단에 대해 말하기 전에 얼마나 많은 정보를 공유하기를 원하는 가를 결정하라
- 만약 암 여정에 대해 비밀 유지를 택하면 사람들에게 그들의 관심에 감사하지만 그들이 비밀 유지를 존중해 주기를 원한다는 것을 알도록 하라

• 간병인 등 가까운 사람을 선택하여 현재와 치료 과정에 대해 말을 전하도록 하라

다른 사람을 불러 말하고 싶지 않지만 친구나 가족들은 환자가 어떤 지를 알기 원한다.

• 사람들이 도움 제공을 말하면 도우도록 하라

• 탈모나 흉터가 있다면 사람들이 진단에 대해 물을 것이다

- 준비된 반응을 가져라

- 적게나 많게 원하는 만큼 공유하면 된다.

2) 가족이나 친구에게 말하기의 방법

• 개인적, 조용한 대화를 가지는 것을 편안히 하라

• 쉬운 대화 내용

- 나는 현재 진행되는 것에 대해 당신에게 이야기 하는 것이 좋다고 생각한다.

- 나는 당신에게 심각하게 이야기 해야 할 것이 있다.

• 이미 상대가 상황에 대해 알고 있다면

- 나는 당신이 이미 이 일에 대해 알고 있다고 생각한다

- 아는 것을 나에게 이야기 해 줄수 있나

• 상대가 정보를 이해하는가 확인하라

- 이것을 알겠는가. 내가 뜻하는 것을 아는가

• 침묵에 대해 걱정하지 말라

- 손잡는 것이나 같이 앉아 있는 것도 매우 충분하다.

• 만약 침묵이 당신을 불편하게 한다면 간단한 질문을 할 수 있다.

- 무엇을 생각하나. 내가 당신과 함께 어떤 것을 분담 할 수 있나

- 상황과 감정에 대해 가능하면 정직하라

3) 암 진단에 가족이나 친구에게 솔직해야 되는 이유

• 암은 외로운 병이다. 어느 누구도 혼자서 암을 참아 낼려고 해서는 안된다.

• 대부분의 사람들이 자신의 감정을 숨기는 대신 다른 사람들과 감정을 나누는 것이

모두에게 훨씬 쉽다는 것을 알게 된다. 이때 서로 도움주기를 더 자연스러워 한다.

• 환자들이 암 진단을 비밀로 숨기려 한다면 그것은 가족들로 하여금 사랑을 표현 할

기회와 도움과 지원을 줄 기회를 빼앗게 되는 것이라고 가족들은 생각한다.

- 가족들과 친구들도 큰 감정적 부담을 갖게 되므로 그들과 환자 간에 서로 솔직하게 마음을 나눌 수 있어야 한다.
- 아이들에게 말해 주어야 한다. 아이들도 뭔가 잘못되고 있을 때 그것을 느끼고 실제보다 더 나쁜 상황으로 상상할 수 있다.
- 아이들의 연령과 정서적인 성숙도에 따라 어떤 방식으로 이야기 할지 결정한다. 아이들로 하여금 자신의 느낌을 표현하게 하고 암에 대해 질문하게 하는 것이 목표이다.
- 암 진단에 대한 사실을 주변에 이야기함으로서 환자와 가족, 친구들 간에 상호 이해와 신뢰의 기초를 쌓게 된다.

4) 암 진단에 대해 가족이나 친구에게 솔직하기 어려운 이유

- 당신이 끝까지 현실이 아니기를 바라는 암 진단을 다른 사람에게 알리는 것이 즉시 "진실"이 되어 버리는 것 같다.
- 이야기 하는 것이 고통스럽다: 가족이나 친구들이 충격, 두려움, 슬픔의 반응이 보이는 것이 싫다.
- 직업상 보안이 필요하다: 해고, 강등 등
- 현실을 주시하고 숨기지 말라. 가족이나 친구에게 상처를 입히게 되고 그들은 당신에게 속았다고 느끼고 도움을 주고자 하는 선의를 잃게 될 것이다.

5) 가족이 환자와 서로 말할 때의 요령

- 환자가 이끌도록 하라. 좋은 듣는 자가 되라
- 침묵으로 이끌도록 하라
- 눈 마주침을 유지하도록 하라
- 접촉, 웃음, 따뜻한 모습을 보여라
- 충고하려고 하지 말라
- 가능하면 많은 일에 함께 하기를 애쓰라
- "내가 당신이 어떻게 느끼는 지 안다"는 말을 하지 말라

- 눈물겹게 느끼면 친구에게 간단한 설명을 하라. 환자는 늘 암이야기를 원하지 않는다.
- 환자는 늘 암에 대해 이야기하거나 생각하기를 원하지 않는다.
- 다른 사람들이 환자를 방문해 주기를 격려하라
- 방문을 지속하라
- 무엇보다도 자기 자신이 되라. 일을 바로 하기를 두려워 말라

당신의 걱정과 진정한 돌봄이 지금 표현해야 할 가장 중요한 말이다.

6) 암 환자에게 서로 말해주는 내용

흥미와 관심을 보여줄 수 있고 격려를 표시할 수 있고 지원을 제공할 수 있다.

- 무엇을 말해야 할지 잘 모르겠다. 그러나 내가 관심, 걱정을 한다는 것을 알기 바란다.
- 이런 과정을 겪는다는 것을 들으니 안되었다.
- "어떻게"하고 있나
- 당신이 암에 대해 이야기하고 싶다면 내가 여기 있다.
- 내가 어떻게 도와야 할지 말해다오
- 나는 당신을 늘 내 생각에 둘 것이다.

7) 배우자가 환자와 긍정적 소통을 할 수 있는 방법

- 천천히 시작하라: 어떻게 느끼는가
- 판단없이 그저 들어라: "해서는 안된다", "그렇게 말하지 말라" 등은 좋지 않다.
- 정직하라
- 감정을 표현하라: 당신을 잃을까봐 두렵다 등
- 배우자가 확인시켜주고 싶어 너무 단정적으로 이야기를 하지 말아라: 좋아질 것이다, 걱정하지 말라 등
- 남녀가 서로 다른 방법으로 소통 할 수 있다는 것을 알아라
- 배우자가 꼭 동의하지는 않아야 한다는 것을 기억하라
- 외부 도움을 청하라: 물리치료사

8) 배우자와의 논쟁

진단 후 배우자와 서로 논쟁한다고 놀라지 말라.두려움이 피로와 근심과 충돌할 때 생긴다.

- 개방적이 되는 것이 돕는다. 두려움을 말하고 배우자의 관심을 들어라
- 상대편이 솔직하도록 격려하라 .고함을 지르지만 필요시에는 상대편을 위해 일을 한다.
- 각자 자신의 느낌을 처리한다.

9) 관계를 악화시킬 논쟁의 범위를 줄이기 위한 생각

- 시간을 정하라, 각자 5분 정도 발산하도록 한다. 상대편은 듣는다.
- 반향적 듣기를 연습하라. 듣는 것을 다시 말하고 답변 전에 다시 묻는다.
- 존경적이 되라: 헛뜯기, 고함치기, 얕보기를 피하라
  상대편을 중단시키거나 다른 사람의 생각을 부정적 방법으로 명칭하지 말라.
- 논쟁을 보류할 때는 알아라. 나중에 정해진 시간에 다시 토론하도록 동의하라
- 화제에 지속하라. 관계없는 자극을 내놓지 말라
- 협약하라. 동의하는 것을 알고, 해결을 위해 가져야 할 것과 상실할 것을 결정하라
- 사적인 것을 존중하라. 비밀을 지켜라
- 서로에게 좋게 느끼는 것으로서 논쟁을 닫아라. 포옹, 여행, 성교 등은 관계를 확실히 하는 방법이다.
- 사정하라. 모든 일이 끝났을 때 과정을 더 쉽게 하기 위해 무엇을 했어야 했는지 서로 물어라. 방어적이 되지 말고 단지 듣고 배워라

2. 자식들에게 이야기 하기

암은 가족의 병이다. 아이들에게 양친의 암에 대해 영향을 받게 되는 것을 막을 방법은 없다. 환자가 자식들에게 줄 수 있는 가장 큰 선물은 변화 소실, 통증 또는 긴장으로부터 방어하는 것이 아니고 삶이 그들에게 제공된 모든 것을 극복하고 성장하기 위한

믿음과 연장을 주는 것이다. 암 진단을 자식들에게 알리는 것은 당면하는 가장 어려운 일중의 하나이다. 자식들은 양친의 암에 대해 나이, 발육단계와 성숙 정도, 성격, 설명 이해 능력에 따라 내용에 조금 다르게 반응하고 관여한다. 자식들에게 그들의 삶에 가능하면 부정적 영향의 생김이 없도록 되기를 원하고, 그들의 감정적 고민이 가장 적도록 하기 위해서는 처음부터 진실을 말하고 정직하게 답변한다. 정보가 진실되게 알려지면 그들은 환자와 서로 작용하여 질문과 두려움에 답변을 받을 수 있다.

1) 몇 가지 지침서

자식들에게 병명과 "암"이라는 말을 이해할 수 있도록 사용하라

아이들의 정보의 근원은 환자이다. 항상 진실을 말하고 암 진단을 비밀로 하지 말아라.

- 부모는 자식들의 삶의 3대 활동무대: 아이들의 예상되는 하루과 주간 과정 순서, 정직하고 단순하게 이야기 하는 소통, 가족과의 시간에 집중하라
- 부모는 아이들에게 지금과 앞으로 서로 간 기대되는 것에 상세한 설명을 한다.
- 말하는 방법은 자식들의 나이와 그들의 감정적 취약성을 고려한다.
- 자식에게 전달은 빠를수록 좋다.
- 암에 대해 어느 부위에 생겼다는 것을 지적해 주고 치료 중 외관 변화에 대해 설명해 주는 것도 좋다.

2) 아이들과의 관계

아이들과의 소통은 환자 자신의 받아 들임, 육아와 소통의 개인적 양식, 아이들의 나이와 인간성과 같은 여러 요소에 의존한다.

(1) 아이들에게 말할 때

- 개방적으로 말하고 잘 들어주고 질문하게 하라
- 긍적적이 되라 : 그들의 사람과 활동에 대해 어떻게 느끼는지 이야기 하도록 하고 놀고 즐기도록 하라
- 미래를 위해 두려움을 극복하라. 환자의 두려움을 먼저 극복하도록 애쓰고 아이들도 늘 돌봐 줄 것이라고 알도록 하라

(2) 더 안정적으로 느끼도록 부여하는 것

- 규칙적 습관과 가족 생활: 음식, 취침, 학교시간, 집안활동
- 가족내 일어나는 것에 대한 정보
- 지원과 이해, 늘 돌봐 줄 것이라는 확신

(3) 더 독립적이 되도록 하는 것

- 가족으로 떨어져 시간 갖는 것을 허락하라. 자신감을 양육하라
- 집에서 떨어져 있어도 규칙적 활동이나 흥미를 유지하도록 하라
- 아이들이 얼마나 잘 극복하고 있다는 것에 고마움을 표시하라
- 아이들이 가능하면 많은 사회활동을 유지하도록 도움을 요청하라

(4) 아이들에게 정직하기

- 무엇인가 잘못되고 있다는 것을 알면 근심과 긴장을 일으킨다.
- 말해주지 않으면 가장 나쁜 것을 생각한다.
- 일어나는 것을 말해주지 않으면 격리된 것 같이 또는 걱정스럽게 느끼게 된다.
- 다른 사람으로부터 소식을 들으면 배신당한 것 같이 느끼거나 상대를 믿기를 멈춘다.
- 환자가 모든 것이 좋다는 것이 말하면 아이들은 그들이 어떻게 느끼는 지 말할 수 없게 된다.
- 지키지 못할 약속은 처음부터 자식들에게 말하지 말라

3) 5가지 아이들을 위한 암 이야기

(1) 환자의 실수가 아니다: 암은 원인 없이 발생한다.

(2) 아이들의 실수가 아니다: 아이들은 암 발병과는 전연 관계가 없다.

(3) 다른 사람으로부터 암전염이 안 된다.

(4) 똑똑한 의사가 환자를 도와주기를 매우 애쓴다.

(5) 당신은 그들을 사랑하는 늘 같은 양친이다.

• 자식들의 양친의 암 진단에 대해 5가지 필요한 요구사항

- 일어나는 일에 대한 분명한 정보와 질문

- 관여하며 도울 수 있게 되는 필요

- 현실적 안도감을 위한 요구

- 생각과 감정을 표현할 기회

- 정상 취미와 활동을 유지할 필요

4) 유방절제술 후 어린아이들에게 해야 할 말

분명하고 간단하게, 반복해서 확인해 주는 것이 가장 큰 방법이다. 부드러우면서 감정이 섞이지 않는 평범한 어조의 낮은 목소리로 편안한 자세를 유지하면서 느리면서 깊게 숨 쉬면서 이야기 한다.

• 유방이 건강해 질 수 있는 곳으로 잠시 보냈다(유방재건술).

• 아이에게는 어떤 영향도 없다는 것을 알린다.

• 아이에게 암 발생과 연관이 없다고 알린다.

• 접근해도 괜찮다는 것을 강조한다.

• 모든 것이 괜찮고 앞으로도 더 크고 겁나는 변화가 아니다 라고 알게 말한다.

• 질문해도 괜찮다고 말해 준다: 공포감 감소

5) 학교 가는 연령

이 연령에서는 무엇이 일어나는 가를 어느 정도 이해가 가능하므로 병의 기본 정보와 지금과 앞으로의 무엇을 기대하는 가로 시작한다. 암이 자기들의 잘못이 아니고 또 전염 안된다는 것을 알린다. 가족 내 어떤 일이 생길 수 있는 지 세부를 준다: 누가 아이들의 요구를 들어 주는가, 누가 학교에 데려다 주는가, 집안일을 도우는가, 음식을 만드는가 등 아이들에게 일이 변화가 있게 되라. 그들에게 어떤 영향을 미치는 지를 알게 하라. 예후에 대해서도 이야기 할 수 있다.

(1) 사춘기 자녀들(청소년)

• 환자의 죽음을 두려워해서 병에 대해 이야기하는 방법을 모른다.

- 환자의 다른 모습에 동정보다 더 당황한다.
- 질문하도록 불러라
- 가능하면 그들이 하던 일이 정성적이 되도록 하라. 너무 환자를 도우는데 신경쓰지 않도록 하라
- 환자의 두려움이나 피로에 대해 솔직히 이야기 하라. 믿음을 유지하는 것이 현재 또는 미래의 관계에 중요하다.
- 이야기 할 적당한 시기를 기다리지 말라

(2) 선생님에게 요청 사항

- 아이가 집에서 암 진단 또는 가족 위기에 관여한다는 것을 알려라. 가정환경의 변화에 대한 스트레스 반응으로 아이의 행동에 변화를 확인하도록 한다.
- 아이가 심한 슬픔으로 고통받고 감정적 지원이 필요하다는 것을 인지할 수 있다.
- 학교 공부에 아이가 집중이 안될 것 같으면 여분의 도움을 제공할 수 있다.
- 학교 전문상담자, 정신과 의사 등 다른 전문가에게 아이들의 생각, 행동, 감정, 성적 등이 너무 변화되면 감정적 지원을 제공하기 위해 도움을 요청할 수 있다.

(3) 성인 자녀들

이 연령에는 의학적 문제를 더 잘 이해할 수 있으므로 정확한 정보를 주어야 한다. 이 연령에서는 양친의 병이 혼돈스러울 수 있다. 이 병에 대해 상세한 설명과 질문에 대한 완전한 답변을 해주어야 한다. 가족내의 문제에 대해서도 앞날에 대한 가장 실질적 설명을 해주어야 한다. 감정적 문제가 심해지면 전문가와의 의논이 필요하다.

- 도움이 필요한 변화
  - 기분 변화　　　　　 - 새로운 또는 과장된 행동
  - 수면장애　　　　　 - 식욕변화
  - 학교성적의 불량: 학교 일을 가족의 요구보다 더 우선권을 가진다는 것을 허가할 필요가 있다. 학교에서 잘 하면 다른 일도 잘한다는 것을 인식할 필요가 있다. 반대 현상도 있다. 학교 자신의 올바른 방향으로 가도록 격려하면 스트레스를 경감하고 환

자에게 긍정적인 일에 집중하도록 한다.

성인 자녀들의 감정
- 멀리 떨어져 산다면 가까이 못 있게 되는 죄책감과 병 자체에 대한 두려움이 있다.
- 여자들은 병이 자기 장래의 건강에 미칠 영향을 두려워한다.
- 자식들이 집을 떠나 있다면 환자가 그들을 필요로 할 때 독립성과 집을 떠난 죄책감에 대한 자연적 본능 사이에 마음 아파한다. 조절해 보도록 애쓴다.
- 암에 대해 다른 사람에게 어떻게 언제 말하는가 간에 감정이나 사실이나 자기 일에 솔직하라. 말 안하면 감정적과 신체적 부양을 놓치게 된다. 병에 대해 말하고 어떻게 처리하는가를 말하면 스트레스 줄이고 도움이 된다.

6) 자식들과의 연락과 도움되는 책략
- 그들의 지원체계를 최대화하라. 정상계획표가 되도록, 안정이 유지되도록 한다.
- 적절한 정보를 주어라
- 일반적 질문을 알려라. 표현하도록 하라

암에 대해, 죽음에 대해 "암은 위험한 병이다. 환자와 의사가 암과 싸우기 위해 최선을 한다. 가능하면 오래 살아 전과 같이 바쁘고 활동적일 것이다."
- 병원 문병: 상황에 잘 조절되도록 도와라
- 사랑받았다는 것을 알도록 하라. 자식들은 보고, 듣고, 느낀 것에 따라 행동한다.

가족 일상생활에 변화에 잘 조정이 되도록 하기 위해서 사랑을 확신해 준다.

7) 자식들의 "즉게 되는가"의 질문에 대한 여러 가지 답변들
- 때로는 사람들은 암으로 사망한다. 의사들은 최근에 암에 대해 대단히 좋은 치료를 한다고 말했기 때문에 나에게는 그렇지 않을 것이다.
- 최근 많은 사람들에게 암이 치유되었다. 그 이유로 나는 암 치료를 열심히 받고 있다.
- 의사들이 암이 치유될 기회가 대단히 좋다고 한다. 그들의 말을 믿어야 한다.
- 내가 좀 더 치료받을 때까지 앞으로 어떻게 될지 알 방법이 없다. 지금 일에 대해

긍정적으로 느껴야 하고 희망적으로 미래에 더 좋게 느끼게 될 것을 생각한다.

- 나의 암에 대해 그들은 많이 모르지만 나는 최선을 다 할 것이고 의사도 더 좋아지도록 도우기 위해 모든 일을 하고 있다.
- 나의 암은 치료하기가 어렵지만 더 좋아지도록 열심히 일을 할 것이다. 앞으로 어떻게 될지 모르지만 우리 가족들이 함께 달라붙어서 우리에게 어떻게 될른 지 서로 알도록 하는 것이 가장 중요하다.
- 나는 죽으리라고 생각 안한다. 아무도 확실히 모른다. 그런 일이 안 생기도록 할 수 있는 모든 일을 할 것이다.
- 내가 암을 가졌지만 가장 좋은 치료를 받고 가장 좋은 의사로부터 암을 이기기 위한 모든 것을 애쓰고 있다. 모든 사람들이 언제인가 죽게 되지만 나는 모든 힘으로 이 암을 이겨내려고 한다.

8) 아이들에게 말하거나 시행하는 행동의 요령

먼저 암이 발생했고 치료가 필요하다는 사실을 진실하게 간단하게 서로 나누는 것이다.

- 자신의 감정이 통제될 때까지 기다리고 미리 무엇을 말할 것인가 결정하라
- 수술 후 무엇을 기대할 것인가를 그들이 알도록 하라: 입원, 휴식, 탈모, 신체 손상
- 아이들을 책임지는 선생이나 보모에게 환자가 자신의 진단을 이야기 한 후 자기 아이들의 행동을 변화를 그들이 보도록 하여 환자에게 간단히 이야기 하도록 한다.
- 가능하면 정상 스케줄과 습관을 유지하라
- 아이들이 돕도록 하라. 아이들도 어느 수준까지 간병 역할을 원한다.
- 환자와 아이들을 위한 주위의 지원 단체를 찾아라
- 아이들의 비정상 행동에 대해 전문가의 도움이 언제 필요한지 알아라
- 포옹이나 접촉 같은 신체적 안심도 서로 중요하다.
- 암이야기 후 아이들의 반응이 어떤지, 어떻게 하고 있는지 감시하는 것이 좋고 앞으로 내가 어떻게 할 것이라고 이야기 하는 것도 좋다.
- 아이들에게 더 많은 사랑과 관심과 시간을 가지도록 애쓰라
- 가능하면 매일 가족 시간을 가져라

- 잠시 자리를 비우면 아이들이 알고 있는 또 믿는 사람에게 도와주기를 부탁하라 이 연령에는 안전이 중요하다.
- 입원 시 노트북이나 달력에 표시하여 놓도록 하라. 자주전화해서 안정하게 해준다.
- 입원 시 개인 사물을 전달한다: 열쇠 등
- 아이들은 "부모가 어디에 있나", "누가 나를 돌보나"에 관심을 가질 것이다. 미리 설명해 주면 더 일찍 안심 한다.

※ 양친
- 진단에 익숙해진 후 양친이 살아계시면 양친에게 이야기해야 한다. 이것은 양친이 극복하고 환자여정의 한 부분같이 느끼도록 도울 수 있다.
- 만약 양친의 건강이 안 좋다면 상황 설명이 미묘해 질수도 있다.
- 처음에는 양친이 암 진단 사실을 알고 슬퍼할 것이고 걱정도 많이 할 것이다. 그러나 일부 암은 경과가 아주 좋으므로 안심시켜야 한다.
- 좀 젊은 층의 양친은 환자를 적극적으로 도우려고 애를 쓸 것이고 또 양친에게 어떻게 도와 주는 것이 좋다고 세밀하게 말해주면 더 도움이 된다.
- 나이 많은 양친에게 매일 해주어야 할 일들이 있다면 다른 가족이나 친구들이 대신 해 주도   록 부탁한다.
- 부모와 같이 있는 사람 대부분에게 당신의 감정과 분담을 나타내어라
- 당신이 만드는 결정에 동의 여부에 양친의 권리를 존중하라. 그들이 당신 결정을 만들 수 있다는 것을 분명히 하라

- 80대 부모에게 암 이야기를 하는 것이 좋은 가의 질문

정답은 없다. 만약 그들이 인지장애나 심하게 아프면 그 사실이 그들을 혼돈스럽게 만든다. 그들이 건강하고 능력이 있더라도 그들은 고통으로부터 구원하기를 바랄 것인데 환자가 판단할 것이다. 암생존자는 부모가 자식들의 질병을 극복하게 한다는 것은 어느 연령에나 힘든 경험이지만 노년층에는 더 힘들다. 멀리 떨어져 있다면 도움을 줄 수도 없고 다시 볼 수도 없으므로 암에 대해 이야기 않는 것이 더 이해가 된다. 치료가 끝났다면 암경험에 대해 이야기 할 수 있다. "걱정 끼치기 싫고 지금은 내가 더 좋다는

것을 알리기 원한다."

　암은 환자 뿐 아니라 그의 삶의 다른 사람에게도 영향을 주므로 때로는 인지가 필요하다.

CHAPTER 31 배우자와 간병인의 역할

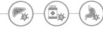

배우자

암 진단을 받은 후 부부 간에는 강한 감정적 시기로서 인간성과 부부관계의 긍정적, 부정적 면을 가져오는 상처받기 쉬운 시기이다. 부부가 상황을 진지하게 생각하고 감정을 동조하게 되도록 애쓴다면 그 관계는 매일 하는 일부터 성생활까지 모든 일에 장기간 또는 단기간 조정하는 것이 필요하다. 좋은 날도 있고 나쁜 날도 있다.

배우자가 암 진단에 어떻게 반응하는 가는 여러 요소에 의해 영향 받는다.

성격차이, 가족구조, 전달방식, 문화적 기대, 위기처리에 대한 과거의 경험 등 암 진단부터 회복까지 전 과정을 통해 환자의 생에 특별한 임무를 가진다. 이때 환자는 배우자로부터 지원을 받고 동시에 배우자는 자기 자산의 필요도 잊지 말아야 할 시기이다.

1. 진단에 대한 처리는 어떻게 하나

암 진단은 위협적이다. 처음 몇 주는 가장 감정적으로 어려운 시기이다. 기분은 순간마다 바뀌고 진단을 극복하려고 할 때 감정과 느낌이 강력하고 예상이 안된다. 이런 감정은 일시적이고 시간이 지나면서 근심은 줄어든다. 이 과정은 사람마다 다르다.

1) 감정과 기분
• 환자와 같은 감정과 기분을 가진다: 분노, 근심, 도움없음, 두려움, 무력함

- 역할과 위치가 독특하다: 사랑과 헌신이 다른 가족과 차이가 있으므로 늘 옆에 있
  어야 하고 많은 책임도 가진다.

(1) 암과 전이에 대한 두려움

- 질문과 생각
- 암이 퍼졌을까   - 계속 퍼지고 있을까
- 재발 될 가능성은 얼마인가   - 얼마나 오래 살까

이런 두려움이나 근심은 정상적이다. 암 이외에도 환자의 고통을 보는 것이나 죽는
것을 보는 것을 두려워 할 것이다. 자신이 아프게 되는 것도 두려울 것이다.

(2) 지원을 제공하는 방법을 아는 것

많은 배우자는 상황을 잘 처리 못하거나 충분한 지원, 사랑, 이해를 부여 못한다고 근
심한다.
- 어떻게 돕나
- 내가 정말 도움이 될까
- 내가 도우거나 지원 할 능력이 있는가

큰 좌절 중 하나는 환자의 예기치 못하고 때로는 강한 감정을 처리하는 방법을 모르
는 것이다. 잘해주고 싶어도 또는 대화를 하려고 해도 방법을 몰라서 비협조와 무력함
을 느낀다. 부부관계의 강함을 평가하고 방법을 세워야 한다.

(3) 매 생활에 대한 조정: 가정, 직장

- 누가 자식들을 돌보나
- 누가 요리하나
- 휴가나 병가를 다 사용했을 때 어떻게 하나

감정문제를 넘어서 암을 가진 사람과 매일매일 생활한다는 것이다. 가족이 암이 걸
리면 삶의 여러 방면에 영향을 준다. 부여된 양육과 집안살림, 책임, 환자의 간호를 해
야 할 필요가 있다. 간호역할의 준비가 잘 안되어 무력함과 좌절을 느낄 것이다.

(4) 환자로부터 기대하는 것은 무엇인가

환자가 암 진단을 받으면 그 감정을 나누기 전에 약간의 시간이 필요하다. 배우자로부터 신체적으로 감정적으로 좀 떨어져 있을 것이다. 환자가 주제를 가져오도록 하는 것이 중요하다. 환자가 관심과 근심을 배우자와 같이 나눌 준비가 되어 있다면, 들을 준비가 되어 있다는 것을 환자에게 알도록 하라.

분노, 두려움, 스트레스, 근심, 고독, 우울, 무기력 등이 환자가 경험하는 감정이다. 이런 일을 매일 또는 매 시간 변하기 때문에 예측할 수 없다. 배우자는 감정적 분출이나 기분의 동요를 받는 쪽에 있게 된다.

(5) 환자로부터 볼 수 있는 감정은 무엇인가

• 분노와 적의

이런 표시는 환자가 스트레스와 긴장감을 줄이는데 도움을 준다.

"왜 내가"로 묻는다

• 두려움

흔한 반응이다. 죽음, 통증, 일 못함, 신체적 변화, 개인적 관계변화, 미래에 대한 불확실성, 가족에 대한 부담

• 스트레스와 근심

두통, 근육통, 식욕소실을 일으킨다.

• 고독감

격리되고 혼자 있는 느낌을 가진다. 또는 친구들이 연락을 잘 안하게 된다.

• 움츠리기. 철수

때로는 어떤 통제를 얻기 위해 필요할 수 있다. 시간과 장소가 필요할 수 있다.

• 우울

슬픔과 절망감, 비관, 무의미한 삶에 의해 압도된다. 의사를 찾아야 한다.

• 무기력

통제를 잃은 감이나 독립심의 소실감이다.

2) 돕는 방법은 무엇인가

암 진단은 부부간에서 암을 가진 환자뿐 아니라 그 배우자에게도 큰 영향을 준다. 심하면 치료과정 동안 역할이 바뀌거나 일상의 일이 파괴되고 감정은 헝클어진다. 배우자는 환자의 치료의 신체적 고통을 경험하지 않지만, 환자의 고생을 바라보는 감정적 문제는 심각하다. 배우자는 도와주기를 원하나, 환자가 무엇을 기대할 것인가, 무슨 말을 해야 하나, 무엇을 해야 하나, 감정적, 실질적 도전을 어떻게 극복 하는가 등을 잘 알지 못한다.

배우자는 환자의 진단부터 회복에 중요한 사람이다. 환자는 어떤 때는 감정적 지원, 상담이 필요하고 때로는 집안일에 도움이 필요하다. 치료가 수년갈 수 있기 때문에 관계에 장기간 헌신이 중요하고 시간이 지날수록 가족이나 친구들의 관계가 줄어듦으로 배우자만이 환자의 지원과 격려에 유일하게 지속된다.

환자와 배우자가 암과 함께 맞서는 데는 가족의 돌봄이 좋은 환자들이 암을 더 잘 극복하고 더 좋은 결과를 가지므로, 배우자의 역할이 중요하고 후원으로 도울 일이 많다. 배우자는 환자가 암으로 인해 변하는 환경이나 도전을 극복하도록 도우면서 그 자신의 변하는 감정과 반응에 대한 처리도 필요하다.

(1) 환자를 돌본다.

신체적, 감정적, 생활적, 직업적, 사고적 및 신앙적으로 도와준다.

인내를 가지고 가능하면 정상생활을 하도록 하는 것이 중요하다. 지원해주는 것과 독립적이 되도록 하는 사이의 좋은 균형을 발견하는 것이다.

(2) 가능하면 많이 배워라

환자의 암에 대한 사실을 아는 것은 서로 걱정과 근심을 극복하는데 도움을 준다. 치료과정, 부작용, 보호자의 책임 등 치료에 대해 미리 잘 알면 매일 하는 일에서 생길 수 있는 장애를 극복하고 계획을 세우는데 더 잘 준비를 할 수 있다. 지식 모으는 것은 상황조정을 하는데 단단한 방법이고 함께 동의 결정을 하는데 믿음감을 가질수 있는 극복과정의 중요한 부분이다. 의사를 만날 때에도 이미 지식이 친숙하므로 더 자신감을 느낄 것이다. 건강정보는 지역사회, 병원, 독서실, 대형 암 연구소와 치료기관 등에 있다.

(3) 감정적 지원을 부여하는 방법을 알아라

환자에게 배우자의 출현이 가장 중요하다. 심장, 마음, 정신으로 환자에게 접근하는 독특한 위치이다. 환자는 대단히 감정적 시간에 도울 배우자의 지원이 필요하다. 배우자의 출현과 받아들이는 것이 환자에게 꼭 필요하다.

- 헌신을 확인한다. 환자를 지원하고 옆에 머문다는 것을 알게하라 "당신을 사랑해"
- 함께 가치 있는 시간을 가져라. 적어도 하루 30분을 같이 담소하라
- 환자가 무엇을 바라는지 발견하라. 환자가 원하는 것과 필요한 것을 솔직히 말하도록 물어라

환자의 요구를 듣고 맞추어 반응한다: 환자의 인도에 따르고, 환자의 요구와 개인적 신호에 응대하며, 환자의 소원을 존중한다.

- 환자치료에 적극적, 능등적 역할을 한다: 환자의 상태를 잘 전달하고 환자의 예약에 동행하고 건강관리팀을 만난다.

(4) 실질적인 지원을 부여하는 방법은 무엇인가

- 하루의 일과
- 요리와 설거지   - 병원에 운전하기   - 집안 정리정돈
- 전화받는 것과 방문자를 잘 맞이하기   - 환자에게 평화와 조용함을 주기
- 아이들을 돕기   - 필요시 가족이나 친구에게 도움 요청하기
- 환자가 규칙적 활동을 다시 하도록 도우기   - 감정적 통증과 고민의 인정과 상담
- 약물전달: 약물의 종류와 사용법의 숙지
- 증상 및 통증의 관찰: 통증의 원인과 강도
- 의료팀 지시하에 신체적 안정과 의학적 치료보조

(5) 서로 상담은 어떻게 하나

전달은 관계에 중요하다. 스트레스나 불확실 시기에 더욱 그렇다. 2가지 전달을 방해하는 일은 잘못된 과정과 서툰 전달기술이다. 이 경우 개방적이고 솔직한 전달이 중요하다.

▶ 전달술책

• 동반자의 역할 : 대변인과 대리인 역할을 돕는다.

-면담 전 질문을 준비하라

-면담 동안 적어두고 질문하라

-2차 의견 받기를 지원하라

▶ 환자가 느낌. 걱정, 두려움, 희망을 나누기 위해 배우자에 열고자 할 때 배우자가
   마음에 두는 점: 부부 간의 적극적 전달은 중요하다.

- 환자의 표현을 존중하라. 하고 싶은 말을 하도록 하라. 원하는 것을 존중하라

- 정직하게 의논하고 감정적 반응을 나누어라

- 잘 들어라: 주의하라, 듣는 것도 말하는 만큼 중요하다

- 질문하라: 무엇을 느끼나, 어떻게 도와줄까, 웃음이 약한가

- 인내하라: 침묵과 울음의 시기를 준비하라. 대화만이 능사가 아니다.

- 준비해두라: 치료결정에 대한 토론한다.

- 마음으로부터 말하라: 애정, 접촉, 포옹, 웃음은 애정의 표시이고 특히 접촉은 친밀
  의 중요한 부분이다.

- 감정의 증거로 뜻있는 선물을 주라

- 암 이외의 다른 대화를 많이 하라

- 함께 즐겁게 가장 좋아하는 활동을 하라

- 너무 단정적, 확신적 말을 미리 말하지 마라

- 삶의 긍정적인 면을 많이 일깨워 줘라: 즐거운 일, 좋은 사람

- 배우자가 하던 일을 도와주라

2. 배우자 자신에 대한 관리는 어떻게 하나

환자가 암 진단을 받았다면 환자의 원함과 요구에만 집중하고 자기 자신은 무시하
기 쉽다. 시간이 지나면 감정적으로 고갈되어 자신을 피곤하고 우울하게 만든다. 자신

의 개인적 요구에도 돌보는 것이 중요하다. 환자를 잘 돌보기 위해 자신의 감정, 정신, 신체적 강함이 필요하다. 때로는 감정적 반응이 환자와 비슷하여 환자를 돌봄과 진료 과정에 분노, 우울, 절망, 근심, 두려움을 느끼고 때로는 신체적 증상이 나타날 수 도 있다.

1) 균형찾기

가능하면 많이 정상감을 유지하고 자시자신의 필요를 돌보는 것을 잊지 말라

- 자기 삶을 살아라. 즐거운 일을 계속하라. 늘 유머를 가지도록 하라
- 자기 자신만의 시간을 가져라. 휴식을 취하라
- 너무 힘들 때는 주위사람에게 도움을 요청하라
- 자기 몸을 돌보라, 잘먹고 규칙적 운동을 하면서 신체적 요구에 주의하라
- 자기가 하는 일에 한계를 정하라
- 오래되고 굳은 삶의 일부를 버려라
- 작은 것을 버리고 큰 것을 선택하라
- 자신을 표현하라
- 지원 단체에 참여하라
- 다른 사람을 믿어라
- 책, 취미, 공부, 음악, 예술로 마음을 길러라

2) 자신의 내적 강함을 유지

- 자신의 감정적 건강을 보살핀다.
- 종교적 믿음 속에 강함과 위안을 찾는다.
- 종교서적 읽음, 기도, 명상, 영적 설교자와 상담한다.

3) 암 치료의 회복과 치료 후의 생활은 어떻게 하나

암에 대한 많은 검사와 치료를 했던 힘든 기간이 지나면 회복되어 장기 생존자가 된다. 새로운 정상감을 얻도록 애써야 할 시기이다. 삶을 축하하는 방법으로 새로운 습관이나 기념행사를 조성해 볼 수도 있을 것이다. 치료 후 삶에 대한 조정과정은 생존의 한 부분이지만, 생존 가운데 긴장과 재발염려도 있다. 이런 문제는 서로 의논하여 해결하도록 해야 한다. 부부가 함께 암을 맞선 것은 암을 가진 배우자에게 사랑과 감사를 표현할 기회가 생겨서 부부간의 생을 풍족하게 한다. 또 부분간의 협력을 통한 치료과

정의 극복과정에서 스스로의 인내와 강인함을 확인하게 되므로 만족과 자신감을 갖게 된다. 이런 경험은 가족 간에 더 가까워지고 서로 가족이 얼마나 중요한 가를 더 잘 이해하도록 한다. 배우자도 생존자의 변화된 생활습관을 따른다면 암 위험을 감소시킬 수도 있다. 암생존자가 미래와 남은 생애를 내다보기 시작하므로 배우자도 자신에 집중할 수 있다. 부부가 같이 새로운 계획을 세우고 미래에 대한 새로운 꿈을 창조하고자 노력하게 된다.

4) 배우자와 환자의 관계

- 배우자는 상대의 암 진단에 대해 강하고 이해하고 지원적이 되도록 애쓴다. 행동은 두려움 소실과 불확실의 기본감정이다. 이 위기에 대한 배우자의 반응하는 방법은 기본 인간성과 과거의 극복경험에 의해 결정된다.

- "암과 함께 사는 것"은 쉬운 일이 아니다. 다른 사람의 암과 함께 사는 것은 더욱 어렵다. 즉 다른 사람의 암을 취급하는 것이 얼마나 힘든지 아무도 모르기 때문이다.

- 배우자가 소통에 있어서 환자의 요구를 같이 나눔으로서 도울 수 있고 배우자가 지원자로의 새로운 역할을 이해하는 다른 사람에게 이야기하도록 격려함으로서도 도울 수 있다.

5) 친교관계의 변화

- 진단과 수술이 친교관계에 어떤 영향을 주나
- 내가 사랑받을 수 있을까
- 나의 새로운 체 영상이 성관계에 영향을 주나
  이런 생각이 환자의 마음 뒤에 있다. 친교관계는 상호사랑, 믿음, 매력, 공통적 흥미, 삶에 흔한 경험 위에 세워진다. 암이 이 공동 감정을 변화시키지는 않는다.

- 암의 고통과 승리를 같이 개방적으로 나눔으로 양측이 애정, 믿음과 헌신의 결합을 강하게 할 기회를 가질 것이다. 수술 후의 성교는 개방적 소통에 의존한다.

- 암은 가족 일이다. 매 가족에 감정적으로 영향을 준다. 배우자와 아이들에게 가장 큰 충격을 준다. 물에 돌을 던지는 것 같다. 암은 가족 단결에 큰 도전을 보일 뿐 아

니라 결합을 강화하고 사랑, 존경, 이해를 증가시킬 기회를 보인다. 대개의 가족 관계는 진단 후 증진하거나 더 가까워진다. 가족은 개인 성과 과거 극복기술에 따라 다르게 반응할 것이다.

※ 기억해야 할 배우자의 지침 10가지

1. 암 진단은 사형선고가 아니라는 것을 기억하라. 환자에게 암생존자가 될 수 있다는 것을 자주 기억하게 하라. 대부분의 암은 응급질환이 아니고 대부분 치료가 가능하다.

2. 암에 대한 연구는 시행할 수 있는 치료를 이해하고 치유를 향한 여정에 환자를 도우기 위해 지원팀을 모을 수 있다.

3. 매사에 환자에 가까이 있고 의심스러울 때는 배우자가 더 일을 한다는 것을 기억하라.

4. 어린이를 포함한 가족은 환자에게 강한 용기와 영감의 자원이 될 수 있다.

5. 남편으로서 보험회사에게 보험적용 범위를 확실히 하고 필요시 치료비 지불계획이 잘 되도록 하면서 추적의 힘든 일을 하도록 준비되어 있어야 한다.

6. 환자의 암을 알기 위해 또 무엇이 치료를 위해 요구되는지 가까이 조심스럽게 듣고, 기록하고, 열심히 힘쓰라. 여기에는 수술치료, 항암제치료, 방사선치료, 임상시험, 대체보완치료가 해당된다.

7. 환자의 회복의 길은 수술이나 보조치료 후 시간을 갖는 것이다. 이 회복 시기는 환자가 시간과 주의, 사랑, 양친, 집주위 사람들의 도움으로 가장 큰 지원을 빌릴 때이다.

8. 회복 후 시간이 지날 때 배우자는 축하해야 할 마음의 징표를 가질 것이다. 어떤 방법으로 암 후 새로운 삶을 세울 수 있다. 여기에는 삶의 방식의 변화, 음식, 운동, 성교, 우선권 등이 포함된다.

9. 만약 환자가 부작용, 호르몬 대치요법의 필요 등과 같은 어려움이 생긴다면 이것은 치료, 관리 할 수 있다.

10. 소수의 환자에 전이성 양상이 발생된다면 환자와 배우자가 병의 진행된 전체단계를 통하여 이용할 수 있는 지원이 많다.

※ 보호자로서 시작하는데 도움이 되는 10가지

– 지금 어떻게 해야 하나, 어떻게 도움을 줄 수 있나

1. 지원체계를 발견하라 – 경험있는 다른 보호자

2. 정보를 얻어라 – 진단과 치료 선택권

3. 마음을 안정시키고 몸을 변화시켜라

4. 새로운 정상을 인지하라

5. 다른 사람들을 위안으로 삼아라

6. 미래를 설계하라

7. 도움의 손길을 받아드려라

8. 자기 건강을 염두에 두라

9. 스트레스 관리기술 찾기를 생각하라

10. 할 수 있는 것과 할 수 없는 것을 인정하라

사랑하는 것과 사랑받는 것

• 가족과 친구의 강한 지원망은 좋은 삶의 질 유지에 가장 중요한 요소 중의 하나이다. 우정, 사랑, 지원은 질병 후 좋은 건강유지와 치유에 역할을 한다: 사랑과 정교의 치유력, 면역기능을 포함한 전반적 건강과 친교관계와 강한 우정을 포함한 사회적 관계 사이에는 연관이 있다.

• 암은 관계를 재조정할 수 있다: 배우자, 자식들, 형제자매, 가족, 친구 등

• 암은 난국을 타개할 큰 기회를 준다: 나타나고, 이해하고, 과거에 안했던 이야기를 한다.

• 암 환자들을 다른 사람과의 접촉을 꺼리는 경향이다: 사교의 결핍, 수치와 수난, 견딤의 비난과 희생정신이었다.

과거에는 암병력을 숨기는 경향이었으나 최근에는 영광의 표시로 보기도 한다. 그러나 아직 사랑하는 사람으로부터 받아들여지지 않는 경향은 있다. 반대로 열심히 지원하고 도와줄려는 사람도 있다.

가족과 친구들의 도움요청에 대해

• 모든 가족이나 친구가 다 지원적이지는 않다. 두려움과 무지가 멀어지게 한다.
- 자신의 암 걸릴 두려움
- 자기 자신의 사망의 두려움
- 도우는 방법을 잘 모르거나 환자상황의 이해부족을 보이기 원하지 않는 것
- 잘못된 것을 말할 두려움 등이다.

간병인

암은 예상치 못하고 삶을 변화시키고 두렵다. 암은 환자의 세상 보는 관점, 자존심, 어떤 일에 대한 전망을 변화시키므로 아무도 혼자 경험으로 이겨낼 수 없다. 따라서 환자는 암의 과정에 누구든지 환자의 신체적, 감정적 안녕에 중요한 역할로 도와줄 수 있는 간병인이 필요하다.

환자와 간병인은 서로 문제를 최소화하는 방법은 개방적, 정직한, 자주 있는 소통을 확실히 하는 것이다.

1) 간병인의 역할
• 여러 역할들: 비서, 가장, 건강도우미, 가정부, 요리사, 운전수, 관리인, 상담자, 응원자, 연구자
• 가정일: 환자관련 일(식사, 의류, 목욕)
　　　　　집안 일(아이 돌봄)
• 치료관계 문제관리: 의료결정, 재정적 문제, 법적 문제, 치료비와 보험문제, 가정약물투여, 부작용 보고
• 병원방문 동반자: 치료선택권, 치료진행, 환자와 의사 간의 정보통로, 질문하기
• 감정지원: 위안, 감정조절

2) 간병인의 종류
• 배우자　　　　　• 파트너　　　• 성인자식들

• 가까운 가족과 친척　　• 친구　　　• 전문적 간병인

통계에서 간병인의 87%는 가족 친척이었고, 가족의 75%는 어느 시기에 암 환자의 간병경험이 있었다고 보고했다.

1. 암 환자의 지원

암 진단을 받은 사람의 삶은 바뀐다. 또 간병인의 삶도 바뀐다. 간병인은 배우자, 파트너, 성인자식, 친구 등이다. 간병인은 암 환자의 신체적, 감정적 안녕에 중요한 역할을 채우는데 참여한다. 환자와 간병인은 투약조절, 부작용관리, 전문가의 중재가 요구되는 상태나 상황의 보고 등의 책임을 가진다. 간병인은 스케줄정리, 보험문제, 재정관리, 수송공급, 집안일운영, 감정적 지원부여 이외에 환자의 가정생활을 돕는다. 이런 일들이 부담되므로 또 혼자하기에 너무 많으므로 간병인 자신에 대해서도 돌봐야 한다. 다른 가족이나 친구에게 지원을 부탁할 수도 있다. 간병인이 할 수 있는 가장 좋은 일은 지금 일어나고 있는 것과 미래에 일어날지 모르는 것에 대해 가능하면 많이 배우는 것이다. 이런 지식은 모르는 것에 대해 가지는 두려움을 줄이고 미래를 위해 실질적으로 계획하는데 도움을 준다. 건강관리전문가나 암 환자를 보살핀 다른 사람과 이야기하고 질문을 하라 환자와 간병인 간 지원망을 구축하는 것은 간병인이 할 수 있는 가장 좋은 지원이 되는 중요한 부분이다.

1) 진단 동안 지원
• 간병인은 늘 환자가 필요시 그 곁에 있다는 것을 보여라. 무슨 말을 하든지, 어떤 기분이 든지, 어떻게 보이든지 사랑한다는 것을 알게 하라.
• 환자가 원하는 어떤 방법으로든지 환자의 감정을 표현하도록 하라.
• 좋고 즐거운 일에 관심을 기울여라. 암 이외에도 모든 일에 이야기 하도록 하라. 다른 일도 중요하다.
• 역할은 이야기보다 감정을 글로 쓰거나 행동을 통해 표현하는 것이 더 편안하게 느낀다. 몸짓이나 얼굴표정, 접촉으로 감정을 표현한다. 늘 이야기를 하는 것을 의미

하는 것은 아니다.

- 사생활을 존중하라. 때로는 혼자 있기를 필요로 할 수 있다.

- 대변인이 되어 도우라.

- 의사방문 등 실질적 지원을 제공할 수 있다. 정보수집과 대화기록으로 환자가 새로운 정보를 취하고 결정하도록 한다.

- 치료동안 환자가 정상 활동을 지속할 준비를 도우라. 집안 일, 아이 돌봄을 미리 처리한다.

2) 치료 동안 지원

- 많은 실질적 방법 중 가장 좋은 것 중 하나는 환자와 같이 있어 준다는 것이다. 예약이나 검사에 동행하고 특히 감정적으로 같이 있는 것이다: 듣고, 판단 없이, 환자의 필요에 즉시 반응하는 것

- 간병인으로서 치료의 계획된 과정, 신체적, 감정적 부작용, 어떤 책임이 있는지를 알아야 한다. 항상 의사 지시사항을 적고, 병원을 떠나기 전에 환자가 집에서 가료하기 위해 어떤 필요가 행해져야 하는지 어떤 문제나 이상을 즉시 또는 다음날 보고해야 하는지 이해 해야 한다. 일과 후 의사와의 접촉방법을 알아야 한다.

- 연락선은 늘 개방해야 한다. 환자가 감정표현을 할 때 그저 듣는 것으로도 도울 수 있고 환자상황의 어떤 특수점과 분노나 고민의 감정을 찾고 이 감정의 원인을 발견하기에 애쓰도록 격려하라.

환자는 간병인이 반향판, 즉 듣고, 반응하고, 말을 흡수하는 사람으로 활동하는 것이 필요하다. 환자에게는 간병인이 도움이 되기 위해 모든 일을 다 할 필요는 없고 그저 듣고, 감정을 아는 것이 대단히 도움이 된다.

3) 도움요청

다른 사람으로부터 도움의 제공을 받아들이는 것이 배우자를 돌보고 지원하는 것을 더 쉽게 만든다. 가족이나 지역사회의 사람과의 연결은 어려운 시기에 지원되고 돌봐준다고 느끼는데 도움을 준다. 혼자 돌봄의 책임을 떠맡는다고 생각하지 말라.

- 가족과 친구의 지원: 방법 알려줌

• 가족들의 역할의 분담: 각자의 강함, 흥미, 인간성에 따라 책임을 분담

4) 회복단계로 전환에서의 변화

치료 후 치유와 회복에 집중하는 새로운 관습으로 전환한다. 병원 가는 시간과 의사 만나는 시간이 줄어들어서 지원이 적다고 느끼거나 재발에 대한 불확실성 처리는 이겨 내야 한다.

회복단계에서의 전환
• 의사가 환자에게 다시 일하도록 할 수 있다.
• 간병인이 하던 일을 계속할 수 있다.
• 간병인은 계속 지원을 제공하고 환자가 일상생활과 정상 삶으로 천천히 돌아오도 록 함으로 도울 수 있다.

2. 간병은 많은 여러 가지 역할을 의미 한다.

그 중 주된 책임은 어떤 도전이 생기더라도 경험을 통한 환자의 지지자가 되는 것이 다. 간병인이 환자에게 주는 메시지는 환자가 할 수 있는 통제를 하고 힘 넘어에 있는 요소를 알고 할 수 있는 가장 좋은 흐름을 따라 가는 것이다. 환자가 통제의 소실을 느 끼고 정상생활의 소실을 느낀다면 간병인에게는 가장 큰 두려움이다.

1) 의료지정에 활동적 역할을 한다.

간병인은 매 예약에 환자와 동행하여 눈과 귀가 되어 봉사한다. 간병인은 또 다른 두 개의 귀를 내보인다. 환자가 재정적으로 삶의 다음 기간에 어떻게 계획 하는가: 치료 동안 동기를 가지고 하루 습관적 행동과 계획의 변화를 조종하는 방법을 생각하도록 돕는다.

(1) 의사에 의해 전달된 정보기록을 만든다. 좋은 노트는 간병인이 하는 가장 중요한 역할중의 하나이다.

(2) 환자정보를 의사에게 전달한다. 비상 시를 대비해서 간병인을 의사나 병원에 지속적 연락이 필요하다. 삶과 죽음의 차이 일 수 있다.

(3) 미리 의사에게 할 질문을 준비한다. 의사의 시간을 가장 효과적으로 사용할 수 있고 환자의 관심을 올리고 필요한 정보를 얻는 것을 확실하게 해줌으로 기대를 효과적으로 관리할 수 있다.

2) 환자를 위해 효과적으로 대변하는 옹호자가 된다.

- 치료나 의사에 대한 환자를 위한 방어
- 정보수집과 결정의 지원
- 환자의 좋은 상태 적응을 위해 병원과 환자간의 완충

3) 불쾌함 없이 불일치

의사와는 존경스러운 태도로 불일치 하는 방법을 배우는 것이 중요하다. 분노 없이 뒤로 물러서는 것은 힘든 암경험을 통해 환자를 도우는 일에 종사할 때 하나의 도전이다.

4) 직업적 간병인과 관계설립

직업적 간병인의 역할은 환자에게 고질의 안정적 치료를 해주는 것이고 생존과 회복의 승산을 호전시키고 삶의 질의 복구를 돕는다. 그들이 큰 책임을 가지고 나아가지만 그들도 인간이다. 비직업적 간병인은 직업적 간병인과 다소 긍정적, 건설적 관계를 성취해야 하고 그러면 환자는 더 잘 봉사되어 지고 간병인은 옹호자로서 일을 더 쉽게 할 수 있다.

5) 환자가 결정하게 한다.

환자가 중요한 결정을 하게 한다. 애정과 지원을 보이는 것이다. 잘못한 것 같으면 의사에게 알린다.

6) 희망이 살아있도록 한다.

희망은 가슴속의 믿음이다. 포기를 거부한다. 비록 증서나 사실이 반대적이지만 역경의 면전에 지속된다. 어려운 경우 속에서 가장 좋게 환자가 만들도록 도우는 것이다. 긍정적이 되는 것이 간병인의 전망을 유지시키는 것이다.

3. 간병인의 역할요점

1) 방문 전 예약을 잘하는 것

- 미리 질문목록을 작성하고 실제 방문에 잊지 않도록 한다.
- 시간제한이 있으면 가장 압박하는 질문을 먼저 한다.
- 연구를 약간하라, 정보적 질문을 할 수 있다. 가기 전에 모든 약의 목록을 만들라
- 가져갈 필요가 있는 것을 점검하라: 검사결과 스캔
- 의사에게 말해야 할 상태변화나 증상을 기록하라

2) 간병인 자신의 극복방법

- 간병의 가치에 집중하라
- 시간을 체계화하라
- 완벽하기를 기대하지 말라
- 불확실성을 처리하라
- 경계선과 제한을 정하라
- 일지를 유지하라
- 자신에게 천천히 하라

3) 간병인이 간병을 도울 수 있는 방법

- 지원을 위해 같이 가기를 청하라
- 아무말 하지 않는 것을 두려워하지 말라
- 생활적 실질적 도움은 부여하라
- 다른 관심에 대해 들어라
- 주위에 있어라
- 간병인 감정에 대해 다른 일에 집중하라
- 알아라
- 너무 많이 하려고 하지 말라
- 자신을 돌보아라
- 정직하게 말하라
- 그들이 관여하도록 하라

※ 간병의 의미의 요약

• 의학적

- 암 환자를 옹호하기   - 치료부작용, 증상의 조정과 관리하기

- 건강관리체계를 조종하기   - 예약, 검사와 치료결과 확인하기

- 약물관리하기   - 건강관리팀과 작업하기

• 생활적

- 가정, 돌봄: 청결, 안정, 좋은 유지   - 가족책임관리: 아이들과 부모 돌봄

- 치료위한 이동수단 부여   - 운동격려

- 음식준비   - 쇼핑하기

• 감정적

- 교제를 제공한다.   - 활발한 듣는 자가 된다.

- 격려, 위안, 이해를 부여 한다.   - 필요시 전문적 지원 접근한다.

- 가족과 친구와 소통 및 조종한다.

• 법적과 재정적

- 장래 계획에 대해 사람들에게 이야기 한다.   - 법률가를 만나도록 돕는다.

- 암의 재정적 충격을 처리하기 위해 전문가를 만나도록 돕는다.

※ 가족과 친구가 도울 수 있는 방법들: 10 가지

1. 듣기를 배워라: 듣고, 상황의 어려움을 알고 환자의 경험으로부터 배운다.

2. 환자의 옹호자가 되고 노트 적는 사람이 되어라

3. 마음을 편하게 유지하라: 유머와 웃음을 찾으므로 환자를 격려하라

• 웃음의 이점

- 혈압 낮춘다.   - 복부근육 운동한다.

- 심장건강 증진한다.   - 면역계 세포인 T-세포 활동을 증진한다.

- 엔돌핀 방출을 촉발하다.   - 전반적 안녕을 생산한다.

- 스트레스 호르몬을 감소 시킨다: 근면과 스트레스감소, 면역계기능 높인다.

웃음은 스트레스, 통증, 갈등에 강한 해독제이다.

유머는 짐을 가볍게 하고 다른 사람들과 연결시키고 희망을 일으키고 환자를 집중하

고 민첩하게 한다. 많은 웃음은 활동과 문제에 큰 해결이 되고 관계를 증진시키고 신체적, 감정적, 건강을 지원한다.

4. 환자를 위한 놀라운 갑작스러운 것으로 환자기분을 전환시켜라

5. 환자가 도움이 필요하다는 것을 알도록 도와라

1) 환자의 독립을 최대한 하는데 대해

2) 신체적 제한에 대해

3) 환자가 다른 사람이 자기에게 어떤 것을 도와주기를 바라는 가에 대해

4) 환자가 맞서는 현재의 요구와 부담, 균형을 발견할 필요에 대해 배우자와 개방적으로 정직하게 분명하게 이야기 하라.

도움요청의 중요성을 "예"라고 말하고 배우자로부터 도움을 받아들이는 것이다. 환자가 그들이 부여하는 도움에 대해 받아드려야 한다는 것을 말하는 사람을 가지는 것이 환자의 병을 처리함에 도움이 될 수 있다. 환자는 사람들이 환자를 도우려는 것을 도우도록 할 필요가 있다.

6. 소리 후 메시지를 남겨라: 음성사서함

긍정적 메시지는 환자를 웃게 만들고 더 좋게 느끼게 한다. 또 환자자신의 말로 그들의 메시지에 반응할 수 있다.

7. 음식 가져오기 전에 환자에게 물어라

준비된 음식물을 가져오는 것보다 필요하거나 먹고 싶은 식료품을 사오라

8. 불확실성은 서로 확인하여 처리하라

9. 아이들이 정상생활을 살도록 도우라

10. 자신을 잊지말라 때로는 자신에 대해 확인하는 것도 좋다.

※ 때로는 의사가 치료선택에 대해 질문을 물었을 때

환자가 당신 가족이라면 "어떻게 하겠는가" 라는 질문을 추천하기를 주저할 수 있다. 어느 선택인가는 결국 환자의 몫으로 간병인과 의논하여 결정하지만 의사도 환자의 목표에 맞는 어느 것이 좋은가를 말할 수 있다. 치명적인 병에 어떤 정보를 더 주겠는가의 목표는 삶의 질과 연장과의 환자에 의한 두 사이의 균형이다. 이 균형은 사람마다 다르다.

※ 간병은 알게 되고, 종사하고, 활동적 옹호이다.

지원과 방어의 결합으로서 간병의 역할은 만약 언제 입원 시에 특히 중요하다. 많은 사람을 만난다. 의료팀을 주의 깊게 살피고 의무기록도 잘 알아야한다. 의심이 들면 그들이 무엇을 왜 하는지 물어보고 필요 시 바꿀 수도 있다. 환자와 간병인은 소비자이다. 분명하고 믿을만한 설명을 듣고 받을 수 있고 필요시 상황을 바로 잡을 권리가 있다.

4. 간병의 도전

간병은 큰 책임이다. 간병시간을 만들기 위해 직업상 또는 개인적 책임상에 대한 언약이나 헌신을 줄어야 한다. 새로운 일을 시작하거나 은퇴 등과 같은 삶의 계획을 지연 또는 연기해야 한다. 배우자에 지원적이 되려고 하지만 자시의 개인적 손실에 대한 생각을 가지는 것도 정상이다. 자신의 필요도 중요하고 감정처리도 중요하다.

간병인이 되는 것은 전 시간 작업이다. 간병의 시간부담은 일과 관련 문제 즉 휴일, 저생산성, 일중단 등으로 이끈다. 일부 간병인은 간병책임의 결과로서 무급휴가, 승진거부, 작업수당 소실 등이 필요할 수 있다.

1) 간병인 자신 돌보기

간병은 스트레스 받거나 지칠 수 있다. 책임을 떠맡거나 습관과 관습을 바꾸거나 앞날에 대한 걱정으로 지칠 수 있다. 간병은 감정적, 영적, 그리고 신체적 강함을 요한다.

간병의 부담을 간병인이 자신의 필요를 돌볼 시간을 흔히 남기지 않는다. 환자의 요구와 자신과 가족들의 요구와 갈등한다는 것을 발견한다. 많은 간병인은 먹기를 잊고 충분한 수면과 운동을 하지 못하고 자신의 신체적 건강관심을 무시한다.

간병인은 자신을 돌봄으로서 긍정적 외관과 건강한 신체를 더 가질 수 있다. 의사와 예약하고 충분한 수면을 취하고 운동하고 건강한 음식을 먹고 가능하면 많이 정상적 습관을 지키도록 한다. 휴식, 영양, 오락, 즐거움을 위한 자신의 필요를 더 보살핌으로서 더 좋은 간병인이 될 수 있다.

2) 간병인 자신의 돌봄의 중요성

• 자신의 안녕을 보살피는 것은 스트레스나 피곤을 풀어주고 좌절과 격리감을 줄인다.

• 자신의 신체적, 감정적 건강을 보살펴라; 잘 먹고 운동도 좀 하고 정기적 의학적 점검을 지켜라.

• 간병의 경계와 제한을 정하므로 잠시라도 자신을 위한 휴식시간을 가질 수 있다.

• 간병역활의 가치에 대한 집중은 간병인을 더 만족하게 느끼도록 한다.

• 지혜롭게 시간을 체계화하여 한번에 하나씩 집중하도록 애쓰라.

• 환자의 상태에 대해 더 앎으로써 간병인이 더 통제감을 느끼도록 돕는다.

• 간병인이 자신의 건강상태를 환자에게 약간 언급하는 것도 서로 도움이 된다.

5. 암 후 생활의 조정

1) 간병인의 감정과 건강관리

간병인으로서의 삶은 의료팀에 의해 제공되는 환자들의 계획과는 달리 매우 예기치 못하게 느끼기 시작한다. 간병인들은 환자의 약 투여, 예약, 좋은 정신을 가지고 있는지 확인하기 위해 열심히 일한다. 또 부작용이 잘 관리되고 있는지, 의사와 소통이 잘되었는지 그리고 환자와 가족들의 매일 생활의 요구가 만족되었는지를 확인한다. 문제는 간병인에게 안내할 진정한 계획이 없다는 것이다. 날마다 틀릴 수 가 있다.

간병인의 역할에 속도와 비예상이 증가하면 자신의 지원요구를 간과하기 쉽고 보통 사람 보다 더 자신의 건강을 무시하기 쉽다. 나쁜 식사습관이 생기고 더한 피로감을 보이고 나쁜 운동과 수면습관을 가지고 더 심한 우울증상을 보인다. 10명 중 2-3명에서 신체건강이 악화되었고 간병인의 스트레스가 간병인의 삶을 10년 감소시킨다는 보고도 있다. 그런 이유로 간병인은 자신의 안녕에 주의해야 하고 자신을 소홀하게 안하도록 확인해야 한다. 결국 환자는 간병인에게 의존하게 되고 간병인 자신에게 주의하지 않으면 암 여정의 많은 요구의 면전에 강하게, 민첩하게, 나아 있을 수 없다. 간병인의 감정이 자신의 건강과 안녕과 환자를 돌 불 능력에 대한 충격을 확인하는 것이 중요하다. 간병인은 환자와 같은 감정을 가졌지만 환자에게 강하게 해야 한다고 생각하기 때문에 표시할 수 없다.

2) 간병인의 감정을 관리하는 방법

- 마음을 비우라: 휴식과 명상
- 활동하라: 규칙적 운동
- 중간휴식을 취하라: 일시적 중지
- 돌보거나 믿는 사람에게 이야기하라
- 의사에게 이야기 하라
- 자신에게 친절하라: 아무도 완벽하지는 않다
- 무엇을 기대할 것인가 찾아라:정보
- 지원 단체 참여하라
- 온라인과 연락하라
- 도움을 받아드려라

3) 간병인을 위한 암시적 사항

- 변화나 책임이 너무 과하면 도움을 요청하라
- 간병인을 위한 지원 단체에 참여하라; 다른 간병안과 상담
- 가능하면 많이 "정상감"을 유지하라: 정상적 활동
- 도움을 요청하라
- 아이들의 요구를 보살펴라

4) 간병인이 간병 중 다른 일을 하기 위한 의존 조건

- 암 환자가 얼마나 안 좋은가
- 어떤 간병과 일의무가 관여하는가
- 도움 되는 간병휴식의 양이 얼마인가
- 재정상태가 어떤가
- 무엇이 마음의 평화를 주는가

6. 진행암

1) 배우자의 진행 암의 관리

만약 환자가 암이 심한 진행이 되어 생의 마지막 단계에 가까워진다면 배우자는 치유 진단받을 때 보다 훨씬 많은 여러 근심과 직면하게 된다. 죽음이 가까워 진다는 사실은 극도로 놀랍고, 극복할 수 있을까 또는 길고 어려운 과정을 지켜낼 수 있을까를 걱정하게 된다. 환자에게도 심각한 시간이 된다. 환자는 배우자에 환자의 관심을 듣고 웃음이나 가벼운 촉감으로 지원을 제공하면서 옆에 있기를 필요로 한다. 환자는 죽는 과정에 들어가면서 삶으로부터 물러서지만 아직 배우자가 있고 필요시 부를 수 있다는 것을 알 필요가 있다. 만약 배우자가 무엇을 할지 모른다면 단순히 손을 잡거나 어깨를 만지는지 하면서 이야기 한다. 그런 기분이 되면 환자의 삶에 대해 이야기하도록 격려하다 삶을 되돌아 볼 수도 있다.

2) 진행암의 간병

(1) 감정적 관심
- 상실감: 감정이 대단한 보살핌과 방어적에서 잃었거나 잃을 있는 것에 대한 분노와 울분의 감정이 순환한다. 보살피던 사람과 일이 어떠했는지 또는 해왔던 삶을 즐길 능력과 시간의 소실에 대해 슬퍼하고 우울해진다.
- 슬픔: 보살피는 사람의 예상되는 죽음에 대해 슬퍼하기 시작할 것이다.
- 두려움   • 불확실성
- 외로움   • 거부

(2) 관리
- 할 수 있는 것에 집중하라
- 의사에게 말하라
- 휴식기술을 해보라: 요가, 타이치
- 관계를 변화하라: 가족과 친구
- 기대할 것에 대해 읽어라: 정보
- 지원 단체에 참여하라
- 죽음에 대해 말하라

7. 환자

(1) 환자 방문 요점

• 방문 전에 전화해서 방문자가 환영받는지 확인하라 만약 너무 피곤하게 느껴서 또는 너무 병이 심해 거부되더라도 공격받았다고 생각하지 말라. 감정 상하지 말라. 계획이 만들어졌어도 유연성이 있어라. 환자가족들의 요구나 기분에 민감하라

• 친구와 신체접촉을 두려워 말라. 손의 단순한 잡음. 팔의 한 부분 잡는 것. 포옹은 말 한마디 보다 더 말을 한다.

• 자신이 혼돈스럽거나 서두르게 될 경우에는 방문하지 말라. 방문 중 이동통신물건이나 손 전화를 꺼라.

• 늘 말해야 하는 것으로 느끼지 말라 함께 조용히 앉아 있는 것도 좋다

• 또는 같이 하던 일을 하라. 할 말이 없으면 같이 어떤 일을 하므로서도 지원이 될 수 있나

• 너무 오래 머무르지 말라. 친구를 피곤하게 하지 않아야 한다.

• 냄새나는 것을 바르자 말라 : 향수, 로션

(2) 환자와의 대화
* 할 수 있는 말
- 무슨 말을 해야 할지 확신할 수 없지만 내가 당신을 염려, 걱정한다는 것을 당신이 알기를 원한다.
- 당신이 이런 일을 겪어야 하는 것이 미안하다.
- 너를 생각하고 있다.
- 어떻게 느끼는가 무엇을 느끼는가
- 기도하고 있다.
- 나에게 이야기하고 싶다면 여기에서 도울 것이다.

* 하지말아야 할 말
- 이 일에 너무 나쁘게 여겨 늘 울고 있다.

- 좋아질 것을 확신한다.

- 당신이 어떻게 느끼는지 나는 안다.

- 걱정하지 말라

- 어떻게 지내는지 모르겠다.

- 내가 도위기 위해 할 수 있는 말을 해라

- 내가 아는 사람이 같은 병인데 정말 끔찍했다.

32 극복

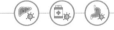

1. 처음 진단을 들었을 때

암의 진단 직후의 시간은 대단히 어려울 수 있다. 처음에는 많은 사람들이 진실인지 믿을 수가 없다. 그러나 점차 진단을 받아들이게 된다. 많은 사람들은 처음에 가졌던 어렵고 불안한 감정이 진단 후 몇 주 내지 몇 개월 내 진정되기 시작하는 것을 알게 된다. 한번 암 진단을 받아들이게 되면 많은 환자들이 스스로 다음과 같은 질문을 자신에게 물어 볼 것이다.

- 나에게 무슨 일이 일어날 것인가
- 나의 가족에 어떤 영향을 미치는가
- 나는 필요한 도움과 치료를 어떻게 얻나
- 나는 죽게 될 것인가
- 나는 지금 무엇을 해야하나
- 나의 일은 어떻게 될 것인가

어떤 암 환자들은 암 진단을 들은 후 그들이 경험한 어려운 감정을 관리하는데 도움이 되는 활동을 발견한다.

- 암 치료에 편안하게 느낄 수 있는 의사를 찾아라. 의사와 더 편안할수록 덜 불안하게 느낄 것이다.
- 의사와 치료계획을 수립하는데 동참하라. 계획을 갖는 것은 환자가 자신의 생에 대한 통제감을 얻는 것과 더 안정감을 느끼는데 도움을 준다.
- 될수록 많은 정상 활동을 하도록 애쓰라. 환자가 평상시 하는 일을 하는 것은 자기 삶에 암이 미치는 모든 새로운 상황에 맞서면서 자기가 더"정상"이라고 느끼는데 도움을 준다.

어떤 때는 환자를 더욱 어렵게 만들 수 있는 상황도 있다. 환자주위에 가까운 친척이나 친구가 없거나, 힘든 일과 돈 문제, 최근의 결혼이나 이혼문제 또는 가족 일원이나 친구의 최근의 사망은 암 진단을 이겨내는 환자의 능력을 억압하고 처리하여야 할 새로운 어려움에 더 빠지도록 만들 수 있다. 만약 환자가 최근에 이런 상황을 처리하는데 어려움을 느낀다면 의사나 간호사에 상담하면 그들은 환자에게 도움을 줄 수 있는 다른 사람이나 지원을 제안할 수도 있다.

2. 진단을 받아들인 후

환자에게 어떤 새로운 상황은 항상 고민을 유발하지만, 환자는 자신의 건강과 자신이 사랑하는 사람과 일에 관심을 집중하기 위하여 이런 상황을 처리할 방법을 아는 것이 중요하다. 몇 주 또는 몇 개월 내 환자는 자신이 암을 가졌다는 사실에 순응하고 있는 것을 발견할 것이다. 암의 진단을 포함하여 긴장을 유발하는 새로운 상황에 순응하는데 사용하는 방법을 대처기술 또는 책략이라 부른다. 환자는 암의 또 다른 국면을 지날 때마다 일련의 새로운 소식이나 긴장적 상황을 맞이하게 된다. 예를 들면, 암을 가진 것에 순응을 시작했을 때 곧 큰 수술을 받는 것에 직면하게 된다. 만약 환자가 수술 시행 후 새로운 흉터와 인공항문에 적응하고 있을 때 환자는 항암화학요법이나 방사선요법 또는 양측을 치료받아야 할 또 다른 새로운 경우에 처한 자신을 발견하게 될 것이다.

환자의 개성이 다른 사람과 다른 것과 같이 환자의 대처기술도 마찬가지로서 상황에 따라 다른 대처기술을 사용하게 한다. 암으로 인한 긴장을 어떻게 대처하는 가는 중요하다. 예를 들면 감정적 혼란의 지속적 상태가 되면 정신적 육체적 양측으로 환자의 힘을 소모해 버린다. 환자가 암 치료를 받는다면 환자는 자신이나 환자가 사랑하는 사람들의 요구 그리고 자신과 관계된 어떤 일들을 처리할 체력과 활동력이 필요하다. 암이나 다른 암을 가진 사람들의 경험으로부터 우리는 암 진단의 긴장과 염려를 감소시키는데 크게 도움이 될 수 있는 몇 가지 대처기술을 확인할 수 있다. 암을 가진 환자의 삶에 이 대처기술을 어떻게 이용할 것인지에 대해 다음에 기술되어 있다.

1) 긍정적 사고와 태도를 가지는 것

때로는 환자에게 일어나는 모든 일에 긍정적으로 되는 것이 불가능하게 보인다. 그러나 암을 가지고 살아가는 많은 사람들은 긍정적 태도를 유지하는 것이 그들이 직면하는 많은 긴장을 완화시키는데 대단히 도움을 준다는 것을 알게 된다. 환자를 행복하게 만드는 일과 좋은 사람에 대해 초점을 두는 것은 환자의 근심 일부를 완화시키고 환자가 겪고 있는 난관에 대한 생각을 중단하게 하고, 또한 환자가 암을 가졌다는 사실보다 중요한 일이 주위에 많다는 것을 생각하도록 한다.

환자는 긍정적 태도를 창조하고 실행하기 위해 다음의 방법을 시도해 볼 수 있다.

- 항암화학요법이나 방사선치료로 병원에 갈 때 가족의 사진을 가져간다. 사진을 치료받는 다른 사람이나 간호사에게 보여주는 것은 환자가 자기 생에 얼마나 많이 주변의 사람들을 사랑하였는가, 얼마나 많이 그들이 환자를 사랑하는가를 나타내는 강한 표시가 될 수 있다.
- 침대 옆에 메모장을 두라. 밤에 자기 전에 다음 날 기대하는 일들을 적어라. 아침에 일어났을 때 그날 생활의 좋은 일의 신호로서 메모지를 보라.
- 환자에게 특별한 기억을 가진 장소를 방문해라. 특별한 기억은 긴장스러운 경우에 대단히 위안이 될 수 있다.
- 좋아하는 책을 다시 읽어라. 좋아하는 영화를 빌려보라. 좋아하는 음악을 들어라. 이런 활동은 환자의 마음을 하루하루 긴장으로부터 멀리할 수 있고 아직도 환자의 삶에 많은 즐거움이 있다는 것을 생각하는데 도움을 준다.

2) 환자가 치료와 처치에 적극적이 되는 것

자신의 치료와 처치에 활발하게 참여하는 환자는 그렇지 않은 환자보다 암으로 인한 삶의 긴장을 더 잘 이겨낼 수 있다. 여러 가지 적극적 참여로 환자 자신의 치료에 한 부분이 되는 것은 사태의 조절을 잘하게 하고 희망 없는 것 같은 감정을 사라지게 하는데 도움이 된다.

- 활발한 역할을 하는 몇 가지 방법
- 치료결정을 하는데 의사가 환자의 개입 없이 결정하도록 내버려두는 것보다 의사

와 같이 결정한다.

- 자신의 치료에 대해 더 많은 지식을 얻으면 무엇을 기대하는 가를 알게 되고 자신이 선택을 할 수 있다.
- 고통을 주는 증상이나 부작용에 대하여 의사나 간호사가 환자를 도와주려고 애쓸 때 같이 힘쓴다. 어떤 것이 도움이 되고 안 된다는 것을 알게 될 때 환자는 숙련가가 된다.

3) 다른 사람에 대한 집중

암을 가졌을 때 환자자신의 건강과 정신 상태에 집중하는 것이 진정 필요하지만, 많은 환자들은 다른 사람에 대해 생각하는 것이 자주 그들의 긴장을 완화한다는 것을 알게 된다. 다른 사람을 도우는 것이 암과 투쟁하는 동안 감정적으로 회복할 수 있는 가장 좋은 방법의 하나이다.

• 환자는 중한 병을 진단받는 과정을 통하여
- 환자 자신의 삶을 재조명하게 되고
- 주위의 많은 사람들이 환자에게 얼마나 가치가 있는가를 생각하게 되고, 주위사람과 더 가까워지게 되고
- 자기 힘의 일부를 다른 사람에 집중하는데 사용하기를 원하게 된다.
 이런 집중은 환자가 사랑하는 주변의 사람들을 얼마나 생각하는가를 깨닫게 하고, 그들도 암을 가진 환자의 어려움을 이겨내는데 도움이 되려고 한다.
 다른 사람에게 집중하는 방법에 대한 몇 가지 예를 든다면,
- 새로 암으로 진단된 다른 사람들에게 "숙련자"로서 지원단체에 참석하여 환자의 경험을 같이 나눈다.
- 만약 환자의 체력이 약하다면 집에서 할 수 있는 자발적 일을 한다.
- 가족이나 또는 친구들에게 '요사이 별 일 없는가'라고 단순히 묻는 것은 서로에게 큰 위안이 될 수 있다.

4) 유머(익살감)를 가지는 것

암을 가지고 살고 있는 사람들은 그들의 유머를 유지하는 것이 그들의 암투병동안

어려운 순간을 지나가는데 도움이 된다는 것을 알게 된다.

다른 사람들이 유머를 갖는데 도움이 된다고 말하는 것들 중에서 환자도 해보아야 할 것은

- 좋아하고 재미있는 텔레비전 쇼나 영화를 보는 것
- 동물원에 가서 동물들이 하는 재미있는 행동을 보거나 환자의 귀여운 애완용 동물의 재롱을 보는 것
- 어린이와 이야기하고 듣는 것
- 재미있거나 어리석은 경험에 대해 친구나 가족과 이야기하는 것 등이 있다.

5) 암으로부터 휴식을 취함

암을 다루는 것은 흔히 일상의 전부이다. 많은 어려운 결정을 해야 하고, 어떻게 병을 관리하는가에 대해 신경 쓰는 것이 힘든 경우가 있다. 늘 암을 생각하는 것은 대단히 피곤하고, 아프고 어려운 감정을 많이 일으킨다. 억지로라도 환자 자신이 다른 일을 생각하고 잠시 환자의 마음에서 암을 떠나게 하는 것은 긴장을 풀게 해준다.

• 다른 사람들이 암으로부터 휴식을 취하기 위해서 좋은 방법이라고 발견했고 환자도 한 번 시험해 봐야 할 일들
- 어떤 것을 창조하라

창조는 많은 형식을 취할 수 있다. 스웨터 짜기, 새 집 짓기, 가구일부를 다시 마무리하기, 그림 그리기, 페인팅 하기, 시를 쓰거나 친구에게 편지하기, 씨앗 심기, 사진 찍기 등 항목은 끝이 없다. 환자가 하고 싶은 것을 하라.

- 놀이

우리는 특히 우리 마음에 많은 중한 일이 있을 때 노는 것을 잊어버린다. 그러나 놀이는 암으로부터 휴식을 취할 수 있는 좋은 방법이 될 수 있다. 화투, 카드놀이, 장기, 바둑판, 보드게임을 즐겁게 해 볼 수 있을 것이다. 한 단계 올리면 골프연습장에 가서 한 바켓 공을 치거나 어린이와 야구, 축구를 하거나, 춤을 어떻게 음율에 맞추어 추는가를 연습해 볼 수도 있다. 환자가 즐거운 시간을 가지는 한 어떻게 노느냐는 중요하지 않다.

6) 주위사람에게 노출시킴

환자의 가장 아프거나 어려운 생각과 감정을 주변사람에게 표현하는 것은 어려움을 처리하는데 도움이 되는 가장 좋은 방법 중 하나이다. 환자의 생각과 감정을 다른 사람들과 공유함으로써, 환자는 암에 대해 위축되지 않을 수 있다. 이것은 우리 대부분이 남에게 해를 입히거나 또는 부담 주는 것을 원하지 않기 때문에 대단히 어렵다. 그러나 대부분의 다른 사람들은 듣기를 좋아하고, 환자가 그들과 대단히 중요한 어떤 것을 공유했기 때문에 특별하게 느낄 수도 있다. 환자가 자기의 생각과 감정을 표현할 때 어느 하나의 방법이 다른 것보다 반드시 더 좋지는 않으므로 본인에게 가장 편안한 방법으로 하라.

3. 암 환자가 다른 사람들에게 생각과 감정을 표현하기 위한 방법

1) 사랑하는 사람과 이야기하라

환자의 가족과 친구들에게 환자가 암으로 인한 삶의 어려움을 이야기함으로써 큰 도움과 위안을 받을 수 있다. 가족과 친구와 연락하는 것은 환자를 도울 뿐 아니라 환자가 필요한 것과 그들이 환자를 가장 잘 도울 수 있는 방법을 이해하는데 또한 도움이 된다. 환자가 때로는 암과의 투쟁에서 희망 없이 느껴지는 것과 같이, 환자를 사랑하는 사람들은 환자를 위해 어떤 일을 하기를 원하지만 환자가 무엇을 필요로 하는지를 잘 모르기 때문에 때로는 같이 희망을 잃는다. 따라서 개방되고 솔직한 전달은 환자의 모든 것을 주위 사람들이 더 잘 느끼게 만든다.

2) 지원단체에 참가하라

암 환자를 위한 지원단체가 있다. 대개의 단체에는 조직을 이끌어가는 대표가 있다. 지원단체의 주안점은 환자가 생각, 감정 및 경험을 나눌 수 있는 장소를 제공하는 것이다. 때로는 환자가 가족과 친구들을 당황하게 하기를 원하지 않기 때문에 암 진단에 대해 이야기 하는 것이 힘들 수도 있다. 지원단체는 환자가 사람들에게 이야기할 수 있는 장소를 제공한다. 또한 회원들이 인터넷에서 e-메일을 사용하여 서로 연락하거나 정보를 교환하는 지원단체도 있다. 이런 단체는 보통 지도자가 없으나 우정, 안정 및 후원의 진정한 지원이 될 수 있다.

3) 믿을만한 사람을 찾아라

환자의 생각이나 감정의 일부는 너무 사적인 것이어서 다른 사람에게 표현하는데 편안하게 느낄 수 없다. 환자는 생각과 감정에 대해 사랑하는 사람들에게 이야기하는 것이 그들을 너무 힘들게 만든다고 걱정할 것이다. 만약 이럴 경우 성직자, 상담자 또는 치료사, 사회봉사자 또는 환자가 믿는 사람에게 이야기 하는 것이 환자에게 도움이 될 수 있다.

4) 환자 자신에게 이야기해보라

많은 사람들은 대단히 개인적이어서 다른 사람과 생각과 감정을 공유하는 것이 쉽게 되지 않는다. 비록 환자의 생각과 감정의 일부를 다른 사람에게 전달하는 것이 중요하지만, 어떤 것은 다른 사람과 이야기하기에는 너무 개인적이어서 할 수 없다. 만약 이렇다면 환자의 생각과 감정을 종이에 적어 놓는 것이 표현에 도움이 된다. 쓰는 일은 환자의 생각을 정리하고 앞으로의 계획을 세우는데 도움이 된다.

방금 기록된 대처기술은 암으로 인한 삶의 긴장을 감소시키는데 도움이 될 것이다. 그러나 거기에는 환자가 스스로 문제를 해결하기보다 오히려 더 문제를 야기할 수 있는 대처기술도 있는데. 이런 것이 꼭 나쁜 것은 아니다. 사실 우리 모두는 다음과 같은 것을 매일 어느 정도 사용하고 있다.

5) 격리(혼자 있기)

많은 사람은 당황하거나 걱정이 될 때 혼자 있기를 좋아한다. 그것은 우리가 행동하는 방식에 대해 다른 사람들이 어떻게 생각할까에 대해 걱정하지 않으면서 생각할 기회와 시간을 준다. 이것은 정상적인 반응이다. 환자는 당장 혼자 처리해야 할 것이 많다. 혼자 시간을 가져라. 그러나 환자는 사랑하는 사람에게 돌아가는 것이 중요하다는 것을 기억하고 생각과 감정을 환자가 할 수 있는 한 그들과 많이 공유하라. 지금은 다른 사람이 환자에게 주어야 할 사랑을 필요로 할 때이다. 잊지 말라. 또한 그들도 역시 환자가 필요하다.

6) 비관적이 됨

암을 가진 누구나 때로는 자신에게 "왜 나인가"하고 묻는다. 환자는 특히 신체적으로 나쁘다고 느꼈을 때, 환자의 기분이 자기에게 좋은 것이 남아 있다고 믿을 수가 없다. 암을 가진 모든 사람은 이런 생각과 감정을 가질 수 있는데, 이것은 대단히 어려운 상황에서는 정상반응이다. 만약 환자가 대부분 시간에 이런 생각과 감정을 가졌다면 삶은 대단히 어렵게 된다. 만약 환자가 이런 생각을 머리 밖으로 떨쳐 버리기가 힘들다면 그것에 대해 의사나 간호사에게 이야기하는 것이 중요하다. 만약 다른 사람이 환자가 애쓰고 있다는 사실을 안다면 상담을 통해 환자를 도울 많은 방법을 찾아 줄 것이다.

암과 대처하는 것은 엄청난 일이다. 생각, 감정, 근심이 좋아졌다가, 나빠졌다가 매일 바뀐다. 이런 긴정을 조절할 옳고 그른 방법은 없고, 환자 자신이 압도되지 않는 범위에서 무엇이 자신에게 가장 잘 맞는가에 달려있다. 이에 대한 대처는 암이 환자의 전체 삶이 ehlw 않도록 하고 암과 더불어 사는 환자 스스로의 길을 찾는 것이다. 도움을 청하기를 두려워하지 말라.

7) 고독감

치료 후 의료팀으로부터 지원과 주의가 줄어든다. 가족과 친구들로부터의 지원도 마찬가지이다. 갑자기 미래를 혼자서 맞서는 것 같이 느낀다.

필요할 때 지원을 찾아라. 감정을 다른 사람에게 말하는 것이 도움이 된다. 감정을 나눔으로 새로운 영감, 혼자가 아니라는 인식과 더 잘 알고, 더 희망적 느낌이 온다는 것을 발견한다. 지원단체를 찾아 참석하면 여러 가지로 도움을 준다.

4. 암 극복의 실천의 요약

암을 극복할 수 있도록 실천해야 할 여러 가지 사항들이 있다.
- 암 진단 과정과 감정 등에 대한 극복: 초기의 감정을 잘 조절하여 이겨내야 신체치

료를 잘 받을 수 있다.

- 암에 대한 지식을 쌓는다: 암에 대한 지식이 많은 사람은 감정을 더 잘 처리하고 치료받기도 더 쉽다. 필요하면 의료진에게 물어라.
- 암 진단에 대해 가족과 가까운 친구들에게 또는 직장고용주에게 솔직하고 공개적으로 감정과 과정에 대해 대화하고 도움을 받는다.
- 치료에 적극적으로 역할을 한다: 조절과 통제감을 얻을 수 있다.
- 환자에 맞는 적당한 크기의 지원단체에 소속되는 것이 필요하다. 여기에는 암 치료에 관여하는 건강관리의료팀, 감정과 생활지원을 하는 가족과 친구, 때로는 정신과 의사, 정신상담자, 종교자, 재정과 법적 문제에 대한 사회사업가 등이 포함된다.
- 앞선 계획: 계획은 불확실을 감소시키고 부정적 감정을 제거하는데 도움을 주고, 긍정적이고 희망적 전망을 유지하는데 중요한 역할을 한다. 치료시간, 재정문제와 보험관계, 가족 내 사항 등을 미리 생각하고 계획한다.
- 건강유지: 균형적 식사, 규칙적 운동, 충분한 휴식, 금주금연 등으로 자신을 잘 돌봐야 한다.
- 미래를 본다.

암 진단 후 즉시 모든 주의력은 암 치료에 집중이 된다. 환자의 삶이 다시 정상으로 복귀될 수 있을까 의심한다. 비록 삶이 변화되고 어려운 시기가 계속되지만, 다른 많은 사람들이 이미 암을 극복하고 정상 활동을 하고 있는 것을 쉽게 확인할 수 있으므로, 환자도 희망을 갖고 새로운 삶을 극복해 나가야 한다. 치료 후의 시기는 새로운 시작을 위한 시간으로 또는 생활습관의 개선을 할 수 있는 기회로 삼음으로써 건강한 미래를 기대할 수 있다. 환자의 암 극복의 경험이 결국 삶의 새로운 전망으로 이끌고 그들에게 무엇이 중요한가를 발견하도록 한다. 암에 대한 경험이 삶의 우선권을 재평가하도록 해주고, 새로운 감사를 발견하도록 자극한다. 또 상호관계, 신앙, 일, 그 외 삶의 여러 가지 방면을 긍정적으로 재평가하도록 이끌어준다.

암 진단 극복을 시작할 때 당면과제

- 의료팀에 대한 방향설정
- 의료팀과 친척과 가족과의 연락
- 흔한 감정과 반응
- 고민 줄이고 삶의 질 증진에 도우는 방법

- 가족과 간병인 관심
- 가정관리
- 재정보험, 고용문제
- 지역공동자원

마음을 개방하고 창의와 도우는 방법에 지속적 개방을 한다.

암에 대한 조정은 어떻게 하나

- 건강팀과 상담
- 가족을 위한 변화
- 배우자와 함께 암에 대응
- 아이들과 이야기
- 지원단체 참여

암 극복 질문: 환자와 가족을 위한 치료

- 치유될 수 있나
- 가장 좋은 치료법은 무엇인가
- 치료가 아프거나 나쁘게 느끼나
- 치료가 얼마나 걸리나
- 병원에 계속 머물러야 하나
- 일을 지속할 수 있나
- 치료비는 얼마나 되나

암 극복에 어려움을 경험할 위험이 더 높은 사람은 누구인가

- 의학치료나 병원에서 과거의 부정적 경험
- 최근의 해결 안 된 소실(사망, 이혼, 실직)
- 암으로 가족이나 친구 소실 또는 과거 암병력
- 재정적 관심
- 우울, 근심, 다른 정신질환의 개인 병력
- 술, 담배 과거력
- 진행 병기의 처음 암 진단
- 진단 시 특히 스트레스 생활방식
- 삶의 도전에 대한 비관적 관점 또는 삶 도전에 직면 시 압도된 느낌
- 과거 또는 현재의 외상에 의한 신체적 변화
- 작은 아이들이나 의존적 성인에 대한 책임
- 늙거나 장애적 그리고 독신

정신건강전문가로부터 충고를 찾거나 지원 단체에 참석하여 도움을 물어보면서 활동적이 되어야 한다.

5. 회복을 잘 이끄는데 도울 수 있는 암시목록

1) 태도가 모든 것이다.

자기가 가장 많이 생각하는 어느 것이 된다. 자신의 생각과 말에 의해 자기 삶을 창조한다. 긍정적 기대와 희망적 태도가 자신의 몸이 면역체계를 증진시키는 신체변화로 이끈다.

2) 활동적이 되라

의학적 가료를 주선하고 치유에 책임을 져라. 살기 위해 싸우는 것은 삶이다. 의사가 아니고 자신의 치유에 가장 중요한 요소와 가장 좋은 치료를 발견하라. 가장 가능한 치료선택을 연구하라. 의사와 치유의 일을 공유하라. 무엇보다 그것을 하기 위해 공약을 하라. 싸우기를 결정하고 가장 좋은 시도를 취한다.

3) 희망이 제일이다.

우리에게는 우리가 처리할 수 없는 일이 결코 주어지지 않는다는 믿음을 발전시켜라. 당신이 필요한 모든 것이 거기에 있다. 그것을 찾아가라. 당신이 병을 가졌다는 것을 인지하라. 병이 당신을 가진 것이 아니다. 가장 기술있고 배운 의사를 얻음에 의해. 살고자 하는 강한 의지의 유지에 의해, 무엇을 위해 살아야 하는 모든 일의 인지에 의해, 긍정적 성과를 최대한 한다. 자신의 강함과 능력에 초점을 두라.

생의 가장 거친 전투의 하나를 이겨냄으로부터 결과되는 좋은 일에 관여하는 목표를 세워라. 자신에게 물어라. "이 역경에서 어떤 긍정적 결과를 만들 수 있나" 그런 믿음으로 좋은 일을 발견할 것이다. 삶은 "자신에게 한다"는 프로그램이다. 매일을 포용하고 순간을 살아라. 과거를 걱정하거나 미래에 강박하는 귀중한 시간을 소비하지 말라. "어제는 취소된 수표"이다. "그것을 너무 얽매이지 말라"는 것으로 배워라. 우리가 가지는 단지 "확실한 일"은 "오늘"이다. "왜 이것이 나에게 일어 났나"에 너무 머물지 말라. 그것은 무용의 운동이다. 대신에 치유와 회복에 에너지를 맞추어라

4) 진단부터 회복까지 과정을 통해 지원체계에 의지하라

강한 지원망을 가진 사람이 그렇지 않는 사람보다 더 잘 회복한다는 것을 잘 알려진 사실이다. 사회적 지원의 이익을 생활적, 물질적, 감정적이 될 수 있다. 지원은 수술 후와 치료 사이에 매일의 일을 직접 도우는 것으로 구성된다. 필요한 도움을 위해 다른 사람에게 기대도록 자신을 허락하라. 치유와 회복은 수술 후 환자의 하나만의 일이어야 한다. 자신만의 충족과 통제의 슈퍼맨의 이상심리는 치유과정에 자리가 없다. 사회적 지원은 직접.간접의 감정적 지원을 포함한다. 친구와 가족에 둘러 싸이는 것은 감정 상태를 호전시킨다. 긍정적 마음가짐과 긍정적 감정은 치유와 회복주기에 먼 길을 간다.

5) 자신에게 일어난 것의 큰 감정적 문제를 존중하라

울어도 좋고 두려워해도 좋다. 인간 경험의 핵심인 많은 감정들을 경험하는 것은 자연적이다. 지원 단체에 찾아 감정을 이야기하라. 이것을 "이야기 치료"라고 한다.

6) 이 역경에서 좋은 일이 생길 것이라는 것은 결정하라

어떤 잘못이 생기더라도 그것이 왜 좋다는 이유를 발견한다.

7) 지속과 인내를 길러라

내가 필요할 때 다른 사람을 찾고 거기에는 언제나 누군가가 있었다. 그들과 문제를 이야기함으로서 어깨의 짐이 많이 내려진 것 같이 느낀다고 말한다. "삶의 극복이 더 쉬워졌다"

8) 다른 사람을 도우라

다른 사람을 도우는 것이 실질적으로는 우리 자신에게 도울 수 있도록 하는 가장 좋은 일이다. 의미 있게 생존하기 위해서 우리 자신의 통증을 넘어가서 다른 사람의 통증에 공헌해야 한다.

9) 자신의 이야기를 공유하라

글쓰기로 이야기를 공유하는 것은 좋은 신체적, 정신적 건강을 증진한다. 휴식, 위안 기술과 "담화"치료가 건강에 이익효과가 있다. 특히 생각과 감정을 글로 나타내는 일지가 강한 치료의 연장이다.

10) 쾌활한 생활습관을 세워라

쾌활한 사람은 감정적 친구이다. 다양한 표현을 잘한다.

6. 상황에 따른 감정의 극복

1) 재발

만약 암이 재발 또는 퍼졌다면 첫 진단 때보다 감정적으로 더 어려운 시간을 가질 것이다. 첫 치료가 실패했다는 인식이 있다. 이것은 더 추가적 긴장, 근심, 희망 없음 또는 죄책감으로 이끈다. "내가 고기나 술을 너무 자주 먹었나", "내가 매일 운동을 했어야 했나"와 같은 생각을 불러온다.

암은 현미경적이므로 치료가 어느 세포를 손 안댄 채 남겼다는 것을 아는 방법은 없다. 치료는 재발에는 다르게 영향을 준다. 재수술이나 항암제치료를 다시 시작하거나 표적치료, 면역치료 등을 시행할 수 있으나 전보다 더 심한 합병증이 생긴다. 환자는 병의 지연이나 더 불명한 것에 직면한다. 지원 그룹이 없으면 더 외롭게 느끼게 된다. 희망의 소실 또는 건강인 으로서의 영상의 소실 느낌이 강하게 된다.

환자는 아래와 같이 아래와 같은 생각을 갖게 된다.
- 분노: 내가 해왔고, 지금 하고 있는 것에 대해
- 가족걱정: 내가 지원해왔던 것들은 내가 없다면 그들은 어떻게 할 것인가
- 재정: 우리 자원이 이것을 견디어 낼까, 내가 일을 계속 할 수 있나
- 앞에 놓인 통증이나 기능장애 등에 대해 걱정하게 된다.

이런 혼란은 긍정적으로 돌릴 수 있다.
- 늘 하기를 원했던 삶의 일을 하기를 결정하라
- 재산을 순서대로 정돈하라

- 어린이를 위한 법적 보호자를 정하라 • 유산을 정리하라
- 마지막으로 가족사진을 정돈하라, 죽은 후 잊어버린 가족들의 기억을 기록하라

◎ 재발의 극복

- 매일 의미와 즐거움을 만들어라. 만약 재발의 의미가 의심되면 평화와 희망을 가져 올 놀라운 영적 여정으로 바로 설 수 있다.
- 다른 사람의 반응을 받아들이는 것이 재발의 가장 좌절적 부분이 될 수 있다. 어떤 사람은 부정적이고 사라질 것이고 어떤 사람은 두렵지만 접촉을 유지할 것이다.
- 삶에 균형을 유지하도록 애쓰라. 계획에 풍부한 몫의 즐거움을 더하라. 웃음을 계획하고 회상을 위한 혼자 시간을 계획하라
- 재발과 전이는 심신을 분리시킬 것이다. 경한 운동, 마사지, 호흡기술 등을 하거나 영화, 책, 음악을 즐기거나, 영적 경험으로 느낌을 확인하고 혼을 양육하는데 도움을 주도록 한다.
- 의사에게 어떻게 느끼는 지 정보를 주어 어디에서든지 도우도록 하라. 무엇을 할 수 있나 또는 하기를 원하는 가를 생각할 때 상황이 바뀔 수 있으므로 가능하면 유연적이 되어라. 다른 사람에 대한 사랑을 표시하거나 즐거움을 가질 기회를 가져라. 긍정적 활동에 소비할 시간에 대해 후회는 없을 것이다.

2) 생존

남은 날이 불확실하므로 할 수 있는한 모든 일을 즐기고 많은 즐거움을 얻는데 집중한다. 생존본능은 자신의 생활양식을 변화시키는 원동력이 되고 감사와 사랑을 더 표현하고 시간을 어떻게 보내는지 재평가한다. 또한 환자의 눈을 뜨게 하여 환경의 진실을 보도록, 환자가 변화를 만들도록, 가족이나 친구와의 끝나지 않는 일을 돌보도록, 또 관계를 수정하도록 자극한다. 희망적으로 환자가 용기를 내도록 하고 치료에 응하도록 자극한다. 환자는 암 여정 동안 많은 감정을 경험한다. 무엇을 느끼는지보다 중요한 것은 그것으로 무엇을 하는가이다. 해결 안되는 느낌에 맞선다면 전문가의 도움을 찾아라. 좋은 상담이 주는 위안은 가치 있고 긴장의 감소는 환자의 치유에 도움이 된다.

33 새로운 정상화

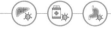

암은 진단에서 시작하는 하나의 힘들고 어려운 여정으로 흔히 기술된다. 암 치료를 끝낸 많은 환자는 삶이 많이 변화되었고 진단 전과 다르다는 것을 안다. 치료 후 환자는 사람들이 환자가 잘 느끼고 삶을 잘 지내고 지원이 필요없다고 기대하는 것을 발견한다. 그러나 많은 환자에게는 실제로 그렇지 않다. 많은 생존자는 치료가 끝난 후 그들이 기대했던 것을 못 느낀다. 환자는 치료 후 신체적, 감정적으로 회복에 시간이 걸린다는 것과 많은 사람들은 그들의 암 여정을 곰곰이 생각하는데 시간이 필요하다는 것을 발견한다. 이것은 삶의 가치, 목표, 우선권을 재평가하고 시간이 지나면 그들은 삶의 새로운 방식 즉 "새로운 정상(new normal)"을 알게 된다. 그러므로 일부 암생존자는 암경험에 긍정적 측면이 있다고 말한다.

치료 중 정상화 찾기

환자와 가족들에게 암 진단 후 정상은 곧 사라진다. 암 진단을 경험하지 못한 사람들은 환자와 가족들이 암 진단 전의 삶을 얼마나 갈망하는지 잘 상상할 수 없다. 어떤 사람은 정상으로 다시 돌아갈 수 있다고 하고 어떤 사람은 단지 "새로운 정상"을 달성할 수 있다고 주장한다.

때로는 암이 삶의 모든 방면을 가져가 버린 것 같이 느낄 때도 있다. 환자와 가족들은 암 진단 순간 정상 소실에 대한 어떤 슬픔이 시작된다.그러나 모두 슬픔을 이겨낼 것에 힘쓰고 ,치료에 집중하고 희망이 보이는 것이 필요하다. "정상"의 일부를 회복할려고 하는 것이 환자의 일 중 큰 부분을 차지한다

치료 후 새로운 정상의 발견과 창조

암 치료의 끝은 흔히 즐거워야 할 시간이다. 치료부담을 끝나게 된 것에 위안이 되고 암경험을 뒤로 할 준비를 한다. 그러나 동시에 환자는 슬프고 걱정스럽게 느낀다. 암은 축복과 고난의 결합을 가져온다. 암이 재발할 가, 치료 후 무엇을 해야 할 지에 대해 관심을 가지는 것이 보통이다. 이를 "새로운 정상"으로의 조정이라고 한다. 치료가 끝났을 때 삶은 암 진단 전과 같은 길로 돌아올 것을 기대한다. 그러나 그것을 회복하는데 시간이 걸릴 것이다. 몸에 영구적 반혼을 가지게 되거나 한 때 쉽게 했던 일을 할 수 없게 될 수도 있다. 또 감정적 반혼을 가질 수도 있다. 지금 다른 사람들이 환자를 다르게 생각할 수도 있고 환자 자신도 다른 방식으로 볼 수도 있다. 암 치료 후 가장 힘든 일의 하나는 다음에 무엇이 일어날지 모르는 것이다. 치료 후 첫 수개월은 변화의 시기이다. 정상으로 돌아가는 것은 지금 무엇이 정상인 가를 아는 것이다.

암 치료가 끝난 후 삶은 이제 진단 전에 떠났던 곳인 "정상"으로 돌아간다. "정상"이란 삶이 해왔던 방법에 돌아가서 규칙적 과정과 길로 돌아가는 것을 의미한다. 그것은 결코 전과 같지 않다. 환자는 늘 다른 관점에서 삶을 볼 것이다. 이제 환자는 더 이상 아픈 것을 느끼지 않거나 아주 좋게 느끼지 않을 수도 있다. 삶의 어떤 부위에서는 "새로운 정상"이 대단히 다르고 다른 부위에서는 전에 해왔던 것으로 돌아간다. 어떤 사람은 어떤 것을 새롭게 하는 것이 재미있다는 것을 발견한다. 또는 어떤 사람은 가능하면 빨리 과거의 과정으로 돌아가는 것을 택한다. 가장 중요한 것은 환자에게 무엇이 맞는가를 생각하는 것이다. 다시 기분좋게 느낄 때 환자가 하고져 원하는 것을 생각하는 것이 환자를 도울 것이다

암은 "새로운 정상"으로 향하면서 삶을 변화시키는 경험이다. 삶의 새로운 길을 발견하는데 수개월 또는 수년이 걸린다. 진단 전의 정상으로 돌아가는 것은 아니고 새로운 사람으로 진화하는 삶에 변화를 만드는 시기인 것이다. 지금까지 어떤 암과 치료를 가졌는지, 어떤 일이 신체에 어떻게 영향을 주는 지, 어떤 일에 대해 어떻게 느끼고 극복하는 지를 안 후 지금 이 때는 새로운 스케쥴, 신체와 에너지 수준의 변화, 어떤 삶이 될 것인 가에 대한 새로운 이해와 조정의 시간이고 무엇이 "새로운 정상"인가를 발견하는

시기이다. 환자에서 생존자로의 이동전환의 시간이다. 몸에 대한 변화에 순응하는 것만이 아니고 관계와 성, 일과 재정, 영감 등에 대한 변화에 새롭게 적용하게 된다. 이런 도전을 알고 이해하는 것은 암을 극복하고 생존자로서 삶에 조정하는데 도움을 준다. 암 치료 후 새로운 삶에 들어가면 목적과 일체감의 복구가 더 잘 된다. 결국 암경험은 과거 속으로 움직이고, 환자는 좋은 건강상태에 있고 생존의 장기간 단계에 들어갈 때 어떤 수준의 믿음과 위안이 다시 돌아온다는 것을 믿는다. 많은 사람들은 암 후에 많은 여러 가지 방법으로 삶이 호전된 것을 발견한다. 그들은 암경험으로 더욱 힘이 강해졌고 가족,친구에 더 가까워졌고 더욱 강해졌다고 느낀다. 그들은 새로운 우선권을 확인하고 매일을 충분히 사는데 천천히 한다. 환자는 자신의 심신이 쉬고 편안하고 즐길 권리를 가진다고 느낀다

"새로운 정상"창조의 도전은 자기 시간에 맞추어 천천히 속도에 따라 일을 하는 것이다.

- 필요시 낮잠 잔다.
- 가족과 친구가 자기를 도와줄 수 있다는 것을 알게 한다.
- 다른 사람과 감정과 걱정을 나눈다: 상담자, 전문가, 사회사업가
- 다른 암소생자와 이야기하거나 지원그룹에 참여한다.
- 때로는 밀어붙이는 것이 필요하다는 것을 인지한다.
- 일한다면 처음에는 적게 하고 차차 늘린다.

사람들은 암 치료 후 삶이 새로운 의미를 가졌거나 지금 사물을 다르게 본다는 것을 흔히 말한다. 매일이 새로운 의미를 가진다. 일들이 변화를 유지하도록 기대한다. "새로운 정상"은 먹는 방법, 하는 일, 지원의 자원의 변화를 만드는 것을 포함한다. 이 "정상"은 자신의 일과 휴가 스케줄에 치료를 맞추는 것을 의미하고, 매일 생활의 일부를 치료하는 것과 삶의 나머지 동안 얻어야 하는 치료를 의미한다

"새로운 정상"의 포함 내용
- 먹는 방법과 하는 일의 변화 만들기
- 지원의 새로운 자원

- 신체에 영구적 반흔
- 전에 가졌던 것보다 새로운 일상일과

- 전에 더 쉽게 했던 일들의 하기 어려움
- 많이 겪어온 감정적 반흔

"새로운 정상"에 조정

- 환자는 흥분과 걱정 양측을 다 느낄 것이다. 환자는 치료가 끝났을 때 미래에 대해 생각하기 전에 일어 난 것에 대해 멈추고 생각할 시간이 필요하다.
- 환자는 치료팀과 예약이 적거나 가족친구로부터 지원이 적을수록 소실감을 더 느낄 것이다.
- 외적으로는 정상적이고 건강하게 보이나 내적으로는 신체적.감정적으로 회복 중에 있다.
- 삶이 암 전에 떠났던 바로 그 자리로 다시 돌아간다고 환자가 생각해 왔을 것이다. 이것은 생각보다 더 오래 걸릴 것이다.
- 가족과 친구들은 환자가 무었을 겪어왔는 가를 충분히 이해하지 않았을 것이고 암경험이 치료가 끝났을 때 정지하지 않는 다는 것을 깨달을 것이다.
- 치료 후 삶에 조정하기 위해 자신에게 시간을 허락하는 것이 도울 것이다. 가족과 친구에게 이 기간동안 지원 과 인내를 요구하라.

34 암 후의 삶

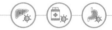

치료완료는 긴장되고 흥분된다. 치료가 끝났으니 위안이 되나 암재발에 대해 걱정을 하게 된다. 몸이 암과 치료의 어려운 시간을 통해 공격받았고 외관과 삶의 전체 방법이 적어도 당분간 변했다. 오늘날 더 많은 사람들이 암 치료 후 오래 그리고 건강한 삶을 사는데 열쇠는 자신을 잘 돌보는 것이다. 좋은 추적과 치료는 암 후 필수적이고 지금 삶의 영구적 부분이 된다. 당신이 신체적, 감정적으로 건강하게 되도록 하기 위해 할 수 있는 것을 하는 것이 또한 중요하다.

암 치료 후 회복은 여러 가지 일 즉 암의 형태, 치료의 종류, 치료 전 건강상태, 몸이 치유되는 속도 등에 의존한다. 얼마나 빨리 정상 활동으로 돌아 갈 수 있는가에 대해 속도를 정하도록 한다. 정상습관으로 천천히 돌아가는 것이 회복의 길로 가는데 도움을 준다. 회복은 시간이 걸리고 각자 자신의 속도로 자신의 방법으로 회복한다.

암 후 삶의 극복에 가장 좋은 방법은 자기에게 잘 맞는 것이다. 다른 환자와 감정이야기, 친구와 담화나 지원단체 참가가 위안을 주고 혼자 시간을 가짐으로 강함을 느낀다. 이 시기는 긍정적 자기 영상 다시 세우기, 새로운 계획 만들기, 우선권을 재성취할 시간이다. 많은 걱정과 관심은 관습적 행동으로 돌아와서 새로운 계획 만들기와 미래를 향한 목표를 설정하기 시작하면서 사라진다. 이 시기에 정신적, 감정적 반응을 알아야 한다.

1) 암은 여러 가지 방법으로 환자의 삶을 변화시킬 것이다.
• 운 좋게 경험하는 어떤 것같이 전혀 새로운 방법으로 삶을 바라볼 것이다.

- 매일을 감사할 것이다. 단지 매일이 있고 즐길 날을 주었기 때문이다.
- 건강을 당연한 것으로 받아들이지 않고 가족, 친구, 직업보다 당신 자신을 우선으로 심신을 더 잘 보살필 것이다.
- 더 침착해질 것이다. 작은 일은 더 괴롭히지 않을 것이다.
- 내일에 대해 많이 고민하지 않을 것이다. 단지 오늘을 위하여 산다.
- 삶에 의미와 충족을 가져오는 사람에게 더 가까이 끌릴 것이고 그렇지 않는 사람에게는 멀리 할 것이다. 울음은 어떤 사람의 진정한 성격을 나타내는 놀라운 방법을 가진다.
- 꼭 자신이 누구인지 그리고 삶에 무엇을 원하는 지에 대해 극도의 명석함을 얻을 것이다.

암은 환자의 이런 경험을 그들의 삶에서 큰 결정에 관한 행동을 취할 용기를 준다.

2) 암 후 관계 개선을 위한 조언

암이 환자의 관계를 변화시킬 수 있다는 것을 알아야 한다.

- 환자자신과 가까운 사람들에게 생각과 감정을 통해 조화할 시간을 주라
- 감정을 다른 사람과 공유하는 방법을 배워라
- 다른 사람이 환자가 전에 했던 일들을 다시 돌아갈 수 있다는 것을 알게 해라
- 만약 환자가 어떤 종류의 도움이나 지원이 아직 필요하다면 사람에게 말하라
- 처음에는 전에 하던 일을 잘 할 수 없다는 것을 이해하라
- 감정을 표현할 장소를 환자에게 알려라. 온라인 토론회나 지원그룹에 찾아라
- 때로는 환자에게 가장 중요한 것에 경우를 찾아 집중하라
- 다른 사람과 연결하여 시간을 보내고 그들이 얼마나 환자에게 중요한 가를 말하라
- 원하는 장소를 방문하거나 여행하거나 친구를 방문하라
- 삶을 돌아보고 다른 사람에게 이야기 하라
- 영적 발견을 이끌어라

3) 암 후 삶이 더 좋아지도록 할 수 있는 10가지 방법

(1) 매일의 삶에 대해 감사의 태도를 취하기

(2) 순간을 즐기기

(3) 당신이 왜 행복할 만한가를 알라. 이유는

- 역경에 대한 보상이다.
- 당신은 착한 사람이다.
- 행복을 찾았다. 보상이 되었다.
- 당신에게 행복을 줄 시간이다.
- 행복을 기다렸다. 이제 행복을 찾을 시간이다.

- 열심히 일했다.
- 당신은 생존자이다.
- 다른 사람에게 행복을 주었다.

(4) 건강에 대해 배우기: 선별검사, 건강증진 활동

(5) 암과의 전투를 가려내기를 배우기: 갈등을 처리할 생각들

- 원인에 대해 잠시 멈추고 문제를 생각하라
- 즉각 반응하지 말라:수 분 기다려라
- 이야기하고 소리치지 말라
- 문제를 선취하라: 반응보다 행동
- 문제를 개인적으로 토론하라: 대면으로 한다. 체, 언어와 얼굴표정

- 계획하라
- 적당한 시간을 선택하라
- 부동의에 동의하라: 협약하라
- 연락하라

(6) 여기, 지금 하기를 배우라: 연기하지 말라

(7) 긍정적으로 자신과의 이야기와 대화에 종사하기

긍정적 자신과의 대화는 자신과 삶에 일어나는 일에 대해 좋게 느끼도록 만드는 물건이다. 치료를 극복하고 수술이나 항암제치료로부터 회복을 기대할 때 긍정적 자기대화를 배워야 한다. "힘들지만 나는 이것을 할 수 있다"라고 자신에게 말한다. 체 위의

심 현상이다. 인간의 마음과 혼은 궁극적으로 인간 몸보다 더 강력하다.

(8) 신체변화 관리하기: 피로, 통증, 신경염, 림프부종, 구강문제, 체중변화와 식이, 기분
  변화, 폐경

- 증상이나 부작용에 대해 의사에게 말하라

- 할 수 있는 것, 주 건강한 음식과 건강한 마음, 운동을 유지하라

• 자기 용인과 새로운 자기를 달성하라

큰 관심은 치료 후 체의 변화의 감정적 충격이다. 체영상은 자신의 신체에 대해 생각
하는 것과 다른 사람들이 자기 몸을 어떻게 생각할까로서 정의한다. 유방소실이나 탈
모, 신체허약, 성욕의 소실은 외관의 사회에서 성적이나 잘 생김과 자주 비교하기 때문
에 여성다움, 남성다움에 영향을 준다.

- 다음에 무엇을 할 것인가 결정 전에 신체소실을 슬퍼할 시간을 천천히 하라

- 자신이 편안하게 느끼는 옷을 입어라

- 가까운 사람이 있다면 어떻게 느끼는지 그들에게 이야기하라. 개방적 소통이 근심
  과 불안감을 줄이는데 가장 좋다.

- 독신이나 교제 이면 상대와 눕기를 서두르지 말라. 옳은 사람, 옳은 시간을 발견하라

- 극복에 도움이 필요하다면 전문가와 상담이나 치료를 받아라

(9) 암생존 계획을 따르기

건강을 조정, 유지할 지침서를 포함한다.

• 서술된 치료요약

• 개인적 추적계획: 가장 중요하다. 의사들, 전문가들

• 암 관련과 다른 의학치료에 관계된 의료인에 대한 추천이 있어야 한다. 의사, 종양
  의사, 다른 전문의

(10) 암재발과 다른 암이나 질병에 대한 검사와 추적 시행하기

1. 안녕 계획

안녕계획(well-being plan)은 건강하게 지내고 건강한 생활습관을 유지하고 남은 생을 자신이 잘 돌보도록 하는 것이다. 안녕이란 단순히 병이 없는 것이 아니고 좋은 신체적, 정신적 건강의 상태이다. 이것은 주로 건강한 생활습관 선택, 적절한 식이, 좋은 운동습관에 의해 유지된다. 안녕계획은 달성하고 싶은 건강관심과 삶이 부유해지는 목표의 한 벌이다. 이 계획은 합리적이고 의미가 있고 운동과 체중 면이 의료팀의 지도 하에 기술적이어야 한다.

완전한 안녕계획은 신체적 안녕, 정신감정 건강, 영적 생활을 알린다. 안녕계획의 가능한 목표의 예는 체중조절, 규칙적 운동, 스트레스 관리, 건강음식 먹기, 태양광선 차단 등이다.

1) 안녕계획의 이익
잘 사는 것은 환자를 돕는다.

- 강함과 인내를 얻음
- 이차암 발생위험 감소
- 부작용 처리: 피로, 체중 증가나 감소, 수면문제
- 스트레스 관리
- 다른 건강문제의 감소

2) 안녕계획을 지속하는 요령
- 특정하게 실질적, 측정적이 되도록 하라: "체중 줄이겠다"보다 "매 2주마다 500 g씩 체중 감량되도록 시행 하겠다"
- 목표를 늘 기억하고 그 과정에 도달하도록 일한다.
- 현명하게 선택하라: 의미 있는 2-3일을 달성하도록 한다.
- 자신을 재 전념하라: 목표에 재임하라

3) 치료 후 감정적 안녕: 전진
몸을 돌보는 것은 암 후 안녕의 중요한 부분이다. 그러나 마음과 정신을 무시하면 안된다. 건강함은 모든 부분에서 안녕을 추구하는 것을 의미한다. 치료가 끝났으면 감정적 회복에 집중하려고 한다. 치료 끝에 전환과 변화는 습관의 시간의 혼합된 느낌을 가진다. 진단과 치료 동안 병원방문과 진료예약을 위한 습관을 만들고 의료팀과의 관계를 발전시킨다. 의사방문은 건강이 조정되고 있다는 것을 일깨워주고 이 관습은 친숙하게 되고 위안이 되고 안심시켜 준다. 치료 후 불확실한 감정을 다른 사람에게 설명하는 것은 힘들 수 있고 자신도 가능한 실패에 대해 걱정하는 것을 발견한다. 천천히 시간을 가지고 자신의 방법대로 이 도전을 헤쳐 나갈 수 있다.

4) 삶의 질의 정의는 전반적 안녕 또는 행동을 말한다.

- 삶의 질의 내용
- 정신적, 신체적 건강　　　　- 매일 역할을 할 수 있는 능력
- 성기능　　　　　　　　　- 통증, 피로, 치료 후 다른 부작용
- 재정적 관심 등이 포함

5) 삶의 질 향상을 위한 활동 10가지

(1) 하루 하나씩 결정한다.　　　　(6) 다른 암생존자로부터 지원을 찾는다.

(2) 지원을 요구한다.　　　　　　(7) 휴식기술을 배운다.

(3) 다른 건강관리팀과 교제한다.　(8) 좋아하는 것을 한다.

(4) 자기 삶을 합리적으로 잘 유지한다.　(9) 건강한 삶의 방식을 선택한다.

(5) 자기 감정을 알고 표시한다.　(10) 희망의 정신을 유지한다.

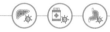

1. 실질적 일상생활: 일, 재정, 보험

암 진단은 직업유지나 새 직장 찾기에 영향을 줄 수 있고 치료에 따라 직업안전, 승진, 근무능력에 대한 관심을 불러일으킨다. 암 치료 중 또는 후에도 재정적 안정과 건강보험, 자발적 일등의 생활적 문제에 관심을 가진다. 치료비용 부담, 보험청구의 유지, 일에서 떨어진 시간마련 등은 암 치료를 통해 가는 도전적 부분이다. 암 치료는 비싸고 보험은 복잡해서 환자와 가족이 조정하기는 어렵다.

1) 고용과 직장문제: 일
많은 사람들에게는 암 진단을 삶에서 일의 중요성의 감정이 증가하게 된다.
- 일은 "주체성"유지의 중요한 부분이다.
- 전문적 성취는 자존심을 올린다.
- 일은 매일 생활습관과 정상감을 보존한다.
- 암 치료로부터 전환 시킨다.
- 암은 외롭지만 주위에 사람들이 있으면 위안이 된다.
- 일은 재정적 안녕에 대단히 중요한 부분이다.
- 즐겁고 자극적이고 보상이 있다.
- 동질감을 유지하도록 돕는다.
- 기술, 창조, 지식을 발전시킨다.
- 바쁘도록 해주고 집 밖에 있게 한다.

- 암과 관련되는 직업문제들
- 새로운 직장에 고용 안됨　　　- 건강이익(보험 등)이 거부됨
- 전 직업으로부터 퇴출, 해고　　- 동료들과의 문제
- 승진 안됨, 강등　　　　　　　- 의학적 예약에 따른 시간 내는 것

2) 직장복귀: 암 환자에 대단히 어려운 결정이다.

　치료동안 일 관여요건: 암은 사람마다 다르게 영향을 줌으로 다 똑같은 방법 적용은 아니다. 환자의 일부는 계속 일할 수 있고 또 일하기를 원한다. 일부는 더 휴식이 필요하거나 너무 아픈 것 같이 느낄 수도 있다. 일 복귀시점은 환자가 제일 잘 알고 또 의사가 활동제한을 권할 수도 있다. 일부는 장기간 휴직 또는 은퇴도 고려한다.

　◎ 직장 복귀에 중요 관여 요소
- 암의 형과 병기
- 암 치료와 부작용의 형태
- 치료동안 느낌 : 전반적 건강
- 신체적 제한: 통증, 사지의 운동과 기능, 신체부종 등
- 감정적 문제: 근심, 두려움, 우울
- 인지문제: 집중결핍, 기억력과 주의력 감소, 정신적 피로
- 일의 종류와 적응성

일의 부담에 대해 의사와 의논하고 일하기에 얼마나 시간이 걸리는 것이 필요한 지 또 치료와 회복 중에 일할 수 있는 지 등 상세한 이해가 필요하다.

3) 의사에게 치료 중 일에 관련하여 물어야 할 사항
- 치료 동안 일할 수 있는가-수술이나 치료동안 얼마간 일을 하지 못하는가
- 치료 후에는 일할 수 있나-일하게 되면 일 계획표를 바꾸어야 하나
- 치료결과로 일할 수 있는 능력이 손상되나
- 나 자신의 건강상태로 어느 정도까지 일을 하는 것이 좋은가
- 일을 할 수 없을 때는 고용주에게 진단서를 어떤 식으로 제출하면 되는가

4) 자영업자의 자가 취업의 요건

- 자신의 한계를 안다. 처음에는 전과 같이 안된다.
- 달성할 수 있다고 아는 목표를 세운다.
- 자신에게 맞는 속도로 일에 돌아가도록 자신을 편하게 돌본다.
- 시간조절을 한다. 더 힘있을 시간에 일하도록 한다.
- 묻는다면 편안하게 느끼면서 암경험 등에 대한 정보를 준다.
- 짧은 시간이라도 일을 남에게 넘기기를 원하면 도움을 요청하라

5) 새로운 취업에 도전

면접 동안 그리고 직업신청에서 고용주는 단지 일관련 질문을 물어야 한다. 의학적 병력에 대해 묻기를 허락 안한다. 그러나 일의 의무를 행하기 위한 능력을 확인하기 위해 의학적 증명서를 요구할 수 있다. 환자는 병력에 대한 어느 정보를 자진하여 진술 않기를 선택할 수 있고 질문에 일을 하기 위한 현재의 능력에 집중할 수 있다. 환자는 현재의 상태를 묘사하거나 일할 능력을 보여 줄 정보를 포함할 수도 있다.

2. 차별과 권리

일부 암 환자는 고용과 일, 장소 차별 문제와 관련된 도전에 직면한다.
고용주는 암 진단의 기초에서 환자를 법적으로 차별할 수 없다.
- 고용차별의 경우
- 의료진의 도움을 받아 먼저 비공식적으로 실행한다.
- 피고용인의 권리를 알아라
- 작업에 일어난 사고에 대해 문서기록을 남겨라
- 차별 경우 법적주장을 내놓는다.

1) 취업 중 받은 암 진단에 대해 고용주에게 말해야 할 사항

- 일을 얼마나 오래 계속할 수 있는지

- 모든 일의 업무를 다 할 수 있는지
- 치료를 위한 휴직이 필요한지
- 언제 일 복귀할 수 있는지
- 필요한 일의 조정이 가능한지
- 동료들의 건강과 안전에 영향이 없는지

◎ 환자의 자진의욕과 특수요구에 맞출 수 있는 일의 장소가 일할 성공에 영향을 미칠 수 있다.
- 고용주에 이야기하라-유연성스케줄이 되도록 해준다.
- 동료에게 이야기한다-믿을만한 동료는 도와준다.
- 법적인 방어도 필요시 가능하다.

◎ 일 못할 경우
- 고용주에게 휴직이 필요하다고 의논한다.
- 의사에게 증명 받는다.

2) 특별배려, 유연적 배려에 대한 이야기
- 집에서 하루 내 또는 부분적으로 일한다: 출근, 퇴근, 휴식의 시간의 변화
- 근무시간이나 작업종류의 변경, 부분시간 근무, 일, 분담을 허락한다.
- 지급 또는 미지급의 결근의 양과 언제 그렇게 할 수 있다는 것을 변화한다.

◎ 작업으로부터 결석에 계획을 만드는 것이 중요하다.
일상의 일, 스케줄과 책임의 기록을 남기고 다른 사람에게 필요한 계획시간의 해제와 작업의 계획의 시기를 말하기를 원할 것이다. 시간이 걸릴 것 같으면 다른 사람들이 알아야 할, 또 처리해야 할 정보에 대해 생각하라

3) 작업장에서 개인 사생활 비밀과 신용
- 만약 동료가 자기가 암이라고 말하면 동료가 다른 사람에게 이야기해도 괜찮다는

이야기 없이는 아무에게도 이야기해서는 안 된다.

- 만약 직장의 동료가 다른 동료의 암에 대해 당신에게 묻는다면 "내가 말할 입장이 아니다. 내가 그 동료에게 너가 묻더라고 말할 수는 있다."
- 만약 당신이 동료가 암이라고 듣는다면 소문이 안났다면 암 환자에게 아무 것도 말하지 않는 것이 가장 좋고 이미 소문이 났으면 "내가 당신 건강문제에 대해 들었다. 너에 대해 늘 생각한다"라고 말할 수 있다.

4) 직장동료에게 말해야 하는가에 대한 정답은 없다.

- 모든 동료에게 다 말할 필요는 없다. 직속상관이나 가까운 동료에게만 말한다.
- 동료들이 지원의 종류를 알게하라: 필요한 것은 돕도록 하라
- 얼마나 많은 정보를 공유하기를 원하는지 결정하라

5) 고용주와 동료에게 이야기

고용주와 동료에게 개방적으로 이야기하는 것은 개인적 결정이다.

- 어떤 사람은 진단 후 곧 이야기함으로서 고용주가 일스케줄 또는 개인적 업무를 조정할 시간을 줄 수 있다. 어떤 사람은 정신적으로 암이야기를 할 준비가 된 후의 치료시작 전까지 기다린다.
- 일부는 직장의 지원 없이 혼자 해결해 나가는데 이것은 대단히 어렵다. 만약 고용주에게 말함이 없이 일시행이나 업무를 충족시키는 것에 어려움이 있다면 장애자나 환자의 차별금지의 법적문제에 방어되지 못할 수 있다.
- 동료들이 암 진단과 치료에 의한 결근을 알고 난 후 일부는 이해하고 도움이 된다. 지원하려고 한다. 고용주에게 근무시간선택, 일 분담, 집에서 컴퓨터로 근무 등에 대해 이야기하기를 원할 것이다.
- 일부는 환자주위를 불편하게 느낄 것이다. 동료나 고용주는 막연한 두려움이나 불안하게 반응할 것이다. 또 환자의 결근에 대해 여분의 책임을 져야한다면 분노하거나 또는 기꺼이 도울려고 한다.
- 고용문제에 신규모집, 직업지원과 고용, 훈련, 일 배당, 기간, 승진, 봉급, 이익, 결근, 해고, 그 외 모든 고용관계 활동에 차별하는 것은 불법이다.

(1) 직장에서 누구에게 말하나

- 고용주, 관리자, 인적자원 관리부서에 말한다.
- 그들은 암에 대한 상세한 설명은 필요하지 않고 단지 업무를 시행할 능력에 어떤 영향을 미치는 가 알고자 한다. 관리자는 자주 지원적이며 환자가 시간을 내거나 일을 함에 조정하도록 도움을 준다.
- 환자가 작업량과 책임에 대해 고용자와 함께 관심에 대해 의논할 수 있다.
- 만약 환자가 관리자이거나 소유자이면 당신환자는 아마 피고용자에게 만약 그것이 매일 매일의 일 습관에 영향을 준다면 자기 병에 대해 이야기 할 필요가 있다. 지원이나 도움을 요구하기를 두려워 하지말라

(2) 작업에 대해 언제, 다른 사람에게 이야기 하나

- 치료계획이 바로 다가 왔으면 대신 일을 담당해 주기 바랄 때
- 치료계획 후 언제, 얼마나 오랫동안 작업을 할수없을 때

(3) 무엇을 말하나

- 진단과 치료에 대해
- 얼마나 오래 결근하는 지의 기간
- 기분과 에너지가 영향 받은 경우
- 외관의 변화-체중감소,탈모,피부변화

암 진단에 대해 고용주에게 꼭 말할 필요 즉 신체적으로 업무 책임을 못하게 되는 경우가 있는 것 이외에는 알게 해서는 안된다.

◎ 고용주나 동료에게 말하는 것이 좋은 경우

- 고용주가 진단에 대해 알고 있다면 그들에게 최선을 다해 일하겠다고 알리는 것이 좋다.
- 신체 강함과 에너지가 돌아올 때까지 잠시 부분작업이 필요하면 고용주에게 가능한지 물을 수 있다. 수입과 보험관계에 대해 알아본다.
- 의사에게 건강상태에 대한 편지를 부탁한다. 고용주에게 추적예약에도 이 문서로 설명하는데 이용할 수 있다.

- 전에 하던 작업이 신체장애로 하기가 어렵다면 다른 부서나 신체적으로 덜 부담스러운 자리로 옮겨주기를 물을 수 있다.

(4) 고용주에게 이야기하는 방법: 약간의 능력 장애가 있을 경우

- 의사로부터의 능력제한을 설명하는 서류를 고용주에게 준다:결석기간,검진날짜와 검진결과
- 달성할 수 있으리라고 하는 목표를 세우기 위해 함께 일한다.
- 현재 능력에 더 잘 맞게 일 책임에 변화를 요구한다.
- 더 힘이 있을 때의 시간에 덕을 보기 위해 일할 시간의 유동성을 요구한다.
- 직장의 스태프와의 이야기를 위해 암에 대한 정보를 여러 가지 방법으로 얻는다.
- 필요할 때 적절하게 동료에게 도움을 구한다.
- 회사의 정책을 알아본다.: 병가, 장애연가, 근무시간, 유용성과 일하는 선택권 등
- 직장복귀가 쉽지 않으면 미리 약간의 계획을 만들면 더 복귀가 쉽다. 보통의 업무 스케줄과 책임, 휴식 등의 기록을 만들어서 동료들에게 제출한다.

※ 직장에서 문제점의 해결 방법들

- 문제를 처리할 방법결정
- 피고용인으로의 권리는 무엇인가
- 문제를 교정하기 위하여 행동하고 싶은가
- 그곳에서 계속 일하기 원하나 또는 새로운 직업을 원하나
- 필요하면 고용인에게 요구의 조정을 물어보라
- 주위에 공식적으로 이야기하라: 상부, 인사과, 상담자
- 직업에 더 쉬운 변화를 물어라
- 각 요구와 기록결과를 문서화하라
- 필요하면 고용주에게 일할 도움을 얻어라
- 추적방문에 직장책임에 영향이 없는 시간을 의료팀에 요구하라
- 의사가 고용주에게 피고용인의 일이나 스케줄에 신체적 영향이 어떤지 편지를 요구하라

- 타인과의 관계

- 도움을 받아들인다.

- 직장이나 학교에 돌아갈 때 일어나 문제를 알려라

- 회복 중 계속 연락을 유지하라

암에 대해 무엇을 말할지 계획하라: 개방 또는 비 개방, 본인에게 올바르게 느끼는 것

(5) 직장에서 휴식할 수 있는 방법

- 휴가: 50인 이상, 직장 1년 이상 근무는 3개월(12주) 휴가한다.

- 스케줄 재조정 또는 감소된 일 시간: 고용주와 의논, 시간과 날

- 단기간 장애연금: 6-12주 일부 봉급

- 업무 관련의 줄어든 여행

- 계획을 위임: 동료나 스태프에게 기댄다.

- 사회보장은 적어도 1년 이상 병으로 일 못할 경우에 의사의 증명 하에 가입한다.

※ 암장애 활동

- 암장애는 암 치료와 암에 의한 신체적 변화를 말한다.

한 두가지의 큰 생활 활동에 제한이 되는 신체기능적,정신적 문제가 있다.

- 암장애인이라고 일, 승진, 재직, 업무지정, 봉급, 이익휴가, 파면 등의 고용활동에 차별하는 것은 불법이다. 특히 의학적 상태, 특히 암생존자 같이 의학적 장애를 가진 것으로 인지되더라도 방어되어 진다. 그러나 장애인이라도 자격이 있고, 작업의 중요한 기능을 수행할 수 있어야 하고 고용주의 직업요구 사항 즉 교육, 피고용인의 경험, 기술 또는 면허증 등을 만족시켜야 한다.

- 고용주는 지원자나 피고용인에게 "적적한 적응"을 하도록 해야 한다. 적응은 직업이나 일 환경에 변화나 조정하는 것을 말한다. 따라서 직업 지원과정에 참여,직업의 중요한 기능을 행하는 것, 고용의 이익과 권리를 장애 없는 피고용인과 같이 즐기는 것이다.

3. 보험과 권리

치료 시작 전에 보험 부담과 권리에 대해 잘 아는 것이 중요하고 보험부담의 내역을 얻기 위해 일찍 보험회사와 이야기 하는 것이 중요하다. 이 정보는 암 치료 비용에 대해 계획할 때 열쇠이다.

1) 보험, 의료비용의 기록 유지

의료비용, 보험청구, 지분의 기록을 유지하는 것은 돈을 더 잘 관리하고 스트레스 수준을 낮춘다. 세금 감소의 이익을 보는데도 중요하다.

기록유지사항

- 의료비, 날짜
- 모은 청구서: 날짜, 의사 명
- 보험회사로부터 받을 환불 또는 변제
- 식사대와 숙박비용
- 모든 처방
- 변제 안 된 의료비
- 보험업자에 대한 날짜, 이름, 호출, 편지, 이메일의 결과
- 입원, 병원방문, 검사일, 진단검사, 과정, 치료, 여행 경비

2) 재정과 보험 연관 내용

암의 진단부터 치료선택을 거친 후 마지막 일은 보험 또는 재정 혼란이다. 어떤 수술을 시행하기 전에 환자의 현재 적용범위와 그것을 최대화하기 위해 충족할 필요가 있는 요구에 대해 이해할 필요가 있다.

(1) 피고용인 이익 안내서의 지침을 읽어라

환자는 "무슨 자격이 언제 있고, 누구에게 무슨 통지가 요구되는지, 어떤 조건하에서"에 대해 명백해야 한다. 그렇지 않으면 인적자원관리부의 연금전문가와 만나서 상세히 점검하라. 건강보험과 장애적용범위를 충분히 이해했을 때 보험회사와 이야기 준비를 한다.

(2) 보험 청구대리점과 친구가 되라

이름, 날짜, 진단, 암호, 과정, 암호 확인번호를 기억하고 규칙적으로 접촉하라

(3) 점검목록을 만들어라

환자의 요구와 보험자의 적용범위, 예상하는 모든 비용의 안전한 목록과 적용범위를 얻기 위한 요구를 만들라.

- 초기 상담, 2차의견
- 모든 외과 술식
- 각 과정, 병원방문, 치료를 위한 공제조항과 공동지불
- 어떤 장치나 보철물 적용
- 병원 이동수단과 같은 개인적 비용

모든 비용에 대한 평가를 앎으로써 예산을 세울 수 있다. 의사와 장기 지불계획을 세우기 위해 의사와 일할 수 있다.

(4) 비용추적 체계설립: 모든 비용추적을 위한 체계를 세우므로 의료비용 쇄도에 대해 준비한다.

3단계로 각 비용을 추적한다.

1) 주어진 봉사의 날짜
2) 환자 또는 부여자에 의해 보험자에게 위임된 비용의 날짜
3) 비용지불 시기

3) 치료 중 재정적 문제의 방어

암 환자에게 재정적 문제도 극복해야 할 사항이다. 재정적 관심은

1. 의료비와 보험적용범위의 수준
2. 직장소실에 따른 일시적 또는 영구적 임금의 소실이다.

암 치료는 대단히 비싸다. 많은 사람에게 암 치료를 겪는 것은 재정적 안녕에 심한 충격을 준다. 많은 사람들은 의료비를 지불할 수 없게 될까 걱정한다. 직접, 간접적 치료

비를 지속하기 어려운 시간이 될 수 있다. 재정적 문제를 하나씩 차례로 맞서는 것이 가장 쉬운 방법이다. 암 진단과 치료의 큰 비용은 병원 내 시간, 진료방문, 약물검사와 과정, 가정건강봉사, 의사와 다른 전문가의 봉사이다. 가족들은 간접적 비용을 맞이해야 한다. 환자는 의료비의 기록, 보험청구, 다른 건강관리와 관계된 왕복문서 등을 가지는 것이 중요하다. 이것은 비용을 더 쉽게 관리하고 그간 문제를 방어하는데 도움이 된다.

4) 생활문제의 처리

암은 재정에 영향을 미친다. 여분의 비용, 수입의 소실과 올라가는 빚은 재정을 어떻게 관리하는가에 대해 걱정스럽게 느끼도록 한다.

- 일과 멀어져 돈 없는 시간이 지속된다.
- 희망하는대로 가능하면 빨리 직장으로 돌아올 수 없는 또는 전연 안 되는 것을 발견한다.
- 약, 치료 중 보험적용 안되는 것의 비용, 치료여행, 육아비용 등에 돈을 써야한다.
- 저당, 신용카드 지불 등에 지연된다.
- 집안관리 및 유지에 비용이 든다

이런 문제에 대해 병원 내 사회사업가, 은행의 회계담당자나 예산 편성자가 예산을 도와 줄 수 있다. 정부나 개인보험 도움에 대해 배우는 것이 재정충격을 줄이는데 도움이 된다.

5) 여행은 어렵거나 새로운 관심을 가져온다.

(1) 여행은 치료 후 몇 주간 휴식 후 떠나는 것이 좋다. 처음에는 하루 밤 또는 주말, 집 가까운 곳이 좋다. 장거리는 몇 개의 단거리로 가른다. 때로는 에너지가 증가되어 더 많은 여행을 할 수 도 있다.

(2) 장거리 여행 계획은 미리 담당의사와 의논하는 것이 좋다.

(3) 항공여행이나 장거리 여행은 위험할 수도 있다.

(4) 목적지에 의료시설이나 보험관계를 알아봐야 한다.

(5) 의무기록 지참: 의사이름, 접촉번호, 보험정보, 상세한 치료기록, 약물종류

(6) 여분의 상비 또는 치료 약물과 공급품

(7) 예방접종

(8) 항암제치료, 방사선치료 후 태양과민에 대해 피부손상 방어 준비

(9) 인공항문이나 인공배뇨 장비 준비

(10) 위급시 집에 잘 돌아올 수 있는 방법도 생각한다.

36 암 치료 후 감정

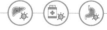

암 치료 끝난 후 나의 미래는 어떻게 될까. 나의 삶의 지나간 자국에 진단 후 처리해야 할 기대않던 위협과 변화가 있다. 이 위협이 개인에 작용하여 이 기간에 많은 혼돈스러운 감정을 경험한다. 많은 암 환자에게 가장 큰 놀람은 감정적인 투쟁이다. 치료가 가장 큰 도전으로 생각했으나 가장 힘든 부분은 감정처리라는 것을 발견한다. 감정적 회복에 어려움을 가진다면 외롭기 않게 건강관리팀과 감정투쟁에도 좋은 치료를 위해 접근할 수 있다. 정상 감정처리, 감정도전을 위해 무엇을 할 수 있는지 또 언제 전문가로부터 도움을 찾을 것인가에 대해 이해하는데 도우는 통찰력을 길러야 한다.

1. 감정적 기복

사람이 생명에 위협적인 질병에 직면할 때 치료 후까지 지속되는 장애감정을 느끼지 않는 것은 상상하기 어렵다. 암의 감정적 장애는 중재가 가장 도움이 되는 진단과 치료의 초기에는 인지 없이 지나간다. 감정장애는 여러 가지 방법으로 나타난다. 환자는 슬프게, 두렵게, 희망 없이, 조심스러움, 낙담, 지침 등을 느낀다. 그들이 정상인지 암에 대한 감정반응인 지 결정하는 것은 이런 느낌의 강도, 회수, 기간, 시기이다. 정상 장애와 근심, 우울, 외상 후 스트레스의 더 쇠약한 수준의 구별에는 확실한 선이 없다는 것을 아는 것이 중요하다.

감정적 장애에는 어느 정도의 중재를 필요로 하는 어떤 증후들이 있다.

- 공포감에 압도된 느낌

- 두려운 감에 패배, 정복된 느낌
- 치료를 못해낼 것 같이 슬프게 느끼는 것
- 보통 아닌 흥분과 분노를 하게 되는 것
- 통증, 피곤, 구역을 극복할 수 없게 느끼는 것
- 결정하기 힘든 시간을 가지는 것
- 집중, 힘듦, 흐려진 생각, 급작스러운 기억장애
- 늘 암과 죽음에 대해 생각하는 것
- 진행에 희망 없이 느끼는 것
- 잠들기 어렵거나 너무 일찍 일어남
- 식욕소실로 몇주 동안 못먹는 장애
- 해결하기 힘든 가족 간 갈등과 문제
- 한때 편안함을 주던 믿음과 종교에 대한 의문
- 가치없고 소용없이 느끼는 것

2. 암 치료 후의 흔한 감정들

- 위안   - 고독감   - 재발걱정   - 병의 불확실성   - 추적에 근심
- 일에 대한 걱정   - 조심성   - 생존의 죄책감   - 스트레스
- 암경험에 대한 분노   - 우울과 근심   - 기분변화
- 소실에 대한 슬픔: 신체일부, 불임, 폐경 - 큰 기대에 대한 좌절감
- 신체부작용에 대한 걱정과 고민   - 앞으로의 전진의 주저나 저항
- 신체와 일반건강의 자존심의 차이   - 통제 상실감
- 우정, 관계, 사회생활의 변화나 불확실성 - 믿음과 자신감의 부족

3. 큰 감정적 도전

근심과 우울이 암 환자가 처리해야 할 큰 도전이다. 근심은 너무 많은 스트레스에 있다는 신호이고 문제와의 싸움에 소비한 시간으로 정의된다. 반면 우울은 문제와 싸우기를 중단하는 신호이고 투쟁을 포기하는 것이다. 진단기간 동안 높은 수준의 근심을 경험한다. 이것은 정상이다. 암은 대부분에게 새로운 경험이고 미래에 많은 미지를 가져온다. 만약 새로운 도전을 맞이하면 근심이 기대되고 많은 근심은 짧은 기간에 정상적인 우울 감정으로 물러간다. 일부에게는 근심이나 우울이 너무 오래 끝에 회복에 충격을 준다. 여기에는 훈련된 전문가가 도울 수 있다.

1) 근심

근심은 삶 중 새로운 도전에 맞서서 그것에 의해 놀라거나 위협을 느끼거나 불편함으로 생긴다. 근심은 결정할 능력을 빼앗고 피곤하고 흥분하게 만들고 오래 지속하면 회복을 방해한다. 근심은 짧게 지속되고 저절로 해결되고 새로운 도전에 다시 생기나, 매일 사라지지 않고 다시 생기면 만성 근심이 된다. 근심은 미래에 대해 불확실하고 통제 소실감에서 나온다. 2주 이상이면 우울이 된다.

심한소견

- 신경과민과 내적요동: 입술 떨고 손 흔들리고 말이 빠르다.
- 심장이 빨리 뛰거나 가슴이 답답하거나 질식감이 있음
- 급한 호흡　　　・ 손발의 저림　　　・ 멍한 것　　　・ 불안
- 수면장애　　　・ 안절부절　　　・ 집중과 기억의 장애

2) 우울

우울은 삶이 너무 힘들어 철회해야 할 상황에 처해 있을 때 슬픔의 경험으로 시작한다. 흔히 오랜 기간의 근심에 뒤따른다. 우울은 근심보다 다른 증상을 보이는데, 짧은 기간의 감정저하, 침울에서 매일 지속되는 쇠약한 우울까지 심함의 정도가 다르다. 짧은 기간의 정상적인 반응적 우울감정과 건강전문가의 중재를 필요로 하는 장기간의 임

상적 우울과의 차이의 이해가 중요하다.

(1) 반응적 우울의 흔한 시기
- 치료종류. "치료 후 우울"이 흔하다.
- 점검 추적시 "점검 우울"
- 연 기념일: 진단, 수술치료의 기념날

슬픔 감정이 수주 내지 수개월 지속되면 1/4에서 임상적 우울소견이 될 수 있다.

(2) 우울은 큰 고민, 기능손상, 치료스케줄을 다룰 능력의 감소를 일으킬 수 있다.

우울소견

즐거움소실과 지속적 침울 기분	식사영향: 체중 감소 또는 증가
수면장애: 과도수면, 불면증	에너지소실: 피로, 성욕감퇴
집중, 기억력, 결정력 장애	죄책감, 무가치감, 도움 없음
사망, 자살생각	미래에 대한 희망 없는 감정
통제 안되는 울음	모든 것으로부터 달아나고 싶은 욕망
신체장애: 흉부 통증	흥분

임상적 우울은 마음, 몸, 관계에 영향을 주는 심한 증상상태로서 증상은 길고, 심하고, 정상적으로 돌아올 능력이 점차 무능하게 된다. 침울과 임상적 우울의 차이는 경고증후를 알고 적절한 도움 찾기에 불편하게 느끼지 않는 것이다. 사람이 슬프게 느끼거나 여전히 삶의 부분 즉 가족모임, 친구만나기, 영화보기 등을 즐기거나 기대하는 것을 의미한다.

▶ 우울의 원인은 암 진단, 약물, 피로, 변경된 자존심 등이다. 암 진단에 20-50%에서 우울증이 있고 행동, 기분, 사고, 신체적 건강에 영향을 미친다. 우울을 완화시키는데 가장 흔한 장애는 우울이 허약을 나타낸다는 것이다.

▶ 우울은 정신병과 관련된 사람의 임상표현과는 다르다. 우울은 신체적 질병이나

정상행동과 관련된 어떤 상황에서 겪는 고통에서 보는 일시적 현상이다.

▶ 암 치료의 어느 국면에서나 우울이 생길 수 있다.

• 암이 재발할까

• 내가 다시 평온하게 느낄 수 있나

• 암을 생각하지 않는 날이 올 수 있을까

▶ 의미있는 근심과 우울 조사

• 우울: 0-46% 근심: 1-49%

• 어느 정도의 우울이나 근심: 20-45%

• 뚜렷한 우울이나 근심: 각각 18.7% , 24%

진단에서 가장 흔히 나타나고 점차 감소되어 2년 후 거의 정상이다. 일부는 치료 후에 재발의 강한 두려움으로 처음 생긴다.

• 일부 환자에 더 잘 경험한다.　　　• 성별: 여자에 2-3배 증가한다.

• 연령: 젊은 층에 더 많다.　　　• 과거의 정신장애 경력에 더 많이 생긴다.

• 교육, 사회적 지위, 신체활동 수준도 장애 취약성에 관여한다.

(3) 우울관리

• 상담과 지원단체를 통해 도움 찾는다.

• 의사와 상담하여 항우울제 사용한다.

• 두려움이나 감정을 가족이나 친구와 이야기 한다.

• 즐거운 활동에 종사한다.

• 기도나 다른 영적자원을 사용한다.

• 하루 몇 번씩 심호흡과 휴식, 운동을 한다.

• 다른 사람과 시간을 보낸다.

• 감정을 표현하는 글을 쓴다.

• 여러가지 감정을 가지는 것도 좋고 그 원인을 찾고 이야기 한다.

• 만약 먹기와 수면과 기상장애가 있거나 사망 또는 자살생각이 있으면 의사를 찾아야 한다.

(4) 치료

- 근심, 우울의 치료 이유

- 수면에 나쁜 영향을 준다.

- 신체활동을 방해할 통증의 증가 수준을 보인다.

- 좋은 치료결정을 할 능력을 손상시킨다.

- 삶의 질 감소와 관계있을 경우가 있다.

감정적 근심: 1/3, 임상적 우울: 10%

- 전문가에게 이야기하는 상담치료, 담화치료 또는 정신치료, 상담의 목적은 주요 원 인을 확인하여 문제해결에 가장 좋은 접근을 결정한다.

- 약물치료: 항우울제, 항근심제

* 항근심제: 신경이나 흥분을 가라앉힌다. 평정을 얻고 결정에 집중하고 더 잘 자도 록 한다. 30-90분 내 효과

벤조다이아제판제제: 알프라졸람(자낙스), 로라제팜(아티반), 디아제팜(바라움), 클로나 제팜(클로노핀)

* 항우울제: 기분을 안정시킨다. 2-3주 사용 후 효과

선택적 세로토닌 재흡시 금지제재: 서트라린, 에스시타로프람, 프록세틴, 부프로피온

4. 스트레스, 과도한 긴장

스트레스가 암을 유발하는가

아마 관계는 없는 듯하다. 감정적 또는 정신적 요소가 암의 발병이나 재발에 큰 관계 가 없고 개인성도 큰 상관은 없다. 스트레스는 면역계의 여러 요소를 방해하고 호르몬 분비를 증가 또는 감소시키는 개인적 내분비계에 큰 충격을 준다. 그러나 면역계가 암 세포만의 영향을 충분히 증명하지 못하고 암 발병이 면역계의 손상에서만 발생하는 것 은 아니고 또 생리적 현상이 아닌 스트레스로 호르몬의 지속성 과상승도 아니다. 암 발 병은 오랜 시간이 걸리므로 최근의 스트레스와는 더욱 암 발병과 관계가 없다.

스트레스 하나가 암에 중요한 위험요소는 아닌 것 같다. 그러나 스트레스는 신체상

으로는 수술로부터 치유상태를 다소 늦게 하고 감정적으로 맞은 것 같이 느끼도록 만든다.

많은 양의 스트레스 없이는 암 진단을 조종할 수 없다. 심한 병을 가지는 것의 한 부분이다.

- 암 진단에 따른 스트레스의 많은 것은 불확실성에 관계되고 있다.
- 진단자체의 불확실한 기간
- 예후에 대한 불확실성
- 어느 치료가 가장 좋고 얼마나 공격적인 치료 선택하는가에 대한 불확실성

- 희망과 웃음, 이 두 가지 일이 환자의 배우자와 가족을 진단과 치료를 겪어 내도록 했다.

희망은 다가올 더 좋은 날들의 꿈에 힘을 보여 주었고, 웃음은 삶이 지속되고 가장 어두운 장소에서 믿을 수 없는 순간이 발견되고 공유했다는 것을 생각하게 한다.

- 외상 후 스트레스 장애(Post-traumatic stress disorder)

전투나 나쁜 사고를 겪었거나 또는 범죄의 희생자, 생명을 위협하는 병이나 심한 치료 후 대단한 스트레스로 정신적 후유증을 경험하게 된다는 정신 단어이다. 이런 경험은 사람을 약하게 만들어 흥분, 기억력소실, 불면증, 근심과 우울, 집중장애, 정신환각의 재현 등이 있다. 일부 환자는 전투를 겪었던 군인처럼 스트레스 장애를 보이기도 하는데 대체로 시간이 지나면서 사라지나 심하면 상담과 약물치료도 필요하게 된다.

1) 스트레스를 줄이는 방법

- 삶에서 불필요한 스트레스 제거계획이 첫 단계이고 두 번째는 실질적이 되어 일부 일에는 스트레스를 기대하는 것이다. 변화시킬 수 없는 일은 받아들이기를 결정하고 할 수 있는 일은 변화시키도록 해보라.

(1) 무엇이 스트레스를 유발하는지 생각해낸다: 진단의 놀라움, 병과 치료의 극복의 스트레스, 재발염려, 병진행의 두려움, 치료부작용, 사망의 부작용

(2) 과거의 극복기술을 확인하라

과거의 어려운 상황에서 어떻게 생산적, 효과적으로 극복했는지 돌이켜본다. 과거의 극복 책략이 지금 가장 효과적일 수 있다. 가장 잘 극복하기 위해 무엇이 필요한 지에 대해 경험했던 사람이 가장 좋은 숙련자이다.

(3) 사회적 지원을 사용하라

주위의 친구, 가족, 동료 등의 사회적 지원망 중 한 두명에게 자신의 감정생각, 관심을 이야기하는 것은 일을 가슴에서 털어내고, 문제를 해결하고 타인의 도움을 얻는데 가장 좋은 방법 중 하나이다. 지원단체의 참가도 많은 도움이 된다.

(4) 생각을 수정하라

어려움을 느끼면 무엇인지를 알고 변화할 수 없는 것은 받아들이고 멈추어서 어떤 긍정적 해결이 있는지 생각한다. 힘들면 휴식을 취한다.

(5) 삶을 살아라

함께 있으면서 즐거운 활동을 할 파트너를 찾아라

(6) 삶에 다른 지원과 기분전환할 일이나 행동을 찾아라–자신을 위한 작은 일을 할 수 있다.

삶에 사랑하는 것이 무엇인지, 행복하게 만드는 것이 무엇인지, 가장 즐기는 것이 무엇인지 자신에게 물어보고, 이것을 알아낸 후 시행하라. 자기 삶을 위해 싸우고 있다. 싸우는 그것을 천천히 즐겨라

(7) 한계 내에서 살아라

치료 중이나 후, 삶 중 몸에 놓여진 예로의 피로같이 새로운 제한에 대해 속도를 잘 조절하고 어떻게 느끼는가에 따라 조정한다. 과거에 현재 간 몸이 얼마나 많이 처리할 수 있나의 정신적 조정을 요구한다. 스트레스 일을 검사하고 줄이거나 멈추기 위해 할 수 있는 일을 결정하라.

(8) 활동적이 되라

의사의 관리 하에 적당한 운동과 활동은 피로투쟁, 근육강도 유지를 도울 수 있고 근심을 줄이고 우울감을 줄이고 긍정적 체영상 유지를 도움을 준다. 매일 생활에서 활동을 증가할 수 있고 새롭고 재미있는 일을 할 수 도 있다.

(9) 거부는 2가지 방법으로 역할을 한다.

보통 거부는 극복에 부정적 방법으로 언급되나 실제로는 감정으로부터 일시적 보호를 위한 방어적 기전으로 사용되기도 한다. 거부는 한때 처리하기에 너무 많은 생각이나 감정을 피하는데 도움을 준다. 그러나 부정이 극복할 능력을 위협하거나 의학적 충고를 부정하거나 심지어 진단자체를 부정하거나 할 때는 더 큰 스트레스를 준다.

(10) 자신을 준비하라

치료에서 기대되는 것에 대한 의사나 간호사나 다른 환자로부터 부작용과 처리에 대한 정보를 얻는다.

(11) 휴식하라

휴식은 고민을 감소시키고 통증을 완화한다.

- 자가 휴식기술: 단순 숨쉬기, 음악듣기, 산책, 춤. 심호흡은 뇌에 산소 공급, 체긴장 감소, 기분 상승하게 한다.
- 진행적 휴식기술: 최면, 요가, 마사지, 휴식훈련, 명상 등 보완치료를 전문가의 지도 하에 시행

(12) 지금 이순간의 문제를 해결한다.

하루에 한 때, 한 때에 한 순간, 한 순간에 한 문제씩 해결한다.
현재에 여기,지금의 문제를 극복하는 방법에 집중하라

(13) 희망을 유지하라

(14) 웃어라 매 기회마다

유머와 웃음은 긴장된 상황을 녹이고 좋은 스트레스 구제자가 될 수 있다.

(15) 계획하라

매일 삶을 위한 스케줄을 계획하라. 모르는 것은 피할 수 있다. 매일 달성하고 싶은 것을 계획하라. 중요한 순서대로 시행한다. 당신과 특별했던 사람과 특별한 시간을 계획하라.

(16) "아니오"라고 말하라

자신이 하기를 원하지 않는 것이나 스트레스 주는 일에 적절한 시간에 개인적, 사회적, 직장 등에서 정중하게, 단호하게 말하라. 자신에게 가장 중요한 것을 한다. 타인에 대한 "아니오"는 자신에게는 "예"이다. 다른 아무도 자기를 위해 할 수 없다.

(17) 다른 소생자와 개인적인 이야기를 나누어라

암을 가지고 사는 이야기를 말하고 듣는 것은 사람들을 배우게, 문제해결하는데 더 희망적으로 느끼는데, 관심을 퍼트리는데, 겪어온 것에 의미를 발견하는데 도움을 준다.

(18) 태도를 유지하라

• 감사하고 표현하라

- 매일 3가지를 축하하라: 놀라운 아침, 친구방문, 신선한 과일 먹기, 꽃향기 맡기, 신선한 공기 마시기, 가족사진 보기 등

• 삶을 즐겨라: 놀아라, 움직이라, 웃어라 • 자신에 대한 개인적 보상체계를 세워라

(19) 글쓰기 하라

하루의 자신의 느낌이나 경험에 대해 기록하거나 다른 사람에게 말한다.

(20) 도움치료 받아라

• 지원치료, 대화치료: 전문상담

- 약물치료: 항우울제 2-4주
- 긍정적 정신중재: 환자에게 무엇이 잘못된 것인가가 아니고 무엇이 올바른 가를 찾는 것이다. 복리안녕을 올리고 장애의 손상을 줄이는데 중점을 둔다. 원리는 우리 삶의 의미, 만족, 즐거움, 생기를 증진하는 것이다.

(21) 주위환경을 변화하라
- 주위의 잡음, 소음을 줄이라
- 스트레스 주는 사람을 피하라

(22) 시간을 아껴라
- "아니오"라고 말하라: 관계 수정
- 완벽주의자가 되지 말라. 완벽은 불가능하다.
- 우선권을 설정하라. 가장 중요하다.
- 활동을 결합하라. 여러 가지를 동시에 줄여 시행하라
- 비생산적이고 에너지 소모하는 활동을 제거하라
- 도움요청을 위해 일부를 다른 사람에게 위임하라

5. 기분의 조정

"암" 이란 단어는 초기 병기나 가장 좋은 경우에도 우리의 생존에 대해 불길한 위협을 가진다. 암 진단 받을 때 걱정, 슬픔, 좌절, 놀람, 분노를 하게 되는 것은 정상이다. 그러나 오랫동안 걱정과 분노는 양측 신체적, 정신적으로 치유할 능력에 악영향을 가진다.

환자의 감정건강은 궁극적으로 신체적 안녕과 연관되어 있다. 대부분의 환자에는 암이 만나는 가장 어렵고 놀라운 경험이다. 암 진단은 삶에 위협뿐 아니라 안녕에도 위협이다. 기분은 삶의 양에 영향을 주고 삶의 질과도 관계가 있다. 병에 대한 삶의 권리는 병의 성질뿐 아니라 어떤 합병증이 있든지 살만한 가치가 있다는 확신의 강함에 있다. 즉 암은 삶을 정의하지 않고 단지 삶을 혼잡하게 한다는 것이다. 신체적으로 잘 치유되

더라도 기분은 중요하다. 지속적인 기분장애가 있다면 삶의 질은 크게 줄어든다. 감정
건강은 감정자체를 위해 또한 신체적으로 치유 요구에 중요하다.

　기분장애는 뇌 속 화학적 불균형이 대부분이다. 호르몬이나 신경전달물질, 세로토
닌, 노에피네프린등이 이끈다. 항우울제가 효과적이고 정도가 심하면 정신전문의의 상
담도 필요하다.

　• 기분의 관리
　- 자신을 가장 잘 돌보아라: 균형 잡힌 음식물을 잘 먹고 물을 많이 마신다.
　- 작고 가능한 목표를 세우고 우선권을 관찰하라. 자신에게 너무 기대하지 말라.
　- 매일 약간의 신체활동을 하도록 애쓰라: 잘 자고 기분증진 시킨다.
　- 가까운 사람과 감정을 나누어라: 고독감이 줄어든다.
　- 바깥 시원한 공기 속에 시간을 보내라: 경치가 더 좋게 느낀다.
　- 자신을 너무 거칠게 판단하지 않도록 하라: 자아비판은 도움없을을 증가시킨다.
　- 즐기는 활동을 적어두고 매일 가까이 하라: 책, 텔레비전, 영화
　- 어떻게 느끼는지 적어두던지 자신을 표현하라: 음악, 노래
　- 매일 같은 시간에 자고 일어나는 등 규칙적이고 편안한 생활습관을 유지하라
　- 보완치료를 생각하라: 요가, 명상, 마사지, 침
　- 매일 긍정적인 기록을 남겨라

6. 자존심

1) 자존심 재건과 강화: 체 영상과 기타요소들
자존심에는 신체적, 감정적, 사회적, 달성적, 영적 자신으로 구분할 수 있다.

• 신체적 자기: 신체가 무엇을 하고 어떻게 보이는가
• 감정적 자기: 어떤 감정을 가지고 있고 감정조절을 잘 하고 있나
• 사회적 자기: 다른 사람과 어떻게 쉽게 지내는가, 다른 사람으로부터 얼마나 많은

감정지원을 받나

- 성취적 자기: 학교, 직장, 개인적과 가족적 관계에서 행한 것
- 영적 자기: 종교적과 도덕적 신념과 그들이 주는 강함

신체적으로 매력적으로 느끼는 것은 단지 자존심의 한 가지 측면이다. 암과 치료는 몸이 어떻게 보이는가, 어떻게 행동하나, 자신에 대해 어떻게 느끼는 가에 대한 감정에 크게 영향을 준다. 새로운 체영상에 대한 변화를 받아 들이는데에는 시간과 에너지가 있어야 한다.

자존심과 관계의 강화와 체영상 문제를 방어하기 위한 암시들

- 체가 어떻게 그리고 왜 변하고 증상을 어떻게 관리해야 하는 가에 대해 가능하면 많이 배워라: 정보와 지식은 신체변화에 대한 놀람과 위협을 적게 느끼도록 돕는다. 또 체와 삶에 대한 통제감을 복구하는데 도움을 준다.
- 수술흉터를 만지고 바라보라: 새로운 당신 몸에 대해 적응이 필요하다.
- 초점을 신체의 다른 매력적인 부분으로 옮겨라
- 몸을 전체로 가치를 평가하라: 한 부분의 변화는 큰 문제가 아니다.
- 신체변화 관리에 너무 빠지면 개인으로서 자기가 누구인지 보지 못한다: "전인"으로 자신을 생각하기 어렵게 된다.
- 이야기하라: 개방된 소통은 스트레스를 줄이고 당신의 암에 대한 오해를 밝힌다.
- 일을 새롭게 그리고 다르게 행하라: 할 능력이 있고 가치가 있다고 느끼는 것을 하라
- 업무기대를 전환하라: 할 수 없는 것에 주의를 돌려라
- 일어난 것에 어떤 가치를 발견하도록 애쓰라
- 열심히 찾으면 긍정적인 어떤 것을 발견할 수 있다.
- 희망을 찾아라: 가치있는 삶을 위해 작은 긍정적인 것을 찾아보자. 처리 가능한 단기 간의 목표를 세워라
- 자신을 너무 압박하지 말고, 그것을 위장해야 한다고 느끼지 말라
- 새로운 사람과 새로운 활동을 하라
- 현재를 살아라: 현재 의미 있고 즐거운 것에 집중하라

- 문제 해결사가 되라: 여러 문제를 처리할 수 있도록 크기를 줄이고 필요한 도움을 요청하고 한번에 한 단계씩 일하라. 정보와 의견수렴, 선택권 평가, 우선권 세우기, 장단점 고려, 최종선택하기로 문제를 접근한다.

7. 감정 장애

- 환자의 직업은 감정을 관리하는 것이고 의사의 직업은 암을 관리한다. 의사는 신체회복을 계획하는 신체치료자이고 환자는 정신회복을 계획하는 정신치료자이다.
- 감정장애의 수준을 누가 조정하나

보통 의사들은 환자의 신체적 증상이나 치료에 집중하므로서, 또 감정적 처리에 대해 많이 배우지 못했기 때문에 부정확한 일을 할 수도 있다. 어떤 의사는 "감정관심을 먼저 꺼내지 않고 대화를 시작하지도 않고 환자가 말하기를 기다린다"라고 말한다. 만약 환자가 심한 염려나 우울을 느낀다면 정신건강팀이나 사회사업가에게 전원 한다.

치료 과정의 감정변화는 어떤가

1) 치료과정 시작 전 감정은 어떤 것인가
- 치료 과정과 부작용에 대한 염려나 신경쓰는 느낌
- 치료가 암을 완전히 제거할 수 있는지 걱정
- 신체가 어떤 영구적 변화를 초래할지 의심

▶ 감정의 해소는 어떻게 하나
- 상대에게 개방적으로 솔직하게 이야기하여 환자의 염려와 관심을 알게 하여 그들이 도울 수 있도록 한다.
- 가족과 친구들이 스트레스를 줄이는데 지원해 줄 수 있다. 스트레스와 염려를 효과적으로 처리하기 위하여 일을 부여하기를 기꺼이 해야 한다.

2) 치료기간 동안 감정은 어떤가

암 진단 후의 삶은 환자의 향후 생에 정신적, 육체적으로 가상 큰 도전의 하나이다. 치료에 의해 생기는 감정적 부담이 때로는 육체적 부담만큼 힘들 수도 있다. 무엇을 해야 하는가, 어떻게 느끼는가, 매일 어디에 있어야 하는가 등 많은 새롭고 변화하는 긴장으로 인해 삶에 통제를 잃은 것 같이 느낄 것이다. 신체적으로 가장 안 좋게 느낄 때에 방사선치료나 항암제치료를 받게 되는 것 같이, 더 좋아지려고 애쓸 때에 나쁘게 느껴지는 것은 견디기 힘들고, 치료 때문에 더 나쁘게 느끼는 것은 올바른 선택을 했는지 의심하게 되고, 귀찮게 느낄 때 매일 원기를 복돋기 어렵다는 것을 알게 된다. 암의 적극적 치료를 받는 환자의 마음에 "치료가 잘 되고 있는 가?" 라는 의문이 들 때 감정적 부담이 커진다. 그 외 재정압박, 매일 집안일을 하는 것, 매일 남에게 의존해야 할 위치, 먹는 일, 새로운 동통, 부담되는 치료계획표, 지속되는 외래방문과 검사 등은 환자를 지치게 할 수 있다. 환자가 이런 긴장 하에 놓이게 되면 분노, 근심, 방황, 슬픔, 연민, 두려움, 우울 등을 흔히 보이게 된다. 특히 근심과 우울함이 생각과 감정을 차지하게 되면 삶이 대단히 어렵게 될 수 있다.

3) 치료 끝난 후 감정은 어떤가

치료가 끝난 후 위안을 느낄 것이다.그러나 다소 잃은 것 같은 또는 두렵게 느낄 수도 있다.가족이나 친구들은 과거의 생활로 돌아오기를 기대할 수 있다

그 반면에 환자는 "어떻게"로 의심한다.

- 힘들었던 삶을 어떻게 새로 조정하나
- 과거의 느낌이나 행동이 더 이상 적용 안된다면 어떻게 해야 하나
- 재발 가능성을 어떻게 무시할 수 있나
- 삶과 재발증상 조정 사이의 균형을 어떻게 발견하나

4) 치료 동안 감정적 건강의 지속적 유지

암은 마치 모든 것을 소모하는 것 같이 지금 느낀다. 그러나 결국 암은 삶의 역사의 한 부분이 된 것이다. 암은 환자의 우선권을 재평가하게 만든다. 다른 걱정은 암에 비해 중요하지 않다. 암은 그들에게 목표를 달성하게 하고 자신들을 표현하고, 가족들과

더 가까워지고 조직적이 되고, 전에 시간이 없어서 안했던 것을 새로운 방법으로 시간
을 만들어 하도록 만든다.

▶ 감정 표현하기

감정을 잘 극복하기 위해 할 수 있는 일들

- 희망적, 긍정적 태도를 유지하도록 애쓰라. 가족이나 가까운 사람에게 충격을 줄이면
  다가오는 문제처리를 쉽게 한다. 그러나 이 태도가 암을 일으키거나 치유하지는 못
  한다.
- 감정을 숨기는 것은 불리하다. 숨기면 희망적, 긍정적 감정과 삶의 통제를 막고 분노
  와 우울로 이끈다.
- 불확실이나 변화를 받아드려라. 변화에 적응하면서 더 좋은 삶의 질을 가진다.
- 기도, 명상, 평화를 느낄 수 있는 다른 일들 등을 통해 영적지원을 얻어라
- 삶에는 관여하고 있으면서 어디에서든지 삶을 단순화하라
- 앞으로 기대되는 일을 찾고 또 다가올 일에 자신을 준비하라
- 한계 내에 살고 지나친 것을 삼가라
- 긴장을 풀고 유머로 웃어라
- 환자가 가진 것, 사랑하는 것, 즐기는 것에 집중하라
- 휴식, 영양, 다른 독자적 가료방법 등을 위한 신체적 요구에 관심을 두라
- 담화, 쓰기 등 감정을 표현할 방법을 발견하라
- 개인적 시간이나 공간을 가져라
- 걷거나 운동하라
- 다른 사람들은 무엇이 암을 극복하게 했는지 발견하라
- 건강한 환경을 창조하기 위해 집에 변화를 만들라: 건강습관 선택
- 가족, 친구, 건강관리전문가 등 다른 사람에게 지원을 요청하라

▶ 도움 요청하기
- 지원체계의 실현은 대단히 중요하다. 지원, 조직, 동료애를 찾는 것은 암 극복에 중

요한 부분이다. 다른 사람과 유대관계를 많이 가진 사람이 지원이 적은 사람보다 위기를 더 잘 견디어 낸다. 대개의 사람들은 진정 도우기를 원하고 환자도 치료 동안 어느 시기에 여분의 도움이 필요할 것이다. 그들이 도우도록 하라. 도움의 종류에 대해 가능하면 특별히 정하도록 하면 더 좋다.

- 다른 사람에게 다가가서 삶 속의 사람들, 지원그룹, 옹호단체, 정신건강전문가들을 이용하는 것은 여러 방법으로 도울 수 있다.
- 자기 가치감을 복구한다.   - 두려움을 상쇄한다.
- 격리감을 감소한다.   - 자신의 돌봄을 돕는다.
- 생활적 도움과 정보를 제공받는다.

5) 감정회복의 조언
- 시간이 지나면서 좋아지는 감정변화
- 원기회복 또는 강함의 증가된 감   - 평화 또는 편안하게 되는 감정
- 삶의 우선권에 대한 확실한 생각   - 삶의 질을 돌봐준 사람들에 대한 감사

- 감정회복의 조정

새로운 암 경험은 신체적, 감정적으로 많은 에너지가 요구된다. 암은 삶을 재점화하도록 하기 위한 경험으로 보도록 애쓴다. 많은 사람들은 암 경험이 그들에게 삶에 새로운 자원이 되어 더 행복하고 더 건강하게 성장하게 해주었다고 한다. 이 시기를 삶이 성장하고 배울 수 있는 긍정적 가치로 본다. 더불어 신체적, 감정적으로 더 강하고 행복한 개인으로 성장할 수 있는 기회를 부여한다고 본다. 암 경험의 관리는 정보 지원, 계획이 요구된다. 암에 대한 감정적 반응이 정상적인 것임을 받아드리고 개방적으로 정직하게 소통하는 것이 성공적인 감정회복을 만든다.

CHAPTER 37 생존

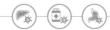

1. 암 생존의 도전

1) 암 생존자(Survivor)의 정의

다소 애매하다. 암과 치료를 생존했거나 치유와 비슷한 의미인가 어떤 환자는 "내가 치유된 것을 어떻게 아는가"라고 질문한다. 많은 암에서 진정 치유도 있고 일부는 앞으로 어떻게 될 지 기다려 보아야 하므로 불확실하다. 치유는 대부분 장기간 환자 추적 후에서만 진정 알 수가 있다.

2) 암 생존(Survivorship)의 정의

생존은 실질적 치료 후 시작하는 과정이다. 완화나 치유보다 더 포괄적이다. 초점은 암에서 해방 뿐 아니라 환자 삶에 복리를 증진시킬 수 있는 좋은 건강상태도 포함된다. 어떤 사람은 생존을 진단 순간부터 시작하거나 치료부터 시작한다고 하고 어떤 사람은 치료 후 5년 동안 암으로부터 해방이 되어야 한다고 주장한다.

암 여정 중 2가지 주 위급점을 경험했다.

첫째는 개인적 지진인 "진단"에서, 둘째는 더 놀랍게 "치료 끝"으로서 축하할 때 정상 생활로 어떻게 다시 조정할 수 있을 지 걱정되었다. 수개월 동안 위기양식에 있었으므로 암에 집중하지 않는 삶을 사는 방법을 몰랐다. 환자는 이것이 정상이므로 스스로 인내할 필요가 있다. 많은 환자들은 가족들이 모든 것을 걷어내고 전과 같은 생활로 돌아가기를 기대하는데 대해 스트레스를 경험한다. 환자들은 암 진단에 의해 영구적으로 변화되어서 꼭 전과 같이 될 수는 없다는 것이다.

▶ 암 생존자의 여러 가지 정의: 진단 후, 치료 중, 치료 후 현재 암소견 여부
- 암 진단 즉시 시작하여 살아있는 동안 지속된다.
- 한번 치료 끝난 후부터 더 이상 암소견이 없는 사람
- 암 치료가 끝난 사람
- 암 진단 후 최소한 5년간 병이 없는 사람
- 안정된 암에 지속적 치료를 받는 사람
- 암 치료 후 지금 치유된 사람
- 암의 모든 증거로부터 회복(완전완화)　- 기능상 건강의 복구(신체적, 정신적)
- 재발위험이 없거나 최소한의 단계획득 - 성인: 15년 이상, 젊은층: 15-39년간
- 생의 끝까지, 치료 후
- 가족, 친구, 간병인으로 암을 겪어 왔던 사람
- 유지치료(호르몬치료)를 받고 있는 사람
- 암의 병력을 가진 사람　　　 - 암을 겪었던 사람
- 암을 가지고 있는 사람으로 구분하여 정의하기도 한다.

2. 생존의 의미

- 암 생존의 의미는 암 진단부터 시작하여 3단계가 있다.
  1단계-진단과 치료단계: 암과 함께 산다.
  2단계-치료를 갓 넘어선 단계: 암을 겪었으면서 산다.
  3단계-치료 후의 단계, 단기 또는 장기미래: 암을 넘어 산다.
  암생존자는 제3단계의 미래에 더 집중한다. 생존은 가장 할 수 있는 활동적 삶을 사는 것이고 따라서 삶을 즐기고 미래에 건강한 전망을 가진다.
  암 진단을 받는다면 '암 환자'로만 생각하지 않는다. '암 환자'는 죽을 때까지 암 치료를 계속 받는 경우이고, 만약 건강하고 일부 치료를 받아 완치되거나 현재 무병상태이

면 짧은 기간의 '암 환자'이고 남은 기간은 '암생존자'이다. '암과 함께 사는 사람'은 암진행이 정지 또는 완화되거나 악화되어 있는 것으로 정의하면서 '암생존자'와 구분한다.

1) 생존자의 삶의 질에 영향을 주는 요소들

- 암의 종류
- 암의 치료 방법
- 가족 내 지원의 수준
- 재정 상태
- 스트레스, 근심의 수준
- 감정 상태

2) 생존의학(survivorship medicine)의 의미

- 암 환자의 전반적 건강유지를 포함한다.
- 암 가족을 지원한다.
- 암의 예방과 조기진단을 포함한다.
- 2차 암 발병을 예방한다.
- 통증, 무력, 정신적 긴장을 최소화하면서 호전된 삶의 질 증진한다.
- 병에도 불구하고 건강하고 활동적이고 생산적 삶을 살도록 하는데 도움을 준다.
- 미래에 삶을 즐기고 건강한 모습을 가지도록 한다.
- 환자가 삶을 사는 방법을 결정할 수 있도록 지식과 도구로 힘주어 돕는다.

3) 생존의 목표

- 재발예방
- 2차 암 예방
- 삶과 관계의 질 향상
- 전반적 건강과 회복 증진
- 1차 치료 부작용 감소와 치료
- 건강과 기능을 증진시키는 생활습관 내 활발한 변화 유도

4) 암생존의 2가지 의미

(1) 치료 후 암의 소견이 없다

(2) 암을 겪었고 앞으로도 암을 가지고 산다.

진단에서 시작하고 불확실성의 과정이다.

(1) 생존의 3가지 국면

- 급성기: 진단부터 시작하여 초기 치료 끝날 때까지. 암 치료에 집중

- 확장기: 초기치료 후 수개월까지.암 치료 효과에 집중
- 영구기: 암 치료 후 수년이 지나고 재방가능성이 적다. 암과 치료의 장기간 효과에 집중

(2) 생존율 증가 이유
- 선별검사에 의한 조기진단: 유방사진, 위내시경, 대장내시경, 전립선혈청검사, 자궁경부검사
- 치료발전: 기술적
- 부작용 치료의 발전
- 새로운 지원치료: 표적치료, 면역치료의 진보

7) 생존의 긍정적 전망: 암 경험의 결과로서 삶이 더 좋게 변하는 방법

(1) 암의 시련에서 얻는 이익
- 삶의 새로운 감사
- 관계호전: 가족, 친구
- 자기 진전: 감정통제 증가, 더 열정적이 됨, 새로운 기술 발전, 학위 얻기
- 영적변화: 새로운 믿음, 더 깊은 성령감, 신과 연결
- 생존시기로 전환 시 환자에게는 무슨 추적이 관여하고 어느 의사에게 추적치료를 책임 질 것인지 결론의 시기가 있어야 한다.
- 생존치료 계획: 환자의 병과 치료의 성질(포괄적 치료요약)과 추천된 추적방법에 대해 의사들이 이해하도록 도우는 지침

(2) 암경험의 긍정적 측면
- 내적 강함의 발견
- 지원의 새로운 지원의 발견
- 치료동안 새로운 우정 발전
- 삶의 우선권을 재검사

3. 암 치료 후

1) 암 치료 후의 중요점
- 암을 흔히 진단에서 시작하는 여정으로 묘사된다.
- 암 치료 후 삶이 변화되고 진단 전과 같지는 않다.
- 암 치료가 끝난 후 사람들이 환자가 좋게 느끼고 삶을 잘 지내고 지원이 필요없을 것이라고 기대하는 것을 느낄 것이다. 꼭 그렇지는 않다.
- 많은 생존자는 치료 후 전진하는 지원이 필요하다.
- 치료가 끝난 후 혼합된 감정을 흔히 가진다.

2) 암 치료 후 자신의 기대감을 관리하는 요점
- 자신과 주위의 가까운 사람들에게 사물에 익숙해지고 감정과 기대를 통해 조화할 시간을 주라
- 어떻게 느끼고 무엇이 필요한 지에 대해 솔직하라
- 치유 동안 할 수 있는 것이 무엇인지 다른 사람이 알도록 하라
- 다른 생존자와 연락하라
- 감정이나 요구에 대해 이야기하는 것이 힘들다는 것을 알면 개인 또는 가족상담자에게 가보는 것을 고려하라

3) 암생존자를 위한 조언들
- 자신의 치료 요약서를 가져라
- 암 치료의 장기간 효과를 감시할 계획을 세워라
- 암 재발을 관리할 방법을 배워라 .움직이라
- 잘 먹어라
- 건전한 생활습관으로 살아라
- 자기 신체를 되찾아라
- 증상을 치료하라
- 다른 소생자와 연락하라

• 암에 관한 자료를 사용하라

암과의 삶에 알아야 할 사항들

• 암을 가졌다. 무엇을 하나

- 암에 가장 좋은 의사를 발견한다.   - 치유계획을 설계한다.

- 생활습관 변화에 집중한다.   - 지원체계를 창조한다.

- 산다: 살기를 시작한다. 그것은 단순하다.

• 물어야 할 질문사항   • 암을 이길 확률

• 지원을 얻는다: 조언, 연장   • 의학적 지원: 의사와 시설

• 건강보험   • 건강하게 머무는 방법

• 앞을 내다본다: 가족을 시작한다.

암 환자가 말하기 원하는 사실들

• 새로운 정상은 두렵다: 치료가 끝났을 때 나에게서 사라지지 말라, 당신이 어느 때보다 필요하다.

• 당신은 나에게서 암이 전염될 수 없다: 나를 피하지 말라

• 모든 것이 다 좋다는 것은 아니다: 내가 앞으로 어떻게 될지를 당신이 안다는 것을 나에게 말하지 말라

• 만약 당신이 이것을 처리 못한다면 기다릴 수 없다: 만약 당신이 가버린다면 내가 다시 건강할 때까지 오려고 하지 말라

• 모든 사람에게 암의 경험이 다르다.

• 항암두뇌는 진짜이다. 인내심을 가져라

• 암이 나를 가두지 말라. 다른 이야기도 할 수 있고 나는 아직 "나"이다.

• 암의 생은 감정적 롤러코스터이다.

많은 사람들이 전보다 더 암과 함께 살거나 암을 생존하고 있다. 그러나 암이 치유되거나 적어도 통제될 수 있지만 많은 사람들은 병과 치료에 관련된 오래 지속되는 결과, 즉 후기효과를 경험한다. 건강관리전문가는 사람들이 암과 함께 또는 암을 넘어서 건

강하게 살도록, 더 좋은 삶의 질을 가지도록 사람들을 지원하는데 중요한 역할을 한다. 전문가는 맞추어진 교육을 부여하여 믿음을 쌓고, 회복동안 자기 관리에 필요한 기술을 발전하도록 사람들을 도움에 의해서 역할을 할 수 있다.

4. 암 치료 후 해야 할 10가지 조언

환자를 위한 조언과 충고를 주는 자원으로서 환자가 치료를 끝났을 때 기대하는 것과 더한 지원을 찾을 수 있는 곳을 알 수 있다. 이 안내는 10가지 환자조언 각각이 중요한 가를 설명하고 환자가 암으로부터 회복함에 건강관리 전문가들이 지원할 수 있는 실질적 생각과 암시를 부여한다.

1) 환자의 요구를 토론하고 치료계획 세운다.
▶ 치료 후 5가지 이상의 요구(생존자의 1/3에서)

- 즉각적 또는 장기간 신체적 문제
- 암재발 두려움
- 성적/관계 문제
- 사회적 망의 변한느낌
- 직장으로 돌아가기 어려움, 돌아갈 때의 차별

의사가 각 개인의 진행 중인 가료와 지원을 위한 있을만한 요구를 증명하는 것이 중요하다. 의사는 환자의 요구를 시정하는 것과 마찬가지로 대하는 재활에 위탁 또는 지원가료를 보증할 수 있거나 사람에게 자신관리를 위해 준비하거나 삶에 대형통제를 얻는 감을 줄 수 있다. 치료계획은 환자들의 요구를 아는데 필요한 특별한 활동이나 접근을 설명한다. 여러 자원에서 정보를 병합하고 치료를 조정하는데 도움을 준다. 치료계획의 목적은 앞으로의 치료를 위해 개인적 목표와 선택을 동의하여 환자가 개인적 자가 관리계획을 가지도록 한다.

2) 치료요약을 요구
치료요약은 환자가 치료 끝 회복국면에 들어갈 때 환자와 일차의사,전문의와의 연락괴 치료연속을 증진하기 위한 중요한 정보를 제공한다.

보통 다학제팀 내 특수건강관리 전문가에 의해 자료를 모으고 정리하여 일차의사와 환자에게 서류를 보낸다.

▶ 치료요약의 내용

• 특별한 진단: 병리, 병기, 분화등급

• 치료: 여러 치료 종류의 상세한 내용과 독성

• 치료의 신체적 또는 가능한 장기간 효과의 증명과 암시된 관리

• 암재발을 위한 감시계획: 조사와 그 빈도

• 위험감소와 건강증진 책략

• 2차 또는 일차원발암을 위한 선별검사의 추천

3) 주 접촉 의료팀을 찾아라

치료가 끝난 후 질문과 관심을 누구와 접촉하는지 알기가 어렵다는 것을 발견한다. 치료가 끝난 후 전문가팀과 추적치료 받기를 계속한다. 각 환자는 주 접촉자를 알아야 하고 어떻게 접촉하는지를 알아야 한다. 이것은 자가관리를 증진하는데 도움을 준다.

• 환자에게 누구와 접촉하는지 분명한 정보를 주어야한다. 문서화된 정보가 가장 좋다. 초기 추척 동안에의 주 접촉은 전문가 센터 내 또는 치료 받은 곳의 누구인가 이다.

4) 치료 후의 증상을 알아라

암 자체나 치료 후에 여러 다른 부작용을 경험한다. 더 일찍 증상을 인지하는 것은 치료에 적절하고 시간에 맞는 접근을 보증하고 더 오랜 문제를 방어하는데 도움을 준다.

5) 매일 매일 관심에 지원을 얻어라

전문가와 동료의 지원을 증진한다.

▶ 도움의 자원들

• 진행 중인 증상과 늦은 효과

• 어떤 증상이 정상이라는 것을 알고 언제 도움을 요청하나

• 재발 두려움   • 보험획득 애씀

- 매일 생활에 조정
- 변화에 조정
- 일 다시 하기
- 재정과 집안문제 극복
- 신임과 자존심 세우기
- 관계달성 또는 재달성
- 활동수준 세우거나 신체도전을 관리하는 방법 알기
- 음식, 가정일, 아이돌보기 관리

6) 어떻게 느끼는 가에 대하여 이야기

환자의 느낌에 대해 이야기 하기를 지원하라. 환자가 어떻게 느끼는 가에 대한 이야기는 암의 감정적 충격을 처리하는 기본적 부분이다. 생존환자의 20-30%가 나쁜 삶의 질을 포함하여 정신적인 문제를 가진다고 보고 있다. 암 진단은 쇼크와 불신에서 두려움과 근심까지 여러 감정을 촉발하는 것으로 되어 있다. 성문제도 올리기 힘든 논쟁이다. 암 치료 후 사람들은 흔히 다음 무엇을 기대하는 가에 대해 확신할 수 없고 더 이상 스태프이나 다른 환자들과 가까운 접촉이 안되면 격리감을 느낀다. 암 환자에게 격리감과 지원의 결핍은 진정 부정적 충격을 줄 수 있으므로 대화가 감정적 지원을 위한 분명한 기회를 부여하고 환자들은 필요할 때 더 큰 지원에 접근할 수 있는 곳을 아는 것이 중요하다. 일부 환자에게 감정과 느낌에 대한 이야기는 근심과 고통을 낮추고 격리감을 줄이고 암에 조정하도록 도움을 준다. 사랑하는 사람과 감정과 관심을 나누는 것은 힘들지만 증정된 소통, 더 좋은 이해와 더 가까운 관계를 만든다. 일부 가족에게는 더 가까워 질 수 있다.

환자가 그들의 느낌에 대해 의사와 배우자에게 이야기할 기회를 발견하도록 도우고 들은 것과 같은 기본소통 이외에 감정을 관리하다. 진전된 기술, 즉 인지행동 기술이나 문제 집중치료로 환자가 감정을 관리하도록 도우는 것이 필요하다. 전문가의 의뢰가 요구되면 심한 정신장애를 경험하는 환자를 위해 상담접근, 정신적 도움을 주는 장소를 발견하라.

7) 더 건강한 생활습관을 이끌도록 애쓰라. 더 건강한 생활방식을 증진할 수 있다.

흔히 사람들은 특히 암 진단 후 1년 내에 건강과 생활방식에 대해 재조사와 재 사정해본다. 더 건강한 생활방식의 채택은 피로, 우울, 근심과 같은 치료 후 심한 부작용을 감소시키고 골다공증과 심혈관병 같은 암과 치료의 장기간 결과의 위험을 낮추는데 도움을 준다.
- 삶이 더 건강한 방법을 향한 변하는 환자의 홍미와 동기의 수준에 달려있으므로 난계적인 변화를 위한 결정은 환자로부터 나온다는 것이 중요하다.

8) 주의해야할 것을 알아라

신체적, 정신적 결과를 가지는데 여기에 피로, 성문제, 정신건강문제, 통증, 장과 뇨문제, 림프부종 등이 있다. 그 외에 장기간의 심장병, 골다공증 또는 2차 암 등이 있다. 암재발도 흔히 있다. 의심 증상 있으면 의사와 연락한다.

9) 자기 자신의 건강을 알아라

어떻게 자신을 돌보는 가를 알기를 원한다.

의사가 환자에게 치료 끝에 묻는 질문
- 치료가 끝난 후 다음에 무엇이 일어날 지 아는가
- 추적치료를 누가 부여하는지 아는가
- 추적에 얼마나 자주 보게 되는 것을 아는가
- 검사나 예약스케줄에 참여 못할 이유가 있나
- 만약 문제가 의심되면 어떻게 하나
- 어떤 혈액검사나 방사선검사를 또 얼마나 자주 하는가
- 제안한 치료계획에 대해 질문이 있나.
- 이 계획의 어떤 면을 바꾸고 싶나

10) 경험을 공유하기

환자에게 자신의 경험을 공유하도록 격려하라.
지원과 정보제공: 만나서 서로 배우고 암시를 교환하는 기회를 촉진하는 것은 환자와 의사 양측에 큰 이익을 가질 수 있다. 따라서 암과 치료의 경험에 대해 이야기할 기회를 주는 것은 중요하다.

치료가 끝난 후 삶을 어떻게 진행하나의 문제점

- 추적예약의 관리
- 진단 후 법적, 재정적 문제
- 재발의 두려움
- 장기간 치료부작용
- 자존심과 자아상의 변화
- 건강한 생활습관; 운동, 음식
- 가족내 유전적 소인에 대한 관심
- 암 치료 때문에 연기된 미해결문제
- 향후 의학적 문제, 추적 선별검사에 대한 관심
- 적절한 의학건강과 복리과정표, 생존계획 발전의 집중

개인화된 계획과 개인적인 여정이 성공적 생존의 열쇠이다.

38 지원

진단에서 치료까지의 암경험은 환자마다 다르게 반응하지만 환자는 여러 가지로 신체적, 감정적, 정신적 도전에 직면하게 되고 환자와 가까운 가족들의 삶도 변화시킬 수 있다. 이에 대해 환자 자신이 모든 답을 가질 수 없고 모든 일을 다 처리하기 어렵다는 것을 인정해야 한다. 여기에는 치료관심과 부작용 관리, 두려움과 격리감의 감소, 기분 앙양의 감정적 문제, 정보 교환, 입원과 의료비와 가족부양에 대한 걱정, 직업유지와 일상생활에 대한 걱정 등을 극복하는데 환자와 가족들은 도움을 필요로 한다. 도움이 필요하고 원할 경우 그 중 가장 필요한 것을 생각하고 이것을 도울 수 있는 사람들의 지원이 주위에 있다는 것을 생각하는 것이 중요하다. 암 환자가 좋은 지원, 보조, 동반을 가진다면 이런 것이 없는 환자보다 암을 더 잘 극복할 수 있고 더 좋은 전반적 결과를 가져온다고 함으로 지원(support)의 역할이 중요하다. 따라서 암 환자는 주위에 관심과 지원이 필요하고 주위사람들도 여러 가지로 지원을 기꺼이 하려고 한다. 이런 지원을 부여할 수 있는 배우자, 친척, 친구들의 지원망을 가진다면 행운이다.

가족관계와 우정을 넘어선 사회망은 암회복에 큰 도움이 된다. 사회자본은 개인 간의 연결 즉 사회망과 그 안에서 생기는 상호관계와 믿음으로 정의한다. 사랑하는 사람과 사회망과의 연결을 강화하면 감정적, 신체적 건강에 큰 상승을 준다.

1) 지원의 종류

- 감정적 지원 - 심적 스트레스
- 생활적 지원 - 가정 내외의 일상생활
- 사회적 지원 - 사교 생활
- 정복적 지원 - 지식 교육
- 직업적 지원 - 직장 업무
- 정신적 지원 - 신앙, 기도

어떤 지원이 자기에게 필요한지, 잘 맞는지, 자기가 만족하게 느끼는지, 즐거움을 가져 오는 지를 발견하는 것이 중요하다. 어떤 지원을 원하는 지는 환자의 선택이다.

2) 지원의 형태
상호지원과 정보를 공유한다.
- 얼굴 맞대는 면전지원 그룹:병원
- 동료그룹: 같은 암 환자
- 전화그룹: 훈련된 상담가
- 온라인, 공개토론회: 간호사, 사회사업가

3) 지원의 의미
- 지원은 서로 주고 받는다.
- 감성 있는 사람들에 의해 느끼고, 듣고 이해한다.
- 우정을 발전시킨다.
- 다른 사람들이 어떻게 극복하는가를 배운다.
- 생각과 의견을 공유한다.
- 다른 사람에서 듣는다.

4) 지원단체 참여 이유
잘 살 삶에서 격려, 낙관, 영감, 희망을 찾는다.

주 이유
- 혼자 아님을 느낀다.
- 전문가로부터 현재의 의학연구에 대해 듣는다.
- 암 치료와 부작용에 대해 알게 되는 방법을 배운다.
- 다른 사람들이 암을 처리하는 방법을 듣고 경험을 비교해 본다.
- 그들이 겪었던 것을 이해하는 다른 사람과 휴식한다.

5) 지원단체의 중요한 역할
지원단체는 암 진단과 치료의 공통관심을 토론하고 정보를 공유하는 구성원에게 안

전한 장소를 부여하고 공통된 정화를 위한 공개토론회를 개최한다

공통적 목표

- 감정적 지원 부여
- 참가자들의 사회적 주체성 유지
- 정보와 교육 부여
- 유형적 환경적 지원 부여
- 사회적 가입연계 부여

6) 지원단체 지속의 얻을 수 있는 이점

- 소속감
- 감소된 격리
- 감정이입
- 안정감
- 유머

7) 지원자 자격

- 어떤 암이든지 또는 일정특수 암
- 새로 진단된 암, 진행된 암 또는 어느 병기의 암이든지
- 성의 구별 또는 모든 성-남;녀 1;4
- 간병인 또는 암 환자; 높은 교육수준,경제적 여유가 관계
- 일정 연령별 또는 연령 상관 없음-노인층이 적음

8) 지도자의 자격

- 암경험과 치료에서 신체적, 감정적 회복이 되었음
- 18개월-2년 이상 경과 후 다른 환자 감정적 지원할 에너지 수준이 증가된 자

9) 가입방법

- 입에 의한 말
- 대중정보 기관
- 증진 물건자료

지원을 받는 방법의 종류는 무엇인가

1. 개인적 지원 또는 상담: 환자의 개별적 접촉이다.

지원할 수 있는 대상자

- 의료인: 의사, 간호사
- 자격증을 가진 상담자,정신과 의사
- 배우자, 가족, 친구
- 사회사업가
- 종교단체

2. 단체 지원 그룹

많은 암 환자를 위한 단체적 지원은 같은 암을 겪은 사람들의 공동체에서 나온다. 환자가 다른 환자들이 겪었던 일에 대해 직접 듣는 지식은 환자의 감정적 강함, 격려, 정보의 큰 자원이 될 수 있다. 최근 암 환자들을 위하여 여러 종류의 지원단체가 점차 증가하고 환자들의 호응도도 점차 높아지고 있다. 비슷한 연령대, 같은 병기, 가족인가, 환자들인가 등 공통조건과 관심이 더 좋다.

▶ 장점
- 다른 환자와 암 경험을 서로 이야기하는 것은 환자에게 암 과정에 대해 통찰력, 지식, 희망을 준다. 환자는 가족, 삶의 전망, 자기 가치감에 대한 암의 영향을 이야기할 수 있고 다른 환자들은 환자의 감정표현, 염려, 삶의 변화에 대해 자신들의 극복방법의 경험을 이야기 함으로 환자가자신의 감정과 관심을 잘 이해할 수 있도록 도운다
- 환자는 암과 치료선택, 치료 부작용,재정부담에 관한 새로운 지식을 공유하여 다른 환자들을 도울 수 있고 또 조언을 찾을 수 있다.
- 다른 환자들에게 재확인을 받는 것은 환자가 고립되거나 두렵게 느낄 때에 다른 사람들과 연결되어 있다는 것을 아는데 도움을 준다.
- 주위에 생기는 생활양식 관심, 직장문제, 성문제 등 다른 종류의 도움을 배울 수 있다.

▶ 단체 지원 그룹의 종류는 무엇인가

(1) 자조그룹, 동아리 그룹:대부분이 해당 된다
- 같은 암경험을 가진 사람들의 자주적 모임으로 서로 지원한다.
  정기적, 비정기적, 혹은 장기간적 모임이다.
- 암소생자는 가운데 선도자에 의해 진행되고 회원끼리 신임과 상호존중으로 상호
  지원한다.
- 극복방법, 보완치료 효과, 가정치료, 재정, 이동수단 등을 의논하고 우정나누기, 단
  체강연 듣기, 사회적 행사 참여 등을 시행한다.

(2) 전문가 지도 지원 그룹
- 자격 있는 상담과, 암 사회사업가, 암 간호사, 심리학자 등에 의해 지원된다.
- 참석자들의 여러 조건이 비슷할 수도 있고 다를 수도 있다.

(3) 교육과 정보지원 그룹
- 의사나 전문가에 의한 교육과 정보교환을 시행한다.

(4) 온라인(On-line) 지도 그룹
- 주로 정보를 교환 한다.   • 인터넷 chat방, 메시지 판
- 단체 지원 그룹의 시행 장소   • 병원, 지역 건강관리협회, 교회, 대형사무실

3. 사회적 지원 그룹

주로 사교적 지원이다. 지원 그룹, 종교기관, 건강관리 공급자가 담당 한다.

1) 사교적 지원의 장점
- 근심과 정신적 스트레스를 줄인다.

- 통증, 피로 등 치료 부작용을 줄일 수 있다.
- 기분과 자기영상을 증진한다.
- 스트레스를 극복할 능력을 증진한다.
- 성기능과 기쁨을 증진한다.
- 통제감을 증진한다.

2) 단체는 무엇을 이야기하나

암에 영향 받는 개인 간 관계, 신체정신 감정, 슬픔과 소실, 소통 문제, 치료, 부작용 해결, 삶의 가치와 의미에 대한 진단 충격

3) 지원 단체 참여 전 문의사항

- 어떤 종류의 암 환자가 참여하나: 같은 암일수록 유익하다.
- 참여자는 환자인가 또는 가족인가: 서로 다를수록 좋다. 말하기 자유롭다
- 어떤 병기의 참석자인가: 같은 병기일수록 더 좋다
- 누가 이끄는 단체인가: 전문가 일수록 더 좋다.

그 외

- 얼마나 큰가, 많이 참석하나: 6-7명이 적당
- 누가 참석하나: 암생존자, 가족, 암 종류, 나이
- 얼마나 오래 만나나: 60-90분이 적당
- 얼마나 자주 만나나
- 얼마나 오래 되었나
- 누가 인도하나, 전문가 또는 동료
- 만남의 양식은 무엇인가
- 만남이 감정교환인가 또는 흔한 문제
- 해결을 위한 조언을 주는가: 주제
- 그저 앉아 듣는가
- 특수암 진단에 집중하나
- 참가 비용은 있는가

- 어느 방향의 장소에서 만나나
- 어떤 특별한 내용이 취급되나

4) 지원그룹 참여 전에 자신에게 물어볼 질문
- 가족 문제에 대해 이야기하는 것이 편안 한가
- 그룹에 제공할 어떤 것이 나에게 있는가
- 그룹에 참여함으로 얻을 것이 무엇이기를 희망하는가

▶ 치료지원은 어떻게 하나

치료선택과 감정을 탐구한 후 대개의 환자는 "계속 치료" 단계로 들어간다. 환자는 알기를 원하는 것을 알았고 하기를 원하는 것을 결정했고 지금 해야 할 때이다. 이때는 결정을 해야 하는 것이다. 환자는 암을 가졌고, 다른 치료의 장단점을 알았고, 아직도 쇼크에 있는 것은 아니다.

치료시기가 끝난 후 공황상태에 있는 것을 발견한다.

후기 단계인 "치료 후 침울"상태에 있게 된다. 치료기간 만큼 오래 걸린다.

이때 의료진의 치료 중단에 대한 분리근심을 경험한다. 치료동안 행해진 일상 일에 대한 감정이 소실된다. 치료가 끝나 기쁘나 늘 의존하던 주위의 의사나 간호사나 기술자들이 더 이상 없으므로 감정적으로 잃어버린 것 같이 느낀다. 이런 분리 상황에 재발에 대한 두려움이 생기고 근심이 되고 우울까지 진행될 수 있다. 이런 과정에는 가족이나 친구 등 주위에 정신적 지원을 받는 것이 중요하므로 지원단체에 가입하는 것이 가장 도움 되는 방법 중의 하나이다. 이 지원단체는

- 암을 가지고 사는 과정을 일깨워주고
- 구성원에게 암 진단에 수반되는 감정과 삶의 변화를 표현하도록 하고
- 같은 또는 다른 입장의 다른 사람의 경험을 배울 수 있는 기회를 제공한다.

특히 주위로부터 멀어진다고 느꼈을 때 또는 두렵게 느꼈을 때 도움이 된다. 이 시기가 감정적 성장의 시기가 될 수 있다.

▶ 지원의 자원은 어디에 있나

암 진단은 환자와 가까운 사람들의 삶을 변화시킨다. 또 처리하기가 힘들다. 치료관심과 부작용관리, 두려움과 격리감의 감소, 기운 복돋음의 감정적 문제, 정보제공, 입원, 의료비, 가족부양에 대한 걱정, 직업유지, 일상 활동 등에 대한 걱정에 대해 환자와 가족들이 극복하는 데 도움을 필요로 한다.

> **지원하는 곳**
> - 의사, 간호사
> - 사회사업가, 상담자, 목사: 감정, 관심
> - 지원그룹—환자 간 또는 가족 간의 정기적, 비정기적 혹은 장기간 모임: 극복방법, 보완치료효과, 가정치료 재정, 이동수단 등을 의논하고 우정 나누기, 단체 강연듣기, 사회적 행사 참여 등을 시행한다.

▶ 가족지원 연락은 어떻게 하나
- 암은 가족에 영향을 미친다. 직면하는 것은 이 사실을 서로 분담하는 것뿐만 아니라 가족이 서로 앞으로의 변화에 조정하도록 도와야 한다.
- 암이 가족을 다시 모으는 길이 된다.
- 암이 가족과의 연락을 어렵게 하기도 한다.

1) 암이 연락에 장애가 될 때는 어떠한가
- 가족들의 반응이 환자의 첫 반응과 유사하다.
- 문제해결에 무기력하게 됨에 대해 도움 안됨과 좌절의 감정을 가진다는 것이 일반적 반응이다.
- 가족 내 역할이 바뀐다는 것도 관계에 영향을 준다.

2) 연락이 열쇠이다.
환자는 의사로부터 경과에 대해 잘 알고 가족들에게 앞으로의 과정을 잘 설명하면서 서로 필요로 하는 것을 이해하는데 도우도록 한다.
- 도움 찾기: 의사, 정신과 전문가, 성직자, 상담자 등과 상담으로 해결한다.

• 옷장을 비우라
- 암이 생명을 위협하므로 우선권이나, 관계 등 삶의 어떤 요소를 재평가 한다.
- 가치 없는 사람이나 일을 지우거나 최소화 한다.
• 자신을 검사하라. 잘못된 것을 버려라, 자신을 믿고 자신에게 집중 할 시간이다.

▶ 지원의 자원: 주위사람의 수가 아니고 얼마나 서로 연결되어 있다고 느끼거나, 처리해야 할 것을 얼마나 많이 보여주는 가이다.
• 가족 50%: 진정을 돕는다.　　• 친구 37%
• 교회, 지역 35%　　　　　　　• 직장동료 31%

▶ 지원에 대한 현명한 조언
• 혼자 하려고 하지 말라, 도움이 거기 있다 도움을 요청하라 사람들은 도우기를 원한다. 도움을 부담으로 인지하지 말라
• 자기의 지원체계를 넓히기 위해 창조적이 되라
• 가족만이 아니고 또한 친구, 교회, 또는 다른 생존자들과 접촉하라
• 암의 내적과 외적의 경험에 대해 이야기하라
• 암이 장기를 정의한다는 것을 의미 한다면 치료사와 같이 일하라
• 도움요청 방법을 배우는 것은 가장 가치있는 교훈중의 하나이다. 요청이 불편하거나, 약한 위치같이 느끼거나, 요청 거부에 대한 걱정은 하지 말라. 대부분은 도우려고 한다.

▶ 지원팀: 의학적 옹호자로서 선택사항들
• 의사 방문　　• 감정 지원　　　　• 서류철 관리
• 신체적 요구　• 의료비와 보험문제　• 다른 사람과의 연락
• 음식물　　　• 이동 수단　　　　　• 청소　　　　　• 어린이 관리

▶ 암 환자의 가족들을 위한 지원제도
• 도우미역할을 해주겠다는 제안을 거절하지 말라.도움을 주겠다고 말하는 사람은

당신이 도움이 필요하게 될 것이라는 사실을 이해하는 사람이다.

- 당신의 가족들이 무리하지 않도록 일상적인 집안일을 조정할 방법을 찾아라
- 아이들 돌보기에 도움이 될 만한 것을 찾아라
- 당신 자신이든, 아니면 배우자이든 결근하는 것을 고려하라. 12주간 결근 가능하다
- 암 환자를 위한 지원 프로그램을 이용하라

우정의 힘

친구들은 삶을 부유하게 하고 치유를 돕는다. 또 더 오래 살도록 돕는다. 다른 사람과의 관계가 강한 사회망을 가진 사람이 더 좋은 삶의 질을 가진다는 것은 분명하다. 많은 친구망과 다양한 친구가 중요한 요소이다.

- 친구가 할 수 있는 것
- 과감히 나아가 병을 포함하여 무엇이 중요한 지 알린다
- 검정과 관심을 확인한다.

39 친교, 성교

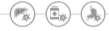

정교는 다른 사람과 신체적, 감정적으로 가깝게 되는 것을 의미한다. 반드시 성교가 필요한 것은 아니다.

1. 정교
- 사랑하는 것과 사랑 받는 것
- 서로 돌봄과 관심을 보이는 것
- 다른 사람에게 자기의 가치를 보이고 반대로 가치를 느끼게 되는 것

2. 정교를 표현하는 방법
- 이야기하고 듣는 것에 의해-특별한 장소나 의미있는 경험을 나눔에 의해
- 신체적 연결로 애정을 통하여 접촉이 중요하다.

성관계는 삶의 중요한 부분이고 큰 즐거움 중 하나로서, 부부 간의 신체적, 감정적, 정신적, 영감적 사랑의 표시이고 깊은 자신감의 재 단언이라 할 수 있다.

성관계 3단계
1단계: 성욕구(성적충동)—성생활을 위한 자연적 욕구
2단계: 성기능—성적 자극에 대한 신체반응(발기, 정액, 오르가즘)
3단계 성활동—행동(키스, 접촉, 성교)

감정적, 신체적 정교는 암 자체와 여러 치료방법에 의해 영향을 받는다.

• 변화된 신체; 영상과 능력에서의 변화에 의한 매력의 감소와 성적 자극의 변화

- 체부분 소실: 유방, 항문, 사지, 방광, 음낭

- 미관 손상: 두경부

- 체중감소와 증가

• 감정변화: 두려움, 분노, 근심과 우울, 불확실성

• 배우자의 역할 변화

• 통증

• 신체적 허약감, 피로와 지침

• 체영상에 대한 자신의 자존심과 자신감 소실

• 체호르몬 생성변화에 의한 장애

• 유방, 전립선, 난소

※ **암치료 후 성문제점의 원인들**

• 일반적　− 성교 흥미와 자극의 감소나 소실　　− 피로와 지침

　　　　　− 체영상의 변화　　　　− 불임　　　− 약물 부작용

　　　　　− 성교시 통증　　　　− 우울과 근심

• 남자　− 발기 부전　　　　− 사정 장애

　여자　− 오르가즘도달 장애　　− 질 건조　　− 골반 통

　　　　− 폐경증상에 의한 성기능 장애　　　− 감각 장애

1) 성문제

암 치료 동안 일시적으로나 성에 흥미를 잃을 것이다. 성은 지금 필요목록의 하부에 있게 된다. 암 치료는 성에 대한 감정적 태도에 영향을 준다. 성에 대한 능력에 충격 주는 일시적, 부작용을 일으킨다.

파트너와 건강한 성관계를 유지하는 가장 중요한 부분은 좋은 소통이다. 서로의 생

각과 느낌에 대해 배우고 이야기하는 것은 신체적 친교로 이끌 수 있고, 신체적 접근은 감정적 친교를 이끌 수 있다. 개방적이고 정직한 좋은 소통은 성생활을 충족시키는 기본이 된다.

암 치료 후 진단 전 가졌던 신체적, 감정적 정교를 가지기 위해 시간이 필요하다. 대부분은 치료 후 만족한 성적 경험을 가질 수 있다. 때로는 서로가 사랑을 나누기를 거부할지도 모르나 다시 신체적 사랑이 되기 위해서 시간이 필요하다. 또 생긴 변화에 대해 편안하게 되기에 필요한 시간을 가져야 한다는 것, 또 서로 소통하는 것이 중요하다.

암과 항암제치료와 호르몬치료는 외관과 자신에게 어떻게 느끼는가에 대한 감정을 변화시킬 수 있고 그것이 성욕에 영향을 미친다. 변화시킬 수 있고 그것이 성욕에 영향을 미친다. 환자와 파트너는 암이 유발할 수 있는 신체적 변화 즉 탈모, 불편, 장애, 체의 변화, 피부변화 등은 성적 매력감에 영향 미친다는 것을 알 필요가 있다. 환자의 증상을 서로 정직하게 토론하는 것은 양측이 적절한 타협을 하는데 도움을 준다.

2) 연애와 친교행위

아픈 동안 환자와 상대자 또는 배우자 간에 성교는 아니더라도 어떤 육체적 접촉을 원할 것이다. 많은 부부는 키스, 포옹, 애무를 통해 친근함을 발견한다. 또한 성교 대신에 구강성교, 상호자극, 관능적 마사지 등을 생각한다. 성교와 친교는 반드시 같은 것은 아니다. 때로는 옷을 잘 입고 나가서 즐기는 것은 굉장한 연애감정을 만든다. 환자가 구애를 내보이는 것이 재미있고, 환자를 사랑에 빠지게 만든 상대자나 배우자에 대한 특별한 일들을 기억나게 해준다. 환자는 큰 신체적 변화를 겪었지만 상대방은 그렇지 않다는 것을 기억하라. 상대방은 아직 같은 요구와 욕망을 가졌고, 달라지거나 줄어든 성생활을 적용하기가 어려울 수 있다. 환자는 신체적 사랑이 줄어들었지만 상대방에 대한 사랑과 욕망은 그렇지 않다는 것을 알게 하라. 암 치료가 성생활에 영향을 미칠 수 있으므로 의사와 상담을 하고, 의사는 성적 친교를 즐길 수 있는 여러 가지 방법을 제공할 수 있다. 상대자나 배우자와 같이 힘쓰면 좋은 결과를 얻을 수 있다. 암이 지속적으로 사랑과 친교관계를 파괴할 수 없다.

3) 성교

많은 환자들은 암을 가지면 다시 성교를 가질 수 없을 것이라고 생각한다. 실제 성교는 마음속에서 마지막 일이다. 그러나 생활의 한 부분으로 남아있다. 성교에 대한 관심은 삶에 대한 관심이고 암으로부터 회복된다는 척도도 된다. 암 치료 중에 성교를 가지는 것에 어려움을 느낄 수는 있으나, 성관계를 계속하지 못한다는 것을 의미하는 것은 아니고 조절이 필요하다.

암 환자의 성관계에 대한 의문점

- 나의 성과 성교에 어떤 변화를 느끼는 가
- 암 환자는 성문제에 대해 진정 생각하는 가
- 나의 의사가 성에 대해 이야기 하기를 원하는 가
- 그 밤에 누구에게 이야기 할 수 있나: 정신과의사. 성 치료사
- 파트너로부터 어떤 종료의 도움을 받아야 하나
- 얼마나 빨리 성관계를 가질 수 있나: 치료와 치료시간이 관여
- 파트너에게 위험이 있나
- 어떻게 또 다시 성관계 파트너같이 느낄 수 있나
  : 신체적으로 감정적으로 변화를 인지하고 책략을 발전시킨다.
- 또다시 섹스를 즐길 수 있나, 무엇을 할 수 있나

자기가 암을 가졌다는 것을 발견하면 심적으로 성을 잃어버리고 좌절스러운 일이다. 또다시 성을 가질 의욕을 상상할 수 없을 것이다. 그러나 대부분은 치료 후에 다시 돌아온다.

신체적 정교는 배우자와 근접감을 유지하는데 중요한 부분이다. 그러나 배우자의 문제점은

- 성교는 환자를 불편하게 하거나 아프게 한다고 걱정한다.
- 배우자가 준비 안 된 상태에서 성문제를 내놓는 것은 무감각하다고 생각하므로 어색하게 느낀다.
- 성 진행은 하나의 부담으로 마주치기를 두려워한다.

- 환자의 신체변화에 대해 자신의 어지러운 감정을 극복해야 한다.
- 사랑하는 사람을 잃을까봐 두려워서 철회한다.

치료 후 성생활 재개와 회복을 위해 변화에 적응방법

- 파트너와 개방적으로 솔직하게 소통 한다: "성관계하고 싶다"라고 이야기 한다.
- 자신이 어떻게 느끼는가를 파트너가 알도록 한다.
- 파트너는 어떻게 느끼는지 물어본다. 분명한 답변이 필요하다.
- 충분한 시간과 사생활로 천천히 시작한다.
- 미리 계획한다: 미리 날짜와 휴식시간을 확인하고 주위 분위기를 만든다.
- 다른 성교방법을 조사한다.
- 관계의 다른 면에 집중한다.
- 감정적 충격에 대해 자신에게 안내하라
- 접촉, 잡는 것, 포옹 그리고 애무가 배우자에게 중요한 승낙과 보살핌을 표현하는 방법이다.
- 배우자의 몸의 변화를 보고 싶고 만지고 싶은 것을 환자의 자신감과 자기 승낙에 크게 공헌한다.
- 도움이 더 필요하다면 상담자가 감정이나 병에 대해 도와줄 수 있다.

암 치료 후 환자의 반 정도에서 6개월에서 1년까지 성기능 장애가 온다.

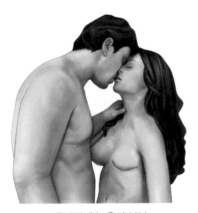

유방절제술 후의 부부

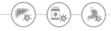

40 임신

1. 임신

암 환자에게 임신하여 애기를 가지는 것은 어려운 결정이다.
치료 후에는 관계는 없으나 1-2년 기다린다.

1) 임신을 위한 요소

- 암의 종류와 병기
- 암재발의 가능성, 2-5년 내
- 나이와 소망
- 암 치료의 종류
- 예후
- 다른 특별한 면

항암제 치료 후에는 여자는 월경이 돌아온 후 6개월 기다린다. 남자는 정자 손상 때문에 2년 이상 기다린다. 임신자체는 생존율의 감소와 재발유발과 관계가 적다.

2) 암 치료 후 임신은 어떻게 하나

- 일반적으로 안전하다.
- 임신여부는 환자의 선택과 재발 가능성에 달려있다. 치료 후 임신은 보통 2년 후에 시도한다. 이 시기가 재발이 많은 시기이다. 길게는 5년을 기다린다.
- 더 빨리 임신을 원한다면 항암제치료 또는 방사선치료 후 6-12개월에 시도한다.
- 호르몬치료가 끝난 3개월 후 약제효과 소실 후 시도한다.
- 임신 금기: 강한 호르몬수용체 양성, 림프절전이 양성, 빠른 성장의 종괴를 가졌던 과거의 암, 타목시펜 복용 중

- 항암제치료 후 임신율: 40세 이하: 50%, 40세 이상: 20%
- 항암제치료나 호르몬치료 사이에 4주 간격이 있다. 상담이 필요하다. 이 시기에 장차 임신을 위한 수정란채취와 냉동배아를 시행할 기술의 사용이 가능하다. 20%에서 시험관 수정을 한다.

3) 임신 중 암 치료는 어떻게 하나

임신자체는 암 발생과 예후에 관계는 없으나 진단이 지연될 수 있다. 임신중절은 필요하지 않다. 치료는 암단계인 병기와 태아발달 단계인 태아기간과 환자의 선택에 의존한다.

- 1분기
- 장기형성 시기이므로 임신 첫 3개월이 가장 예민하다. 치료가 불리하다.
- 약물치료는 안된다. 2기까지 기다린다.
- 수술: 초기병기는 일분기 후 수술시행이 가능하다.
  후기병기-수술+항암제치료+출산 후 방사선치료
- 방사선치료: 태아 비정상 또는 유산 가능성이 있다.
- 호르몬치료: 추천 안된다. 임신과 태아에 영향 준다.
- 임신유지와 치료연기 요소: 임신기간, 필요한 치료 종류(수술, 항암제치료, 호르몬치료, 방사선치료), 암상태의 위험도가 관여한다.
- 치료적 유산: 진행성으로 항암제치료가 필요한 경우에 시행한다. 유산 후 치료가 쉽다.
- 2분기
- 적극적 치료한다.
- 임신유지나 임신중절에 대한 확실한 지침은 없고 암상태나 치료와 환자의 소망에 따라 환자와 의사가 의논하여 결정한다.
- 전신마취와 수술시행과 항암제치료는 가능하고 방사선치료는 불가능하다.
- 3분기
- 적극적 치료로 2분기와 거의 같다.
- 주로 수술과 항암제치료를 시행한다. 그러나 호르몬치료, 방사선치료는 분만 후

시행한다. 표적치료는 시행 할 수 있다. 항암제치료는 분만 3주 전에 중단해야 백혈구 감소증으로 인한 감염을 예방할 수 있다.

- 예후는 병기와 상관관계가 있다.

4) 수유 중 유방암은 어떻게 하나

- 수유 중 양성 유방종괴와 유관폐쇄의 변화를 잘 인지 못하고, 유방염과 염증성유방 암과 구별이 잘 안 된다.
- 수술 위해 수유 중지하면 유방크기 감소, 감염 감소, 혈류 감소가 된다.
- 항암제치료 중 또는 후 수유 중지. 수유 중 영유아에게 약제주입 가능 있다.
- 수유 중 유방사진 판독이 힘들다. 6개월-2년 되어야 정상이 된다.

5) 수정에 관한 문제

- 치료 전 건강팀에게 장래 이야기하는 것이 가장 우선적 치료결정이라는 것을 말하는 것이 첫 번째 단계이다.
- 불임 가능성에 치료추천 시의 같은 팀과 의논한다.
- 항암제치료와 수정에 대해 문서화된 정보를 요구한다.
- 의심이 남아있으면 수정전문가에게 의뢰를 요구한다.
- 다른 수정보존 선택을 찾아본다.

6) 암 치료 중 수정의 방어할 선택

- 치료 전 정자, 난자, 배아의 수집 및 냉동
- 난자 증여, 정자 증여, 대리모
- 치료 중 생산 장기의 방어
- 실험실 수정

7) 치료 동안 피임

만약 환자와 배우자 또는 동반자가 아이를 가질 수 있는 연령의 짝이라면 항암화학 요법이나 방사선치료 동안 믿을만한 형태의 피임을 하는 것이 중요하다. 남자에게 정 자생산이 치료 중 급격히 감소하고 생산된 정자도 비정상적으로 될 가능성이 있고 여 자에게는 임신했다는 사실을 모르고 항암화학요법이나 방사선치료가 시행될 경우 임신의 초기동안 태아에게 대단히 해롭다는 것이 알려져 있다. 치료를 시작하기 전에 주치의에게 임신가능성과 피임에 대해 미리 의논하라

질문사항들

- 암이 어떻게 수정에 영향을 미치는가
- 언제 수정에 대해 전문가와 의논해야 하나
- 불임위험은 무엇인가, 방어 방법은 어떤 것이 있나
- 암 치료 후 연령이 수정에 어떻게 영향 미치는가
- 수정유지를 위해 어떤 치료선택권이 있나
- 암 치료 후 수정여부를 어떻게 아는가
- 암 치료 후 수정을 위해 얼마나 기다리나
- 항암제치료가 수정에 영향을 주는가
- 치료시작 전 정자, 난자, 배아 저장하는 것을 생각해야 하나

2. 불임

임신과 치료 간 많은 문제와 선택이 있지만 암 치료가 임신문제보다 우선이다.

1) 문제와 선택의 사항들

- 중요한 순간에 생을 어떻게 방어하는가
- 임신되는 것이 안전하나
- 가까운 친척이 있는가
- 누가 무엇이 먼저인가
- 아이를 볼 만큼 오래 살 것인가
- 입양이 의미가 있는가

2) 원인

- 정자나 난자의 저수준
- 장기의 제거 또는 상처로 수태, 또는 정상임신 방해
- 관계 호르몬의 저수준

불임은 임신을 시작하거나 유리할 능력이 없는 것이다. 불임은 배란을 위한 난자(성숙

란)를 생산할 난소의 능력이 없거나 수정된 난자가 자궁벽에 착상이 안되거나, 착상 후 성장을 유지할 능력이 없기 때문에 생긴다.

- 난소에 영향을 주는 방사선치료, 호르몬치료, 항암제치료가 불임에 관여한다.
  항암제치료는 월경주기에 영향준다. 방사선치료는 난자에 영향을 준다.
- 약제 치료 후에는 임신이 가능하다.
- 항암제의 종류와 양이 불임에 관여한다.
  사이톡산+메소트렉세이트+플로오로우라실: 50%, 아드리아마이신+사이톡산: 90% 에서 월경 중단한다.
  투여 중단 후 40대 이하는 월경 회복이 50%이고, 40대 이상은 월경 회복이 적다.
- 월경주기의 회복시기: 첫 6-12개월, 때로는 2-3년 걸린다.
  연령이 관계한다-젊을수록 월경중단이 적고 수정이 잘 돌아온다.
- 일시적으로 난소를 차단하여 항암제 손상을 줄일 수 있는 약제로는 루프론, 졸라덱스가 있다.
- 검사는 혈중 난포자극호르몬과 황체형성호르몬으로 결정한다. -난소기능 있으면 호르몬 하강, 폐경이면 호르몬 상승이다.
- 시험관 인공수정-냉동보관, 2-6주, 배아냉동-정자 필요, 난자냉동-정자 불필요

3) 정교와 불임에 대해 의사에게 물어볼 질문

(1) 여성
- 암 치료가 일시적 또는 영구적 불감증을 남기는가. 그러면 나는 어떻게 무엇을 기대하나
- 통증 있는 성교를 경험하나, 이럴 경우 어떻게 하나
- 조기폐경이 오는가, 이 증상을 어떻게 치료하나

(2) 남성
- 음경에 감각이 적은가, 이것이 어떤 영향을 주나

- 불임, 발기부전이나 사정장애가 있나, 그러면 어떻게 하나

(3) 임신, 남자, 여자
- 암이나 암 치료가 수정에 영향을 주나
- 치료 후 아이를 가질 선택권은 무엇인가
- 정자나 난자를 냉동할 수 있나

(4) 모든 사람에게
- 안전하게 성활동이 회복되나
- 성욕이 감퇴됨을 경험하나
- 성교의 신체적 즐거움이 줄어들 것을 경험하나
- 최근 사용하는 약제가 정교에 신체적, 감정적 영향을 주나
- 정교문제가 일부 사람에게 영구적 일 수 있나
- 신체적 정교을 증가시킬 방법이 있나: 약, 크림, 기구
- 전문가에게 소개해 줄 수 있나

불임, 질 건조증, 질 동통 같은 신체적 변화도 이겨내기 어렵다. 환자는 배우자에게 이야기하여 이런 문제점을 해결하도록 해야 한다. 배우자는 환자가 통증이나 불편감이 있다고 믿으면서 주저할 것이고 그러면 환자는 배우자가 성 의욕을 잃었다고 생각할 수도 있다.

유방소실에 의한 유방체형 변화에 대해 환자와 배우자가 평소 그 모양을 자주 보고 만져봄으로서 변형을 받아들이고 익숙해져서 성관계에 장애를 적게 할 수도 있다.

암 환자가 극복해야 할 가장 어려운 벽의 하나는 환자가 자기 신체에 대해 어떻게 느끼는가에 있다. 대장암 환자는 인공항문을 가질 수가 있는데 대장암 자체로 성욕이 방해되고, 인공항문은 아름답지 않고 접촉되면 주머니가 떨어진다든지 아프게 할 것 같은 두려움 때문에 불편감을 느끼고 이것이 거부로 오해될 수 있다. 또 인공항문 때문에 배우자가 성생활에 흥미가 없을 것이라고 지레 생각하는데 실제 배우자는 흥미가 있지만 상대편은 어떤지 확실하지 않기 때문에 상대편이 먼저 행동하기를 기다리고 있을

수 있다.

이때 부부 간 만족할 수 있는 성생활을 다시 성취하는데 도움되는 몇 가지 사항은.

• 방을 어둡게 하거나 불을 끈다.

• 손이 닿아 불편하게 느끼는 부위에 상대방 손이 닿으면 살며시 손을 이동시켜 닿지 않도록 한다.

• 가장 편안한 체위로 변동한다.

• 인공항문주머니가 방해가 된다면 미리 주머니를 먼저 비우든지 작은 주머니로 바꾸든지 주머니에 덮개를 씌우고 붕대로 살짝 감는다.

CHAPTER 41 독신자의 암

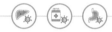

1. 고독감

평소에는 독립과 자유를 가지는 독신은 좋다. 그러나 암 발병과 같이 일이 극단적으로 악화되었을 때는 도와주거나 위안을 줄 동반자가 없으므로 진정 고독감을 느끼므로 발암만큼 나쁠 수도 있다. 고독감은 가장 파괴적인 감정 중 하나이다. 특히 밤시간에 심해진다. 고독감은 스트레스, 건강과 면역에 충격을 준다. 우리의 생존은 사랑의 힘, 친교, 관계에 의존한다. 만약 독신자가 암을 가졌다면 다른 사람과의 연결 또는 새로운 지원단체의 발견은 자신을 위해 할 수 있는 가장 중요한 일의 하나가 될 것이다. 또 지원단체가 있더라도 동반자 없이 혼자 있는 것도 어떤 중요한 결정을 할 때 힘들다.

건강관리는 나의 손을 잡거나 포옹해 줄 어떤 사람이 있으면 더 쉬울 수 있다. 튼튼한 지원망이 없는 암 발병과 치료는 감정적 문제와 치료과정을 의논할 때 배우자가 없으므로 혼자서 해결하는 것이 매우 힘들게 느껴질 것이다.

독신자에게 암 진단은 미래의 감정적, 신체적, 성친교적 관점에 충격을 주므로 여분의 스트레스가 될 수 있다. 또 미래의 친교관계를 어떻게 처리해야 하는 가를 상상하기 어렵다는 것을 발견한다.

독신 암 환자에게 부족한 것은 동반자이다. 환자는 혼자 의사를 방문함으로 모든 중요한 정보를 기억하기 어려우므로 옆에 동반자를 가지는 것이 좋다. 주위의 친척이나 친구 또는 지원 단체에 도움을 요청하면 대부분 기꺼이 응할 것이고 또 자발적으로 도와주려고 나설 것이다. 그 중에도 환자를 진정 사랑하는 배우자 같은 동반자가 가장 좋다.

일부의 독신자는 고독감도 안 느끼고 암 치료 과정을 혼자 처리하는 것이 때로는 심적 부담이 없어서 편안하게 느끼고 결과도 잘 받아들일 수 있다고 생각한다.

2. 암 후의 교제

독신자에게 든든한 지원망이 없는 암 발병은 힘들고, 독신자의 상태는 나빠지나, 독신자 옆에 진정 사랑하는 사람이 있다면 암 치료를 이겨볼만하다. 독신자는 독신이 아닌 사람과 마찬가지로 다소의 우울, 자존심 소실, 체영상 변화, 버림과 거부의 두려움, 자기 방어의 필요 등이 있다. 독신자는 새로운 교제의 시작에 대해 신경적이고 주저하고 두려워한다.

독신자: 암 환자의 일부는 계속 독신으로 남아 있으려고 하고 일부는 남녀교제를 시작하려고 할 것이다. 실제 독신자가 암 치료 후 새로운 남녀교제를 시작하는 것은 새로운 삶에 큰 스트레스를 줄 수 있고 그 반면에 암병력만으로 교제를 새로 시작하지 못하는 것도 스트레스를 줄 수 있다. 암 치료 후 독신자가 느끼는 장애는 자기는 어쩐지 가치가 적고 부족하고 맞지 않는 손상된 사람이라고 느끼는 것이고 또 상대가 자기를 그런 사람으로 감지할까봐 걱정하는 것이다. 변화된 몸과 성적 반응 때문에 독신자는 교제관계를 어떻게 시작할까? 자기를 사랑하는 사람을 만날 수 있을까? 언제 어떻게 말해야 할까 등을 고민하게 된다. 독신자는 "환자의 암이 아니다"라는 것을 깨달을 것이다. 즉 암으로 자기 존재를 정의해서는 안된다는 것이다. 독신자 환자는 희생물이 아니고 진단 전보다 결코 안전하지 않다든가 가치가 적다는 것이 아니고 과거와 마찬가지이고 오히려 암경험의 결과로 더욱 강하고 더 흥미있고 더 이해하는 사람이 될 수 있다. 더욱이 암을 수치스러운 병으로 생각하는 것도 과거의 일이고 매일 삶의 다른 일일 문제와 같이 있는 것이 될 수 있다.

독신자는 조기암으로 완치가 가능하거나 이미 완치판정을 받았다면 좀 더 적극적으로 교제를 할 수 있으나 암병력자체 때문에 교제가 어려울 수 있고 맥 빠질 수도 있다.

치료 후의 기간이 짧거나 진행성으로 치료 후 조금이라도 재발 가능성이 있다면 교제를 두렵게 생각하여 꺼릴 수도 있고 위험이 따를 수도 있다. 교제의 초기에 갑자기 암 진단을 받게 된다면 암 진단에 대해 이야기할 필요 없이 1년 정도 만나지 않는 것이 좋다. 교제가 어느 정도 진행되었다면 자기와 상대가 서로 호감을 가지고 있는 듯 한 분위기이면 적절한 시기에 이야기 하는 것이 좋고 상대의 반응여부에 따라 교제를 지속할지 결정할 수 있다. 암 치료 후 처음 교제를 시작한다면 천천히 시간을 가지면서 치료가 2년 이상 지난 후 체변형이나 성문제와 임신 등 미래의 삶에 대한 문제 등에 대해 이야기해야 한다.

상대의 반응을 보거나 물어볼 필요가 있다. 수술을 받는다면 우리 관계에 어떤 영향이 있나, 생각이나 느낌이 무엇인가 등.-자연적 이해를 해주면 제일 좋고 처음에는 쇼크이나 제쳐놓지 않으면 다행이고 감정적으로 불안정하면 거절해야 한다. 진실로 사랑하는 파트너는 상대와 건강 상황을 받아드릴 필요가 있다.

교제의 주 관심을 "내가 암을 가졌다"라고 말을 하는가와 또 "언제 말하는가"이다. 이런 정보를 나누는 큰 관심은 "내가 암생존자라는 것을 알면 나를 거절당하지 않을까"이다. 거절의 가능성은 있으나 거절의 두려움으로 교제를 안하도록 하지 않는 것이 중요하다. 이 두려움이 철회, 고립, 증가된 근심 그리고 우울로 이끈다.

교제하는 파트너에게 암병력을 말하는 것에 방황하고 또 상대방이 어떻게 반응할지 걱정한다. 치료 암 효과의 일부, 탈모, 피부변화 등은 노출된다. 다른 것은 관찰자의 눈에 안보인다(예 유방절제술). 암에 의한 남겨진 가장 개인적 흉터는 자신의 관점에 행해진 손상이다. 얼마나 활동적인가, 재발가능성은 얼마나 오래 살 것인가 등 불확실한 미래에 파트너가 관여하는 것이 지금 조심스럽다. 아이를 가지는 관심도 새로운 관계에 영향을 줄 수 있다. 아이를 못가질 수도 있고 설령 가진다 해도 부모의 욕망으로 자식이 성장하는 것을 보지 못하는 짧은 시간이 될까 두렵다.

너무 늦은 것보다 조금 일찍 이야기하는 것이 좋다. 이때 자신감과 말할 용기가 있어야 한다. 과거의 치료회복, 사회적, 성적 자신의 회복 등 다른 어려운 경험과 도전의 극복과 마찬가지로 있는 그대로 문제에 대해 이야기하는 것이 좋다. 수년 전 유방암수술을 받았는데 우리 관계에 영향이 있겠는가, 암에 대한 생각이나 감정은 어떤가 등을 물어볼 수 있다. 남자에게는 자기 몸에 어떤 일이 일어났고 몸이 어떻게 변했고 미래에 향해 움직일 때 감정과 근심이 무엇인가를 솔직히 이야기해야 하고 자신의 암이 완화 중이고 재발가능성도 적고 치유할 수 있다는 것과 자신은 완전하고 가치 있는 사람이라고 이야기하는 것이 좋다.

이런 이야기에 대해 상대가 잘 받아드러서 이해하고 일부 상대는 "암은 흔하고 예후도 좋으므로 큰 문제가 안되는 것"으로 생각하면서 더욱 도와주려고 할 수도 있고 일부 상대는 여자의 암 병력에 대해 겁을 내거나 받아들이기를 꺼릴 수도 있다. 독신의 암 병력을 남자가 받아들이면 같이 새로운 삶을 계획하여 진행할 수 있고 받아들이는 태도가 아니면 깨끗하게 헤어지는 것이 마음이 편하다.

무엇을 이야기해야 하는 것도 중요하다(유방암).

남자에게 유방보존술 후의 유방흉터, 유방전절제술 후의 한쪽 유방소실과 편편한 가슴, 유방성형술 후의 약간 변형된 유방모양과 피부색깔 등을 미리 이야기하고 후에 갑자기 노출시킴으로 남자가 놀라지 않도록 한다. 암 치료 후의 불확실한 미래 즉 수명관계, 치료 후의 임신가능성, 가정과 사회적 활동성, 장기간 정기적 추적검사를 위한 병문방문의 필요성 등에 대해 의사로부터 들은 대로 긍정적으로 이야기하는 것이 좋다.

미래의 관계를 준비하는데 가장 좋은 방법의 하나는 다른 암 환자, 지원 단체, 전문적 상담자와 이야기하는 것이 좋다.

42 영성과 기도문

1. 영성(Spirituality)

인간은 신체적, 감정적, 사회적, 영적 존재로서, 전인적이 되기 위해서는 영적 영역의 가치도 중요하다.

1) "영적"은 정신이나 영혼과의 관계 또는 신이나 종교 상의 관계를 의미한다.
2) "영"은 "육"과는 반대로, 신령, 심령, 영혼의 준말로써 사람의 정신과 마음을 의미한다.
3) "영성"은 신령한 품성으로써 영적 일과의 관계 또는 전념의 질적 상태를 외적 표현하는 것을 의미한다. 영성은 의미, 고결, 미, 위임, 사랑, 용인, 수락, 희망을 바라는 사람의 한 부분이다.

영성은 암 치유에 중요한 역할을 한다.

암 진단을 받은 초기에 두려움을 느끼는 것은 자연적이지만 영성은 치료 중과 치료 후의 삶에 위안의 자원, 지원, 감정적 안정, 의미와 목적을 부여하고 또 건강을 유치하고 체, 심, 정신을 묶음에 의해 병, 외상, 소실과 삶의 전환을 극복하는데 도운다고 한다.

2. 영의 강화

암은 자신의 전통적 종교적 믿음에 연결된 것을 느끼는 것과 상관없이 자신의 영적 외관에 영향을 줄 수 있다. 치료 후 자신과 가족들은 왜 암이 발생했나를 알기를 애쓰고 어떻게 삶에 그런 시련을 견디어 내어야 하는지 의아해하고 미래에 어떻게 될까 걱정한다. 암은 환자에게 믿음이나 영적 정신에 가까이하여 새로운 방법으로 보도록 하거나 신앙이 더 강하고 더 활력적으로 만든다고 한다. 즉 영적 정신의 강화이다. 많은 사람들은 현재에 새로운 초점을 가지고 매일을 꽉 차게 살려고 애쓴다고 말한다.

암 진단은 신앙과 영성에 영향을 준다. 암 진단은 신앙을 시험할 수도 있고 또 영적 위기를 겪어야 하는 것일 수 있다. 이 신앙과 영성으로 위안을 받을 필요가 있다. 암 치료 후 그들이 맞서는 삶에 믿음, 종교 또는 영성이 강함의 자원이라는 것을 발견하고 많은 사람들은 신앙을 통해 삶의 의미를 발견했다고 하고 또 암 경험을 파악할 수 있다고 한다. 일부에서는 종교가 암 극복과 회복에 중요한 부분이고 종교적 모임은 사회적 출구를 제공하고 어려울 때 지원의 가치있는 자원이 될 수 있다. 종교는 영적 사람에게 거대한 지원이 될 수 있고 어려운 시기 동안에 안내자가 될 수 있고, 암 생존의 영적 여행을 편안하게 도울 수 있다.

1) 암의 극복과 회복에 기도, 신앙, 영적 사회 등의 중요한 믿음과 종교가 미치는 방법은 사람마다 다르다. 일부 생존자는 처음에는 암 진단을 영적 도전으로 보면서, 믿음에 의문을 경험하기도 하고 일부는 더 영적이 되기 위한 부름으로 생각한다. 일부는 종교가 자기들을 힘들게 했다고 느끼므로 종교를 멀리하고 일부에서는 영성에서 답을 찾고 의미를 연구하는 것은 그들이 암을 극복하는데 도운다고 한다.

2) 많은 암 생존자는 암이 그들에게 새로운 불빛에서 생을 보도록 하고 무엇이 가장 중요한가를 재평가하도록 한다고 말한다. 암은 삶에 새로운 의제를 세울 수 있고 생존자를 더 높은 곳으로 추진할 수 있으므로 일부 생존자는 그것은 정신적 안정 얻기, 진정한 자신 발견, 영적 각성의 경험, 재연결 만들기로 묘사한다. 일부는 그들의 신앙과 영성을 유지하도록 하고 삶에 의미를 가져오기로 묘사하는 반면에 일

부는 그들 존재를 아는데 대한 혼합된 감정과 어려움을 표현한다. 그러나 많은 생존자는 그들의 신앙 또는 종교적 사회를 통해 지원과 같은 경험을 가진 사람들과의 모임에서 위안을 발견한다고 한다. 많은 생존자들은 영성에서 강함을 끌어오고 암 경험을 통해 더 높은 평화와 목적을 발견할 수 있다.

3) 일부 사람들은 조직된 종교를 통해 영성을 추구할 것이다.

그리고 이것이 위안과 강함의 자원이라는 것을 발견한다. 암 생존자가 되는 것은 나의 신앙을 더욱 감사하고 이 신앙이 더 깊이 성장하도록 만든다. 조직된 종교는 같은 경험을 가진 사람의 지역 사회를 만들고 지원을 부여할 수 있다. 이 골격은 치료동안 나타날 영적 지원을 알리기 시작할 수 있다. 일부 다른 사람에게는 영성이 조직된 종교와는 분리된 어떤 것이다. 그들은 자연에서 다른 사람의 미점에서 또는 우리들 간의 연락에서 영성을 발견한다. 명상이나 다른 문화로부터의 의식을 시행한다. 그들은 글쓰기, 만들기, 미술관람, 요가, 음악, 자연 속에 보내는 시간, 사랑하는 사람과 같은 활동에서 영적 가치를 발견하라

신앙이나 종교를 통해 위안과 의미, 영적자원을 발견하는 방법
- 더 높은 힘에 연결된 같이 느끼는데 도우는 영적자료를 찾아 읽는다.
- 긴장을 푸는데 도우는 기도나 명상을 한다.
- 영적지도자와 근심이나 두려움을 상담한다.
- 새로운 사람을 만나기 위해 종교적 모임에 출석한다.
- 비슷한 경험을 가진 사람들을 교회에서 만나 이야기한다.
- 암과 같은 병을 가진 사람들을 위한 지역 센터나 예배당에서 자원을 발견한다.

3. 기도

영성은 개인 자신보다 더 큰 어떤 것의 인지로 보통 묘사된다. 보통 신앙과 기도로써 표현된다. 특히 기도 형태의 영성은 수많은 사람들에 의해 시행된다.

신앙과 성령은 일부 암 생존자들의 삶의 질에 대단히 중요하다. 기도의 이익을 스트레스와 근심의 감소, 더 긍정적 외관의 증진, 살고자 하는 의지의 강함을 포함한다. 성령의 옹호자는 기도가 병의 부정적 영향을 줄이고 회복을 빨리 하고 의학적 치료의 효과를 증가시킨다고 주장한다. 기도는 간청하는 의미로 종교적 내용일 수 있고 비종교적 내용의 행동일 수 있는 영성의 대표적 표현이다. 삶 에너지의 자원으로 우리의 정신에 기도한다.

- 개인적으로, 교회나 절에서 같이 단체적으로 조용하게 하거나 큰 소리로 하거나
- 자신을 위하거나 남들을 위하거나 여러 가지 방법으로 할 수 있다.

기도는 삶의 문제를 처리함에 도움, 이해, 지혜, 강함을 더 높은 존재에 요구한다. 많은 의료기관에서는 영성과 기도가 회복, 극복 치유에 중요한 요소를 보고 병원은 암을 가진 사람들의 영적 필요를 봉사하기 위해 여러 종류의 종교인들과 계약하고 있다.

- **기도와 영성으로 스트레스에 대한 위안을 부여할 수 있다.**
  - 영적 격리에서 당신의 출현 속으로 이끌어주시오.
  - 걱정에서 내적 평화로 이끌어주시오.
  - 두려움에서 힘으로 이끌어주시오.
  - 가족갈등에서 가족통합으로 이끌어주시오.
  - 스트레스에서 조화로 이끌어주시오.
  - 사회적 격리에서 동반양육으로 이끌어주시오.
  - 고통에서 편안으로 이끌어주시오.
  - 슬픔에서 즐거움으로 이끌어주시오.
  - 의심에서 목적으로 이끌어주시오.
  - 병에서 건강으로 이끌어주시오.
  - 환자에서 생존자로 이끌어주시오.

4. 암 환자의 소망의 기도문

• 주여 지금 (유방)암 진단을 받았습니다. 이 암의 진단에 대해 저에게

– 놀람의 심장고동을 진정되게 해주시고

– 진단에 대해 부정을 하지 않게 해주시고

– 진단에 대한 분노를 가라앉게 해주시고

– 건강 상실에 대한 슬픔을 이겨내게 해주시고

– 자책감으로 후회하지 않도록 해주시고

– 앞날에 대한 근심과 두려움을 적게 해주시고

– 홀로의 격리감이 없게 해주십시오.

주여 이 진단을 앞날의 새로운 삶을 위한 일시적 시련으로 생각하고 의연히 받아들이고 치료에 임하겠습니다. 이제 가장 좋은 암 치료를 받을 수 있도록 훌륭한 의료진과 의료시설을 선택하게 해주시고, 치료 동안 사랑하는 가족들의 가정 내와 가정 외의 모든 일들이 주위 여러분들의 협조로 전과 같이 변함없이 잘 진행되도록 도와주시기 바랍니다.

주여 (유방)암이 몸에 침투되었지만 정신까지 침투되지는 않았습니다. 저의 가슴에 흉터가 있지만 심장에는 흉터가 없습니다. 이 암의 여정 중에 사랑이 식어지지 않도록, 희망이 부수어지지 않도록, 믿음이 줄어들지 않도록, 평화가 깨어지지 않도록, 신뢰가 무너지지 않도록, 우정이 갈라지지 않도록, 용기가 없어지지 않도록, 기분이 우울하지 않도록, 자신감이 사라지지 않도록, 혼이 침범되지 않도록, 정신을 잃지 않도록 외적 삶이 감소되지 않도록 하여 주십시오.

주여 저를 이 어렵고 힘든 암 치료 과정을 잘 극복하면서 일시적 "암 환자"에서 영구적 "암생존자"가 되어 희망찬 새로운 삶을 새로 시작하도록 이끌어 주시고, 또 저가 이 암 여정을 늘 함께 있는 친구로 생각하면서 다른 유방암 환자와 유방암 지원단체 모임에 소개하면서 도울 수 있게 되기를 기원합니다.

5. 성경문

- 고뇌: 시편 34:19

의인은 고난이 많으나 여호와께서 그의 모든 고난에서 건지시는도다.

- 도움; 빌립보 4:13

내게 능력을 주시는 자 안에서 내가 모든 것을 할 수 있느니라

- 도움: 여호수와 1:9

내가 네게 명령한 것이 아니냐, 강하고 담대 하라. 두려워하지 말며 놀라지 말라. 네가 어디로 가든지 네 하나님 여호와가 너와 함께 하느니라 하시니라

- 회복; 에레미아 33장 2-3

회복에 대한 언약;

2. 일을 행하시는 여호와, 그것을 만들어 성취하시는 여호와

3. 너는 내게 부르짖어라, 내가 네게 응답하겠고 너가 알지 못하는 크고 은밀한 일을 네게 보이리라

- 우리의 존재를 신의 보호에 넘기는 기도. 시편 23; 1-6

1. 여호와는 나의 목자시니 내게 부족함이 없으리로다.

2. 그가 나를 푸른 풀밭에 누이시며 쉴만한 물가로 인도하시는 도다.

3. 내 영혼을 소생시키고 자기 이름을 위하여 의의 길로 인도하시는 도다.

4. 내가 사방의 음침한 골짜기로 다닐지라도 해를 두려워하지 않는 것은 주께서 나와 함께 하심이라 주의 지팡이와 막대기가 나를 안위하시나이다.

5. 주께서 내 원수의 목전에서 내게 상을 차려주시고 기름을 내 머리에 부으셨으니 내 잔이 넘치나이다.

6. 내 평생에 선하심과 인자하심이 반드시 나를 따르리니 내가 여호와의 집에 영원히 사리로다

- 병: 시편 91;

2. 나는 여호와를 향하여 말하기를 그는 나의 피난처요 나의 요새요 내가 의뢰하는 하나님이라 하리니

14. 하나님 이르시되 그가 나를 사랑한 즉 내가 그를 건지리라, 그가 내 이름을 안 즉

내가 그를 높이리라

15. 그가 내게 간구하리니 내가 그에게 응답하리라 그들이 환난을 당할 때 내가 그와 함께 하여 그를 건지고 영화롭게 하리라

16. 내가 그를 장수하게 함으로 그를 만족하게 하며 나의 구원을 그에게 보이리라 하시도다

• 고난 직면: 시편 27:14

여호와는 나의 빛이요 구원이시니 내가 누구를 두려워 하리요, 여호와는 내 생명의 능력이시니 내가 누구를 무서워 하리요

• 환난: 시편 46

1. 하나님은 우리의 피난처시오 힘이시오 환난 중에 맞날 큰 도움이시라

2. 그러므로 땅이 변화든지 산이 흔들려 바다 한 가운데에 빠지든지

3. 바닷물이 솟아나고 뛰어놀던지 그것이 넘침으로 산이 흔들릴지라도 우리는 두려워하지 아니하리로다.

6. 환자의 치료를 위한 기도문

1) 암 환자의 치료를 위한 기도문

• 하늘에 계신 아버지, 나의 정신 혼의 평온 가운데 도움 없음, 희망 없음과 절망의 두려움을 단념하도록 해주소서. 다윗이 골리앗을 맞설 때 준 침착을 나에게 주입하소서. 제가 위험한 병, 즉 암에 직면할 때 주의 모든 치유력을 저에게 내려 주시도록 기도합니다. 만약 그것이 주의 뜻이라면 나에게 있는 암을 나로부터 쫓아내주소서, 저를 주의 땅의 일을 하도록 주의 포도밭으로 돌아가게 해주소서. 아멘

• 영구하시고 전능하신 하나님, 치유의 모든 힘은 당신에게 있다는 것을 압니다. 만약 그것이 주의 뜻이라면 제 몸에서 암을 제거하도록 간청합니다. 아멘

• 늘 계시고 전능하신 하나님, 우리는 당신을 찬양하고 영광을 찬미합니다, 우리는 단순한 개미와 힘 있는 코끼리를 봅니다. 우리는 소용치는 바람, 따뜻한 태양, 필요한 비를 압니다. 몸에서 암을 제거해 주세요. 간청합니다. 제 치료를 인도해주세요, 제

영혼을 새롭게 해주시고 지상에서 주의 일을 하도록 나를 완전하게 만들어 주소서

2) 수술 환자를 위한 기도문

- 하나님 아버지, 오늘 아침 특별한 기도를 올립니다. 오늘 ㅇㅇㅇ의 몸으로 들어가시어 그에게 수술을 버틸 강함을 주시고 당신의 치유력을 공급 하소서.

의사 ㅇㅇㅇ와 그의 팀에게 함께 하시옵소서, 그들의 손을 인도하시고 그들의 결정을 가지키소서. 만약 그것이 주님의 뜻이라면 우리 사랑하는 사람이 안전하게 다시 이 방에 돌아오도록 하소서. 이 축복을 우리 주 예수 그리스도를 통해 요구합니다. 아멘

- 한번 더 주여, 우리는 강함, 이해와 인내를 주께 돌립니다. 한번 더 ㅇㅇㅇ의사와 그 팀과 함께 하소서. ㅇㅇㅇ와 함께 하셔서 수술에 돌아갈 용기를 주소서 아멘

- 수술과 몸과 마음의 연결

암은 흔히 수술을 의미하고 수술은 항상 통증을 의미한다. 외과의사가 환자 몸에 만드는 열상은 치유의 행동으로 시행되지만 그것은 깊고 아픈 상처이다. 아무 수술도 소수술이 아니고,국소마취하의 생검도 진지하게 느낀다.이런 엄연한 사실 이외에 암의 어려운 시기를 지내오는 영이 있다. 영의 강함은 신을 믿는 것이다. 이것은 환자의 편에서는 자기 삶을 의사에게 만이 아니고 신의 사랑의 힘에 마찬가지로 기꺼이 건네고 싶어하는 것을 의미한다.의사로서도 신이 나의 생각과 활동 마찬가지로 결과를 인도하도록 기도한다."주여, 나는 당신의 손에 있습니다. 당신이 잘 할 것입니다"

암의 의미와
환자와 가족들의
암 표현의 인용

43 암의 의미

44 의사

45 치료

46 가족, 친구

47 간병인

48 일

49 극복

50 생존

51 감정

52 부작용

53 지원

54 독신자 암

55 영성

56 기타

CHAPTER

43 암의 의미

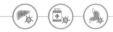

1. 암

"암은 암이다"

- 암은 예후에 상관없이 걱정스러운 진단이다. 우리가 암을 선택한 것이 아니고 암이 우리를 선택했다.
- 암은 항해의 모험이야기이다. 암에 걸리면 선택이 없이 내가 할 수 있는 것은 항해의 조정자로서 삶을 조절하여 앞으로 나아가는 것이다.
- 암을 전염적이 아니고 스트레스에 의해 생기는 것도 아니고 죽음,또는 사형선고가 아니다.
- 우리 몸에 150가지의 암이 발생할 수 있다. 머리카락과 치아는 예외이다.
- 암과의 전투에는 지더라도 암과의 전쟁에서는 져서는 안된다.
- 나는 암에 대해 내 방식대로 하기를 원한다. 그것은 나의 암이기 때문이다.
- 암 환자는 자신에게 온화하라. 가능하면 긍정적으로 생각하라
- 암은 그저 생기는 것이고 차별없는 병이다.
- 나에게 병원은 생명선이다. 나를 구조해 준 곳이다.
- 나에게 암은 선물이다. 나의 모든 것을 새롭게 좋게 만들었다.

- 암정보는 도로지도이고 중대한 연장이다.
- 더 좋은 사람이 되기 위해 암을 가졌다.
- 암상처는 외과상처보다 더 복잡하다. 사람의 병과 사람 자체를 치료해야 하는 독특한 요구가 있다.
- "늘 도움이 있고 늘 희망이 있다"

- 성장과 치유과정은 직선이 아니다. 기능장애에서 만족까지 많은 후퇴, 중지, 실수가 있다. 건강의 길은 울퉁불퉁한 길이다. 상승과 하강이 있다.

- 암은 삶에 새로운 목적을 준다. 암경험으로 희망과 영감을 가져온다.

- 암은 삶이 더 좋도록 변화시키는 것이 아니고 암을 가진 결과로 나의 삶을 더 좋도록 변화시킨다.

- 암은 결코 재미있거나 편한 일은 아니다. 그것은 불편하고 혼란스럽고 장애이고 겁나는 것이다. "암은 나의 삶을 더 좋도록 바꾸었다"라는 말은 나의 지식, 열정, 사랑할 능력, 있는 그대로의 삶을 받아들이는 능력에 걸쳐 개인으로 성장하기를 계속한다는 것이다. 나는 더 깊고 더 의미있는 관계를 가진다.

- 암으로 나는 중요한 일을 전한다. 나는 나를 괴롭히는 일을 없이하고 중요한 것은 그렇지 않다. 나는 행복해야 할 새로운 이유, 삶을 즐길 새로운 방법, 늘 감사해야 할 새로운 일을 발견한다.

암은 2가지 여정이다.
- 정보와 치료선택에 관여하는 머리이고
- 암경험으로 가진 사람에 관계되기 때문에 더 복잡한 심장과 정신이다. 치료부분은 치유될 수 있고 심장부분은 아물 수 있다. 양측을 다 성취한다면 삶의 신비를 내놓을 수 있다는 것을 알게 되었다.

• 아무도 무엇이 왜 암을 일으켰는지 모른다. 암 발병에 대해 자신을 비난하지 말라

• 암 위기에는 4가지 단계가 있다.
 1.쇼크 상태 2.반응 국면 3.저항 4.적응. 나는 이 단계를 다 이겨내었다

• 모든 사람이 서로 다른 것 같이 각 개인의 암도 다르고, 개인마다 치료에 대한 반응과 암 경험도 독특하다. 암 진단과 건강에 대해 자신을 교육시키는 시작은 앞으로의 암 여정에 중요한 단계이다. 따라서 정보적이 되는 것은 암 치료와 회복에 활동적 참가자가 되고 앞으로의 도전을 맞서는데 대한 믿음과 삶의 통제를 더 느낄 수 있도록 한다.

• 암을 치료할 수 있고 점차적으로 치유할 수도 있다. 의학적 치료 이외에 모든 환자는 자유롭고 힘 있고 부작용이 없는 희망에 대한 처방이 필요하다.

• 조기 암은 발견하기는 어려우나 치료하기 쉽고 진행 암은 발견은 쉬우나 치료가 힘들다.

• 암에 대한 도전은 이 시간을 긍정적 변화를 만들기 위한, 그리고 새롭고 호전된 삶으로 나타나도록 시간을 만드는 것이다. 사람들은 흔히 암과의 개인적 투쟁으로 더 강하게 나온다. 암은 확실히 좋은 것은 아니다. 그러나 좋은 일이 암경험으로부터 나올 수 있다. 암이 긍정적변화를 만드는 여정을 시작해보라 암에 대해 앎으로서 생존에 자신의 여정을 시작한다.

• 암은 자신의 몸뿐 아니라 삶에도 침투한다. 암은 자신의 계획의 모든 것을 중단시키고 새로운 도전에 준비 안된 감정을 남긴다. 삶에 일어난 것에 대한 통제를 소실하는 것이 가장 어려운 부분이고 이런 감정의 처리가 가장 힘든 부분이다. 암은 자신의 삶을 바꾸는 말이다.

• "암은 지금 삶의 한 부분이다. 그리고 나는 늘 희망가지기를 애쓴다."
사라지지 않는 또는 다시 돌아올 암의 치료를 유지하는 것일지의 질문은 뚜렷하다. 치료를 계속할 것인가의 선택은 개인적이고, 지원의 필요 소망, 능력에 기초를 둔다. 암의 이 국면을 처리할 방법에 옳거나 잘못된 결정은 없다. 여전히 암치유가 안 된 사람에게 조차 비록 삶에 변화가 있을지라도 수개월 내지 수년을 살아갈 수 있다. 많은 가족들이 이런 종류의 치료스케줄을 적응한다. 치유될 수 없는 암을 가지는 것은 환자는 희망이나 도움을 넘어서게 하지는 않는다. 적절한 장기간 치료되고 통제되는 병으로 살아가게 된다.

• 암 후 흔한 반응들
– 생은 암 후 다르다   – 더 생을 감사한다   – 자신을 더 받아들이게 된다.
– 건강에 더 걱정한다.   – 치료 끝난 후 극복방법을 잘 모른다.

• 당신은 암을 가졌다 라는 말을 듣는 것은 모든 것을 변화시키고 감정의 홍수를 유발한다. 당신의 삶을 어떻게 관리할 것인가 새로운 현실을 어떻게 극복하려는 것인가에 대해 의아해 한다. 암 진단은 절망을 가져오지만 거기에는 희망이 있다는 것을 기억하라

• 우리는 우리를 위협하는 일들이 우리 삶에 들어오는 것을 막을 수는 없다. 그러나 우리는 우리 건강에 그런 일들의 충격을 감소시킬 수 있는 것을 배울 수는 있다. "우리는 우리 삶에 들어오는 바람을 조종할 수는 없지만 우리 삶의 항해를 조절할 수는 있다"

• 아무도 암을 가지기를 선택하지 않았다.
당신의 암은 당신의 잘못이 아니다. 비난해서는 안된다. 암은 삶을 변화시키고 진단 후에는 전과 같지 않은 어떤 것이 있나 시간이 지나고 부작용이 줄어들면 많은 환자들은 암 진단은 삶을 재평가하고 그들이 적절한 시간을 기다리고 있었기 때문에 연

기된 긍정적 변화를 만드는 기회를 나타낸다는 것을 발견한다.

이때가 삶을 가까이 보고 늘 하기를 원해왔던 일들을 구제화하기를 계획할 적질한 시간이다. 계획 않는 것은 다른 사람에게 결점을 남기는 것이고 계획하는 것은 자신의 과정을 도표하고 좋아하는 삶을 세울 단계를 취하는 것이다. 이것은 이기적인 것이 아니고 자신의 가장 좋은 설명이 되는 것이다.

- **암 과정의 4단계를 겪어야 한다**

1. 반향 단계 – 조직검사 상 암 진단 판명

2. 작업 단계 – 수술 전 검사

3. 치료 단계 – 수술, 방사선치료, 항암제치료

4. 암생존 단계 – 암진단에서 시작. 생존자는 환자, 가족, 친구, 간병인 포함

44 의사

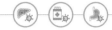

1. 의사선택에 관한 충고

나는 나의 의사가 잘 훈련된 의사인지 알기를 원한다. 나의 의사를 잘 알고 있는 사람과 이야기하기를 원한다. 책을 출판한 의사를 원한다. 나는 과학적 데이터 뿐 아니라 의사가 문제에 대해 생각하는 것이 무엇 인지 알기를 원한다. 나는 내가 관계할 수 있는 사람이 대단히 중요하다고 생각한다. 나는 좋은 친구를 찾는 것이 아니고 치료에서 나의 역할을 존중하는 의사를 확인할 필요가 있다. 나는 암 여정에 관해 이야기할 때 오랫동안 이 사람과 희망적으로 갈 것이다. 나는 의학에 서양적 접근을 믿는다. 만약 서로 위임한다면 성공할 수 있다.

암 치료 후 지난 1년 동안 많은 축복이 있었다. 암 환자 의사의 가장 중요한 몇 가지

- 처와 가족들과 전보다 더 많이 가까워졌다.
- 우정도 더 강하게 성장했다.
- 매초 살아가는 삶의 의미를 발견했다.
- 하나님에게 더 가까워졌다.
- 더 좋은. 더 열정적 의사가 되게 만들었다.

- 나는 일부 암 환자들의 믿기 어려운 유쾌함에 대해 늘 놀랍다. 그들의 암 여정을 공유하고 내가 할 수 있는 지침을 부여하는 것은 진실로 권리이다. 때로는 병의 불공정과 특히 부작용에 의해 실망한다. 이것은 삶의 계획인 일할 능력과 삶의 목표 성취와 재발의 무서움으로 혼란된다. 우리는 암을 방지하고 치료의 짐과 독성을 감소시켜 미래의 생존자가 더 쉬운 시간을 가지도록 하기 위해 열심히 일한다.

- 나는 의사가 나의 손을 잡고 "이것이 힘들겠지만 당신은 괜찮은 것으로 안다." 라고 하는 말을 듣기를 희망한다.

- 보살피고 지원해주는 의료팀을 가지는 것이 나에게 희망을 준다.

- 의사에게 "당신 노력의 가치의 증거가 나의 사는 삶에 있게 되기를 바란다."라고 말했다.

- 나의 의사는 나에게 너무 나간다. 나의 의사가 아마 나를 걱정이나 두렵게 하지 않도록 가능한 치료 부작용을 낮게 평가했다고 생각한다. 그러나 무엇이 일어나는지 모르는 것이 더 나쁘다고 느낀다. 모든 모르는 것이 내가 무엇이 일어났는지 알 때까지 큰 문제가 된다.

- 암에 걸린 의사
"나의 하나만의 직업을 암과 싸우는 것이다."라는 것을 마침내 깨달았다. 단지 암과 싸우는 것이다. 환자 진료나 의학논물을 읽거나 요리하거나 미룬 일을 마치는 것이 아니고 단지 암과 싸우는 것이다.

- 의사로서 가장 힘든 순간의 하나는 나쁜 소식을 전하는 것이다.
환자의 가족들은 긍정적 결과의 희망에서 치료 동안 많은 고난을 이겨내었었다. 새로운 결과를 밝힘에 달려드는 약한 희망감을 그들의 눈에서 볼 수 있다. 의사들은 치료를 계획하고 전달하는 방법을 의과대학에서 배웠지만 어려운 소식일 때 충격을 적게 하는 방법은 아니었다. 20년 지난 아직도 내가 하는 힘든 일 가운데에 있다.

- 나는 의사가 나는 "암 환자"가 아닌 "암을 가진 환자"로 치료해 주기를 원한다. 나에게서 듣고 질문에 답할 시간을 가지고 흥미와 열정을 보이기를 희망한다.

- 의사가 나에게 "앞으로 1년 동안 보지 말자"라고 했을 때 나는 감격의 눈물을 흘렸다.

- 의사에게 "자기 가족이 이런 암이라면 어떻게 치료하겠는가" 라고 물었다.
- 외과의사 선택에 능력이 일차목표이지만 의사와 편안하게 느끼는 것도 중요하다. 옳은 의사를 선택할 때 자신의 결단력을 믿어라

중요한 요소

1) 나는 암수술 전문가이고 다른 의사나 건강전문가에 의해 추천되는 외과의사를 원한다.

2) 수술 결정함에 동반자 같이 취급되기를 원하지만 나는 주선하고, 환자의 강한 성격에 위압 안 되는 의사가 필요하다.

3) 나는 나의 관심을 들을 시간이 있고, 나의 질문에 답하고 매 과정의 단계별로 설명하는 외과의사가 필요하다. 각 과정을 충분히 묘사한 서적으로서 설명을 보충할 수 있다.

4) 외과의사의 스탭이 그의 특성과 철학을 공유하는 것이 대단히 중요하다.

5) 연계 병원도 외과의 마지막 선택에 하나의 요소이다. 나는 크고 복잡하고 접근이 어려운 병원보다 작은 병원의 더 환자에 친절한, 쉽게 접근하는 시설을 더 선택한다.

- 매번 새로운 암 환자를 볼 때마다 나는 그들에게 암을 치료할 수 있고 점진적으로 치유할 수 있는 병으로 공유했다. 의학적 치료와 더불어 매 환자는 무료이고, 강하고, 부작용이 적은 희망을 위한 처방이 필요하다.

- 가장 좋은 외과의사가 옳은 병원에서 나의 치료를 위해 가장 좋은 것을 한다는 그 사실이 나에게 희망을 준다.

- 신문의 가장 새로운 의학발전 사항은 어떤가

좋은 뉴스이나 실제 치료적용에는 수년이 걸릴 수도 있고 임상시험이 표준화 되기에도 더 연구가 필요하고 또 보험적용에도 더 많은 연구가 필요하다.

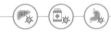

- 환자의 삶 속에 암 치료를 충분히 맞추어라. 삶을 암 치료에 맞추지 말라

- 암의 가장 좋은 치료는 결코 치료자체가 아니고 선 예방과 위험요소의 감소이다.

- 치유(cure)만이 아니라 치료(care)도 해주는 의사를 원한다.

- 암을 모두 치유할 수는 없지만 치료할 수는 있다.

- 암의 치료는 처음에 가장 효과적이고 일찍 치료할수록 더 좋게 된다.

- 고형암에 대해 수술로서 모든 암 환자를 다 치유할 수는 없지만 수술 없이는 아무 암 환자도 치유할 수 없다.

- 암을 두려워 말라: 치료를 포용하고, 결코 포기하지 말라

- 나는 내 몸을 지금 더 사랑한다. 내 몸은 나의 것이고 아직 내가 있기 때문이다. 나는 더 잘 치료하기를 원한다. 그것이 나에게 삶에 다른 기회를 주기 때문이다.

- 몸에 여러 개의 흉터가 있지만 고민 안한다. 그것은 나에게 강함을 기억하게 하고 또 적어도 내가 살아 있다는 것을 의미한다.

- 나는 나의 환자들이 첫 방문에서 치료에 대한 결정하기를 요구하지 않는다. 진행하기에 많은 정보가 있고 그들이 가족과 의논해야 할 필요가 있다. 치료계획 하기전에 2-3번의 방문이 있다는 것을 발견한다. 나는 치료결정 과정이 상호작용이라고 생각하는데 환자의 소망도 이용 가능한 연구증명과 나의 임상경험과 함께 있는것이다. 증거기초의 건강관리는 항상 환자의 소망과 가치를 포함해야 한다.

- 암 치료 동안 좋게 느낀다면 평소 습관을 유지하도록 애쓰는 것이 중요하다.

- 정상스케줄을 보존하는 것은 진단을 들었을 때 삶이 통제 안된다고 느끼는 것을통제할 수 있도록 돕는다. 자기에게 가장 의미있는 삶의 부분에 시간을 내는 것은회복에 도움을 준다.

- 암 치료는 암의 단지 신체적 방면을 넘어선다. 암의 감정적 충격은 환자와 가족에게 도움 없음과 희망 없음의 느낌을 일으킨다. 암 치료의 표준에서 암 진단에 따라직면하는 정신적, 사회적 도전에 이용이 가능한 전문적 또는 비영리조직으로 부터의 도움을 받아야 한다는 것을 권한다. 필요한 정신적 봉사에 지원적 봉사가 될 수있다.

- 폐암으로 8번 항암 치료를 받았다. 의사는 최근치료가 효과가 없고 앞으로도 더치료가 필요하나 암통제가 안될 것 같다고 이야기한다. 계속 항암 치료를 받기가어렵다. 부작용, 장기간 피곤, 항암 치료자체에 지쳤다. 그만 둘까 싶다. 어떻게 해야 하나, 언제 또 중단여부는 환자가 결정한다. 가족들은 "할 수 있는 것은 다 해본다"는 의미로 계속 진행을 권할 수 있으나 가족들의 원함에 반응하기 원하는 만큼 선택을 환자 혼자 결정한다. 의사와 의논하여 진행여부 결정한다.

  - **사람들이 알아야 할 치유에 관한 중요한 일들**
  1. 적절한 치유를 조준하라 : 가능하면 적절히 치유하도록 애쓰라. 너무 과도한 통증, 신체장애, 피로를 받아들이지 말라

2. 치유할 시간을 가져라 치유행동을 우선적으로 하라

3. 계획을 하라 : 목표를 하나씩 진행하라 치유가 설설한 속노로 촉진되도록 하라

- 보통 의사방문에서 진단과 수술까지 2개월이 소요된다. 이 기간 내에는 예후에 큰 차이가 없다. 치료에 대한 결정은 충분한 시간과 정보의 지원이 주어져야 한다.

- 암 치료의 목표는 더 오래, 더 크게 살도록 하는 것이다.

- 자신의 치료 방법에 대체의학 또는 보완의학을 병합하는데 대해서는 대단히 개인적 결정이다. 자신의 신념체계, 종교적 설득, 전통의료사회에 대한 믿음, 다른 여러 요소를 기본으로 하여 의사와의 연계 속에 이루어진다. 나는 간혹 자신의 믿음과 건강팀의 추천으로 양측을 사용하였다. 나는 즉각적인 위기를 이겨내기 위해서는 전통적 서양의학만을 의지하지만 암 후 계획에는 신체적과 감정적 이유로서 영양변화, 약초프로그램, 운동의 일관성 등을 포함하여 대체의학 치료를 결정했다.

- 나의 몸을 가능한대로 건강하게 유지할 뿐 아니라 나의 전반적 건강을 증진하기 위한 활동적 단계를 취함에 의해서 나의 몸과 삶에 또다시 적어도 일부의 외관을 가진다는 것을 느낀다.

- 재발이 발생할 지라도 나는 뒤돌아보고 그것을 방지하기 위한 모든 일을 하지 않았다고 나 자신을 비난하지는 않을 것이다. 치료 후 나는 더 우울하였다. 치료동안에는 우리가 활발하게 암제거를 위해 어떤 것을 했었기 때문이라고 생각한다. 우리는 계획을 가졌고 계획대로 했고 근심을 가라 앉혔다. 그 다음 내가 치료계획이 끝났을 때 묘한 일이 일어났다. 앞으로 더 이상 치료가 없다는 것에 내가 극도로 흥분되고 고무된다고 당신은 생각한다. 그러나 동시에 "오 지금 무엇인가"의 느낌이 있었다. 내가 혼자 있다. 일순간 암재발을 방지하기 위해 무엇인가 하고 있었는데 그 다음 갑자기 아무 것도 안한다.

- 왜 수술 전 발치가 필요한가

건강한 치아는 항암제치료 중 목, 폐, 중심정맥의 감염을 예방할 수 있다. 간과하기 쉬우나 대단히 중요하다.

- 백내장이나 슬관절 수술을 받을 수 있나

암 치료가 필요할 때가 되면 어떤 수술도 좋다. 어느 수술이 좋은지, 우선순위를 의사와 상담한다.

- 4일간 장운동이 없었다. 배가 왜 아픈가

변비증이다. 통증, 구역, 약제, 비활동으로 변배출이 잘 안되어 복부동통, 복부팽만, 구역과 구토를 일으키므로 곧 치료가 필요하다.

- 체중감소가 좋은가 – 아니다. 과체중이라도 갑자기 10%이상 소실은 나쁘다.

- 의사가 수술 후 가족들에게 "수술이 깨끗하게 잘 되었다"라고 설명했는데 후에 왜 재발하나

현미경상 숨은 암이 주위조직에 남아 있을 수 있거나 영상 검사 상 소량의 양은 진단 당시에 탐지 안되었거나 나중에 나타날 수 있다.

- 암추적에서 스캔영상검사는 정상이었고 혈액생체 검사는 비정상이었다. 혈액검사가 더 유용한가

발전된 생체검사가 영상검사보다 2-3개월 먼저 이상 소견을 보이는 수가 대부분이다.

- 밤에 또는 주말에 아프다면 어떻게 해야 하나

수 시간 내에 합병증이 더 나빠질 수 있으므로 기다리지 말고 즉시 병원에 가라. 척추압박, 탈수, 신장부전, 감염, 패혈증은 기다릴 수 없다.

- 나는 치료에 대해 이차 의견 구하기를 주저하지 않았다. 나의 생명과 심적 안정이 의사의 자존심보다 더 중요하다고 생각했다. 또 이차의견에 대한 진료비용도 지불했다. 다행히 의사가 적극적으로 도움을 주었다.

- 나는 환자로서 치료에서 의사와 환자의 관계가 아무리 소통이 잘 되더라도 본질적 불균형이 있다고 생각한다.

- 환자에게는 생명이 달려있기 때문에 건강에 위협적이 된다. 반면에 의사들은 대부분 건강하기때문에 환자가 약해지는 경향이 있다.

- 의사는 전문가이고 환자의 의학정보에 더 접근되어 있고 더 깊은 이해를 가지므로 의사의 지시에 대부분 따르게 된다.

- 진료 예약 시행에 대한 시기와 기대에서 서로의 접촉시기는 대게 환자보다 의사의 계획표에 맞추게 된다.

- 최근의 외과수술의 큰 기술적 발전과 의료법적 문제 등으로 인해, 과거부터 외과 의사들의 수술자세의 금언인 "사자의 심장"은 "똑똑하고 도전적 남자의 심장", "독수리의 눈"은 수술진행 정도에 따라 "참새의 눈"→"비둘기의 눈"→"독수리의 눈"으로, "숙녀의 손"은 "신사 · 숙녀의 손"으로 각각 바꾸어야 한다고 생각한다.

가족, 친구

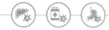

- 매번 암 치료를 받는데 가장 도왔던 것은 가족과 친구의 지원망, 훌륭한 치료에 접근, 또 다시 좋아지겠다던 큰 욕망이었다. 나의 가족은 같이 있는 것, 잘 듣는 것 그리고 나의 유머감을 항상 자극하면서 도왔다.

- 사랑, 믿음, 희망, 우리들의 관계와 연결이 열쇠이다. 그들은 우리 삶에 의미를 준다.

- 처음 암 진단을 받았을 때 나의 가족은 나에게 모든 것을 의미했다. 그들은 그때와 지금 큰 지원이었다. 희망은 아플 때 모든 것이다. 희망은 단순히 비현실적 기대가 아니다. 희망은 당신이 의사들과 의료팀이 당신이 늘 건강하도록, 도우는데 가능하고 합당한 모든 일을 하고 있다는 것을 알 때 당신이 느끼는 것이다. 희망은 가족과 친구로부터 얻는 지원에서 생겨나는 것이다.

- 나는 아이들이 나의 암을 충분히 이해했는지 모른다. 그러나 그들은 나에게 신체적으로 감정적으로 많은 일을 했다. 그들은 내가 나의 삶이 그들에게 가장 중요하다는 것을 깨닫도록 만들었다. 그들은 내가 필요하고 나도 그들이 필요하다. 진단 후 많이 우울해졌다. 나는 나의 삶에 중요한 목적을 가져야 한다고 깨달았다. 나는 딸, 아내, 어머니, 친구이고 가장 중요한 생존자이다.

- 단순히 나의 팔을 잡거나 악수하거나 포옹은 나를 편안하게 한다는 것을 발견했

다. 인간접촉과 연결은 진실로 중요하다. 암 여정은 매우 외롭기 때문이다.

* 유방절제술 후 배우자에 대한 문제는

– 배우자에게 가슴흉터를 보이는 것이 두렵다.

– 배우자에게 한쪽만 남은 유방을 보이거나 과거처럼 완벽한 모습이 아닌 변형된 유방을 보이는 것이 두렵다.

– 자신은 과거처럼 성적매력이 넘치는 사람이 절대 될 수 없다고 느낄 것이다.

– 배우자는 당신에게 통증을 줄지 모른다고 두려워한다.

– 유방 수술자체보다 당신의 감정문제가 더 크게 연관되어 있을 수 있다.

- 남편의 긍정적 외관

어떻게 되었든 우리는 함께 있다. 몸이 아니고 심장과 사랑을 위해 나와 결혼했다.

- 나는 나의 몸을 더 사랑할 것이다. 또 다른 삶의 기회를 주기 때문에 더 잘 치료할 것이다. 몸에게 반대 급무로 같은 기회를 다시 주기를 원한다.

- 좌측 유방전절제술을 받은 아내에게 남편이 "내가 당신 전체를 보고 결혼했지, 단지 당신 유방 2개를 보고 결혼한 것이 아니요 내가 당신을 사랑하지, 당신 유방 두 개만을 사랑하는 것이 아니요, 유방 하나로도 만족하고 또 포옹하면 당신의 심장을 더 가까이 느낄 수 있어 앞으로 당신을 더욱 사랑할 것이요."

- 암 환자는 아무도 참여하기를 원하지 않는 클럽의 한 부분이다. 대부분의 사람들은 환자와 가족에게 어떻게 처리할지 모른다. 그래서 멀어진다. 관심이 없는 것이 아니라 다른 사람에게는 환자가 어떤지 묻지만 환자에게 직접 전화를 하지는 않는다. 대부분 무슨 말을 할지 모른다. 암은 모든 사람에게 가장 큰 두려움이다.

- 남편과 어머니가 나의 의견을 존중하면서 나를 가정 내와 병원에서 진심으로 도와준 것에 감사하고, 그들은 나에게 "2회 승리자"라고 새겨진 금목걸이를 선물했다.

- 내가 암 진단을 받았을 때 나의 가족은 나에게 모든 일을 의미했고 의미한다. 그들은 그때와 지금도 크게 지원적이다. 희망은 내가 아플 때 모든 것이었다. 희망은 단순히 비현실적 기대가 아니다. 희망을 당신이 당신의 의사와 의료팀이 당신이 잘 되도록 긍정적이고 합리적인 모든 일을 하고 있다는 것을 알 때 당신이 느끼는 것이다. 희망은 가족과 친구로부터 얻는 지원으로부터 생겨난다.

- 나는 나 자신을 암과 함께 사는 사람으로 생각하고 나의 매일의 삶을 끝없는 희망이라고 생각한다.

    * 암 배우자에게 말해야 할 5가지 사랑. 유방암
    – 나는 당신을 사랑하고 함께 이 일을 헤쳐 나가자
    – 어떻든 당신 폼은 아름답다.
    – 나는 당신이 성적으로 매력적이라는 것을 발견한다.
    – 내가 할 수 있는 어떤 방법으로도 당신을 도울 것이다.
    – 당신은 여전히 내가 사랑하는 같은 사람이다.

    * 아내가 유방암 진단을 받은 후 남편이 해줄 수 있는 극복의 말들
    – 검사 상 다행히 조기 암이니 유방보존술을 받아 여전히 예쁜 유방이 되도록 해요
    – 유방전절제술을 받게 되더라도 내가 사랑하는 것은 당신이지, 당신 유방 2개가 아니요, 유방 하나로도 만족해요.
    – 유방암 수술은 비교적 간단하고 위협적 합병증도 거의 없으므로 안심하기 바라고 수술 후 보조치료를 잘 받을 수 있도록 내가 힘껏 도와 줄 것이다.
    – 가능하다면 유방 재건술을 받아 다시 아름다운 가슴이 되도록 해요
    – 유방암은 예후가 아주 양호하므로 둘이 힘을 합쳐 암 여정을 잘 극복하면서 새로운 삶을 희망적으로 시작합시다.

    - **친구**
    – 병원이나 집을 방문한 사람들은 나를 놀라게 하고 즐겁게 했다. 암경험에서 나타난

하나의 긍정적 일은 누가 진정 친구인지, 누가 믿을 수 없고 누가 떨어지기 쉬운가를 확인할 수 있다는 것이다.

• 친구나 가족들은 나의 암이 끝났다고 기뻐한다. 나는 그렇지 않게 느낀다. 친구나 가족들이 관심이 있기 때문에 좋아지기를 원하고 그들은 나의 암경험을 과거에 있었던 것을 생각하기 원한다. 암 진단과 치료를 어떤 종류의 반응도 없이 지나갈 수는 없다. 환자는 암을 가졌다는 뉴스에 반향하고 치료의 고민을 회상한다. 치료 후 또 불안정하고 방어되지 않는 다는 감정을 가진다. 많은 생존자는 재발 두려움이 제일의 관심이다. 이런 일이 진행되는 동안 암이 끝났다고 할 수는 없는 것이다. 당신은 "회복은 지금 시작하고 분명한 끝나는 날짜 없이 진행되는 과정이다." 라고 그들에게 말할 수 있다.

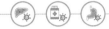

- 다른 사람들의 이야기를 듣는 것보다 직접 간병인으로서 암처치에 대해 배우는 것보다 더 좋은 방법은 없다. 직업적 간병인은 가족 간병인이 하는 감정적 상승과 하강을 경험하지 못한다. 가족 간병인은 올바른 길로 환자를 지원하기 위해 너무 많거나 적지도 않게 무딤을 지닌다. 그것은 환자의 진행을 위해 중요하다.

- 나는 이제 삶을 다르게 본다. 과거에는 나의 일 위치에 따라 나를 정의했으나 지금은 나 자신과 다른 사람을 같은"사람"으로 본다. 여러 가지에서 암간병인이 가지는 부담이 암 환자의 그것보다 더 무겁다는 것을 알았다. 암 환자로는 따르는 의정서가 있고 치료 후 어떻게 느꼈는지 안다. 간병인은 도우기 위하여 무엇을 해야 하는지 생각하려고 애쓰면서도 때로는 잘 알지도 못하면서 옆에서 있다.

- 암은 환자 뿐 아니라 주위의 간병인까지 영향을 준다. 암 진단은 개인과 가족의 위기의 시작이다.

- 암은 온 가족에 영향을 준다. 가족들이 신체적, 정신적, 영감적으로 영향을 받는다.

- 모두가 환자를 도우기를 원하고, 도우려고 애쓰고 도와주고 있다.

- 당신과 가장 가까운 사람들이 당신이 쇠약하고 구역질로 고생할 때 진료 일에 병원에 데려다 줄 사람이고 또 당신의 식사를 준비해주고, 약국에서 약을 사다 줄 사

람이며, 당신이 너무 피로감이 심할 때 당신을 대신하여 아이들을 학교에 데려다줄 사람들이며, 당신이 필요할 때 격려를 해주고 교제를 함께 할 사람들이다. 그러므로 필요한 것이 무엇인지 그들에게 처음부터 말하지 않음으로 말미암아 그들이 직장에서 더 이상의 어려움을 겪지 않도록 하라. 따라서 자신에 대한 일을 그들에게 말해주는 것이 최선의 방법이다. 특히 일을 하고 있다면 고용주에게 정직하게 당신의 질병에 대해 완전히 알려야 치료 결근이나 해고 등의 어려운 상태라면 경제적 위치를 고려하거나 퇴사 등이 올바른 전략인지 아닌 지 결정할 시간이기 때문이다.

- 암 치료 후 혼자 처리하기가 힘들 때 가족, 친구 등 주위사람들이 도와주려고 한다. 그러나 나는 남에게 의존하기를 싫어한다. 지금 이들에게 보상해야 할 필요나 이용하고 있다고 느낀다. 어떻게 해야 하나 독립심을 존중하고 남의 도움 없이 할 수 있다는 것을 원한다. 그러나 우리 모두가 다 서로 의존적이다. 모든 사람에게 남의 도움이 필요할 때가 있다. 남에게 도움을 요청하는 것은 인간됨의 한 부분이고 할 가치가 있다. 이런 경우 당신을 도와준 사람이 있고 공존하고 있다는 것이 좋은 일이다. 사람들이 하기를 원하는 어떤 일에 당신에게 주어진 도움을 받아들이기를 배우는 것은 한 단계 전진이다.

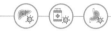

- 암을 극복할 수 있었다면 당신은 평상의 정상적인 활동을 포함하여 다시 일을 할 수 있다는 것을 말한다. 약 10% 정도의 적은 숫자만이 일에 복귀하기가 힘들 것이다.

- 재정적 안정은 큰 차이가 있다. 할 수 있는 한 많이 일하도록 애쓰라

- 전이성 전립선암으로 현재 진행은 안정적이다. 일을 해야 하나 처는 반대한다. 이런 상황에 '어떻게해야 하나'하면 개인이 선택해야 한다. 가족들은 건강을 생각하여 반대한다. 최근에는 암을 만성질환으로 본다. 항상 치료가 필요하지만 일을 한다든가 하고 싶은 것을 하면서 삶을 살아갈 수 있다. 일 할 에너지의 수준이 아니든가 가족과 시간을 보내거나 하고 싶은 여행 등으로 시간을 보낸다면 휴직이 좋은 선택이 될 수 있다. 그러나 단순히 암 진단만으로 휴식하는 것은 옳은 선택이 아니다. 일하면서 병을 더 잘 알고 다른 사람과 의논하고 다른 사람으로부터 배울 수 있고 중요한 것은 자신이 유용하고 활동적이라는 것을 느끼는 것이다.

- 나는 장애인인가 : 암의 상태, 치료의 종류, 신체적 감당 등에 따라 다르다. 장애권리를 고려할 수 있고 환자의 자존심과 자기 가치감도 고려하여 부분시간으로도 일할려고 원할 수 있다.

- "당신은 암을 가진 사람이다." 라는 것을 기억하라

동료를 편안하게 하는 것이 좋으나 자신을 먼저 돌봐야 한다는 것을 기억하라. 신체적, 정신적 에너지는 지금 남보다 당신에게 집중해야 한다. 이런 잘못된 인지에 의한 차별은 애매하지만 실질적이므로 환자는 평정, 긍정적 태도, 손에 잡히는 사업적 문제에 집중을 유지함에 의해서 강함을 증명하고 능력을 재강화하고 동료의 근심을 경감시킬 정보와 자각을 부여할 수 있고 희망적으로 직장이 더 편안하게 만드는데 도우게 될 것이다.

질문과 답변

- 치료로 일을 못하다가 다시 돌아오려는데 회사가 병 때문에 해고 시킬 수 있나
- 대부분은 "아니다. 그러나 병결석으로 인해 부당한 어려움 또는 과도한 곤경이 회사에 미칠 때는 예외일 수 있다. 이 때 같은 일은 아니더라도 비슷한 일이 제공될 수 있다.

- 직장면접에서 암병력을 말해야 하나
- 장애를 가졌는지 질문을 받지 않는다. "암 병력은 나 자신의 일이지 고용주의 관심이 아니다." 장차 고용주는 일의 중요 부분인 일할 능력에 대해 물을 수 있다. 일부는 암병력을 말하기를 선택한다. 암병력이 그들을 더 강하고 지혜로운 사람으로 만들어서 개인발전의 중요한 부분이 되었다고 느꼈기 때문이다. 새로운 보험담당자와 병력을 상담해야 하므로 말해야 한다고 생각한다.

* 항암제치료나 방사선치료 중 일할 수 있나
개인적 문제이다. 방사선치료는 하루에 한번씩, 항암제치료도 규칙적으로 병원방문이 요구된다.
 – 이상적인 치료시간을 늘일 계획표와 맞지 않을 수 있다.
 – 치료부작용이 동반된다. 피로나 설사 등
 – 일을 얼마나 많이 할 것인가는 일의 종류, 직장에서 병원위치의 편리함, 치료를 이겨낼 능력, 그 외에 재정적 고려, 고용주의 유연성 등이 관여한다.

- 암 치료 후 회사의 재건축으로 나의 위치나 자리가 없어졌다.차별된 것이 아닌 법적문제에 먼저 알아야할 사항

  1. 고용주가 암병력을 미리 알고 있었는가
  2. 편견이나 차별을 반영한다고 느끼는 삽화의 기록을 유지하는 것이 도움이 된다.
  3. 암병력이 없는 다른 사람들과 다르게 취급되었다는 것을 증명해야 한다.

- 만약 고용주가 불법적으로 건강상태를 묻는다면 어떻게 하나

- 고용주가 병력에 대해 알아볼 수도 없고 요구할 수도 없다. 그러나 묻는 다면 당신은 준비되어 있고 하고 싶고 할 수 있다는 사실을 의미한다는 것을 기억해야 한다.

  1.충분히 개봉한다.: 암 투쟁을 했지만 일하기에 깨끗해졌고 다시 돌아오기를 원한다.
  2.현재에 진실하게 질문에 간단하게 답할 권리가 있다. "좋다", "아주 좋다"
  - 새로운 보험업자에게 정보를 줄 때 병력을 말해야 한다.

- 고용 후 암병력을 알려야 하나

아니다. 고용주에게 알릴 필요가 없다. 일부는 직속상관에게 추적치료나 검사의 필요의 이해를 말 할 수도 있고 계획의 유연성의 요구를 할 수 있다.

- 직장동료에게 암 발병을 이야기해야 하나

옳고 그른 것은 없다. 일부는 이야기 하기를 싫어하고 일부는 모두에게 말하고 있다. 말하면 환자에게 감정이입과 슬픔의 반응을 보인다. 환자에 대해 많이 알수록 더 지원을 받을 수 있다. 자기에게 달렸다.

- 암 치료 후 직업이 없어지고 치료비용은 축적된다. 어떻게 빚을 갚나

- 암은 비싼 병이다. 보험이 있더라도 적용 안되는 의료비, 육아비용, 이동비용 등으로 부담된다. 방법으로는
① 현금과 음식 제공하는 생활보호에 지원
②채권자의 삭감   ③ 가족으로부터 돈 빌린다.

● 암 치료 후 의사가 병이 나았다고 말했을 때 생명보험 가입이 가능한가

-답변은 암형태와 암 발병 기간에 의존한다. 치료 후 5년 이상에 암의 재발 가능율을 본다. 통계로서 자신이나 병의 예후를 보는 것을 원하지 않으나 보험회사는 우리의 생명 길이를 표통계로서 관찰할 것이다.

● 치료 후 6개월 정도 휴식기간 중 건강보험이 필요하다. 어떻게 처리해야 하나

- 보험이 끝난 시기 이후의 지속적 그룹 건강보험을 부여하는 통합 총괄예산조정법에 가입하여 건강보험을 계속 유지한다. 이 법은 20인 이상의 회사에 18개월 남아 있는 것으로 하고 회사에 대신하여 개인이 보험료의 비용을 담당해야 하는 건강보험의 일시적 연장, 연속 보험이다. 그 외 개인 보험 증권을 살 수 있다.

49 극복

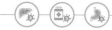

- 암 치료 후 암시간과 실생활 시간으로 구분될 수 있다. 이 두 영역은 동시에 두 시간 지역에 있는 것 같다. 하나는 삶의 매일 매일의 일에 관심이 있는 것 같고 다른 것은 삶과 죽음의 질문에 의해 강하게 부딪히는 것이다. 내가 신을 믿나, 사망은 왜 지구에 있나 등

- 의사가 내가 다시 삶이 정상적으로 돌아오기에는 최소한 2년이 걸린다고 했다. 그 말이 맞는 것 같다.

- 신에 대한 믿음, 건강관리팀에 대한 신임, 배우자, 가족, 친구로부터의 사랑과 돌봄이 극복에 매우 중요하다.

- 암 치료 후 늘 하던 일들이 싫어진다. 이기적이 되었다. 암경험은 사람들이 우선권을 재시정하고 무엇이 중요한가를 재고한다. 그들에게 더 의미있는 것에 대해 강조하고 생각한다. 이기적인 것이 아니다. 얼마나 자기의 시간이나 에너지를 사용하기 원하는 방법에 대해 생각할 수 있는 자신에 대해 감사하게 생각해야 한다.

- 요청이나 초청에 대해 거절하는 것이 이기적 인가는 자신에게 더 편안하면 "예",아니면 "아니오" 라고 한다.

- **암 환자의 3가지 일**

  1. 배운다 : 시설과 환자의 치료에 대해 사실석 정보를 가져서 근심의 어머니인 불확실성
     을 감소시킨다.
  2. 암에 대해 웃는다 : 다른 즐거운 일에 시간 보낸다.
  3. 과정을 단계별로 잘라서 실행한다. 한번에 하나씩 병에 대해 배우고 치료시설을 연구한다.

- **감정적 충격에 대해 자신에게 인내하라**

어떤 여자는 잘 살기 위해 유방이 꼭 2개가 필요하지 않다는 것을 생각하므로 더 잘 극복할 수 있다. 유방이 숨쉬기, 먹기, 걷기, 말하기, 성교에 조차 필요하지 않다. 체변화에 처리하는 과정은 시간이 걸린다.

- 내가 암 생존자로부터 듣는 많은 일의 하나는 암 여정 중 혼자가 아니라는 것을 아는 것이 얼마나 위안이 되는지 이다. 그것이 특별히 힘든 날에 배우자로부터 포옹이나 생각 깊은 이웃으로부터 보내진 책상위의 건강한 음식이나 또는 당신이 있는 곳에 있었던 암생존자로부터 충고와 격려이던지 간에 이런 단순한 인간연결은 암 극복의 짐을 덜어줄 수 있다.

- 암 환자가 안녕을 올릴 수 있는 가장 중대한 일은 충분한 잠을 자는 것이다. 잠을 우선적으로 하는 생존자는 더 적은 신체적 어려움을 가지게 되고 극복기술을 증진시킨다. 결국 더 쉽게 암 치료를 견디어 낸다.

- 힘든 질문을 하라. 이차의견을 얻어라. 자신을 보살펴라, 가족과 친구를 주위에 두라. 희망이 살아 있도 유지시키는 무엇이던지 하라. 나는 협동은 강함이고 지식은 늘 힘이고 태도는 모든 것이다.

- 암은 나에게 잠에서 깨우는 신호로 본다.

삶의 의미있는 것에 대한 관점을 잃었다는 것에서 삶이 바뀌어 새롭게 느끼고 어떤 것이라도 하려고 하는 것이 옳은 답이다.

- 옷을 당신 몸에 맞게 맞추어야 하는 것 같이 삶이 당신에게 맞도록 맞추어야 한다. 나는 암 후 점차적으로 내가 하기 좋아하는 것과 똑같이 나의 삶을 맞추었다.

- 암으로 죽을 수 있는데 왜 지금 담배를 끊어야 하나
모든 것을 이미 잃더라도 담배흡연이 좋다면 즐겨라. 그러나 계속 흡연한다면 모든 것을 잃게 될 것이다.드물게 흡연자라도 치료반응이 있을 수 있고 또 흡연자에게 합병증이 더 생길 수가 많다.

- 내가 치료받기는 너무 나이가 많은 것이 아닌가
연령은 치료 상관없고 얼마나 건강하고 기능적인가에 달려있다.
"내가 곧 죽을 것인데 치료의 고통과 고생을 꼭 겪어야 하나"에 대해 많은 사람들은 어떤 대가에도 고통의 두려움을 피하기를 원한다고 한다.

- 예정된 가족여행으로 암 치료를 지연시킬 수 있나
여행기간과 암상태의 상황에 따라 다르다. 최근 진행된 암 진단을 받았다면 연기하고 수술 후나 완화중이면 여행도 적절하다. 예후에 큰 차이는 없다.

- 가족들과 여행은 가능하나
좋게 느끼고 신체가 강하다고 생각될 때 가능하다. 조심하고 충분한 약제를 가져야 한다. 그러나 약하게 느끼고 아프거나 통증이 있으면 문제가 생길 수 있으므로 연기시킨다. 여행 장소와 여행기간이 많은 영향을 준다.

  * 극복의 5가지 교훈
     1. 가족력을 알라   2. 진단에 대해 더 공부하라
     3. 모든 선택을 평가하라: 2차 선택, 보험계획, 당신에게 옳은 것을 위해 싸워라
     4. 배운 교훈을 기억하라 5. 당신 몸을 알라: 매년 점검

- 암은 주체성 변경의 경험이 될 수 있다.

많은 암 환자들은 암 진단을 받았을 때 안녕의 하나의 세계에서 다른 질병의 세계로 이동하는 감정을 묘사한다. 그들은 건강한 정상인 같이 느끼는 것에서 다르게 느끼는 것으로 간다. 많은 사람들은 암경험에 의해 변화되게 느끼고 이 변화를 알리기를 원한다. 일부 암생존자는 그들의 암 진단과 치료를 끝낸 후에도 "암 가진 사람"이라고 말하고 일부는 암도전에 직면하여 생존했다는 것을 자랑하기도 한다.

- 많은 암 환자들은 치료가 끝나면 진정 위안이 되었다고 말한다. 그러나 이 긍정적 감정이외에 그들은 외로움과 취약성을 가진다. 이런 혼합된 감정은 실질적 치료로부터 이동의 자연적 부분이고 기대되어 진다. 암생존자가 되는 것은 생존자에게 그 자체가 도전을 가져온다. 진단 이후 지금까지 끊임없는 정밀조사와 지원을 잃는 것이 어려운 조정이 될 수 있다. 치료가 끝나는 적절한 시간이 있다. 의사가 가장 좋다는 치료의 양을 가졌다는 것을 알라. 또 치료 끝에 오는 모든 감정을 경험하고 혼자가 아니라는 것을 알라

- 지금 일이 끝났다. 그러나 나의 관점에서는 결코 진정 끝난 것이 아니다. "끝난 것"은 전에 있었던 곳으로 다시 돌아가는 것을 의미한다. 그러나 암과 치료 경험은 당신을 영구히 변화시킨다. 그것은 남은 생애동안 당신이 어떻게 삶을 보는 방법, 당신 주위의 세계, 다른 사람과의 관계, 신체와의 관계, 결정해야 할 방법 등을 남은 기간 동안 변화시킨다. 이것은 영구히 당신의 이야기의 한 부분이다.

- 암은 우리에게 선물과 고난을 가져오고 삶은 결과가 같을 수 없다. 남은 생에 치료는 "새로운 정상"이 된다. 환자가 일을 다르게 하거나 삶이나 관계, 경력 등에 무엇을 해야 하고 무엇을 하지 않기를 원하는가를 재평가할 기회를 제공한다. 많은 사람들은 암이 그들에게 삶에 새로운 전망과 많은 축복과 선물에 깊은 감사, 사랑하는 사람과 강한 연결을 준다고 주장한다.

- 내가 견디어내면서 도왔던 것은 대부분 삶에 대한 나의 본래의 대단히 깊은 사랑, 삶은 싸울 가치가 있다는 나의 신념, 암도 치료할 수 있고 처치할 수 있다는 나의

지식이었다. 또한 나는 바깥 일들을 생각하고 연구하고 질문을 하고 어떻게 진정 생존하고 번영하는 방법을 자신에게 발견하려는 나의 능력과 의지를 생각한다.

- 당신만이 당신의 암을 싸울 수 있고 다른 사람들은 당신을 돕는다는 나의 충고: 당신은 먼저 당신 자신을 생각해야 하고 아무도 당신만큼 이 전투를 잘 싸울 수 없다.

- 우리는 일들이 오는데로 맞이하도록 성장했다.
암 진단에 대해 "왜 나에게"를 말하는 것이 아니고 단지 치료선택은 무엇인가를 말한다. 뒤돌아보고 어떻게 이런 일이 생겼나 라고 묻는 것을 피하라. 그렇게 하는 것은 앞으로 치료계획을 나아갈 때 도우려는 것이 아니다.

- 처는 하루에 같은 이야기를 몇 번씩 하기를 원한다. 그것은 그녀에게 치료적이다. 당신은 귀를 기울여 듣는 것이 좋다. 여자들은 자기의 감정을 자주 많이 표현하는 것이 극복에 더 좋게 하는 경향이다.

- 한번 암을 경험한 사람은 다음 결코 같은 사람이 될 수 없다.
- 삶을 단순화 하라-하고 싶은대로 할 수 있는 것을 하고 앞을 위해 힘을 비축하라.

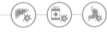

* 언제 나 자신을 암생존자를 생각하는가

– 진단 날부터　　　– 치료 끝난 날부터

– 계산은 의미가 없다

　결국 명확한 "암 시계"는 없다는 의미이다.

– 5년차 단점: 5년 생존율을 의미한다.

　암이 치유되었다고 생각하는 어떤 점이 있다고 들어서 그 날을 기다린다. 그러나 각

　암마다 다르므로 답변이 단순하지는 않다. 그 날을 계산하기 보다는 현재에 집중하고

　매일을 가장 소중히 여기도록 한다.

* 내가 삶에 승리했다는 증거

　– 진단을 생존했다.　　　　　– 암의 신체적 감정적 부분을 생존했다.

　– 암의 재정적 부분을 생존했다.　– 암 짐의 남은 부분도 생존하기를 계속한다.

• 암생존자

암은 과거, 현재, 미래에도 나의 삶과 나의 존재의 한 부분이고 암생존자가 되는 것을
내가 아직 살아있고 아직 여기에 있고 대단히 좋은 일이다.

• 나는 생존율을 듣지 않기를 배웠다. 한 환자라도 생존했었다면 나도 역시 그렇게
　될 수 있다고 느꼈다.

• 나는 나의 암병기를 알기를 원하나 5년생존율 같은 것은 알기 원하지 않는다. 만약

누가 5년 생존율이 30%라고 말해 준다면 나의 희망은 내려앉지만 만약 통계를 모른다면 마음속에는 내가 원하는 어떤 것도 될 수 있다.나는 비관적이지만 낙관적이 되기 위해 숫자에 신경 쓸 필요가 없다

- 나의 의사는 매우 솔직하다. 나는 일어날려는 일에 내가 이해한다고 느꼈다. 나는 통계나 어떤 미래가 있는지 알기를 원하지 않는다. 나는 좋은 생존의 기회를 가졌는 것 같이 싸우고 용기를 잃지 않기를 원한다.

- 암 환자가 쇠약해지고 붕괴되고 우울해지고 부작용이 예상되지만 방어되고, 치료되고 완화될 수 있을 때 일도 못하고 치료 후 삶을 즐길 수 없게 남게 되는 것은 더 이상 납득이 안된다.

생존 증가를 목적으로 하는 훌륭한 종양치료로서 암재활과 암생존 계획은 암생존자가 암 치료 후 의미있는 삶의 질로 돌아올 과정의 완성으로 나타난다.

- 암 생존자가 되는 것은 나에게 매우 큰 의미가 있다. 그것은 나를 더 좋게 변화시켰다. 이 경험을 통해 나는 믿을 수 없는 사람을 만났고 전보다 더 나의 삶에 감사한다. 다른 사람들에게도 감사한다. 암 진단은 신체적으로, 영감적으로 나에게 일어난 일중에 가장 좋은 일이다. 만약 나에게 나의 삶을 또다시 산다면 삶을 변화시키는 경험을 놓치기를 원하지 않는다.

- 암 진단이 된 그날부터 암생존자가 된다. 그때 싸움이 시작된다. 가장 명백한 투쟁은 신체적이지만 정신적 투쟁이 사람을 지치게 만드는 것이다. 옳은 태도와 지식의 습득을 가지는 것은 여정에 도움을 준다. 내가 정복 안되는것은 아니지만 좋은 삶의 질을 유지하면서 좋은 투쟁을 확실히 해볼 수 있다는 것을 알아차렸다.

  - **암생존은**
    - 강함, 기술, 태도를 발전시킨다.   - 희망, 믿음, 끈기를 나타낸다.
    - 삶과 사랑, 일을 즐기는 것을 의미한다.

* 암생존자의 의미

- 나는 강하다. 선에 보다 더 강해졌다는 것을 의미
- 나는 이것을 성취했기 때문에 무엇이던지 성취할 수 있다는 것을 의미
- 암은 과거, 현재, 미래에 영구히 나의 삶의 부분이 되고 "내가 누구인지"를 의미
- 그들의 암을 내 경험으로 도우는 의무를 가졌다는 것을 의미
- 내 이야기를 말하며 다른 사람들 도우고 다른 사람들이 암 프로그램을 만드는데 동기 부여 한다는 것을 의미

- 나는 사람들이 나의 강함을 보기를 원하고 어떻게 암이 나의 삶에 긍정적으로 영향 주었는지 보기를 원한다. 그것은 진정 "죽음선고"가 아니고 "생존신고"였다. 그것은 나아가서 나의 삶을 살고 그렇게 하는 동안 남과 접촉하는 처방이었다.

- 생존자가 되는 것을 내가 의료진 모두에게 감사하고 내 삶의 매일과 매 사람에게 감사하다는 것을 의미한다. 그것은 사는 것, 사랑하는 것, 일하는 것, 즐기는 것을 뜻한다.

- 일부 생존자는 암이 삶을 바꾸었다. 암을 가지는 것을 좋은 일이 되었고 축복으로 생각한다. 그 중 일부는 반드시 축복은 아니지만 삶이 더 좋도록 변화시키는 기회로 사용한다.

- 나는 암생존자이다. 암 후에도 나는 아직 "나"이다. 환자를 죽이지 않는 암은 환자를 더 강하게 만든다. 암은 나에게 "새로운 것"을 주었다. 내가 나의 삶에 대해 이야기하면 암 전(B.C, Before Cancer)의 일이 아니고 암 후(A.C, After Cancer)의 일이다.

- 새로 암 진단을 받은 사람에게 가장 좋은 충고는 두려워하지 말라는 것이다. 두려움은 당신을 파멸시킬 수 있다. 의사를 믿으라. 그들은 당신을 위해 할 수 있는 어떤 것도 하려고 한다. 당신을 가료하는 누구에게서나 가장 좋은 것을 요구하라. 어려운 질문을 하라. 배우기를 결코 멈추지 말라. 이것은 당신의 삶에 대해 이야기하

고 있다.

- 암과의 여정을 시작할 때 암과의 삶은 하루에 한 번씩 행할 것을 기억하라
삶은 단지 오늘만 살수 있다는 것을 알아라. 만약 하루에 한번씩 한다면 오늘의 문제, 한번에 한 문제에 집중하라. 그러면 두려움, 자기의심, 고통을 이겨낼 수 있다.

- 롤러코스터: 암 환자는 매일 롤러코스터 타는 기분이다. 기분이 어떤 날은 좋기도 하고 어떤 날은 좋지 않다. 좋은 예후에 감사하다가 그 다음 분노, 두려움과 우울 이 생긴다. 나는 나의 감정을 이겨내는데 도움이 필요하게 될 것을 깨달았다.

- 모든 약의 가장 좋은 것을 사용하라. 즉 당신의 자세, 태도이다. 자신이 가져올 수 있는 갖아 생산적인 접근이고 의사가 부여할 수 없는 것은 긍정적 태도이다. 낙관 과 결합된 결정은 당신만이 부여할 수 있는 치유적 환경을 창조한다.

- 암과 맞서는데 같이 가장 나쁜 시기 같이 보이는 것에서 우리는 영웅적 행위, 용기, 사랑, 창조와 힘을 발견한다.

  * 암은 여러 가지 방법으로 삶을 변화시킨다.
  - 당신이 운 좋게 경험하는 어떤 것 같이 전혀 새로운 방법으로 삶을 볼 것이다.
  - 당신은 매일이 있기 때문에, 또 당신에게 즐거움을 주기 때문에 감사할 것이다.
  - 당신은 건강을 당연한 것으로 여기지 않고, 가족, 친구, 일 등보다 당신을 더 우선권으 로 만들면서 심신을 더 잘 돌볼 것이다.
  - 당신은 더 조용할 것이다. 작은 일은 당신을 많이 괴롭히지 않는다.
  - 당신은 당신 삶에 의미와 만족을 가져오는 사람들에게 더 가까이 끌릴 것이고 그렇지 않는 사람을 제거할 것이다.
  - 당신을 당신이 누구인지, 당신이 당신 삶에 무엇을 원하는지에 대해 아주 명쾌함을 얻을 것이다. 이런 암경험은 그들의 삶에 큰 결정에 관한 행동을 취할 용기를 준다.

- **암과 단순하게 삶: 생존자**
  - 내가 암으로부터 피할 수 없었다.
  - 나는 암에 대한 나의 역할을 선택한다.
  - 암의 부담은 진짜이다.
  - 암은 당신이 누구인지를 변화시킨다. 암으로 단순하게 된다.

- **나는 "암을 가지고 있다" 또는 "암을 가졌다"**

"나는 암을 가지고 있고 늘 가질 것이다." 걱정할 수도 있다. 암은 주체-변경 경험일 수 있다. 많은 환자들은 진단 후 "양호의 세계"에서 "병의 세계"로 이동하는 느낌을 묘사한다. 그들은 "건강, 정상 사람" 느낌에서 "다른"느낌으로 간다. 대부분 사람들은 암경험에 의해 변화되었다고 느끼고 또 이 변화를 알기를 원한다. 일부 생존자는 자신이 치료 후에 늘 "암 사람"이라고 말하고 오히려 암도전에 맞서서 이겨낸 것을 자랑스러워한다. 그러나 의사가 환자에게 "암 자유"라고 말한다면 믿지 못할 이유가 없다는 것을 기억하라.

- 내가 할 수 있는 모든 것은 암생존자로 삶을 앞으로 전진 하는 것이다. 우리가 계획했었던 삶을 우리가 기다리고 있는 삶으로 가기위해 기꺼이 포기해야 한다. -새로운 정상과정이다.

- 나의 전체 삶이 암경험으로 달라졌다. 나는 실질적으로 여러 가지 방법으로 나를 어떻게 조심해야 할 것인지 몰랐다는 것을 깨닫게 만들 어떤 것이 필요했다. 지금 모든 것에 모두에게 감사한다.

51 감정

- **분노**
  - 나는 모든 일을 올바르게 행하였다.
  - 나는 운동을 규칙적으로 했다.
  - 나는 균형적으로 음식물을 건강하게 먹었다.
  - 나는 건강한 체중을 유지하면서 필요한 영양보충제도 먹었다.
  - 나는 평소 충분한 수면과 휴식 등으로 스트레스를 최소화하도록 노력했다.
  - 나는 술과 담배를 멀리하면서 건전한 생활을 하였다.
  - 나는 종교 활동도 열심히 했다.

  "그런데 왜 나에게 암이 진단 되었나"

- 동정적 얼굴로 "어떤가?"라고 질문한다. 암에 대해 이런 동정이 싫다. 어떻게 대처하나

  어떤 생존자는 암경험을 알리기를 원하고 어떤 생존자는 "그저 다른 사람과 같게" 되기를 원하고 "암 환자"로 보이기를 원하지 않는다. 이 때의 답변은 암에 대해 잊어버리고 기분 좋으면 "좋다, 너는 어떤가?" 기분이 덜 좋으면 "물어주어서 고맙다 오늘은 아주 좋다."라고 말할 수 있다. 질문자는 적어도 약간의 감정이입이 있으므로 약간의 인내가 따른다. 진정한 사랑과 관심은 환영하나 연민과 동정은 때로는 고민하고 분노를 느낄 수 있다. 이때는 답변을 회피하거나 다른 이야기를 한다.

- 많은 환자들은 치료 끝난 것에 진정 위안이 되었다고 말한다. 그러나 이런 긍정적

감정 이외에 고독감과 취약성을 가진다고 한다. 이런 혼합된 감정은 실체적 치료에서 이동의 자연적 부분이다. 암생존자가 되는 것은 그대로 도전이 되는데 지속적 정밀조사와 지원의 소실이 어려운 조정이 될 수 있다. 일부 환자는 의사나 간호사가 없으면 암이 재발할 것이라고 믿기도 한다. 치료가 끝나는 적절한 시간이 있다는 것을 기억하라

• 치료 끝나기를 바랬는데 막상 끝나니 감정이 혼합된 것 같다. 가장 흔히 묻는 질문의 하나이다. 도전적이고 긴장된 시간의 치료 후 위안만이 올 것이라고 생각하나 생존자들은 "표류하는 단절" "혼자"인 것 같이 묘사한다. 수개월 간의 치료 후 갑자기 의사와 가까운 접촉이 멈춘 것 같다.

　　* 암 치료 후 삶의 발전을 위한 암시

　　　– 축하하라: 치료를 잘 견디어 냈다.

　　　– 자신을 보상하라: 자신을 위해 특별한 일을 하라. 산책, 마사지

　　　– 하루에 천천히 하라

　　　– 주위에 모든 것을 사랑하라

　　　– 배우자에게 그들이 자기에게 얼마나 의미가 있는지 알게 하라. 지원해 준 자들의 생각과 돌봄이 얼마나 도움이 되었다는 감사의 표현을 말하라

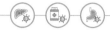

- 유방전절제술 후 유방 성형술이 시행 안 된 경우 신체변화를 어떻게 극복하나, 시간이 걸리겠지만 대부분의 환자는 1-2년 내 변화에 잘 적응한다. 흉부변화를 부끄럽거나 흉하게 생각하지 말고 또 억지로 숨기지 않고 당당하게 생각한다.

  1. 인내하며 기다린다.-몸과 느낌에 변화가 있다는 것을 받아들인다.

  2. 혼자 거울 영상으로 유방변화에 대해, 자주 상반신 노출하고 보기, 속옷입고 보기, 겉옷입고 보기 등으로 변화에 익숙해지도록 훈련한다.

  3. 배우자에게 흉부를 서서히 노출시키면서 유방변화에 익숙해지도록 한다.

  4. 대중목욕탕이나 수영장에서는 수술부위 노출에 신경을 쓴다. -인공유방 착용

  5. 다른 부위나 전신의 치장에 신경 쓴다.-마사지,요가,옷맵시,웃음짓기,얼굴이나 손치장

  6. 체영상에 장애를 느낀다면 전문가에게 상담하거나 같은 수술을 받은 지원단체 모임에 참석하여 지식을 얻는다.

- 탈모보다 더 나쁜 것은 없었다. 나의 영상의 부분과 나의 많은 것이 그렇게 보였다. 암을 가졌었고 나쁘게 느낀 것은 충분히 힘들었고 나의 모습도 나쁘다고 생각했었다. 그러나 얼마 후 머리털이 잘 보일 정도로 재생되기 시작했다.이제 머리털은 나의 영상의 한 부분으로,또 나로 보였다

- 유방암으로 항암제치료 후 어느 정도 머리카락이 보기 좋게 자란 후 아주 오랫 만에 만난 친구가 물었다. "어디에서 그렇게 머리카락을 산뜻하고 가지런하게 예쁘

게 커트했느냐, 그곳을 소개시켜 달라"고 물었다. 나는 웃으면서 "ㅇㅇ 병원에서"
라고 말했다.

- 암수술을 받는다는 것을 말한 후 방학동안에 항암제치료를 받고 심한 탈모가 되었
  다. 개학 후 가발을 쓰고 있다가 교실 내에서 가발이 우연히 벗겨져 탈모가 들어났
  다. 그 다음 날부터 일주일 내 교실 내 모든 학생들이 삭발을 하고 나타났다. 나는
  학생들이 나에게 보인 격정으로 감격의 눈물을 흘렸다. 이제 나도 가발을 벗었다.

53 지원

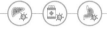

- 지원그룹에 가는 것이 나를 많이 도왔다. 내가 다른 사람을 만날 때 나는 그들이 겪어야 하는 것을 그들에게 들었다. 나는 내가 어떻게 겪었다는 것을 그들에게 설명했다. 나는 내가 일을 어떻게 처리했는지 그들에게 말함으로 남을 도왔다는 것을 아는 것을 더 좋게 느꼈다. 나의 치유치료는 암 환자를 만나는 것이다. 내가 그들을 만남으로 그들 속에 나 자신을 본다. 그들은 나 자신과 비슷한 경험을 공유하고 나는 나의 들었던 것에 관여할 수 있다. 나는 거울속의 나를 보는 것 같다.

- 자기에게 필요한 것을 요구하고 받음에 개방적이 되는 것은 암경험 중 가장 기대하지 않던 도전 중의 하나이다. 우리 중 많은 사람들은 다른 사람의 도움을 받는 것에 있기보다 다른 사람을 도와주는 것이 더 편안하다. 첫 단계의 하나는 자기에게 필요한 것이 무엇인가를 발견하는 것이다. 자신이 강하고 가능하면 치유에 지원되도록 도울 수 있는 것이 무엇인 가를 묻기를 자신에게 정직하라. 또는 아마 자신이 바라는 것은 자신이 할 수 있는 것을 다른 사람에게 도우기를 요청하는 것 없이 때로는 혼자 있는 시간을 가지는 것이다.

- 암 치료하는 것은 암의 신체적 도전을 넘어서 퍼진다. 암의 감정적 충격은 환자와 가족에게 도움 없음과 희망 없음의 감정을 일으키고 재정적 부담은 다른 문제이고 많은 사람들은 고가비용과 일을 계속 할 수 있을는지, 누가 가정을 돌볼 것인지 등 생활적 관심에 직면한다. 치료의 표준적 부분으로 암 환자는 진단 후 정신적과 사회적 도전에 대해 도움을 받아야 한다. 암 환자는 건강팀에 의해 체계적 선별을 기

대하고 받아야 하고 많은 이미 이용이 가능한 자유롭고 저비용 봉사를 포함하여 필요한 정신적 봉사로 보낸다. 아무 암 환자라도 진단을 혼자 맞설 필요는 없고 지원봉사는 암 환자가 그들의 치료를 방해하는 어떤 가능성을 가지는 장애를 극복하는데 도움을 준다.

- 암은 대단한 선생이다: 생존자는 진단 후 그 과정에서 배웠던 것을 돌이켜본다. 암 교육의 요점 즉 진단, 치료선택, 부작용 등에 대해 많이 배운다는 것을 안다. "그들이 처음에는 무엇을 알기를 원했는가"는 중요한 정보를 다른 환자에게 줄 수 있다. "마음은 눈으로 보지 않는 것을 알지 못한다." 말은 있으나 다른 사람의 경험으로부터 많이 배운다.

- 암을 가진 사람은 가족이나 친구로부터 지원을 찾을 필요가 있다고 생각한다. 나는 나에게 듣고 나를 격려하고, 내가 혼자가 아니라는 것을 생각해주는 무리가 있다. 나는 항상 다른 사람들이 나의 생존을 투자한다는 것을 느낀다. 그런 종류의 지원과 우정의 이점을 과대평가할 수 없다.

- 봉사를 포함하여 필요한 정신적 봉사로 전언 또는 옮겨야 한다. 암 환자 누구도 진단을 혼자 직면할 필요가 없고 자원적 봉사는 환자에게 치료를 방해할 가능성 있는 장애를 극복하도록 도와야 한다.

  * 환자의 관점에서 지원단체를 참여하는 목표에 대해 5가지가 필요하다.
  - 희망이 필요하다.　　　　　　　　－ 정직이 필요하다.
  - 정보가 필요하다.　　　　　　　　－ 감정표현이 필요하다.
  - 죽음에 관련된 문제의 토론이 필요하다.

54 독신자 암

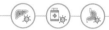

- 유방암 독신녀가 교제중의 남자에게 자신의 유방암에 대해 처음 말을 할 때 더 쉽게 더 잘 할 수 있는 몇 가지 조언:
  - 3-4번 이상 만난 후 남자가 자기에게 호감을 많이 가진 것 같이 생각된다면 이야기한다.
  - 이야기 할 시간과 장소를 정해둔다.
  - 혼자 또는 다른 사람과 같이 미리 한번 할 말이나 행동을 연습해 보는 것도 좋다.
  - 천천히 진행한다.
  - 만남 중 갑작스럽게 자신의 상태를 내놓지 않는다.
  - 상대가 기대하는 것보다 다를 수 있다는 것을 알린다.
  - 자기에게 적절한 남자를 찾는 것은 항상 하나의 도전이겠지만 희망을 가지고 자신 있게 행동한다면 성공할 수 있다는 것을 명심한다.

- 데이트할 때 암병력 이야기를 해야 하나
  - 나를 알기 전에 상대에게 이야기하면 두려워할 것이고 더 기다리다가 이야기하면 내가 정직하지 못한 느낌이 된다.
  - 처음 만날 때와 성적 접촉할 때는 안하는 것이 좋다.
  - 다른 개인정보와 마찬가지로 암병력도 이야기하기를 기다리기를 암시한다. 너무 이야기 하기에 압박을 느끼지 말라

55 영성

- 신앙을 유지하라. 나의 긍정적 태도, 나의 정신, 살려는 의지는 세상을 다르게 만들었다. 일이 더 나빠질 수 있다는 것을 안다. 희망을 주는 어떤 것에 매달려 있어야 했다. 나는 신에게 매달렸다.

- 연구결과, 종교적 봉사에 참석하는 사람들이 더 좋은 건강을 가지는 경향이 있고 기도는 사람의 면역계를 증강시키는데 도우는 화학적 변화를 일으킨다는 것을 보인다. 보통 교회에 출석하는 사람은 잘 먹거나, 운동하거나, 금주, 금연 등 전반적인 생활에 더 주의한다.

- 나는 기도와 다른 사람들의 좋은 생각을 평가하였다. 나는 강함, 치유와 희망을 기도하였다. 이 기도는 명상적이고 더 높은 힘과의 개인적 연락으로 더 영감적이었다.

- 나의 암경험은 나를 더 신에 가까이 끌어들이고, 삶에 무엇이 진정 중요한 가를 보여주었다. 나는 더 침착해졌고 삶에 더 긍정적으로 느꼈다. 나는 역경을 통해 강함과 지식이 온다는 것을 알았다. 나는 암 전에 내가 놓쳤던 작은 일이라도 즐기고 있다.

- 나는 사람들이 나를 위해 기도하였다는 것을 말했을 때 진정 놀랐다. 그 소리를 듣고 처음에는 울었다고 생각한다. 그것은 그렇게 감동적이었다. 명백히 모든 기도

가 내가 암과 싸우는 것을 도왔다.

- 신은 개인이 가질 수 있는 가장 좋은 지원체계이다. 내가 성경을 읽을 때 평화를 얻는다. 진정 읽기에 대단히 좋은 책이다. 나는 그것을 알기 전에 결코 시간이 없었다.

- 암은 우리들을 놀라운 여행에 데리고 갔다. 우리가 거울을 볼 때 우리의 얼굴이 변하지 않는 것을 본다. 그러나 사람을 보면 영적인 변형을 본다. 지금 우리는 우리가 어떤 사람이 될지 어디로 향할지 사정해야 한다. 지금 우리는 영적 강함, 신체적 회복, 용기의 깊이에 통찰력을 얻었다.

- 영적 신앙은 두려움에 의미를 주고 그리고 암 진단의 위기를 헤쳐 나가는데 강함을 부여하는데 강한 구성요소이다. 영적 이해를 찾아라.

1. 암 환자의 실행 사항

- 암의 종류와 병기를 알라
- 암 여정을 준비하라
- 치료계획, 예후, 치료목표의 이해부족에 대해 질문하라
- 2차 의견을 청하라. 의학은 과학이고 예술이다.
- 종말문제를 의사, 가족, 친구와 진단 전 후 의논하여 결정하라
- 병리적 병기는 늘 알고 있어야 한다.
- 약의 상호작용을 알라
- 고식적 치료(통증관리) 또는 호스피스치료(삶 치료의 끝)를 일찍 받을수록 더 유익하다.
- 결과 증진과 부작용 관리를 위한 중요한 생활양식 변화를 하기 위한 선택을 하라
- 삶의 증진과 암 위험감소를 위해 건강한 생활습관을 적응한다.

2. 암을 떠맡다

- 환자의 점검 사항
- 나는 암이 무엇이라는 것과 보통 어떻게 치료하는지 알고 있다.
- 나는 나의 의무기록을 얻었고 그것을 이해하고 있다.
- 나는 나의 암의 특별한 형태를 포함하여 나의 진단을 알고 있다.

- 나는 나의 암의 병기를 알고 있다. 모든 적절한 병기검사가 시행되었는지 점검했다.
- 나는 이런 병기에 보통 추천되는 치료선택을 이해하고 지침서를 점검하여 확인했다.
- 나는 치료의 목표(근치 또는 완화). 위험과 이익에 이해를 했다.
- 나는 이차의견 얻기를 고려했다.
- 나는 모든 나의 치료법이 높은 질적 방법으로 전달되었다고 믿고 있다.
- 나는 의사와 임상시험의 선택을 의논했다.
- 나는 의학적. 재정적. 감정적 지원을 포함하여 나에게 중요한 다른 지원에 대해 건강 팀에 요구했다.
- 나는 방문. 영상검사. 시간 맞추기. 동반자 등을 포함하여 치료 후 추적계획을 상세히 이해했다. 나는 이것을 발표된 지침서에 점검했다.
- 믿을만한 증거를 가진 자원으로 대체치료를 연구했고 종양팀과 의논했다.
- 적용된다면 나는 사랑하는 사람과 지정된 변호사와 함께 내가 원하는 종말치료에 대해 의논했다.

3. 나의 암회복의 접촉

나는 여기에 "안녕의 창조"에 나의 삶의 내면을 전념하고 선택적 치료 이외에 다시 안녕하기 위해 나의 모든 의료와 집중된 노력을 할 것이다.

- **의학적**
- 나의 치료선택을 지속적으로 연구하고 이해하라
- 나의 가장 높은 믿음을 가진 치료계획을 이해하라
- 개인적과 건강팀과 같이 결과를 조정하라
- **영양적**
- 식물근거의 통곡류 음식을 섭취하라
- 가공된 "흰 것"을 제거하고 아름답고. 신선한 색깔을 더하라
- 비타민/광물질/약초 등 보충제제 프로그람을 이행하라

- **운동**

– 웃기는 운동을 발견하라–매일 "웃음"에 인도하라

– 결과로 즐거움의 감정을 잡아라

- **태도**

– 심신연결에 노련가가 되라. 치료문제가 아니고 치유를 마음에 집중하라

– 나의 건강증진을 늘 확인하라

- **지원**

– 사기를 올리는 관계를 양육하라

– 나쁜 관계는 중단하라

– 소생에 깊게 관여된 사람과 연결하라

- **영감**

– 신과 지속적 연결 속에 살아라

– 나의 삶에 모든 적의를 내놓고 가게하고 용서하라

– 나의 삶의 방법을 감사로 포옹하라

– 사고, 말, 음식에 조건 없는 사랑을 실행하라

나는 여기 잘 삶에 이 믿을 수 없는 길을 여행하게 되었고, 그리고 나는 "암에 자유롭고 건강한 영상이고, 신에 감사한다"는 것을 확인한다.

4. 나의 선택

오늘은 또 다른 새로운 날이고 여러 가지 방법으로 오늘을 사용하는데 선택할 수 있다. 오늘은 내가 선택할 수 있는 나의 것이다.

* 나는 선택할 수 있다

– 암을 "패배자"로서가 아닌 "도전"으로 본다.

– 암에 대해 무지의 두려움보다 배우는 것에 의해 암의 편견을 없이한다.

– 내가 "통제할 수 없는"일에 집중을 포기한다. 대신에 내가 "통제할 수 있는"것의 생각으로 대체한다.

– 내가 "할 수 없다"는 것 대신에 "할 수 있다"의 정신으로 반응한다.

– 도움을 요청하고 혼자 도전에 맞서기를 애쓰지 않는다.

– 두려움에 대한 행동의 단계를 계획하고 두려움에 맞선다.

– 오늘의 일어나는 일에 소실에 집중보다는 축복을 찾는다.

– 내가 항상 하기를 원했으나 적절한 시간까지 연기했던 일들에 내 삶에 추가한다.

* 오늘이 그 시간이다.

– 나의 영적 믿음을 이유를 이해하고 나에게 희망을 주는 전달방법으로 사용한다.

– 나의 회복을 지연시키는 분노, 비통, 원한을 내보낸다.

– 나의 암 경험을 개인적 성장을 위한 새로운 연장으로 본다.

– 나의 지원을 제공하고 나의 도움을 필요로 하는 다른 사람에게 내가 배운 것을 나눈다.

5. 정신적, 감정적으로 지침을 느꼈을 때 감정적 안녕을 만들 수 있는 방법들

– 유머감을 지녀라: 웃음은 운동과 성교와 함께 신체의 자연적 마약인 엔돌핀 방출의 증가로 신체적, 감정적 긴장을 완화시킨다.

– 마음을 길러라: 책을 읽거나 새로운 취미를 찾는다.

– 자신을 표현하라: 그림그리기, 글쓰기, 노래하기, 춤추기

– 자신을 위한 시간을 만들어라: 자신의 감정적 요구를 만드는데 집중하라

– 자신을 위해 좋은 일을 하라

– 삶의 오랜 방법을 버려라

– 전쟁을 선택하라: 진정 무엇이 문제인가를 결정하라. 작은 것은 버려라

– 사람을 믿어라: 믿을만한 사람을 발견하고 말을 하라

– 신앙을 가져라: 성경, 기도, 교회

– 제한을 정하라: 목록을 만들어서 가장 우선인 것부터, 가장 많은 보상을 가져오는 것부터 끝날때까지 다른 일들을 제한하라

참고 도서

- 암진단 들은 후; 죤 레이퍼. 로만 · 리틀필드. 미국
- 암에 대한 답; 암입문; 칼로린 런웍쯔. 체리 셀돈. 로데일 북스. 미국
- 암의 이해; 노만 콜멘. 죤 홉킨스 대학출판. 미국
- 생존 암체계; 마크 펠센. 아마콤. 미국
- 내가 알기 원했던 것. 간병인; 데보라 콘웰. 바돌프사. 미국
- 암의 관리; 죠지 라울스. 힐톤 출판사. 미국
- 막 이것을 끝냈다; 데보라 코헨. 로버트 겔포드. 켄싱톤 출판사. 미국
- 무엇이 나를 이겨내게 했는가. 쥬리 실버. 미국 암협회
- 암 알아야 할 것; 스테판 로젠버그. 힐톤 출판사. 미국
- 암 후 삶. 100가지 질문과 답변; 페이지 톨버트. 죤스 · 바트레트 출판사. 미국
- 암을 가진 여성. 100가지 질문과 답변. 마이클 크릿츠만. 죤스 · 바트레트 출판사. 미국
- 암치료 후 삶; 소책자. 미국 암연구소.
- 암치료 후 삶; 소책자. 카나다 암협회
- 암치료 후; 쥬리 실버. 죤 홉킨스 대학출판. 미국
- 대장암 완전지침; 버나드 레빈. 미국암협회
- 유방암 여정; 루스 오레간. 미국 암협회
- 메이오 클리닉 유방암; 메이오 클리닉. 다 카포 저서. 미국
- 유방암을 넘어선 삶; 마리사 웨잇. 트리리버 프레스. 미국
- 유방암 치료 안내서; 쥬디 니스. 에듀케어. 미국
- 차세대 유방암; 에리사 포트. 바란투스 출판사. 미국
- 유방암 발견과 삶; 죠지 마사리. 위리 브란트사. 미국
- 유방암을 겪은 삶; 칼로린 키린. 마크로 힐 출판사. 미국
- 유방암 후; 헤스터 슈니퍼. 힐톤출판사. 미국
- 유방암 남편; 마크 실버. 할츠 브린스크 출판사. 미국
- 유방암 생존 안내서; 죤 린크. 헨리 할트 출판사. 미국
- 유방암의 실질 질문과 답변; 데이빗 찬. 모로워사. 미국
- 환자와 가족을 위한 대장암; 버나드 레빈. 미국 암협회
- 대장암. 100가지의 질문과 답변; 데이빗 붐. 죤스 · 바트렛트 출판사. 미국

- 유방암. 100가지 질문과 답변; 자락 브라운. 존스 · 바트렛트 출판사. 미국
- 대장암 퀵팩트; 미국 암협회
- 온코린크 대장암 환자 지침서; 제임스 메츠. 사운드 출판사. 미국
- 암예방을 위한 영양과 신체활동에 대한 지침서; 미국 암협회
- 암생존자를 위한 영양지침; 바바라 그렌트. 미국 암협회
- 분명하고 간단한 유방암; 미국 암협회
- 암 공부; 웹사이트. cancer gov. 미국 암연구소
- 포괄적 암 정보와 자원; 웹사이트. cancer. orig. 미국 암협회
- 의사증명 환자정보; 웹사이트. cancer net. 미국임상종양학회
- 대장암 예방과 치료 그리고 극복 초판. 개정증보판; 박성대. 이근욱. 계명대학교 출판사
- 유방암의 진단 · 치료 · 극복; 박성대. 강선희. 군자출판사

ㄱ

가정간호 302
가족력 24
간병의 도전 368-371
간병의 의미 366-367
간병인 360-372
　　　　감정과 건강관리 369-370
　　　　역할 360-365
　　　　자신돌보기 368-369
　　　　가족과 친구의 도움방법 366-367
　　　　환자지원 361-363
개인적 병력 24
건강관리팀 구성 105-108
간호사 107
　　　　내과의사, 종양내과의사 105
　　　　마취과의사 106
　　　　물리치료사 106
　　　　방사선종양의사 106
　　　　병리과의사 106
　　　　사회사업가 108
　　　　소화기, 내시경의사 105
　　　　영상의학과의사 106
　　　　영양사 106
　　　　외과의사 105
　　　　유전상담가 106
　　　　인공루 관리자 105
　　　　정신과의사 106
　　　　코디네이터 107
　　　　통증의학과의사 106
건강관리팀설립 103-109

건강관련 감정 423-426
　　　　극복 425
　　　　장애 423-426
　　　　회복조언 394-395
건강관리위임장 304
고식적 수술 142
고식완화치료 282-299
　　　　역할 293
　　　　이점 295
　　　　완화치료 294
　　　　질문사항 298
간전이 172
과형성용종 53
금연 41
기공 208, 209
기도 466
기도문 470
기질종양 66
기타 516-519
극복 374-388
　　　　극복실천요약 381-383
　　　　진단극복 당면과제 382
　　　　진단후 극복 375-379
　　　　회복을 위한 암시목록 384-386

ㄴ

내분비암 181
내시경검사 58
네비게이트 107

ㄷ

단백질 320
단일크론항체 176
대장암 71, 72, 150, 166, 264
독신자암 460–463
       고독감 460-461
       암후 교제 461-463
DNA 12
DNA 수리유전자 18

ㄹ

로봇수술144–145
림프절 68
림프종 67

ㅁ

마사지 205
마약성진통제 230
마취 149
말기암 292–293
메디포트 165
면역치료 178–181
       종류 179
       질문사항 181
미세침흡입생검 144

ㅂ

방사선치료 185–196
       계획표과 계획표 191
       과정 192-193
       모의치료 192
       목적 184-185, 191
       방법 188-193
       부작용 193
       질문사항 184-185
       치료팀 192
방향치료 207
배우자 350–360
       자신의 관리 355-356
       지침 358
       진단에 처리 350-352
       지원부여방법 353-355
변이유전자 29
병리보고서 66–67
병리조직검사 65
병원선택 114–120
       대형병원 115-117
       종합병원 대 암병원 115
       치료시설선택 114-115
       타지역진료 118
병합치료 162, 188
보완대체요법 204–212
       대체요법 207
       보완치료 204
       종류 205, 208-209
       질문사항 211
       통합치료 206
보험과 권리 406–408
복강경수술 143–144
부작용 222–255
       감염 250
       건, 골격근 통증 232
       골다공증 232
       관절통 232
       구강염 245, 248-249

구역, 구토 248-249
기억력장애 240-241
냄새, 맛 변화 247-248
림프부종 236-238
불면증 241-242
불임 254-255
수술 후 223
스트레스 239-240
말초신경통 233
체영상변화 223
체중변화 242-245
탈모 234-235
통증, 전신 227-231
폐경 252-255
피로 224
비스테로이드 항염증제 230
BRCA 유전자 34-38
대상자 35
양성의 의미 36
비타민D 218, 233
비포스포네이트 230, 232

ㅅ

신체도수치료 205
사망희망서 3004
사회사업가 108
새로운 정상 388-393
생검수술 142
생존 427-437
생존, 생존자의 정의 427-428
생존자를 위한 조언 431-432
생존율 289

암 치료 후 해야할 조언 433-437
생존곡선 92
선별검사 50-57
종류 55, 57
점검계획 44
지침서 54-57
선암 67
선암-암 속발현상 53
선형지령 303-304
성경문 50
성교, 정교 451
성문제 449
수면 241, 312
수술 139-155
동의서 148-149
목표 142
반응과 권리 139-140
방법 142
전후과정 147-151
수술 후 경과 151-152
수술 후 치료계획 153-154
스트레스 419-420
줄이는 방법 416-420
슬픔의 주기 307
시험관인공수정 233
식이보충제 245
신보조요법 160
신체도수치료 205
심신조절기구 205
심폐소생금지명령 304

ㅇ

악성종양 66

암 발생단계 19–21

암 발생위치 67

암 발생종류 29

암 병기 68–69

암세포 14–16

암세포분화도 72–73

암 예방책략 40–48

　　건강음식섭취 342

　　과일과 야채 42

　　금연 41

　　안전한 성 46

　　알코홀 43

　　열량 43

　　운동 44

　　엑스선 주의 47

　　육류 43

　　암예방계획 47, 48, 24, 25, 313

　　체중 44

　　태양광선방어 46

암 위험요소 23–27

　　개인적 윤곽 26

암태아성항원 62

암별 증상과 증후 58–61

암후 삶 392–397

　　안녕계획 396-397

　　암 후 삶 위한 10가지 394-395

　　감정회복의 조언 394-395

약물관리 219–220

약초치료 209 205

에스트로겐 181, 316

연애와 친교 450

염색체 93

영상검사 62–63

　　골스켄 63

　　단순X선검사 63

　　유방사진 63

　　양전자방출단층사진 63

　　자기공명사진 63

　　전산화단층사진 63

　　초음파검사 63

영성 464–466

　　암치료후 의미 466

　　영의 강화 465

영양요법 205

예방주사 251–252

예후 285–291

　　관여요소 285–286

　　암별 예후 289-290

외과의사 자질 140–141

요가 209

운동 324–333

　　강도에 따른 종류 325

　　계획 327-328

　　이점 324

　　일반신체운동요령 329

　　재활 331

　　일반적 지침 326

원격전이 68, 70–71, 264

유방암 53, 71, 129, 146

유전과 암 28–39

　　유전상담 31

　　유전자검사 32-33

　　유전자종류 29

　　유전자증명 31

의무기록 268-269
음식과 영양 314-323
　　건강식사요령 318-319
　　균형적 음식섭취 314-316
　　암예방 식생활변화 315-316
　　음식물관리 315-316
　　음식과 암 321-323
　　음식물추천 314-315
의사선택 94-113
　　고려사항 98-99
　　의료팀선택 96-103
　　진료실방문 110
　　진찰과정 111
　　환자-의사 관계 95-96
　　환자의 권리 112, 120
이차의견 121-126
　　가치 123
　　의미 122
일 398-409
　　고용과 직장 398-400
　　고용주와 동료 402-405
　　복귀 관련요소 399
　　의사문의사항 389
　　자영업자취업 400
　　재정과 보험 406-409
　　차별과 권리 400-405
임상시험 197-203
　　장단점 198-199
　　진행 202
　　질문 202-203
　　참여의미 199
　　서면동의서 200

임신과 암치료 453-456
　　임신 중 암치료 454-455
　　암 치료 후 임신 453-454
　　치료 동안 피임 455
　　치료 동안 수정 455
유전성암 37-38
　　가족성용종증 38
　　대장암증후군 38
　　비용종성대장암 38
　　유방암 37
　　임종전 환자문병 305

ㅈ

자살세포 13
장기보존술식 142
재발 238-284
　　감정 281-282
　　불충분한 치료 278-279
　　시기 280
　　재발 279-281
　　질문 282-283
　　형태 280
전문분야협력팀 121
전암상태 50
전통민속요법 205
존엄사법 306
종교 466
종양억제유전자 17
종양유전자 17
종양크기 68
종양표식자검사 62
종양위원회 109
지원 438

단체지원그룹 441-442
사회적지원 442-444
참여문의사항 443-447
진단검사 58–77
건강력, 신체검사 62
병기검사 68-69
병리조직검사 65
영상의학검사 62-63
유전자검사 65
진단의 공유 336–349
배우자 337-341
자식들 341-347
진단의 극복 83–84
진단의 반응자료 82–83
진행성암 283–284
간병 371
건강관리 319, 371
진단후 감정 76–84
걱정 81
고독 80
두려움 78
부정 80
분노 78
슬픔 80
죄책감 80

ㅊ

최면 205
추적 258–270
검사종류 264
기간과 간격 261
내용 269

목표 259-261
주의사항 265-266
질문 267-268
치료 86–93
치료계획 132-133
간병367 치료과정감정변화 423-426
치료극복책략 140
치료단계 86-93
치료동의서 130, 132
치료목표 131
치료반응관정 90-91
치료선택 131-133
환자점검항목 88
주의사항 265-2626
질문 267-268
치료 지침서 134
치료비 213–221
가계기록보존 216-217
내역 220
보험 218
치료의 환자의권리 112
치료동의서 130–131
치료 후 270–295
경과조정 274-295
전환기 270-273
치료후 감정 410–426
근심 412
기분 420
스트레스 415
우울 413
자존심재건 421
치료회복후 국면의 문제점 258

치료후 건강유지 309-313
　　　　건강한 생활양식 310-313
침 208

ㅋ

칼슘 2칼로리 43
칼슘 218, 223
케모포트 165
코디네이터 107

ㅍ

편평세포암 67
폐경 252-253
폐암 60, 72, 167 호르몬치료 181-183
표적치료 174-178
　　　종류 176
　　　합병증 178
프로크리트 250
플루오로우라실 166

ㅎ

한국암검진계획표 57
한국암예방지침 48
항구토제 249
항대사물질 166
항산화제 42, 205, 317
항암제치료 156-173
　　　　반응평가 171
　　　　부작용 169-171
　　　　식사 167-173
　　　　약제 166-167
　　　　전신치료 156-158
　　　　종류 160-161
　　　　질문사항 172-173

투여방법 163-165
혈소판감소증 170
호르몬치료 181-183
　　　부작용 182
　　　적응증 182
　　　질문 183
호스피스 300-308
　　　역할 300
　　　정의 300
　　　질문사항 300
환자와의 대화 372
환자의 권리 112, 120
환자의 의사 방문과 대화 114-116
환자의 의사선택 97
흡연 41
환자와 가족들의 암에 대한 인용
　　　암의 의미 474-478
　　　의사 479-481
　　　치료 482-486
　　　가족, 친구 487-490
　　　간병인 491-492
　　　일, 직장 493-496
　　　극복 497-501
　　　생존 502-506
　　　감정 507-508
　　　부작용 509-510
　　　지원 511-512
　　　독신자암 513
　　　영성 514-515